应用型、技术型药学类专业教材

药用基础化学

主　编　张宝成　俞晨秀

副主编　马云梅　庞　键　刘晨光

参　编（以姓氏笔画为序）

马云梅（宝鸡职业技术学院）

王司雷（漳州卫生职业学院）

王炜祺（江苏建康职业学院）

刘晨光（辽阳职业技术学院）

巩振虎（滁州职业技术学院）

张宝成（安徽中医药高等专科学校）

李晓亮（黑龙江中医药大学佳木斯学院）

庞　键（铜陵职业技术学院）

程　正（安徽省铜陵市食品药品检验中心）

俞晨秀（安徽中医药高等专科学校）

东南大学出版社
SOUTHEAST UNIVERSITY PRESS
·南京·

图书在版编目(CIP)数据

药用基础化学 / 张宝成,俞晨秀主编. — 南京：
东南大学出版社，2016.5 (2018.8重印)
ISBN 978 - 7 - 5641 - 6428 - 7

Ⅰ. ①药… Ⅱ. ①张… ②俞… Ⅲ. ①药物化学-教
材 Ⅳ. ①R914

中国版本图书馆 CIP 数据核字(2016)第 057636 号

药用基础化学

出版发行	东南大学出版社	
出 版 人	江建中	
社　　址	南京市四牌楼 2 号	
邮　　编	210096	
经　　销	江苏省新华书店	
印　　刷	虎彩印艺股份有限公司	
开　　本	787 mm×1 092 mm　1/16	
印　　张	19.25	
字　　数	486 千字	
版　　次	2016 年 5 月第 1 版　2018 年 8 月第 2 次印刷	
书　　号	ISBN 978 - 7 - 5641 - 6428 - 7	
定　　价	47.00 元	

* 本社图书若有印装质量问题,请直接与营销部联系,电话:025—83791830。

前言

　　为深入贯彻落实国家职业教育的指导思想，更好落实《国家中长期教育改革和发展规划纲要》和《医药卫生中长期人才发展规划（2011—2020）》，深化职业教育教学改革，全面提高人才培养质量，在深入调研并总结同类教材的基础上，以高职高专中医药各专业的培养目标为基础，确立了本教材的编写大纲和思路，期望能更好地满足新时期高职高专教学的需求。

　　本教材本着基础化学课程以"实用和够用"的原则，吸取了其他教材对分析化学基础理论知识和无机化学元素知识的整合方法，并结合各院校仪器分析都单独开设课程的现状和仪器分析与基础化学知识的关联性较弱的特点，删去了仪器分析部分，同时结合岗位需求和未来发展需求，增加了实验室小型电仪器内容，以溶液、物质结构基础、元素化学、四大平衡与滴定、化学分析基础和小型电仪器六大模块构成，使本教材尽可能做到"实用、够用、耐用"。

　　为提高教材的可读性和针对性，本教材尽量采用图表法和案例法等简化深奥的理论知识，采用"测一测"、"分析/思考"、"点拨/提示"、"要点凝练"来强化对知识点的掌握，采用"知识链接"、"知识拓展"来扩大学生的学习兴趣和知识面，采用增设趣味题和合理选择习题难度及量以提高学生的解题能力和分析能力，采用对基础实验知识和技能训练分项目编排以增强基本技能的掌握，采用重点实验操作配图的形式，帮助学生阅读理解。

本书章节选取及编排由安徽中医药高专俞晨秀设计并统稿,主编张宝成、俞晨秀。其中俞晨秀(绪论、第二章、实验三)、王司雷(第一章、实验二)、刘晨光(第三章、实验四)、李晓亮(第四章、实验五)、庞键(第五章、实验一)、程正(第六章、实验六)、张宝成(第七章、实验七)、王炜祺(第八章、实验八)、巩振虎(第九章、实验九)、马云梅(第十章、实验十)编写了各章节和实验。

由于编者水平有限,教材中存在的不足之处,欢迎各位师生批评指正。

目　录

目　录

目　录

主要参考文献

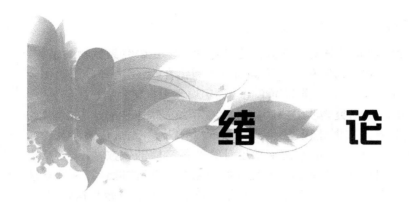

绪　　论

一、化学发展简史

化学是一门历史悠久又充满活力的学科,它的发展大致经过了古代、近代和现代三个时期。

我国早在新石器时代的陶器烧制,到随后的青铜器冶炼、金属冶炼、炼丹术、火药、酿酒等技术发展都离不开化学;而国外的炼金术和制药技术也都与化学密切相关,这期间制造出了一系列无机化合物,制作了蒸锅、烧瓶等设备,掌握了冶炼和提取等工艺,提出了最初的原子概念等,这是具有实用和经验特点的古代化学时期,也是化学学科产生的萌芽时期。大约在十七世纪中叶,自波意耳提出了元素概念,人们对物质间的变化有了更进一步的认识,科学家在对气体反应的研究中,又提出了物质不灭定律、定组成定律、定比定律等,道尔顿和阿伏伽德罗分别提出了原子理论和分子理论,门捷列夫创立了元素周期表等,从而确立了化学是从原子和分子水平上去认识物质,创立了化学学科,并发展形成了无机化学、分析化学、有机化学和物理化学四门基础学科,这一时期被称为近代化学时期。自十九世纪末,化学进入了高速发展的时期,人们发现并合成了许多新元素,进一步认清了原子的内部结构,卢瑟福和玻尔等科学家建立了更加精准的原子模型,提出了诸如共价键等多个理论,特别是分析化学已经能够不分离、在线化、实时化、微量化地表征化学物质的水平,人们合成了像胰岛素、维生素 B_{12} 等许多新化合物,产生了像生物化学、药物化学、高分子化学、环境化学等很多边缘学科构成的庞大学科群,而今,化学已经渗透到人们生活的各个领域,与我们的生产和生活密不可分了,它已被公认为是"21 世纪的一门中心科学"。

二、基础化学课程的产生与任务

医药学中涉及大量的化学知识,因此,对于医药学专业的学生,掌握必要和够用的化学知识是学好专业课程的前提与基础。根据课程内容和国家教育发展目标,教育工作者提出了将原无机化学课程和分析化学中的化学分析部分整合为基础化学课程的想法,并创立了基础化学课程。

基础化学课程的任务是使学生掌握必要的最基础的化学知识和理论,掌握必要的化学实验基本技能和化学分析方法,培养学生科学的思维方式和严谨求实的科学作风,为后续课程的学习打下良好的基础,为岗位需求培养基本技能。

三、基础化学课程的内容

基础化学课程包括无机化学和化学分析两部分。无机化学主要是研究无机物的结构、组成、性质和应用等的学科。无机物包括所有化学元素的单质和化合物，但大部分的碳化合物除外（二氧化碳、一氧化碳、碳酸盐、二硫化碳等简单化合物仍属于无机化合物）。

化学分析是以化学反应为基础，研究物质组成和含量的测定方法和原理的学科，涉及的知识模块有化学分析基础知识，有效数据处理、容量分析和重量分析等，无机化学涉及的知识模块有微观物质结构、四大反应和平衡知识，溶液浓度计算和稀溶液的依数性，化学反应速率与化学平衡等，整合后的基础化学涉及的模块有微观物质结构、溶液浓度计算和稀溶液的依数性、化学反应速率与化学平衡、四大平衡和滴定、化学分析基础知识、有效数据处理等。

四、基础化学与药学的关系

首先，基础化学中的无机物有很多都是药物，在李时珍的《本草纲目》中提到的 266 种矿物药都是无机物，目前，在人体健康保健中涉及的元素化学药物很多是无机物，在人体重金属解毒方面离不开 EDTA 钙盐，特别是在抗癌、治疗糖尿病、治疗白血病等疑难杂症方面，像铂配合物，钒化合物和砷化合物都具有良好的治疗效果，是未来治疗这些疾病的主流药物。

其次，基础化学中的基础知识也被广泛应用在药物的生产和使用中，如不同浓度剂型的配制，药物设计的反应原理，药物生产中物质的性质，药物运输和存储中条件的控制等等。特别是化学分析是药物生产中产品质量控制的重要手段，是药物研究中不可或缺的手段，并且，基础化学还是后续药物化学、药物分析、中药化学等课程的基础，它为药学及相关学科的学习、研究、生产和服务奠定了基础。

五、基础化学的学习方法

基础化学是一门涉及大量现象、反应、实验、原理和概念的学科，总体来说，该课程强调在理解的基础上进行记忆学习，易采用比归法，注重课堂学习和课后复习，并要求持之以恒才能学好本门课程。主要方法有：

1. 确定学习目标，合理制订计划　大学中的学习具有很大的自由度，影响、干扰学习的因素较多，学习的热情往往会随着时间的推移逐渐减弱，因此，确定最初的目标，制订合理的计划是非常有必要的，特别是计划中要保证每天合理的学习时间，章节完成后要达到的水平和所做的工作，每章结束要自己归纳总结，同时选定 1～2 本参考书同步学习。

2. 做好预习、听课和复习三环节　预习是保证听课效果的很好手段，预习可采用泛读，标记疑难点，通过各级标题，梳理知识的脉络。听课是学习的关键环节，首先要跟着老师的讲解积极思考，重难点处要有笔记，不懂处要及时提问，尽量做到重难点知识在课堂上能基本掌握。复习也是大学学习的关键环节，也是保证学习成功的重要环节，复习时可边看书边整理笔记→做题→归纳小结。不懂的地方先思考，或借助参考书来理解，还不能理解再问老师。

3. 学会比归法和自学　化学虽然属于理科，但是记忆的内容也很多，它们往往有相似性，采用比较法既能增加记忆的内容，也能提高记忆的效果；而归纳能将知识由厚变薄，并能帮助对重难点知识的理解，使知识的条理性更加清晰。如沉淀生成、溶解、转化、分步沉淀都与 Q_c 和 K_{sp} 的比较有关，通过对"＞"和"＜"的比较，这一系列知识就一目了然。另外，大学中老师的讲解有限,广度和深度的学习往往靠自学,学生可以充分利用图书馆功能,通过多本教材比较阅读,来加强知识的全面掌握。

4. 树立信心,坚持不懈　化学虽然是一门较难学的科目,但是进入大学中的学习不同中学阶段,更加提倡多阅读、多思考,并配以适当练习的方式学习。且不可三天打鱼两天晒网,也不可遇到困难就退缩,学习贵在坚持,只要持之以恒,就能学好化学这门课程。

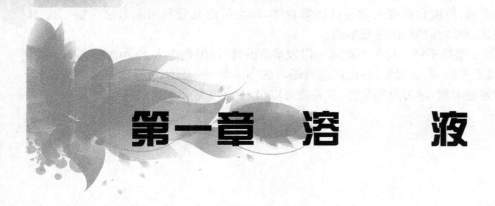

第一章 溶 液

　　溶液和胶体在自然界广泛存在,与工农业生产、医药卫生、生命活动等关系密切。地球上的江河湖海里的水因其溶有各种物质,其实就是溶液,生物体和土壤中的液态部分大都为溶液或胶体。溶液和胶体是物质在不同条件下所形成的两种不同状态。例如:NaCl溶于水得到溶液,把它溶于乙醇则是胶体。如何区别溶液和胶体? 它们各自有何特点? 要回答这两个问题,首先我们需要了解分散系的有关概念。

第一节 分 散 系

一、分散系的概念

　　一种或几种物质分散在另一种物质里所形成的系统称为分散系统,简称分散系。例如:土壤分散在水中成为泥浆,水滴分散在空气中成为云雾,氯化钠分散在水中形成盐水等都是分散系。在分散系中,被分散的物质叫做分散相(或分散质),容纳分散质的物质称为分散剂(或分散介质)。在以上例子中,土壤、水滴、氯化钠等是分散相,水、空气是分散剂。分散质和分散剂的聚集状态不同,分散质粒子大小不同,分散系的性质也不同。

二、分散系的分类

　　在分散系中,根据分散相和分散剂之间是否有界面存在,分散系可分为均相(单相)分散系与非均相(多相)分散系。相是指体系中物理性质和化学性质完全相同的均匀部分。相内部是完全均匀的,而相与相之间有明显的界面。例如:蔗糖溶液、生理盐水等分散系,其中分散相以单个的小分子(蔗糖分子)或离子(Na^+或Cl^-)分散在分散剂中,分散相与分散剂均匀混合,其内部性质完全相同,分散相和分散剂之间没有界面存在,只有一个相,属于均相分散系。泥浆水为悬浊液,分散相粒子为固体小颗粒,分散剂是液态的水。油水混合物是乳浊液,其分散相为液态的油,分散剂是液态的水。泥浆水与油水混合物,分散相颗粒或液滴与分散剂之间有明显的界面,界面两侧是不均匀的,这样的分散系属于非均相分散系。

　　按分散质粒子直径大小进行分类,可以将分散系分为分子(离子)分散系、胶体分散系和粗分散系三类(表 1-1)。

表 1-1 三类分散系的比较

类型		粒子大小	分散相粒子	主要特征	实例
分子、离子分散系（真溶液）		<1 nm	单个小分子、原子或离子	均相,最稳定,扩散快,能透过滤纸及半透膜,对光散射极弱	盐水
胶体分散系	溶胶	1～100 nm	胶粒（多个分子、原子或离子的聚集体）	非均相,较稳定,扩散慢,能透过滤纸,不能透过半透膜,对光散射强	Fe(OH)$_3$ 溶胶
	高分子溶液		单个高分子	均相,稳定,扩散慢,能透过滤纸,不能透过半透膜,对光散射极弱,黏度大	蛋白质溶液
粗分散系	悬浊液	>100 nm	固体小颗粒	非均相,不稳定,扩散慢,不能透过滤纸及半透膜,无光散射	泥浆
	乳浊液		液体小液滴		牛奶

（一）分子（离子）分散系

分散相粒子直径小于 1 nm 的分散系称为分子（离子）分散系。分子（离子）分散系又称为真溶液,简称溶液,如蔗糖溶液、食盐溶液。其分散相粒子一般为小分子、原子或离子,与分散剂的亲和力极强。分子（离子）分散系是高度均匀、稳定的单相系统,能透过滤纸和半透膜。

在溶液中,分散相称为溶质,分散剂称为溶剂。如生理盐水中,氯化钠是溶质,水是溶剂。

物质在常温时有固体、液体和气体三种状态,溶液也有三种状态。空气就是一种气体溶液,固体溶液混合物常称固溶体,如合金。一般溶液只是专指液体溶液。液体溶液包括两种,即电解质溶液和非电解质溶液。

胶体溶液,高分子溶液更确切地说不是溶液,属于胶体分散系。

（二）胶体分散系

分散相粒子直径在 1～100 nm 之间的分散系称为胶体分散系,简称胶体。胶体分散系包括溶胶和高分子化合物溶液两种类型。小分子、原子或离子聚集而成的固体小颗粒高度分散在液体介质（如水）中所形成的胶体分散系称为胶体溶液,简称溶胶。其中分散相粒子即固体小颗粒称为胶粒。溶胶的稳定性、均匀程度小于真溶液,胶粒能透过滤纸但不能透过半透膜。溶胶是较稳定,对光散射强的非均相体系,例如:氢氧化铁溶胶、硫化砷溶胶、碘化银溶胶、金溶胶等内部都是不均匀的,胶粒与水之间有明显的界面。

高分子化合物以单个分子的形式分散在水中形成的胶体分散系称为高分子化合物溶液,如淀粉溶液、纤维素溶液、蛋白质溶液等。高分子溶液中,分散相粒子是单个的高分子,与分散剂的亲和力强,分散相与分散剂之间没有明显的界面,高分子溶液是高度均匀、稳定、透明的单相系统,分散相粒子即高分子由于粒径较大,在 1～100 nm 之间,高分子能透过滤纸但不能透过半透膜。

（三）粗分散系

分散相粒子直径大于 100 nm 的分散系称为粗分散系。粗分散系中分散相粒子是大量分子的聚集体,分散相与分散剂之间有明显的界面,用普通显微镜甚至肉眼也能分辨出。粗分散系是浑浊不透明、稳定性差的多相系统。粗分散系中分散相颗粒大,能阻挡光线通过,不能通过滤纸和半透膜。

粗分散系常见的有两种:一类是液体分散相分散在液体分散剂中,称为乳浊液,如牛奶、医用松节油擦剂。另一类是固体分散相分散在液体分散剂中,称为悬浊液,如泥浆、皮肤杀菌剂硫黄合剂。粗分散系中,分散相粒子大,容易聚集成团,并从分散剂中分离出来。乳浊液易发生分层,悬浊液易发生沉淀。

以分散质粒子直径大小作为分散系分类的依据是相对的。三类分散系之间虽有明显的区别,但没有明显的界线,三者之间的过渡是渐变的。实际中某些系统因其构成的复杂性可以同时表现出两种或者三种分散系的性质。例如:血液中分散相种类较多,既有 Na^+、K^+、Cl^- 等小离子,还有蛋白质大分子、红细胞、白细胞等大粒径粒子。

本章将重点讨论溶液和胶体分散系的一些性质。

要 点 凝 练

分散系的概念、分类以及三大分散系的区别与主要特征。

测 一 测

按分散相粒子直径大小分散系分为几大类? 各自的主要特征是什么?

第二节 溶液的组成标度

一、溶液组成标度的表示方法

溶液组成的标度即溶液的浓度,浓度是指一定量溶液或溶剂中所含溶质的量。由于"溶质的量"可取物质的量、质量、体积,溶液的量可取体积,溶剂的量常可取质量、体积等,所以在实际生活中我们所遇到的浓度的表示方法有多种形式。下面重点介绍几种常用的浓度表示方法。

1. 物质的量浓度 物质的量是 SI(国际单位制)规定的一个基本物理量,用来表示系统中所含基本单元的量,用符号"n"表示;其单位为摩尔(简称摩),符号 mol。书写物质的量时,应在物质的量的符号 n 的右下角或用括号的形式标明微粒的基本单元,基本单元可以是分子、原子、离子、电子及其他粒子,也可以是这些微粒的特定组合。基本单元不宜用中文名称,例如:"1 摩尔氢"未明确基本单位,氢指的是氢气(H_2)还是氢原子(H),含义模糊。基本单元的选择可以是实际存在的,也可以根据需要而人为设定。当基本单元为微粒特定组合时,通常用加号连接,例如:$4 \ mol(H_2+0.5O_2)$ 就是 $4 \ mol \ H_2$ 和 $2 \ mol \ O_2$ 的特定组合。再如,求 $KMnO_4$ 的物质的量时,若分别用 $KMnO_4$ 和 $\frac{1}{5}KMnO_4$ 作基本单元,则相同质量的 $KMnO_4$ 其物质的量之间有如下关系:

$$n_{KMnO_4}=\frac{1}{5}n_{\frac{1}{5}KMnO_4}=5n_{5KMnO_4}$$

1 mol B 物质的质量称为该物质的"摩尔质量",符号为 M_B,单位为 g/mol。例如:1 mol

^{12}C 的质量是 0.012 kg，则^{12}C 的摩尔质量 $M_C=12$ g/mol。任何分子、原子或离子的摩尔质量，当单位为 g/mol 时，数值上等于其相对原子质量、分子质量或离子式量。若用 m_B 表示物质 B 的质量，则该物质 B 的物质的量为：

$$n_B = \frac{m_B}{M_B} \tag{1-1}$$

单位体积溶液中所含溶质 B 的物质的量，称为物质 B 的物质的量浓度，以符号 c_B 表示。

$$c_B = \frac{n_B}{V} \tag{1-2}$$

式中，n_B 表示溶液中溶质 B 的物质的量，V 表示溶液的体积，B 是溶质的基本单元。c_B 的 SI（国际单位制）单位为摩尔每立方米（mol/m^3），医药学领域常用单位为 mol/L、mmol/L 等。使用物质的量浓度时，必须指明物质 B 的基本单元。例如：$c_{NaCl}=0.1$ mol/L 对应的基本单元是（NaCl），表示每升溶液中含（0.1×58.5）g 氯化钠。$c_{\frac{1}{2}NaCl}=0.1$ mol/L 对应的基本单元是 $\left(\frac{1}{2}NaCl\right)$，表示每升溶液中含 $\left(0.1\times\frac{1}{2}\times58.5\right)$ g 氯化钠。

由于 $n_B=\frac{m_B}{M_B}$，可推导

$$c_B = \frac{\dfrac{m_B}{M_B}}{V} \tag{1-3}$$

2. 质量浓度　单位体积溶液中所含溶质 B 的质量（g），称为物质 B 的质量浓度，用符号 ρ_B 表示。即：

$$\rho_B = \frac{m_B}{V} \tag{1-4}$$

质量浓度的 SI 单位为 kg/m^3，常用单位是 g/L、mg/L 等。

3. 质量摩尔浓度　1 kg 溶剂中所含溶质 B 的物质的量，称为溶质 B 的质量摩尔浓度，用符号 b_B 表示，表达式为：

$$b_B = \frac{n_B}{m_A} \tag{1-5}$$

质量摩尔浓度的单位为 mol/kg，使用时应注明溶质 B 的基本单位。

质量摩尔浓度与体积无关，故不受温度变化的影响，常用于稀溶液依数性的研究。对于较稀的水溶液来说，质量摩尔浓度近似地等于其物质的量浓度。

4. 摩尔分数　溶质 B 的物质的量 n_B 除以溶液中各物质的物质的量之和 $\sum_i n_i$，称为物质 B 的摩尔分数，又称为物质 B 的物质的量分数，用符号 x_B 表示。

$$x_B = \frac{n_B}{\sum_i n_i} \tag{1-6}$$

对于双组分系统的溶液来说，若溶质的物质的量为 n_B，溶剂的物质的量为 n_A，则溶质的摩尔分数为：

$$x_B = \frac{n_B}{n_A + n_B} \tag{1-7}$$

溶剂的摩尔分数为：

$$x_A = \frac{n_A}{n_A + n_B} \tag{1-8}$$

显然，$x_A + x_B = 1$。对于多组分系统来说，则有 $\sum x_i = 1$。

5. **质量分数** 混合系统中，某组分 B 的质量（m_B）与混合物总质量（m）之比，称为组分 B 的质量分数，用符号 ω_B 表示，即：

$$\omega_B = \frac{m_B}{m} \qquad (1-9)$$

质量分数无单位，可以用小数或百分数表示。例如：浓硫酸的质量分数为 0.98 或 98%。

6. **体积分数** 体积分数是溶质 B 所占的体积 V_B 除以溶液的体积 V 之比，用符号 φ_B 表示。即：

$$\varphi_B = \frac{V_B}{V} \qquad (1-10)$$

体积分数无单位，可以用小数或百分数表示。如消毒乙醇的体积分数为 0.75 或 75%。医学上常用体积分数表示溶质和溶剂均为液体的溶液浓度。例如：乙醇的浓度通常用体积分数表示。

点 拨/提 示

c_B、ρ_B、b_B、x_B、ω_B、φ_B 的含义及单位。

二、溶液组成标度的有关计算

（1）已知溶质的质量（或物质的量）和溶液的体积，求溶液的物质的量浓度（或质量浓度）。

例 1 100 ml 正常人的血液中含 10 mg Ca^{2+}，计算正常人血清中 Ca^{2+} 的物质的量浓度。

解：已知 $m_{Ca^{2+}} = 10$ mg $= 0.01$ g，$M_{Ca^{2+}} = 40$ g/mol，$V = 100$ ml $= 0.1$ L

$$c_{Ca^{2+}} = \frac{\frac{m_{Ca^{2+}}}{M_{Ca^{2+}}}}{V} = \frac{\frac{0.01\ g}{40\ g/mol}}{0.1\ L} = 0.002\ 5\ mol/L = 2.5\ mmol/L$$

正常人血液中 Ca^{2+} 的物质的量浓度为 2.5 mmol/L。

例 2 1 000 ml 的生理盐水中含 9.0 g NaCl，计算生理盐水的质量浓度。

解：$\rho_{NaCl} = \dfrac{m_{NaCl}}{V} = \dfrac{9.0\ g}{1\ L} = 9.0$ g/L

生理盐水的质量浓度为 9.0 g/L。

（2）已知溶质、溶剂的量，计算溶液的质量摩尔浓度。

例 3 50 g 水中溶解 0.585 g NaCl，求此溶液的质量摩尔浓度。

解：NaCl 的摩尔质量 $M_{NaCl} = 58.5$ g/mol

$$b_{NaCl} = \frac{n_{NaCl}}{m_{H_2O}} = \frac{m_{NaCl}}{M_{NaCl} \cdot m_{H_2O}}$$

$$= \frac{0.585\ g}{58.5\ g/mol \times 50\ g \times 10^{-3}} = 0.2\ mol/kg$$

（3）已知溶液的浓度，计算一定体积的溶液中所含溶质的量。

例 4 生理盐水浓度为 $c_{NaCl} = 154$ mmol/L，配制 1 500 ml 生理盐水需氯化钠多少克？

解:已知 $c_{NaCl}=154$ mmol/L$=0.154$ mol/L,$V=1\ 500$ ml$=1.5$ L

$M_{NaCl}=58.5$ g/mol

根据 $c_B=\dfrac{\dfrac{m_B}{M_B}}{V}$　得 $m_B=c_B\cdot V\cdot M_B$

$m_{NaCl}=c_{NaCl}\cdot V\cdot M_{NaCl}=0.154$ mol/L$\times1.5$ L$\times58.5$ g/mol≈13.5 g

配制 1 500 ml 生理盐水需氯化钠 13.5 g。

(4) 已知溶液的浓度和溶质的质量,计算溶液的体积。

例 5　现有 18 g 葡萄糖,可配制 $c_{C_6H_{12}O_6}=280$ mmol/L 的葡萄糖溶液多少毫升?

解:已知 $c_{C_6H_{12}O_6}=280$ mmol/L$=0.280$ mol/L,$M_{C_6H_{12}O_6}=180$ g/mol,$m_{C_6H_{12}O_6}=18$ g

根据 $c_B=\dfrac{n_B}{V}$ 和 $n_B=\dfrac{m_B}{M_B}$ 得:

$$V=\frac{n_B}{c_B}=\frac{\dfrac{m_B}{M_B}}{c_B}=\frac{\dfrac{18\text{ g}}{180\text{ g/mol}}}{0.280\text{ mol/L}}\approx0.357\text{ L}=357\text{ ml}$$

18 g 葡萄糖可配制 $c_{C_6H_{12}O_6}=280$ mmol/L 的葡萄糖溶液 357 ml。

(5) 物质的量浓度与质量浓度的换算。

根据 $c_B=\dfrac{n_B}{V}$、$n_B=\dfrac{m_B}{M_B}$ 和 $\rho_B=\dfrac{m_B}{V}$ 得:

$$c_B=\frac{n_B}{V}=\frac{\dfrac{m_B}{M_B}}{V}=\frac{m_B}{V}\cdot\frac{1}{M_B}=\frac{\rho_B}{M_B}$$

即 $c_B=\dfrac{\rho_B}{M_B}$　　　　　　　　　　　　　　　　　　　　(1-11)

或 $\rho_B=c_B\cdot M_B$　　　　　　　　　　　　　　　　　　　　(1-12)

例 6　医用葡萄糖溶液($C_6H_{12}O_6$)的质量浓度为 50.0 g/L,求该溶液的物质的量浓度。

解:已知 $\rho_{C_6H_{12}O_6}=50.0$ g/L,$M_{C_6H_{12}O_6}=180$ g/mol

根据 $c_B=\dfrac{\rho_B}{M_B}$ 得:

$$c_{C_6H_{12}O_6}=\frac{\rho_{C_6H_{12}O_6}}{M_{C_6H_{12}O_6}}=\frac{50.0\text{ g/L}}{180\text{ g/mol}}=0.278\text{ mol/L}$$

医用葡萄糖溶液的物质的量浓度为 0.278 mol/L。

(6) 质量分数与物质的量浓度之间的换算。

根据 $c_B=\dfrac{n_B}{V}$、$n_B=\dfrac{m_B}{M_B}$、$m_B=m\cdot\omega_B$ 和 $m=\rho\cdot V$ 得

$$c_B=\frac{n_B}{V}=\frac{\dfrac{m_B}{M_B}}{V}=\frac{m\cdot\omega_B}{M_B\cdot V}=\frac{\rho\cdot V\cdot\omega_B}{M_B\cdot V}=\frac{\rho\cdot\omega_B}{M_B}$$

即 $c_B=\dfrac{\rho\cdot\omega_B}{M_B}$　　　　　　　　　　　　　　　　　　(1-13)

或 $\omega_B=\dfrac{c_B\cdot M_B}{\rho}$　　　　　　　　　　　　　　　　　　(1-14)

注意:溶液的密度 ρ 是指单位体积溶液的质量,质量浓度 ρ_B 是指单位体积溶液中所含溶

质的质量。公式(1-13)与(1-14)中,因 c_B 单位取 mol /L,M_B 单位取 g/mol,故 ρ 应取 g/L 为单位。

例 7 质量分数为 0.365 的盐酸溶液密度为 1.19 g/cm³,求该盐酸溶液的物质的量浓度。

解:已知 $\omega_{HCl}=0.365$,$\rho_{HCl}=1.19$ g/cm³ $=1\,190$ g/L,$M_{HCl}=36.5$ g/mol

根据 $c_B=\dfrac{\rho \cdot \omega_B}{M_B}$ 得:

$$c_{HCl}=\frac{\rho \cdot \omega_{HCl}}{M_{HCl}}=\frac{1\,190 \text{ g/L}\times 0.365}{36.5 \text{ g/mol}}=11.9 \text{ mol/L}$$

该盐酸溶液的物质的量浓度为 11.9 mol/L。

分析/思考

根据 $\omega_B=\dfrac{m_B}{m}$,$\rho_B=\dfrac{m_B}{V}$ 推导出质量分数与质量浓度的换算。

三、溶液的配制与稀释

配制一定浓度某物质的溶液,可由称量一定量固体纯物质(如溶质是液态也可由质量与密度计算出其体积,量取其一定体积)直接配制,也可以用现成的已知浓度的浓溶液加溶剂稀释至所需浓度。

(一)溶液的配制

溶液配制的步骤:

(1)计算:计算所配溶液中的溶质质量或体积。

(2)称量或量取:称量或量取一定量溶质。

(3)溶解:把溶质溶解在溶剂中。

(4)转移:将溶解好的溶液倒入量筒或量杯中。

(5)定容:在量筒或量杯中加水至刻度线,搅拌均匀。

(6)装瓶:把配制好的溶液装入试剂瓶中,盖好瓶塞,贴上标签。

例 8 配制 100 ml 生理盐水(9 g/L NaCl 溶液)。

(1)计算:计算所配溶液中的溶质质量。

$m_{NaCl}=\rho_{NaCl} \cdot V=9 \text{ g/L}\times 0.100 \text{ L}=0.9 \text{ g}$

(2)称量:用托盘天平称取 0.9 g 的氯化钠。

(3)溶解:将称好的氯化钠放入 200 ml 烧杯中,加入少量蒸馏水将其溶解。

(4)转移:将溶解好的溶液倒入 200 ml 量筒中。

(5)定容:在量筒中加水至 100 ml 刻度线,搅拌均匀。

(6)装瓶:把配制好的溶液装入试剂瓶中,盖好瓶塞,贴上标签。

(二)溶液的稀释

在溶液配制过程中,称量较小量的药品容易产生较大的误差,实际工作中经常采取先配制浓溶液,使用时再根据需要稀释。

1. 在浓溶液中加入一定量溶剂得到所需浓度的溶液 步骤：

（1）计算：根据稀释公式

$$c_1V_1 = c_2V_2 \qquad (1-15)$$

由已知量求出未知量。c_1、V_1 为稀释前的浓溶液的浓度、体积，c_2、V_2 为稀释后的稀溶液的浓度（该浓度可以是物质的量浓度、体积分数，也可以是质量浓度）、体积。其中稀释公式中的浓度可以是物质的量浓度、体积分数，也可以是质量浓度。

（2）量取：量取所需浓溶液的体积。

（3）稀释：加入所需量的纯溶剂，搅拌均匀。

（4）装瓶：把稀释好的溶液装入试剂瓶中，盖好瓶塞，贴上标签。

例 9 用体积分数为 0.95 的乙醇加水稀释至 0.50 的乙醇 800 ml。

（1）计算：计算 800 ml 0.50 的乙醇所需 0.95 的乙醇体积。

$$V_1 = \frac{c_2V_2}{c_1} = \frac{0.50 \times 800 \text{ ml}}{0.95} = 421 \text{ ml}$$

（2）量取：量取 421 ml 0.95 乙醇至 1 000 ml 量筒中。

（3）稀释：加入水至 800 ml 刻度，混合均匀。

（4）装瓶：把稀释好的溶液装入试剂瓶中，盖好瓶塞，贴上标签，放入试剂柜中。

2. 在浓溶液中加入稀溶液配制一定浓度的溶液 用两种浓度不同的溶液配制一定浓度的溶液，所得溶液的浓度介于前两种溶液的浓度之间。其所适用的稀释公式为方程组：

$$\begin{cases} c_1V_1 + c_2V_2 = cV \\ V_1 + V_2 = V \end{cases} \qquad (1-16)$$

其中 c_1、V_1、c_2、V_2 为稀释前的浓溶液与稀溶液所对应的浓度与体积。c、V 为混合后的溶液的浓度和体积。

步骤：

（1）计算：根据方程组（1-16）计算出未知的两个物理量。

（2）量取：量取所需浓溶液与稀溶液的体积。

（3）混合：将两溶液混合均匀。

（4）装瓶：把稀释好的溶液装入试剂瓶中，盖好瓶塞，贴上标签。

例 10 用体积分数为 0.95 和 0.25 的乙醇配制体积分数为 0.75 的消毒乙醇 700 ml。

（1）计算：根据稀释公式得二元方程组

$$\begin{cases} 0.95V_1 + 0.25V_2 = 0.75 \times 700 \text{ ml} \\ V_1 + V_2 = 700 \text{ ml} \end{cases}$$

解得：$V_1 = 500$ ml，$V_2 = 200$ ml

（2）量取：分别量取 500 ml 0.95 的乙醇和 200 ml 0.25 的乙醇。

（3）混合：将两溶液混合均匀。

（4）装瓶：把稀释好的溶液装入试剂瓶中，盖好瓶塞，贴上标签。

测 一 测

过氧化氢溶液密度为 1.0 g/cm^3，质量分数为 0.34，求该溶液中过氧化氢的质量摩尔浓度、物质的量浓度及摩尔分数。

第三节　稀溶液的依数性

溶质溶解的结果是溶质和溶剂的某些性质相应地发生了变化,这些性质变化可分为两类:一类是溶质本性不同所引起的,如溶液的密度、体积、导电性、酸碱性和颜色等的变化,溶质不同则性质各异。另一类是溶液的浓度不同而引起溶液的性质变化,如蒸气压下降、沸点上升、凝固点下降、渗透压等,是一般溶液的共性。这些性质只与溶质的粒子数目有关,而与溶质的本性无关,如不同种类的难挥发的非电解质葡萄糖、甘油等配成相同浓度的水溶液,它们的沸点上升、凝固点下降、渗透压等几乎都相同,故称为溶液的依数性。

通常只有稀溶液才具有依数性,对于浓溶液或溶质是易挥发的溶液及电解质溶液,情况比较复杂。本章主要介绍难挥发的稀溶液的依数性以及渗透压在医学上的意义。

一、溶液的蒸气压下降

（一）蒸气压

如果将液体溶剂置于密闭的容器中,液相中一部分能量较高的溶剂分子会克服其他分子对它的吸引从液面逸出,扩散到液面上部空间,形成气相,这个过程叫蒸发。同时液面附近的气相分子又可能被液面吸引或受外界压力的作用重新回到液体中,这个过程叫做凝结。初始时,因空间没有蒸气分子,蒸发过程占优势,随着蒸发的进行,液面上方的气相分子逐渐增多,凝结速度随之加快。一定时间后,当蒸发速度和凝结速度相等,该液相和它的气相处于动态平衡状态,即在单位时间内,由液面蒸发的分子数和由气相返回液体的分子数相等。当气液两相达到平衡时,液面上方蒸气的密度不再改变,其气相的压力也不再改变,此时的蒸气称为饱和蒸气,饱和蒸气所产生的压力称为饱和蒸气压,简称蒸气压。蒸气压的单位为Pa或kPa。

蒸气压与液体的本性有关,不同的物质在相同温度下有不同的蒸气压。例如:在20 ℃,水的蒸气压为2.34 kPa,而乙醚却高达57.6 kPa。同种物质的蒸气压随温度的变化而变化。液体的蒸发是吸热过程,温度越高,蒸气压越大,水的蒸气压与温度的关系见表1-2。

表1-2　不同温度下水的蒸气压

温度/K	273	293	313	333	353	373
蒸气压/kPa	0.61	2.34	7.38	19.92	47.34	101.32

通常把常温下蒸气压较高的物质称为易挥发性物质,如苯、碘、乙醚等,蒸气压较低的物质称为难挥发性物质,如甘油、硫酸等。纯液体在一定温度下具有一定的蒸气压。一般情况下固体的蒸气压很小,但易升华的物质如碘、萘等具有较大的蒸气压。

（二）溶液的蒸气压下降

如往密闭容器的纯水中加入少量难挥发非电解质,在同一温度下,稀溶液的蒸气压总是低于纯水的蒸气压,这种现象称为溶液的蒸气压下降。产生这种现象的原因是由于在溶剂中加入难挥发非电解质后,溶质分子占据了溶液的一部分表面,结果使得在单位时间内逸出液面的溶剂分子减少,达到平衡状态时,溶液的蒸气压必定比纯溶剂的蒸气压低,显然溶液浓度越大,蒸气压下降得越多。如图1-1所示。

1887 年法国物理学家拉乌尔研究溶质对纯溶剂的凝固点和蒸气压的下降,得出如下结论:在一定温度下,难挥发非电解质稀溶液的蒸气压(p),等于纯溶剂的蒸气压(p^0)乘以溶剂在溶液中的摩尔分数(x_A),这种定量关系称为拉乌尔定律。其数学表达式为:

$$p = p^0 x_A \qquad (1-17)$$

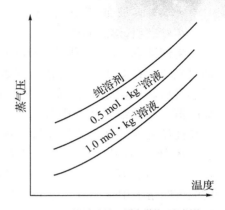

式中,p 表示溶液的蒸气压,p^0 表示纯溶剂的蒸气压,因为 $x_A + x_B = 1$ 则

$$p = p^0(1-x_B) = p^0 - p^0 x_B$$
$$\Delta p = p^0 - p = p^0 x_B \qquad (1-18)$$

图 1-1 纯溶剂与溶液蒸气压曲线

式(1-18)是拉乌尔定律的另一数学表达式,此式表明:在一定温度下,难挥发非电解质稀溶液的蒸气压下降(Δp),与溶质的摩尔分数(x_B)成正比。

因为 $x_B = \dfrac{n_B}{n_A + n_B}$,当溶液很稀时,$n_A \gg n_B$ $\quad n_A + n_B \approx n_A$ 则 $x_B \approx \dfrac{n_B}{n_A}$

如果溶剂是水,且质量为 1 kg,则溶质 B 的物质的量 n_B 就等于溶液的质量摩尔浓度 b_B。

因为 $\quad n_A = \dfrac{100\,0\ \text{g}}{18.016\ \text{g/mol}} = 55.51\ \text{mol}$

所以 $\Delta p = p^0 x_B \approx p^0 \dfrac{n_B}{n_A} = p^0 \dfrac{b_B}{55.51}$

一定温度下,纯溶剂的蒸气压(p^0)是一定值,所以 $\dfrac{p^0}{55.51}$ 为一常数,用 K 表示,则有

$$\Delta p = K b_B \qquad (1-19)$$

式(1-19)是稀溶液(水为溶剂)的适用公式,由此拉乌尔定律又可表述为:在一定的温度下,难挥发非电解质稀溶液(水为溶剂)的蒸气压下降,近似地与溶液的质量摩尔浓度成正比,而与溶质的种类无关。

溶液的蒸气压下降,对植物的抗旱具有重要意义。当外界气温升高时,在生物体的细胞中,可溶物(主要是可溶性糖类等小分子物质)强烈地溶解,增大了细胞液的浓度,从而降低了细胞液的蒸气压,使植物的水分蒸发过程减慢。因此,植物在较高温度下仍能保持必要的水分而表现出抗旱性。

二、溶液的沸点上升

(一)液体的沸点

在一定压力下,液体的表面和内部同时进行汽化的过程称为沸腾,此时的温度称为沸点。因此,沸点与压力有关。当液体的蒸气压等于外界大气压时的温度,便是该液体的正常沸点。如水的正常沸点是 373.15 K(100 ℃),此时水的饱和蒸气压等于外界大气压 101.325 kPa。

根据液体沸点与外压有关的性质,在提取和精制对热不稳定的物质时,常采用减压蒸馏或减压浓缩的方法以降低蒸发温度,防止高温加热对这些物质的破坏。而对热稳定的注射液和对某些医疗器械的灭菌时,则常采用热压灭菌法,即在密闭的高压消毒器内加热,通过提高水蒸气的温度来缩短灭菌时间并提高灭菌效果。

（二）溶液的沸点升高

实验表明,溶液的沸点要高于纯溶剂的沸点,这一现象称为溶液的沸点升高。

溶液沸点升高的原因是溶液的蒸气压低于纯溶剂的蒸气压。在图1-2中,横坐标表示温度,纵坐标表示蒸气压。AA'表示纯水的蒸气压曲线,BB'表示稀溶液的蒸气压曲线。从图中可以看出,溶液中水的蒸气压在任何温度下都低于同温度下的纯水的蒸气压,所以BB'处于AA'的下方。纯水的蒸气压等于外压101.3 kPa时,温度$T_b^0 = 373$ K,这是水的正常沸点。此温度时溶液中水的蒸气压仍小于101.3 kPa,只有升高温度达到T_b时,溶液中水的蒸气压等于外压而沸腾。溶液的沸点升高为ΔT_b,$\Delta T_b = T_b - T_b^0$。

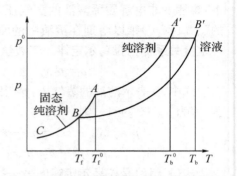

图1-2 稀溶液的沸点升高和凝固点降低

纯溶剂的沸点是恒定的,但溶液的沸点却不断在变动。溶液的沸点是指溶液刚开始沸腾时的温度,随着沸腾的进行,溶剂不断蒸发,溶液浓度不断增大,其蒸气压不断下降,沸点不断升高。直到形成饱和溶液时,溶剂在蒸发,溶质也在析出,浓度不再改变,蒸气压也不改变,此时沸点才恒定。溶液的沸点升高ΔT_b与质量摩尔浓度b_B的关系为:

$$\Delta T_b = T_b - T_b^0 = K_b b_B \qquad (1-20)$$

式中,K_b为溶剂的质量摩尔沸点升高常数,它只与溶剂的本性有关。从式(1-20)可以看出,难挥发性的非电解质稀溶液的沸点升高只与溶质的质量摩尔浓度有关,而与溶质的本性无关。常见溶剂的沸点T_b^0及摩尔沸点升高常数K_b见表1-3。

表1-3 常见溶剂的沸点(T_b)及质量摩尔沸点升高常数(K_b)
和凝固点(T_f)及质量摩尔凝固点降低常数(K_f)

溶剂	T_b^0(K)	K_b(K·kg/mol)	T_f^0(K)	K_f(K·kg/mol)
水	373.1	0.512	273.0	1.86
苯	353.1	2.53	278.5	5.10
萘	491.1	5.80	353.1	6.9
氯仿	334.2	3.63	209.5	4.90
四氯化碳	349.7	5.03	250.1	32.0
乙醚	3.7.7	2.02	156.8	1.80
乙醇	351.4	1.22	155.7	1.99
乙酸	391.0	2.93	290.0	3.90

三、溶液的凝固点降低

（一）纯液体的凝固点

凝固点是指在一定外压下,物质的液相与固相具有相同蒸气压时的温度,即其液相与固相能平衡共存时的温度。外压是标准大气压时的凝固点称为正常凝固点。如水的正常凝固点(亦称冰点)在标准大气压(101.325 kPa)下是273.15 K(0 ℃)。此时,液相水和固相冰的蒸气压相等,冰和水能够平衡共存。当溶液中两相的蒸气压不相等时,两相不能共存。如在273.15 K 以下时,水的蒸气压高于冰的蒸气压,水将转化为冰;在273.15 K 以上时,冰的蒸气压高于水的蒸气压,冰将融化为水。

图1-3是水和溶液的冷却曲线图。曲线①为纯水的理想冷却曲线。从 a 点处无限缓慢地冷却,达到 b 点(273 K)时,水开始结冰。在结冰过程中温度不再变化,曲线上出现一段平台 bc,此时液体和晶体平衡共存。如果继续冷却,全部水将结成冰后,温度再下降。在冷却曲线上,这个不随时间而变的平台相对应的温度 T_f^0 称为该液体的凝固点。凝固点是物质的固相纯溶剂的蒸气压与它的液相蒸气压相等时的温度(即图1-2中 A 点对应的温度)。水的凝固点又称为冰点。

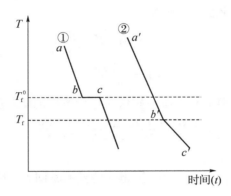

图1-3　水与溶液的冷却曲线

(二)溶液的凝固点降低

图1-3中的曲线②是溶液的理想冷却曲线。与曲线①不同,当温度由 a' 处冷却,达到 $T_f(T_f < T_f^0)$ 时,溶液中才开始结冰。随着冰的析出,溶液浓度不断增大,溶液的凝固点也不断下降,于是 $b'c'$ 并不是一段平台,而是一段缓慢下降的斜线。溶液凝固时,浓度在不断增大,因此溶液的凝固点是指刚有溶剂固体析出(即 b' 点)对应的温度 T_f。

难挥发性非电解质溶液的凝固点总是比纯溶剂凝固点低。这一现象被称为溶液的凝固点降低。这是由于溶液的蒸气压比纯溶剂的蒸气压低造成的,如图1-2所示,AC 表示固态水的蒸气压曲线,AA' 与 AC 相交于 A 点,此时冰和水两相平衡共存,其蒸气压均为 0.610 6 kPa。A 对应的温度即水的凝固点 $T_f^0 = 273$ K。这时溶液的蒸气压要低于 0.610 6 kPa,溶液和冰就不能平衡共存。由于冰的蒸气压比溶液中溶剂的蒸气压高,冰就会融化。如果进一步降低温度到 B 点,冰的蒸气压曲线与溶液的蒸气压曲线相交,溶液中溶剂的蒸气压与冰的蒸气压相等,这时溶液和冰能平衡共存,这一温度就是溶液的凝固点。

和沸点升高一样,对难挥发性的非电解质稀溶液来说,凝固点降低正比于溶液的质量摩尔浓度,而与溶质的本性无关,即

$$\Delta T_f = T_f^0 - T_f = K_f b_B \qquad (1-21)$$

式中,K_f 称为溶剂的质量摩尔凝固点降低常数。K_f 只与溶剂本性有关。常见溶剂的凝固点 T_f^0 及摩尔凝固点降低常数 K_f 见表1-3。

溶液凝固点降低的性质在生产上也有着实际应用。例如:盐和冰的混合物可用作冷却剂。冰的表面总附有少量水,当撒上盐后,盐溶解在水中成溶液,此时溶液的蒸气压下降,当它低于冰的蒸气压时,冰就会融化。冰融化时将吸收大量的热,冰盐混合物温度降低。采用

NaCl 和冰,温度可降到 $-22\ ℃$,用 $CaCl_2 \cdot 2H_2O$ 和冰,可降到 $-55\ ℃$。在水产事业和食品贮藏及运输中,广泛使用食盐和冰混合而成的冷却剂。

利用溶液的沸点升高和凝固点降低都可以测定溶质的相对分子质量,在实际应用中测定相对分子质量时通常选用凝固点降低法。因为同一溶剂的凝固点下降常数 K_f 比沸点上升常数 K_b 要大,同一溶液的凝固点降低值比沸点升高值大,因而灵敏度高、实验误差小;而且溶液的凝固点测定是在低温下进行的,晶体析出现象较易观察,即使多次重复测定也不会引起生物样品的变性或破坏,溶液浓度也不会变化。

例 11 将 0.638 g 尿素溶于 250 g 水中,测得此溶液的凝固点降低值为 0.079 K,试求尿素的相对分子质量。

解:水的 $K_f = 1.86\ \text{K} \cdot \text{kg/mol}$,因为

$$\Delta T_f = K_f b_B = K_f \frac{m_B}{m_A M_B}$$

$$M_B = \frac{K_f m_B}{m_A \Delta T_f}$$

式中,m_A 和 m_B 分别为溶剂和溶质的质量,M_B 为溶质的摩尔质量。代入有关数值得

$$M_{CO(NH_2)_2} = \frac{1.86\ \text{K} \cdot \text{kg/mol} \times 0.638\ \text{g}}{250 \times 10^{-3}\ \text{kg} \times 0.079\ \text{K}} = 60\ \text{g/mol}$$

尿素的相对分子质量为 60。

例 12 取 2.67 g 萘溶于 100 g 苯中,测得该溶液的凝固点下降了 1.07 K,求萘的摩尔质量。

解:苯的凝固点下降常数为 $5.12\ \text{K} \cdot \text{kg/mol}$

$$\Delta T_f = K_f b_B$$

$$1.07\ \text{K} = 5.12\ \text{K} \cdot \text{kg/mol} \times \frac{2.67\ \text{g}}{M_{C_6H_6} \times 100 \times 10^{-3}\ \text{kg}}$$

$$M_{C_6H_6} = 127.8\ \text{g/mol}$$

四、溶液的渗透压

人在淡水中游泳,会觉得眼球胀痛;植物根部的水分可以从根部输送到茎部和叶子;农作物施过化肥后需要浇水,否则植物会"烧死";淡水鱼不能生存于海水中,海鱼不能在淡水中养殖;失水而发蔫的花草,浇水后又可重新复原等,这些现象都和渗透现象与渗透压密切相关。

(一)渗透现象与渗透压

半透膜是只允许溶剂分子透过而不允许溶质透过的物质。不同的半透膜因结构的不同,通透性也有差别。例如:火棉胶膜、玻璃纸及羊皮纸等,不仅溶剂(水)分子可以通过,溶质小分子、离子也可缓慢透过,但高分子化合物不能透过。在生化实验中应用的透析袋和超滤膜也是用半透膜制成的,它们有不同规格(如微孔大小不同),可以阻止大于某个相对分子质量的溶质分子透过。至于生物膜(如萝卜皮、肠衣、细胞膜、毛细血管壁等)其透过性能就更为特殊和复杂。

图 1-4 所示是一个连通器,中间装有半透膜,在膜两边分别放入蔗糖水和纯水,并使两边液面高度相等[图 1-4(a)]。由于膜两侧单位体积内溶剂分子数不等,单位时间内由纯溶剂进入溶液中的溶剂分子数要比由溶液进入纯溶剂的多,其结果是纯水液面降低,糖水一侧

的液面升高［图1-4(b)］,这似乎说明纯水中有一部分水分子通过半透膜进入了溶液,产生了渗透。其实水分子不但从纯水透过半透膜向糖水扩散,同时也有水分子从糖水侧向纯水侧扩散,只是由于糖水中水分子浓度较纯水低,溶液的蒸气压小于纯溶剂的蒸气压,致使单位时间内纯水中水分子透过半透膜进入溶液的速率大于溶液中水分子透过半透膜进入纯水的速率,故使糖水体积增大,液面升高。当糖水液面上升到某一高度时,水分子向两个方向的渗透速度相等,此时水柱高度不再改变,渗透处于平衡状态。换句话说,水柱所产生的静水压阻止了纯水向溶液的渗透。

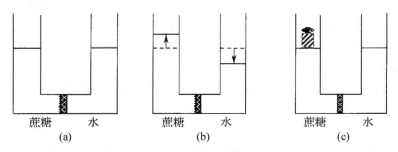

图1-4 渗透与渗透压示意图

渗透不仅可以在纯溶剂与溶液之间进行,同时也可以在两种不同浓度的溶液之间进行。因此,产生渗透作用必须具备两个条件:一是有半透膜存在;二是半透膜两侧单位体积内溶剂的分子数目不同(如水和水溶液之间或稀溶液和浓溶液之间)。如果半透膜两侧溶液的浓度不等(严格意义上讲,应是渗透浓度差),则渗透压就不相等,渗透方向是溶剂分子从单位体积内溶剂分子数多的溶液往溶剂分子数少的溶液迁移,即从纯溶剂向稀溶液或稀溶液向浓溶液方向渗透。

点拨/提示

渗透与扩散不同:①渗透必须有半透膜存在,扩散无此条件。②扩散是分散相粒子从浓度高向浓度低的地方迁移,渗透是溶剂分子穿过半透膜从低浓度一侧向高浓度一侧的迁移。

如图1-4(c)所示,为了使渗透现象不发生,必须在溶液面上施加一超额的压力。为维持半透膜所隔开的溶液与溶剂之间的渗透平衡而需要的超额压力称为渗透压。渗透压的符号为Π,单位为Pa或kPa。渗透压是溶液的又一种依数性。

若半透膜隔开的浓度不等的两个非电解质溶液,渗透的方向则是溶剂分子从稀溶液一方往浓溶液一方进行,从而缩小膜两边溶液的浓度差。为了防止渗透现象发生,必须在浓溶液液面上施加一超额压力,但此压力并不等于任一溶液的渗透压力,它仅仅是两溶液渗透压力之差。

若选用一种高强度且耐高压的半透膜把纯溶剂和溶液隔开,如外加在溶液上的压力超过了溶液的渗透压,则溶液中的溶剂分子可以通过半透膜向纯溶剂方向扩散,纯溶剂的液面上升,这种使渗透作用逆向进行的过程称为反向渗透。反向渗透常用于从海水中快速提取淡水,成本约为城市自来水的三倍。反向渗透还可用于工业废水处理和溶液的浓缩等方面。

（二）溶液的渗透压与浓度及温度的关系

1886 年,荷兰物理学家范特霍夫总结大量实验结果后指出,稀溶液的渗透压与溶液浓度及温度的关系与理想气体方程相似:

$$\Pi V = n_B RT \tag{1-22}$$

$$或 \ \Pi = \frac{n_B RT}{V} = c_B RT \tag{1-23}$$

式中,n 为溶液中非电解质的物质的量,V 为溶液的体积,c_B 为物质的量浓度(mol/L),T 为绝对温度。式(1-22)和式(1-23)称为范特霍夫定律。它表明稀溶液渗透压的大小仅与单位体积溶液中溶质质点数的多少有关,而与溶质的本性无关。因此,渗透压也是溶液的依数性。有趣的是,常数 R 在数值上与气体常数值一样,为 8.314 J/(K·mol)。溶液愈稀,由实验测得的 Π 值愈接近计算值。

对稀水溶液来说,其物质的量浓度近似地与质量摩尔浓度相等,即 $c_B \approx b_B$,因此式(1-23)可改写为:

$$\Pi = b_B RT \tag{1-24}$$

与凝固点下降、沸点上升实验一样,溶液的渗透压下降也是测定溶质的摩尔质量的经典方法之一。利用稀溶液的依数性可以测定溶质的相对分子质量,但是测定小分子溶质的相对分子质量用测定渗透压的方法则相当困难,多用凝固点降低法测定。而测定蛋白质等高分子化合物的相对分子质量时,用渗透压法要比凝固点降低法灵敏得多。

例 13 将 2.00 g 蔗糖($C_{12}H_{22}O_{11}$)溶于水,配成 50.0 ml 溶液,求溶液在 37 ℃时的渗透压。

解:$C_{12}H_{22}O_{11}$ 的摩尔质量为 342 g/mol,则

$$c_{C_{12}H_{22}O_{11}} = \frac{n_{C_{12}H_{22}O_{11}}}{V} = \frac{2.00 \ g}{342 \ g/mol \times 0.050 \ 0 \ L} = 0.117 \ mol/L$$

$$\Pi = c_B RT = 0.117 \ mol/L \times 8.314 \ J/(K·mol) \times 310 \ K = 302 \ kPa$$

从这个例子可以看出,0.117 mol/L 的蔗糖($C_{12}H_{22}O_{11}$)溶液在 37 ℃可产生 302 kPa 的渗透压,相当于 30.8 m 的水柱高的压力。这一点表明渗透压是一种强大的推动力,要用普通半透膜精确测定渗透压是较困难的,除非这种膜有很高的机械强度,否则难以胜任。

例 14 将 1.00 g 血红素溶于适量纯水中,配制成 100 ml 溶液,在 20 ℃时测得溶液的渗透压为 0.366 kPa,求血红素的相对分子质量。

解:根据范特霍夫公式,

$$\Pi V = n_B RT = \frac{m_B}{M_B} RT$$

$$M_B = \frac{m_B RT}{\Pi V}$$

式中,M_B 为血红素的摩尔质量(g/mol),m_B 为血红素质量(g),V 为溶液体积(L),代入相应数值,得

$$M_B = \frac{1.00 \ g \times 8.314 \ J/(K·mol) \times 293 \ K}{0.366 \ kPa \times 0.100 \ L} = 6.66 \times 10^4 \ g/mol$$

血红素的浓度仅为 1.50×10^{-4} mol/L,凝固点下降仅为 2.79×10^{-4} ℃,故很难测定。但此溶液的渗透压相当于 37.4 mmH$_2$O,因此完全可以准确测定。

五、渗透压在医学上的意义

（一）电解质溶液的依数性

以上讨论的是蔗糖、尿素、蛋白质等非电解质溶液的依数性。但是在人体体液中存在大量的强电解质，如氯化钠、碳酸氢钠等，我们必须懂得强电解质稀溶液的依数性计算。

强电解质溶液的依数性的实验值与按非电解质公式即按浓度计算所得结果的差异极大。表 1-4 列出了 NaCl、$MgSO_4$ 水溶液凝固点降低值。

表 1-4 一些电解质水溶液的凝固点降低值

b_B（mol/kg）	ΔT_f（实验值）/K		ΔT_f（计算值）/K
	NaCl	$MgSO_4$	
0.01	0.036 03	0.030 0	0.018 58
0.05	0.175 8	0.129 4	0.092 90
0.10	0.347 0	0.242 0	0.185 8
0.50	1.692	1.018	0.929 0

表 1-4 数据表明，ΔT_f 的实验值都比计算值大。如 0.1 mol/kg 的 NaCl 溶液，按 $\Delta T_f = K_f b_B$ 计算，应等于 0.185 8 K，实验值却是 0.347 0，偏高 87%，实验值是计算值的 1.87 倍。因此，计算强电解质稀溶液的依数性时，必须引入一个校正因子 i，沸点升高、凝固点降低和渗透压的公式为：

$$\Delta T_b = iK_b b_B \qquad (1-25)$$

$$\Delta T_f = iK_f b_B \qquad (1-26)$$

$$\Pi = ic_B RT \qquad (1-27)$$

稀水溶液 $\qquad\qquad \Pi = ic_B RT \approx ib_B RT \qquad (1-28)$

校正因子 i 数值上等于 B 电解质以其化学式单位电离出的阴、阳离子之和。A—B 型强电解质（如 KCl、$CaSO_4$、$NaHCO_3$ 等）及 A—B_2 或 A_2—B 型强电解质（如 $MgCl_2$、Na_2SO_4 等）的校正因子 i 分别为 2 和 3。强电解质在稀溶液中全部解离，因此 i 的物理意义是 1 个化学式单位强电解质电离出的粒子数（阴、阳离子）之和。

例 15 临床上常用的生理盐水是 9.0 g/L 的 NaCl 溶液，求溶液在 37 ℃时的渗透压。

解： NaCl 在稀溶液中完全解离，i 等于 2，NaCl 的摩尔质量为 58.5 g/mol

根据 $\Pi = ic_B RT$、$c_B = \dfrac{\rho_B}{M_B}$ 有：

$$\Pi = ic_B RT = \frac{i\rho_B RT}{M_B} = \frac{2 \times 9.0 \text{ g/L} \times 8.314 \text{ J/(K·mol)} \times 310 \text{ K}}{58.5 \text{ g/mol}} = 7.9 \times 10^2 \text{ kPa}$$

（二）渗透浓度

由于渗透压是依数性，它只与溶液中溶质粒子的浓度有关，而与粒子的本性无关，所以把溶液中产生渗透效应的溶质粒子（分子、离子）统称为渗透活性物质。根据范特霍夫定律，在一定温度下，对于任一稀溶液，其渗透压应与渗透活性物质的物质的量浓度成正比。因此，也可以用渗透活性物质的物质的量浓度来衡量溶液渗透压的大小。

链接/拓展

表 1-5　正常人血浆、组织间液和细胞内液中各种渗透活性物质的渗透浓度

渗透活性物质	血浆中浓度（mmol/L）	组织间液中浓度（mmol/L）	细胞内液中浓度（mmol/L）
Na^+	144	137	10
K^+	5	4.7	141
Ca^{2+}	2.5	2.4	
Mg^{2+}	1.5	1.4	31
Cl^-	107	112.7	4
HCO_3^-	27	28.3	10
HPO_4^{2-}、$H_2PO_4^-$	2	2	11
SO_4^{2-}	0.5	0.5	1
磷酸肌酸			45
肌肽			14
氨基酸	2	2	8
肌酸	0.2	0.2	9
乳酸盐	1.2	1.2	1.5
三磷腺苷			5
磷酸己糖			3.7
葡萄糖	5.6	5.6	
蛋白质	1.2	0.2	4
尿素	4	4	4
渗透浓度	303.7	302.2	302.2

　　例16　计算医院补液用的 50.0 g/L 葡萄糖溶液和 9.00 g/L NaCl 溶液（生理盐水）的渗透浓度（以 mmol/L 表示）。

　　解：葡萄糖（$C_6H_{12}O_6$）的摩尔质量为 180 g/mol，50.0 g/L $C_6H_{12}O_6$ 溶液的渗透浓度为

$$c_{os}=c_{C_6H_{12}O_6}=\frac{\rho_{C_6H_{12}O_6}}{M_{C_6H_{12}O_6}}=\frac{50.0 \text{ g/L}}{180 \text{ g/mol}}=0.278 \text{ mol/L}=278 \text{ mmol/L}$$

NaCl 的摩尔质量为 58.5 g/mol，NaCl 溶液中渗透活性物质为 Na^+ 和 Cl^-，因此，9.00 g/L NaCl 溶液的渗透浓度为：

$$c_{os}=ic_{NaCl}=\frac{i\rho_{NaCl}}{M_{NaCl}}=\frac{2\times9.00 \text{ g/mol}}{58.5 \text{ g/mol}}=0.308 \text{ mol/L}=308 \text{ mmol/L}$$

　　由于直接测定溶液的渗透压比较困难，而测定溶液的凝固点降低比较方便，因此，临床上对血液、胃液、唾液、尿液、透析液、组织细胞培养液的渗透压的测定通常是用"冰点渗透压计"测定溶液的凝固点降低值来计算。

例 17 测得人体血液的凝固点降低值 $\Delta T_f = 0.56\ ℃$,求在体温 37 ℃时的渗透压。

解:由 $\Delta T_f = K_f b_B$ 得 $b_B = \Delta T_f / K_f$

$$\Pi = b_B RT = \frac{\Delta T_f}{K_f} RT = \frac{0.56\ K}{1.86\ K \cdot kg/mol} \times 8.314\ J/K/mol \times (273+37)\ K = 7.8 \times 10^2\ kPa$$

所以人体血液在体温 37 ℃时的渗透压为 $7.8 \times 10^2\ kPa$。

通常也可直接用渗透浓度来比较溶液渗透压的大小。渗透浓度定义为:溶液中渗透活性物质微粒(包括分子、离子等)的物质的量除以溶液的体积,符号为 c_{os},单位为 mol/L 或 mmol/L。

非电解质溶液,渗透浓度等于其物质的量浓度(也可视为校正因子取值为 1)。

$$c_{os} = c_B$$

强电解质溶液,渗透浓度等于物质的量溶液与校正因子的乘积,校正因子 i 数值上等于某强电解质以其化学式 B 电离出的阴、阳离子之和。

$$c_{os} = i c_B$$

对于成分复杂溶液,渗透浓度等于各渗透活性物质微粒的分渗透浓度之和。

表 1-6 常见医用等渗溶液的质量浓度、物质的量浓度、校正因子与渗透浓度

溶液	质量浓度	物质的量浓度	校正因子	渗透浓度
生理盐水	9 g/L	154 mmol/L	2	308 mmol/L
医用碳酸氢钠溶液	12.5 g/L	149 mmol/L	2	298 mmol/L
医用葡萄糖溶液	50 g/L	278 mmol/L	1	278 mmol/L

(三)等渗、高渗和低渗溶液

渗透压相等的两种溶液称为等渗溶液。渗透压不同的两种溶液,把渗透压相对高的溶液叫做高渗溶液,把渗透压相对低的溶液叫做低渗溶液。对同一类型的溶质来说,浓溶液的渗透压比较大,稀溶液的渗透压比较小。因此,在发生渗透作用时,水会从低渗溶液(即稀溶液)进入高渗溶液(即浓溶液),直至两溶液的渗透压达到平衡为止。

医学上,溶液的等渗、低渗或高渗溶液是以血浆总渗透压为标准确定的。即溶液的渗透压与血浆总渗透压相等的溶液为等渗溶液。溶液的渗透压低于血浆总渗透压的溶液为低渗溶液。溶液的渗透压高于血浆总渗透压的溶液为高渗溶液。

从表 1-5 可知,正常人血浆的渗透浓度为 303.7 mmol/L。临床上规定渗透浓度在 280~320 mmol/L 的溶液为等渗溶液。如生理盐水、12.5 g/L 的 $NaHCO_3$ 溶液等是等渗溶液。渗透浓度 $c_{os} > 320$ mmol/L 的称高渗溶液,渗透浓度 $c_{os} < 280$ mmol/L 的称低渗溶液。在实际应用时,略低于(或略超过)此范围的溶液,在临床上也看作等渗溶液,如 50.0 g/L 的葡萄糖溶液。

在临床治疗中,当为病人大剂量补液时,要特别注意补液的渗透浓度,否则可能导致机体内水分调节失常及细胞的变形和破坏。如红细胞的形态与其所处的介质渗透压有关,这可以从红细胞在不同浓度的 NaCl 溶液中的形态加以说明。

若将红细胞置于 9.0 g/L NaCl(生理盐水)中,在显微镜下观察,看到红细胞的形态没有什么改变[图 1-5(a)]。这是因为生理盐水与红细胞内液的渗透压相等,细胞内外处于渗透平衡状态。

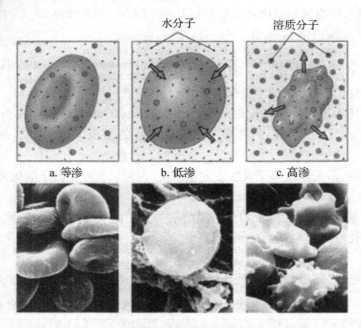

图 1－5　红细胞在不同浓度 NaCl 溶液中的形态图

(a) 在生理盐水中,等渗溶液

(b) 在较稀的 NaCl 溶液中,低渗溶液

(c) 在较浓的 NaCl 溶液中,高渗溶液

若将红细胞置于稀 NaCl 溶液(如 3.0 g/L)中,在显微镜下观察可见红细胞先是逐渐胀大,最后破裂[图 1－5(b)],释放出红细胞内的血红蛋白使溶液染成红色,医学上称为溶血。产生这种现象的原因是细胞内溶液的渗透压高于外液,外液的水向细胞内渗透,使红细胞膨胀以致破裂。

若将红细胞置于较浓的 NaCl 溶液(如 15 g/L)中,在显微镜下可见红细胞逐渐皱缩[图 1－5(c)],皱缩的红细胞互相聚结成团。若此现象发生于血管内,将产生"栓塞"。产生这些现象的原因是红细胞内液的渗透压低于浓 NaCl 溶液,红细胞内的水向外渗透,使红细胞皱缩。

根据体液渗透压的测定数据,医生可以评估病人的水与电解质平衡状况。临床上,大量补液时应配成等渗溶液,小剂量注射时,也有用到高渗溶液的,例如渗透压比血浆高 10 倍的 2.78 mol/L 葡萄糖溶液。对急需增加血液中葡萄糖的患者,如用等渗溶液,注射液体积太大,所需注射时间太长,反而不易收效。在特殊情况下,允许使用高渗溶液,但必须控制用量和注射速度,用量不能太大,注射速度不可太快,否则易造成局部高渗引起红细胞皱缩,并密切注意病人反应,一旦出现异常,立即采取措施。用高渗溶液作静脉注射时,当高渗溶液缓缓注入体内时,可被大量体液稀释成等渗溶液。对于剂量较小浓度较稀的溶液,大多是将剂量较小的药物溶于水中,并添加氯化钠、葡萄糖等调制成等渗溶液,亦可直接将药物溶于生理盐水或 0.278 mol/L 葡萄糖溶液中使用,以免引起红细胞破裂。

(四)晶体渗透压和胶体渗透压

血浆等生物体液是电解质(如 NaCl、KCl、$NaHCO_3$ 等)、小分子物质(如葡萄糖、尿素、氨基酸等)和高分子物质(蛋白质、糖类、脂质等)溶解于水而形成的复杂的混合物。血浆中的渗透压是这两类物质所产生渗透压的总和。在医学上,习惯把电解质、小分子物质统称为晶体物质,由它们产生的渗透压称晶体渗透压;而把高分子物质称为胶体物质,由它们产生的渗透压称胶体渗透压。血浆中小分子晶体物质的质量浓度约为 7.5 g/L,高分子胶体物质的质量浓度约为 70 g/L,虽然高分子胶体物质的质量浓度高,它们的相对分子质量却很大,单位体积血浆中的粒子数却很少,37 ℃时仅为 2.9 ~ 4.0 kPa;而小分子晶体物质在血浆中质量浓度含量虽然很低,但由于相对分子质量很小,多数又可离解成离子,单位体积内粒子数反而多。因此,人体血浆的渗透压绝大部分是晶体渗透压(约占 99.5%),胶体渗透压只占极少一部分。

由于人体内的半透膜(如毛细血管壁和细胞膜)的通透性不同,晶体渗透压和胶体渗透压在维持体内水盐平衡功能上也不相同。

细胞膜是半透膜,它将细胞内和细胞外液隔开,并只让水分子自由透过膜内外,不仅不允许蛋白质等高分子胶体通过,连 K^+、Na^+ 等小分子晶体也不易自由通过。细胞膜内外晶体渗透压远大于胶体渗透压,晶体渗透压对维持细胞内外水分的相对平衡起着重要作用。如果人体由于某种原因而缺水时,细胞外液中盐的浓度将相对升高,晶体渗透压增大,于是使细胞内液的水分子通过细胞膜向细胞外液渗透,造成细胞失水。如果大量饮水或输入过多的葡萄糖溶液(葡萄糖在血液内氧化而逐渐失去渗透活性),则使细胞外液盐浓度降低,晶体渗透压减少,细胞外液的水分子向细胞内液中渗透,严重时可产生水中毒。临床上常用晶体物质的溶液来纠正某些疾病所引起的水盐失调。高温作业之所以饮用盐汽水,就是为了保持细胞外液晶体渗透压的恒定。

毛细血管壁也是一种半透膜,它与细胞膜不同,它间隔着血浆和组织间液,可以让低分子如水、葡萄糖、尿素、氢基酸及各种离子自由透过,而不允许高分子蛋白质通过。当血液流经毛细血管时,血浆中的水和晶体小分子物质均可自由通过毛细血管壁,晶体小分子物质在血浆和组织间液中的浓度基本相同。所以,晶体渗透压虽大,但对维持血液与组织间液之间的水盐平衡不起调节作用。间隔血浆和组织间液的毛细血管壁对于蛋白质等高分子胶体物质不表现通透性,在正常情况下,血浆中的蛋白质浓度比组织间液高,因此,由蛋白质等高分子所产生的胶体渗透压得以充分表现。因血浆胶体渗透压虽小,但在调节血容量(人体血液总量)及维持血浆和组织间液之间的水平衡方面却有着重要的作用,一方面使毛细血管从组织液"吸取"水分(水从组织间液向毛细血管渗透),另一方面又可对抗血流动力学的静压(由于心脏收缩产生),以阻止血管内水分过分渗到组织间液中,从而维持着血管内外水的相对平衡,使血容量得以保持。如果由于某种原因造成血浆中蛋白质减少时,血浆的胶体渗透压就会降低,血浆中的水就通过毛细血管壁进入组织间液,致使血容量降低而组织液增多,这是形成水肿的原因之一。临床上对大面积烧伤,或者由于失血而造成血容量降低的患者进行补液时,除补以生理盐水外,同时还需要输入血浆或右旋糖酐等代血浆,以恢复血浆的胶体渗透压和增加血容量。

测 一 测

在 25 g 水中溶解 1.4 g 某电解质,测得此溶液的凝固点降低值为 0.579 K,水的 $K_f = 1.86$ K·kg/mol,计算该电解质的相对分子质量。

要 点 凝 练

1. 分散系的概念、分类。三类分散系的性质特点。
2. 溶液的浓度的表示，c_B、ρ_B、b_B、x_B、ω_B、φ_B 的含义，有关浓度的计算。
3. 稀溶液的依数性，蒸气压降低、沸点升高、凝固点降低、渗透压公式的含义及有关应用。渗透压概念，渗透产生的条件。等渗溶液、低渗溶液、高渗溶液的概念，渗透压在医学上的应用。晶体渗透压力和胶体渗透压力的来源。

第四节　胶体溶液

一、胶体溶液

颗粒直径在 $1\sim100$ nm 的分散质分散到分散介质中，构成的多相系统称为胶体。通常制备胶体的方法有分散法和凝聚法两种。

分散法将大颗粒分散质与分散剂一起在胶体磨中研磨，使大颗粒分散质分细至胶粒大小，如工业上制取胶体石墨。凝聚法是借助化学反应或通过改变溶剂，使单个分子或离子聚集成较大的胶体粒子。如将硫的乙醇溶液逐滴滴加到水中可制得硫溶胶。

（一）溶胶的性质

溶胶所具有的特性是与胶体粒子的大小分不开的。

1. 光学性质　将一束聚光光束照射到胶体时，在与光束垂直的方向上可以观察到一个明亮的圆柱，这种现象称为丁铎尔现象或丁铎尔效应，见图 $1-6$(b)。

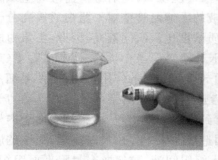
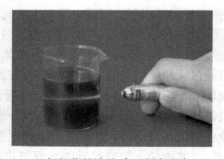

(a) 硫酸铜溶液(无丁铎尔现象)　　　　(b) 氢氧化铁溶胶(有丁铎尔现象)

图 1-6　光束照射溶液与溶胶的现象对比

当光束照射到大小不同的分散相粒子上时，除了光的吸收之外，还可能产生两种情况：一种是如果分散质粒子大于入射光波长，光在粒子表面按一定的角度反射，粗分散系属于这种情况；另一种是如果粒子小于入射光波长，就产生光的散射。这时粒子本身就好像是一个光源，光波绕过粒子向各个方向散射出去，散射出的光就称为乳光。

由于溶胶粒子的直径在 $1\sim100$ nm 之间，小于入射光的波长（$400\sim760$ nm），因此发生了光的散射作用而产生丁铎尔现象。分子或离子分散系中，由于分散质粒子太小（<1 nm），散射现象很弱，基本上发生的是光的透射作用，故丁铎尔效应是溶胶所特有的光学性质。

---

2. 动力学性质

（1）布朗运动：在超显微镜下观察溶胶，可以看到代表溶胶粒子的发光点在不断地做无规则的运动，这种运动称为布朗运动，见图1-7。

布朗运动是分散介质的分子由于热运动不断地由各个方向同时撞击胶粒时，其合力未被相互抵消引起的，因此在不同时间，指向不同的方向，形成了曲折的运动（图1-8）。当然，溶胶粒子本身也有热运动，我们所观察到的布朗运动，实际上是溶胶粒子本身热运动和分散介质对它撞击的总结果。

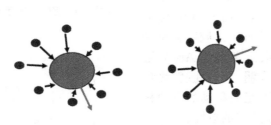

图1-7　胶体粒子在介质中的受力示意图

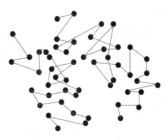

图1-8　布朗运动示意图

溶胶粒子的布朗运动导致其扩散作用，它可以自发地从粒子浓度大的区域向粒子浓度小的区域扩散。但由于溶胶粒子比一般的分子或离子大得多，故它们的扩散速度比一般的分子或离子要慢得多。

（2）扩散：当溶胶中胶粒的分布不均匀时，胶粒从浓度高的区域向浓度低的区域迁移，称为胶粒的扩散。由于布朗运动是无规则的，对某个胶粒来说，在某一瞬间向各个方向运动的概率相等，故高浓度区域的胶粒向低浓度区域迁移的胶粒数大于低浓度区域向高浓度区域迁移的胶粒数，宏观结果是胶粒从浓度高的区域向浓度低的区域扩散。胶粒的质量越小，温度越高，介质黏度越小，则胶粒就越容易扩散。

胶粒的扩散，能透过滤纸，但不能透过半透膜。故可用透析（或渗析）和超滤的方法除去溶胶中的小分子、离子杂质，实现对溶胶净化。如图1-9所示，将溶胶装入半透膜袋内，放入清水中，胶体粒子不能穿过半透膜，溶胶中的小分子、离子杂质会扩散穿过半透膜进入清水中，这种净化溶胶的方法称作透析。肾脏内的肾小管就是天然的半透膜，利用透析的方式来实现对血液的净化，当血液运行到肾脏内血液中的毒素、废物与多余的水分子通过肾小管壁进入膀胱，而血液中的蛋白质、红细胞、白细

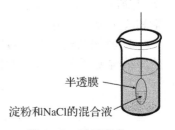

半透膜

淀粉和NaCl的混合液

图1-9　透析现象

胞等还保留在血液中。就是临床上，利用透析原理，用人工合成的高分子膜作半透膜制成透析器，将肾病患者的血液引出体外进入透析器，使血液与透析液在透析膜的两侧呈反方向流动，通过透析使血液中的代谢废物透过半透膜扩散入透析液中（血液中的蛋白质、红细胞则不能透过），同时从透析液中扩散入所需的营养物质或药物。

（3）沉降和沉降平衡：在溶胶中，溶胶粒子由重力作用逐渐下沉的现象称为沉降。沉降过程导致溶胶粒子浓度不均匀，即下部较浓上部较稀；当上下浓度不均时，布朗运动又会使溶胶粒子由下部向上部扩散，在一定程度上抵消了由于溶胶粒子的重力作用而引起的沉降。当沉降和扩散这两个相反作用的速度相等时，达到平衡状态，称为沉降平衡。溶胶处于沉降平衡时，底层浓度最大，上层浓度最中，处下而上，浓度逐渐变小，形成浓度呈梯度分布，

见图 1-10。达到沉降平衡所需的时间与胶粒的大小有密切关系,胶粒越小,在重力作用下的沉降速度越慢,达到沉降平衡所需的时间就越长。为了加速沉降平衡的建立,使用超速离心机,在强大离心力的作用下,可使溶胶或蛋白质溶液的颗粒迅速沉降。医学上运用超速离心机可以快速分离提纯蛋白质和病毒。

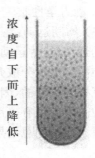

浓度自下而上降低

图 1-10 沉降平衡示意图

3. 电泳 在 U 形电泳仪内装入红棕色的 $Fe(OH)_3$ 溶胶,溶胶上方加少量的无色 NaCl 溶液,使溶液和溶胶有明显的界面(图 1-11)。插入电极,接通电源后,可看到红棕色的 $Fe(OH)_3$ 溶胶的界面向负极上升,而正极界面下降。这表明 $Fe(OH)_3$ 溶胶粒子在电场作用下向负极移动,说明 $Fe(OH)_3$ 溶胶胶粒是带正电的,称之为正溶胶。如果在电泳仪中装入黄色的 As_2S_3 溶胶,通电后,发现黄色界面向正极上升,这表明 As_2S_3 胶粒带负电荷,为负溶胶。溶胶粒子在外电场作用下定向移动的现象称为电泳。通过电泳实验,可以判断溶胶粒子所带的电性。

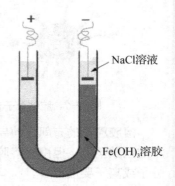

NaCl溶液

$Fe(OH)_3$溶胶

图 1-11 电泳现象

4. 溶胶粒子带电的原因 溶胶的电泳和电渗现象统称为电动现象。电动现象表明,溶胶粒子是带电的。带电的原因有吸附带电和电离带电两种。

一种物质自动聚集到另一种物质表面上的过程称为吸附。能够将他种物质聚集到自己表面上的物质称为吸附剂,被聚集的物质称为吸附质。实验室用硅胶吸附空气中的水蒸气,制糖工业中用活性炭吸附糖液中的色素,其中硅胶和活性炭是吸附剂,水蒸气和色素是吸附质。吸附可以在固体和气体的界面上进行,也可以在固体和液体的界面上发生。

固体对气体的吸附是一个吸附和解吸的可逆过程。而固体在溶液中的吸附则比较复杂,它既可能吸附溶质分子或离子,也可能吸附溶剂分子。固体在溶液中的吸附分为分子吸附和离子吸附两类。

5. 胶团结构 胶团结构以 AgI 溶胶为例来讨论。当 I^- 浓度过量时形成的 AgI 溶胶的胶团结构见图 1-12,AgI 溶胶的胶团结构各层名称及带电情况见图 1-13。

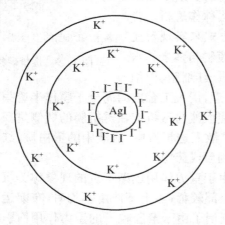

图 1-12 AgI 溶胶胶团结构示意图

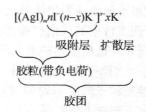

$$[(AgI)_m \cdot nI^- \cdot (n-x)K^+]^{x-} \cdot xK^+$$

吸附层 扩散层

胶粒(带负电荷)

胶团

图 1-13 AgI 溶胶胶团结构式

其中,m 表示胶核中所含 AgI 分子数,n 表示胶核所吸附的 I^- 的数目,n 的数值比 m 小得多，$(n-x)$表示吸附层中 K^+ 的数目，x 表示扩散层中的 K^+ 数目，由于 $n>(n-x)$，胶粒带 x 个单位负电荷，该溶胶为负溶胶。

胶核选择性地吸附 $n(n<m)$ 个与其组成相似的离子。例如：AgI 溶胶胶核选择吸附 Ag^+ 或 I^-，当溶液中 Ag^+ 过量时，选择吸附 Ag^+；当溶液中 I^- 过量时，则选择吸附 I^-。

（二）溶胶的稳定性和聚沉

1. 溶胶的稳定性　溶胶的稳定性可以从动力学稳定性和聚结稳定性两方面来考虑。

动力学方面，由于溶胶粒子具有强烈的布朗运动，所以在重力场内，溶胶粒子会抵抗重力的作用而不下沉，不会从分散剂中分离出来。

溶胶的聚结稳定性决定于溶胶的胶团结构。在溶胶系统中，一方面由于溶胶粒子都带有相同的电荷，彼此之间的相互排斥作用阻止了它们的靠近。另一方面，胶团中的电位离子和反离子都能发生溶剂化作用，在其表面形成具有一定强度和弹性的溶剂化膜（在水中为水化膜），这层溶剂化膜阻止了溶胶粒子之间的直接接触。溶胶粒子的电荷量越多，溶剂化膜越厚，溶胶就越稳定。由于这两个因素的存在，使溶胶能放置一定的时间而不聚沉。溶胶的聚结稳定性也是使溶胶稳定的根本性原因。

2. 溶胶的聚沉　溶胶的稳定是暂时的、有条件的、相对的。只要破坏了溶胶稳定性的因素，溶胶粒子就会聚结变大，最后从分散剂中分离而沉降，这个过程称为溶胶的聚沉。

（1）电解质对溶胶的聚沉作用：往溶胶中加入少量强电解质就会使溶胶出现很明显的聚沉现象。这是由于加入电解质后，离子浓度增大，反离子浓度也增大，被电位离子吸引进入吸附层的反离子数目就会增多，使胶粒间的电荷排斥力减小，胶粒失去了带电的保护作用。同时，加入的电解质有很强的溶剂化作用，它可以夺取胶粒表面溶剂化膜中的溶剂分子，破坏胶粒的溶剂化膜，使其失去溶剂化膜的保护，因而溶胶在碰撞过程中会相互结合成大颗粒而聚沉。

电解质对溶胶的聚沉作用不仅与电解质的性质、浓度有关，还与胶粒所带电荷的电性有关。电解质负离子对正溶胶的聚沉起主要作用，正离子对负溶胶的聚沉起主要作用，聚沉能力则随着离子电荷数的升高而显著增加。电解质溶液浓度越高，对溶胶的聚沉效果越好。相同浓度的不同离子，离子电荷越高，对溶胶的聚沉效果越好。

（2）温度对溶胶稳定性的影响：加热可使很多溶胶发生聚沉。这是由于加热能加快胶粒的运动速度，增加了胶粒相互碰撞的机会，同时也降低了胶核对电位离子的吸附能力，减少了胶粒所带的电荷，即减弱了使溶胶稳定的主要因素，使胶粒间碰撞聚沉的几率大大增加。

（3）溶胶的相互聚沉：当把电性相反的两种溶胶以适当比例相互混合时，溶胶也会发生聚沉，这种聚沉称为溶胶的相互聚沉。溶胶的相互聚沉是胶粒间吸引力作用的结果，因此聚沉的程度与溶胶的量有关，只有当溶胶粒子所带的电荷量相等时，这两种溶胶的电荷才能完全中和而发生完全聚沉，否则只有部分聚沉。

二、高分子化合物溶液

高分子化合物是指具有较大相对分子质量的大分子化合物，如蛋白质、纤维素、淀粉、动植物胶、人工合成的各种树脂等。高分子化合物在适当的溶剂中能强烈地溶剂化，形成很厚的溶剂化膜而溶解，构成了均匀、稳定的单相分散系，称为高分子化合物溶液。

（一）高分子化合物概述

高分子化合物由千百个原子彼此以共价键结合形成相对分子质量特别大（在 1 万以上，

甚至高达几百万的）、具有重复结构单元的化合物。包括天然高分子化合物和合成高分子化合物两类。蛋白质、淀粉、核酸等是常见的天然高分子化合物；生物和生化药品都是天然高分子化合物。橡胶、塑料、合成纤维等是常见的合成高分子化合物。

高分子同其他低分子比较，有如下几个特点：

1. 相对分子质量大　相对分子质量很大是高分子化合物的特征，也是高分子物质具有各种独特性能，如比重小、强度大，具有高弹性和可塑性等的基本原因。

2. 组成　大多数高分子都是由一种或几种单体聚合而成。高分子的相对分子质量虽然很大，但是其化学组成一般都比较简单，常由许多相同的链节以共价键重复结合而成高分子链。如，聚氯乙烯是由许多氯乙烯分子聚合而成的；像氯乙烯这样聚合成高分子化合物的低分子化合物被称为单体。组成高分子链的重复结构单位（如—CH_2—$CHCl$—）称为链节，链节数目 n 称为聚合度，高分子的相对分子质量＝聚合度×链节量。

合成高分子化合物实际上是相对分子质量大小不同的同系列混合物（合成的蛋白质如胰岛素等例外）。高分子化合物的相对分子质量指的是平均相对分子质量，聚合度也是平均聚合度。高分子化合物中相对分子质量大小不等的现象称为高分子的多分散性（不均一性）。

3. 分子结构　高分子的分子结构基本上只有两种，一种是线型结构，另一种是体型结构。线型结构的特征是分子中的原子以共价键互相连结成一条很长的卷曲状态的"分子链"。体型结构的特征是分子链与分子链之间还有许多共价键交联起来，形成三度空间的网络结构。线型结构与体型结构在性能上有很大的差别。

4. 性能　通常来说，高分子化合物具有较好的强度和弹性。高分子由于其相对分子质量很大，一般都处于固体或凝胶状态，有较好的机械强度；又由于其分子是由共价键结合而成的，所以有较好的绝缘性和耐腐蚀性能；由于其分子链很长，分子的长度与直径之比大于一千，故有较好的可塑性和高弹性。高弹性是高聚物独有的性能。此外，溶解性、熔融性、溶液的行为和结晶性等方面和低分子也有很大的差别。一般来说，高分子的分散性越大，性能越差。

（二）高分子化合物溶液的特性

高分子溶液是高分子化合物在合适的介质中能以单个分子状态自动分散成均匀的分散系。高分子溶液分散相粒子即单个高分子化合物与分散介质之间没有界面，因此高分子溶液本质上是真溶液，为均相体系。由于高分子溶液分子的直径在 $1\sim100$ nm 之间，扩散速度慢，不能透过半透膜等，属于胶体分散系。高分子化合物溶液的主要特性如下：

1. 稳定性好　高分子溶液为均相体系，比溶胶稳定性高，在无菌、溶剂不蒸发的条件下，可能长期存放而不发生沉淀。

高分子化合物溶液的稳定性与高分子化合物本身的结构有关。高分子化合物具有许多亲水基团，与水有较强的亲和力。当高分子化合物溶解在水中时，在其表面上牢固地吸引着由水分子形成的一层水化膜，这层水化膜与溶胶粒子的水化膜相比，在厚度和紧密度上都要大得多。因此高分子化合物在水溶液中比溶胶粒子稳定得多。

2. 黏度较大　由于高分子化合物具有线状或分支状结构，在溶液中能牵引介质使其自身运动受到很大的限制，同时高分子化合物高度溶剂化，使得自由流动的溶剂减少，因此高分子溶液的黏度较大。

3. 丁铎尔现象不明显　由于分散相粒子是单个高分子，高分子溶液对光的散射效应比溶胶小得多，微强于真溶液。

4. 盐析 溶胶只需少量电解质就能发生聚沉。而对于高分子化合物溶液,加入少量电解质,它的稳定性并没有受到影响,直到加入更多的电解质才能发生沉淀。有大量电解质才能使高分子化合物从溶液中沉淀的过程,称为盐析。为什么溶胶与高分子化合物溶液聚沉时所需电解质的量不同呢? 这是两者稳定的主要因素不同所致。溶胶稳定的主要因素是胶粒带电,电解质中和电荷的能力很强,只需加入少量电解质就能中和胶粒所带的电荷。而高分子化合物溶液稳定的主要因素是分子表面有一层厚而致密的水化膜,要破坏这层水化膜使高分子化合物聚沉,必须加入大量的电解质。

不同类的电解质对同一高分子化合物溶液的盐析能力不同。同一电解质对不同高分子化合物溶液所需的电解质的浓度不一样。利用这一差别,可对蛋白质进行分离。例如:在血清中加入硫酸铵溶液,球蛋白在 2.0 mol/L 的硫酸铵溶液中即可沉淀析出,而血清蛋白要在 3.0~3.5 mol/L 的硫酸铵溶液中才能沉淀。利用逐渐增大电解质溶液浓度使不同蛋白质分段析出的方法,称为分段盐析法。

5. 溶解过程可逆 高分子化合物能自动溶解在溶剂时形成真溶液。利用盐析方法,可以将高分子化合物与溶剂实现分离。分离出来的高分子化合物加入溶剂,又能自动溶解,得到原来状态的真溶液。溶胶聚沉后,加入溶剂不能自动恢复原来的分散状态。

(三)高分子化合物对溶胶的保护作用

在溶胶中加入适量的高分子化合物溶液,可以显著增强溶胶的稳定性,使得溶胶不易聚沉下来。这种现象称为高分子化合物对溶胶的保护作用。例如:添加了明胶的硝酸银溶液中加入适量的氯化钠溶液,则形成比较稳定的氯化银溶胶,而不生成氯化银沉淀。

高分子化合物对溶胶的保护作用应满足两个条件:①高分子化合物的量必须足够,以完全覆盖胶粒表面。②高分子化合物的加入必须在溶胶形成之前。高分子化合物对溶胶的保护作用机制:高分子化合物是卷曲的线形分子,易于吸附在溶胶粒子表面,将胶粒包裹起来形成保护层。同时高分子化合物水化能力很强,在高分子保护层形成一层水化膜。如图 1-14 所示。

图 1-14 高分子化合物对溶胶的保护作用

高分子化合物对溶胶的保护作用在生理过程中也非常重要。血液中 $CaCO_3$、$Ca_3(PO_4)_2$ 等微溶性盐类以溶胶的形式存在,由于血液中的蛋白质对其起保护作用,当发生某些疾病时,使得血液中蛋白质减少,减弱了对这些溶胶的保护作用,使得其在肝肾等器官沉积,就形成了结石。这是形成各种结石的原因之一。医药用的防腐剂胶体银,就是利用蛋白质来保护银溶胶制剂,使银稳定分散在水中。

三、凝胶

在一定条件下(如温度、外力、电解质或化学反应),溶胶或溶液中的胶体粒子或高分子互相连接,形成空间网状结构,结构空隙中充满了作为分散介质的液体,这样一种特殊半固体分散体系称为凝胶,又称冻胶。由溶液或溶胶形成凝胶的过程称为胶凝作用。凝胶没有流动性,内部常含有大量液体。例如:血凝胶、琼脂的含水量都可达 99% 以上。

(一)凝胶的形成与分类

凝胶形成的原因是线型或分支型的高分子化合物或胶粒相互交联形成立体网状结构,把分散介质包围在网眼中,使其不能自由流动,而变成半固体状态。由于交联处于半稳定状态而表现出柔顺性,致使凝胶具有一定的弹性。

根据凝胶形态,凝胶可分为弹性凝胶和脆性凝胶。弹性凝胶失去分散介质后,体积显著缩小,而当重新吸收分散介质时,体积又重新膨胀,例如明胶等。脆性凝胶失去或重新吸收分散介质时,形状和体积都不改变,例如硅胶等。根据凝胶中液体含量的多少,凝胶分为冻胶和干胶,液体含量在 90% 以上的凝胶称为冻胶,例如血块等。液体含量在 90% 以下的称为干胶,如琼脂等。

(二)凝胶的特征

凝胶是半固体状态,不同于固体结构,也异于溶胶或溶液,是分散体系的一种特殊形式,性质介于固体和液体之间:①凝胶与溶胶(或溶液)有很大的不同。溶胶或溶液中的胶体质点或大分子是独立的运动单位,可以自由行动,溶胶具有良好的流动性。凝胶则不然,分散相质点互相连接,形成网格结构,液体分割包在网眼中,随着凝胶的形成,整个体系不仅失去流动性,显示出固体力学性质,如具有一定的弹性、强度等。②凝胶和真正的固体又不一样,它由固液两相组成,属于胶体分散体系,结构强度有限,不稳定,易受外界条件影响而破坏。如改变温度、介质成分或外加作用力等,网格结构破坏,胶体质点或大分子分散开来,能独立运动,分割于网眼中的液体又连成一体,恢复良好的流动性。

(三)凝胶的主要性质

1. 触变性　触变性是指某些凝胶在振荡、压迫等机械力的作用下发生的可逆的溶胶过程。凝胶在受到振动或搅拌时,其网状结构被拆散,高分子(或胶粒)分散开来,变成有较大流动性的溶胶(稀化);稀化的溶胶静置一段时间后,高分子或胶粒又连接成网状结构,将溶剂分割包覆在网眼中,重新形成凝胶(稠化)。此种操作可重复多次,凝胶的性质均没有明显的变化。

触变性机制:凝胶的网状结构是高分子(或胶粒)通过范德华力形成的,相对稳定。当受外力时,克服了范德华力,高分子或胶粒分散开来,液体连接一片。当外力消失,范德华力又将高分子(或胶粒)又交织成空间网络,包住液体形成凝胶。临床上使用的触变性药剂的主要特点是比较稳定,便于储藏,使用时只需用力振摇就会成为均匀的溶胶。

2. 离浆　凝胶放置一段时间后,一部分液体会自动地从凝胶中分离出来而使凝胶体积缩小的现象,称为离浆(又称脱水收缩)。产生离浆的原因是由于溶胶在形成具有网状结构的凝胶后,粒子之间的距离还不是最小的,粒子之间仍继续相互作用,使粒子进一步靠近和更完全地定向,从而使凝胶收缩,于是一部分液体被从网格间挤压出来,产生渗液现象。

3. 膨胀　膨胀指凝胶在液体或蒸气中吸收这些液体或蒸气时使自身质量、体积增加的作用,是弹性凝胶特有的性质。膨胀有选择性,有无限膨胀和有限膨胀两种。膨胀机制:第一阶段:液体分子进入凝胶网络,与凝胶分子相互作用形成溶剂化层。第二阶段:溶剂分子向凝胶网络内部渗透。

4. 吸附性　刚性凝胶:其干胶大都具有多孔状的毛细管结构,比表面积很大,所以表现出较强的吸附能力。弹性凝胶:高分子链收缩成紧密结构,而不是多孔结构,其吸附能力比刚性凝胶低得多。

测 一 测

1. 下面三幅图中,与胶体有关的是 （ ）
   A. (1)　　　　　B. (2)　　　　　C. (3)　　　　　D. 全部

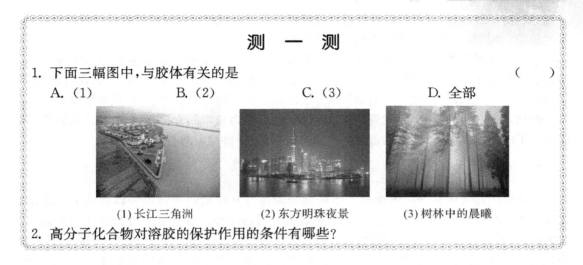

(1) 长江三角洲　　　　(2) 东方明珠夜景　　　　(3) 树林中的晨曦

2. 高分子化合物对溶胶的保护作用的条件有哪些?

第五节　表面现象

相与相之间的分界面称为相界面。相界面根据界面两侧的物质存在状态分为液—气、固—气、固—液、液—液等类型。其中液—气、固—气的界面称为表面。表面是界面的一种,通常情况下,"界面"与"表面"两词通用。

相界面上发生的一系列物理、化学现象称为界面现象或表面现象。表面现象与界面两侧的物性有关,也与界面的表面积有关。一定体积或一定质量的物质分散程度愈高,粒径越小,表面越疏松,其比表面积越大,表面现象就愈突出。溶胶的吸附作用,胶粒带电、胶体的不稳定性等,都与表面现象有关。

一、表面张力与表面能

表面张力是液体表面层由于分子引力不均衡而产生的沿表面作用于任一界线上的张力。以气—液表面为例,处于表面的分子与处于液相内的分子所受力是不同的。内部的某分子受到周围分子的作用力的合力为零,但在表面某分子因上层空间气相分子对它的吸引力小于内部液相分子对它的吸引力,所以该分子所受合力不等于零,其合力方向垂直指向液体内部,结果导致液体表面具有自动缩小的趋势,这种收缩力称为表面张力,如图 1-15 所示。

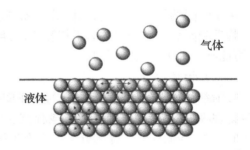

图 1-15　液体内层与表面分子受力情况示意图

表面张力是分子力的一种表现,它发生在液体和气体接触时的边界部分,是由于表面层的液体分子处于特殊情况决定的。在液体表面附近的分子由于只显著受到液体内侧分子的作用,受力不均,使速度较大的分子很容易冲出液面,成为蒸汽,结果在液体表面层(跟气体接触的液体薄层)的分子分布比内部分子分布来得稀疏。相对于液体内部分子的分布来说,表面层分子间的斥力随它们彼此间的距离增大而减小,在这个特殊层中分子间的引力作用占优势。由于表面张力的作用,液体表面总是趋向于尽可能缩小,促使了液体表面层具有收缩的趋势,因此空气中的小液滴往往呈圆球形状。

根据能量最低原理,原子会自发地趋于物质内部而不是表面。表面能的另一种定义是,材料表面相对于材料内部所多出的能量。新形成的表面是非常不稳定的,它们通过表面原子重组和相互间的反应,或者对周围其他分子或原子产生吸附,从而使表面能量降低。

例如:东西放时间长了会发现有灰尘附着,就是因为灰尘附着降低了物体的表面积,从而降低了物体的表面能,物质能量都有自动趋向降低,保持稳定的特点。

二、表面吸附

表面吸附是气体分子或溶液里的溶质被吸附在与其接触的固体或液体表面上的作用。在固—液,固—气和液—气界面上均能发生着表面吸附作用。具有吸附性的物质叫吸附剂,被吸附的物质叫吸附质。由于吸附只发生在表面,在吸附剂质量一定的条件下,吸附剂的表面积越大,吸附能力越强。例如:比表面积很大的活性炭等具有很高的吸附能力,是优良的吸附剂。一定的吸附剂,在吸附质的浓度和压强一定时,温度越高,吸附能力越弱,所以低温有利于吸附。当温度一定时吸附质的浓度压强越大,吸附能力越强。

点 拨/ 提 示

吸附与吸收的区别:在固体表面上的分子力处于不平衡或不饱和状态,固体表面分子会把与其接触的气体或液体溶质吸引到自己的表面上,从而达到平衡。这种在固体表面进行物质浓缩的现象,称为吸附。吸收的特点是物质不仅保持在表面,而且通过表面分散到整个相。吸附则不同,物质仅在吸附表面上浓缩集成一层吸附层(或称吸附膜),并不深入到吸附剂内部。由于吸附是一种固体表面现象,只有那些具有较大内表面的固体才具有较强的吸附能力。

由于吸附的作用力不同,吸附分为物理吸附与化学吸附。离子交换实际上也是一种吸附。物理吸附和化学吸附并非不相容的,而且随着条件的变化可以相伴发生,但在一个系统中,可能某一种吸附是主要的。

(一)物理吸附

吸附剂与被吸附物质之间是通过分子间引力(即范德华力)而产生吸附,称为物理吸附。产生物理吸附的力是分子间引力,或称范德华力。固体吸附剂与气体分子之间普遍存在着分子间引力,当固体和气体的分子引力大于气体分子之间的引力时,即使气体的压力低于与操作温度相对应的饱和蒸气压,气体分子也会冷凝在固体表面上。这种吸附的速度极快。

物理吸附不发生化学反应,是靠分子引力产生的,当吸附物质的分压升高时,可以产生多分子层吸附。

(二)化学吸附

吸附剂与被吸附物质之间产生化学作用,生成化学键引起吸附,称为化学吸附。化学吸附亦称活性吸附。它是由于固体表面与吸附气体分子化学键力所造成的,是固体与吸附质之间化学作用的结果,有时它并不生成平常含义的可鉴别的化合物。化学吸附的作用力大大超过物理吸附的范德华力。

常用工业吸附剂——目前工业上常用的吸附剂主要有活性炭、活性炭纤维、活性氧化铝、硅胶和分子筛。

三、表面活性物质

溶于水后能显著降低水的表面自由能的物质，称为表面活性物质或表面活性剂。从分子结构上看，表面活性物质都是由极性基团和非极性基团两部分组成。极性基团如—OH、—CHO、—COOH、—NH$_2$、—SO$_3$H 等对水亲和力强，称为亲水基；非极性基团如烷基 R—、芳基 Ar—，它们与水的亲和力弱而与油的亲和力强，故称疏水基或亲油基。通常用符号"—O"表示表面活性剂分子，其中"—"表示亲油基，"O"表示亲水基。例如：钠肥皂分子中，亲水基是—COONa，亲油剂是 C$_{17}$H$_{35}$—，如图 1-16 所示。

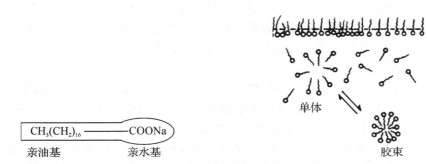

单体

胶束

图 1-16　肥皂的分子模型　　　图 1-17　表面活性物质在相界面的定向排布示意图

当把表面活性物质溶于水后，分子中的亲水基伸入水中，而疏水基则力图逃离水面，结果是表面活性剂分子在水面上聚集。当浓度极小时疏水基可以平躺在水的表面上。浓度增大时，分子互相挤压，疏水基就斜向空间。达到饱和时，就形成疏水基露出水面伸向空间的定向排列，如图 1-17 所示。由于这种定向排列，使得表面活性剂分子占据两相界面，使界面上的分子的受力不均匀情况得到了改善，从而降低了水的表面能。表面活性剂分子的碳链越长，疏水基就越强，就越容易聚集在两相界面，因而它的表面活性就越强。

四、表面活性物质的应用

表面活性剂由于具有润湿或抗黏、乳化或破乳、起泡或消泡以及增溶、分散、洗涤、防腐、抗静电等一系列物理化学作用及相应的实际应用，成为一类灵活多样、用途广泛的产品。表面活性剂除了在日常生活中作为洗涤剂，其应用几乎覆盖所有的精细化工领域。

1. 增溶作用　增溶作用并不是溶解作用。增溶没有改变物质溶解度，只是增加了某物质在分散剂中分散的量。增溶是将某物质以小颗粒或小液滴的形式，包埋在表面活性剂所形成的胶束之中来达到的增加分散程度的。而溶解是溶质以单个分子或离子状态分散在溶剂中。

医药上利用增溶作用，可使得溶解度小的某些药物增加有效剂量提高药效。例如：消毒防腐的煤酚在水中溶解度为 2%，加入肥皂溶液，可使其含量增大 50%；氯霉素的溶解度为 0.25%，加入增溶剂后可使其含量增大到 5%。

2. 乳化作用　由于表面活性剂的作用，使本来不能互相溶解的两种液体能够混到一起的现象称为乳化现象，具有乳化作用的表面活性剂称为乳化剂。乳化剂改变了界面状态，从而使本来不能混合在一起的"油"和"水"能够混合到一起,其中一相液体离散为许多微粒分散于另一相液体中,成为乳浊液。

乳化剂使乳浊液稳定的原因有两个因素:①乳化剂是表面活性剂,易于在油水界面上吸附并富集,降低了界面张力,总的界面能下降,使乳浊液稳定。②当乳化剂吸附于两液体的界面时,其分子中亲水基伸向水相,亲油基伸向油相,乳化剂分子在两相界面上作定向排列,形成一层保护膜,阻止了分散相粒子之间的相互聚集,增加乳浊液的稳定程度。

乳化作用在生理上也有着重要的意义。油脂在体内的消化、吸收和运输,在很大程度上依赖于胆汁的乳化作用。在消化过程中,胆汁中胆汁酸盐的乳化作用,使油脂分散成细小的液滴,具有很大的表面积,增加了其与消化液的接触面,这不仅加速了消化油脂的水解反应,而且使水解产物易被小肠壁吸收。牛奶是天然的乳化剂,是易于消化而富有营养的食品。乙醇饮料、咖啡饮料、人造炼乳添加乳化剂,可提高饮料及炼乳的乳化稳定性。医学中常把某些内服型油类药物加入乳化剂配成乳剂(即乳浊液),如鱼肝油乳剂,使其便于吸收和尽量减小对胃肠的刺激。此外,消毒和杀菌用的药剂也常制成乳剂,如煤酚皂液,以增加药物含量并增大与细菌的接触面,提高消毒杀菌效果。

3. 润湿作用 润湿作用是一种流体从固体表面置换另一种流体的过程。润湿现象可以分为沾湿、浸湿和铺展三种类型。润湿是在日常生活和生产实际中,如洗涤、印染、矿物浮选等最常见的现象之一,因此,研究润湿现象有极强的现实意义。

使用表面活性剂可以控制液、固之间的润湿程度。农药行业中在粒剂及供喷粉用的粉剂中,有的也含有一定量的表面活性剂,其目的是为了提高药剂在受药表面的附着性和沉积量,提高有效成分在有水分条件下的释放速度和扩展面积,提高防病、治病效果。在化妆品行业中,乳化剂是乳霜、乳液、洁面、卸妆等护肤产品中不可或缺的成分。

4. 助悬作用 混悬剂系指难溶性固体药物以微粒状态分散于分散介质中形成的非匀相的液体药剂。混悬剂属于粗分散体系,所用分散介质大多数为水,也可用植物油。为降低混悬剂的沉降速度,延长保存期,通常添加助悬剂。助悬剂是表面活性物质,能增加分散介质的黏度以降低微粒的沉降速度或增加微粒亲水性的附加剂。如在农药行业,可湿性粉剂中原药多为有机化合物,具有憎水性,只有在表面活性剂存在的条件下,降低水的表面张力,药粒才有可能被水所润湿,形成混悬液。

大多数混悬剂为液体制剂,但《中国药典》现行版二部收藏有干混悬剂,它是按混悬剂的要求将药物用适宜方法制成粉末状或颗粒状制剂,使用时加水即迅速分散成混悬剂。这有利于解决混悬剂在保存过程中的稳定性问题。在药剂中合剂、搽剂、洗剂、注射剂、气雾剂、软膏剂和栓剂等都有存在。

5. 起泡作用 起泡剂主要是在气一水界面上降低界面张力,促使空气在料浆中形成小气泡,扩大分选界面,并保证气泡上升形成泡沫层。起泡剂在一些特殊的清洗、开采行业有广泛的应用。例如:浮选矿浆中气泡的形成,主要依赖于浮选设备中各种类型的充气搅拌装置,以及向矿浆中添加适量的起泡剂。

6. 消泡作用 消泡剂是在食品加工过程中降低表面张力,抑制泡沫产生或消除已产生泡沫的食品添加剂。例如:在果蔬饮料、豆制品、蔗糖等生产过程中就会用到消泡剂。

7. 消毒、杀菌 在医药行业中可作为杀菌剂和消毒剂使用,其杀菌和消毒作用归结于它们与细菌生物膜蛋白质的强烈相互作用使之变性或失去功能,这些消毒剂在水中都有比较大的溶解度,根据使用浓度,可用于手术前皮肤消毒、伤口或黏膜消毒、器械消毒和环境消毒。

8. 抗硬水性　甜菜碱表面活性剂对钙、镁离子均表现出非常好的稳定性,即自身对钙、镁硬离子的耐受能力以及对钙皂的分散力。在使用过程中防止钙皂的沉淀,提高使用效果。

9. 去垢、洗涤作用　去垢、洗涤并不是单一方面的作用,而是一个比较复杂的过程,很多情况下是多种因素共同作用的结果,与上面提到的润湿、起泡等作用均有关。如在造纸工业中使用表面活性物质作为蒸煮剂、废纸脱墨剂、施胶剂、树脂障碍控制剂、消泡剂、柔软剂、抗静电剂、阻垢剂、软化剂、除油剂、杀菌灭藻剂、缓蚀剂等。

测 一 测

1. 从分子结构上看,表面活性物质的分子都是由_____和_____两部分组成。
2. 乳化作用在生理上有何重要意义?

要 点 凝 练

1. 溶胶的性质:布朗运动、丁铎尔现象、电泳等。胶团的结构,溶胶的稳定性及溶胶的聚沉方法。
2. 高分子化合物溶液的特性,高分子化合物对溶胶的保护作用条件。凝胶的形成与分类,凝胶的特征与主要性质。
3. 表面张力的概念,表面吸附的定义与分类。表面活性物质的概念、作用及应用。

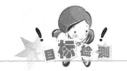

一、选择题

1. 牛奶属于　　　　　　　　　　　　　　　　　　　　　　　　　　　　　　　　(　　)
   A. 悬浊液　　　　B. 乳浊液　　　　C. 胶体　　　　D. 高分子溶液

2. 影响难挥发性非电解质稀溶液的蒸气压、沸点、凝固点和渗透压的因素是　　　　(　　)
   A. 溶液的体积　　　　　　　　　　B. 单位体积溶液中溶质质点数
   C. 溶液的质量　　　　　　　　　　D. 溶质的性质

3. 要使相同温度下的两种稀溶液不产生渗透,必须使两种溶液　　　　　　　　　　(　　)
   A. 物质的量浓度相等　　　　　　　B. 质量浓度相等
   C. 质量摩尔浓度相等　　　　　　　D. 渗透浓度相等

4. 50 ml NaCl 溶液中含有 23 mg Na^+,该溶液中 Na^+ 的物质的量浓度为　　　　(　　)
   A. 0.46 g/L　　　　B. 20 mmol/L　　　　C. 23 g/L　　　　D. 0.92 g/L

5. 配制 0.1 mol/L 硫酸铜溶液 200 ml,需要硫酸铜晶体　　　　　　　　　　　　(　　)
   A. 2.5 g　　　　B. 3.2 g　　　　C. 5 g　　　　D. 1.6 g

6. 可使红细胞发生皱缩现象的溶液是　　　　　　　　　　　　　　　　　　　　(　　)
   A. 50 g/L $C_6H_{12}O_6$ 溶液　　　　　　　B. 308 mmol/L NaCl 溶液
   C. $\frac{1}{6}$ mol/L $NaC_3H_5O_3$ 溶液　　　　　D. 12.5 g/L $NaHCO_3$ 溶液

7. 不能使红细胞保持原来状态的溶液是 （　　）

A. 100 ml 生理盐水加 100 ml 50.0 g/L 葡萄糖溶液

B. 12.5 g/L $NaHCO_3$ 溶液

C. 500 ml 含有 4.5 g NaCl 的溶液

D. 10 g/L 乳酸钠（$NaC_3H_5O_3$）溶液

8. 将稀的葡萄糖溶液降低温度至凝固点时有固体析出,此时析出的物质是 （　　）

A. 葡萄糖　　　　　B. 葡萄糖和水　　　　C. 水　　　　　D. 葡萄糖与水的晶体

9. 表示质量浓度的符号是 （　　）

A. m　　　　　　　B. m_B　　　　　　　C. ρ　　　　　　　D. ρ_B

10. 下列不属于 SI 单位制的基本单位符号是 （　　）

A. m　　　　　　　B. L　　　　　　　　C. kg　　　　　　　D. K

11. 高分子化合物溶液属于 （　　）

A. 粗分散系　　　　B. 乳浊液　　　　　C. 胶体分散系　　　D. 溶液

12. 使溶胶稳定的决定性因素是 （　　）

A. 布朗运动　　　　B. 丁铎尔现象　　　C. 溶剂化膜作用　　D. 胶粒带电

13. 表面活性物质是 （　　）

A. 使溶液的表面张力显著降低的物质　　　　B. 使溶液的表面张力增加的物质

C. 能产生吸附的物质　　　　　　　　　　　D. 能降低体系内部能量的物质

14. 与低分子的真溶液相比较,高分子化合物溶液表现出胶体性质的原因是 （　　）

A. 分子带电　　　　B. 粒子半径大　　　C. 均相体系　　　D. 水化膜作用

15. 在 KI 过量时,所形成的 AgI 溶胶里,下列表达式能表示胶核的是 （　　）

A. AgI　　　　　　　　　　　　　　　　B. $(AgI)_m$

C. Ag^+　　　　　　　　　　　　　　　D. $[(AgI)_m nI^-(n-x)K^+]^{x-}$

16. 下列电解质对 As_2S_3 溶胶（负溶胶）的聚沉能力由强到弱的顺序是 （　　）

A. $NaCl>CaCl_2>AlCl_3$　　　　　　　　B. $NaCl>AlCl_3>CaCl_2$

C. $CaCl_2>AlCl_3>NaCl$　　　　　　　　D. $AlCl_3>CaCl_2>NaCl$

17. 能使 $Fe(OH)_3$ 溶胶聚沉,下列电解质效果最好的是 （　　）

A. K_2SO_4　　　　B. Na_3PO_4　　　　C. NaCl　　　　　D. KNO_3

18. 蛋白质溶液属于 （　　）

A. 高分子溶液　　　B. 乳浊液　　　　　C. 溶胶　　　　　D. 真溶液

19. 用 $AgNO_3$ 溶液与过量 KI 溶液制备 AgI 溶胶时,胶核吸附的离子是 （　　）

A. K^+　　　　　　B. I^-　　　　　　C. Ag^+　　　　　D. NO_3^-

20. 电泳时,硫化砷向正极移动,要使一定量硫化砷溶胶沉淀析出,下列盐中需用的物质的量最小的是 （　　）

A. NaCl　　　　　　B. Na_2SO_4　　　　C. $MgCl_2$　　　　D. $AlCl_3$

21. 下列现象属于离浆的是 （　　）

A. 凝胶脱液发生收缩　　　　　　　　　　B. 加入电解质使溶胶沉淀析出

C. 加热使蛋白质从溶液中沉淀析出　　　　D. 凝胶受到外力作用变成有较大流动性的溶液状态

22. $Fe(OH)_3$ 溶胶电泳现象是 （　　）

A. 胶粒和介质均向正极移动　　　　　　　B. 胶粒和介质均向负极移动

C. 胶粒向负极移动,介质向正极移动　　　　D. 胶粒向正极移动,介质向负极移动

二、名词解释

1. 生理等渗溶液　2. 溶血现象　3. 胞浆分离　4. 渗透　5. 渗透压　6. 丁铎尔现象　7. 聚沉　8. 盐析　9. 离浆　10. 表面活性物质

三、填空题

1. 根据分散相粒子的大小,分散系可分为_____、_____和_____三大类。胶体分散相粒子的直径在_____范围内。

2. 稀溶液的依数性包括_____、_____、_____和_____。难挥发性非电解质稀溶液的四个依数性的数学表达式分别为_____、_____、_____和_____。

3. 溶液的蒸气压是指在一定温度下,当蒸发的速度_____凝结的速度时,蒸气所具有的压力。同一温度下,不同物质的蒸气压_____。同种物质,温度越高,蒸气压越_____。

4. 在相同温度下,稀溶液中难挥发性溶质的浓度越大,溶液的蒸气压下降越_____,溶液的沸点越_____。

5. 溶液沸腾时,溶液的浓度不断____,所以在溶液没有达到饱和时,溶液的沸点逐渐_____。

6. 溶液的沸点升高和溶液的凝固点降低的根本原因是_____。

7. 人体体液的渗透压由两部分组成。一部分是_____渗透压,其主要功能是维持_____的相对平衡;另一部分是_____渗透压,其主要功能是维持_____的相对平衡。

8. 稀溶液的依数性可用于测定溶质的摩尔质量。测定小分子溶质的摩尔质量多用_____法,测定高分子化合物溶质的摩尔质量多用_____法。

9. 将红细胞置于低渗溶液中,会发生_____现象。将红细胞置于高渗溶液中,会发生_____现象。在特殊情况下,临床上允许使用高渗溶液,但必须控制_____和_____,并密切注意_____,一旦出现异常,立即采取措施。

10. 使胶体溶液相对稳定的因素是_____、_____和_____。

11. 使胶体聚沉的方法有_____、_____、_____。

12. 表面张力产生的原因是_____。

13. 在一定条件下,高分子化合物溶液失去流动性,形成一种具有网状结构的半固态物质的过程称为_____,这种半固态物质称为_____。

四、简答题

1. 为什么临床上大量输液时一定要用等渗溶液?

2. 产生渗透现象的条件是什么?

3. 为什么在溶胶中加入少量电解质就会发生聚沉,使蛋白质溶液聚沉则要加入大量电解质?

五、计算题

1. 配制 900 ml $\varphi_B = 0.75$ 的乙醇溶液,需要 $\varphi_B = 0.95$ 和 $\varphi_B = 0.45$ 的乙醇溶液各多少毫升?

2. 每 100 ml 乳酸钠溶液中含 $NaC_3H_5O_3$ 1.87 g,求该溶液的物质的量浓度。

3. 已知生理盐水的浓度为 9 g/L,问配制 500 ml 生理盐水需要多少克氯化钠?

4. 39.6 g 葡萄糖溶液中含 3.6 g 葡萄糖,求该溶液中葡萄糖和水的摩尔分数各为多少?

5. 现有 7.56 g $NaHCO_3$,问能配制 0.15 mol/L $NaHCO_3$ 溶液多少毫升?

参考答案:

一、选择题

1～5 BBDBC 6～10 BDCDB 11～15 CDABB 16～20 DBABD 21～22 AC

二、名词解释

略

三、填空题

1. 分子或离子分散系 胶体分散系 粗分散系 1～100 nm 2. 蒸气压下降 沸点升高 凝固点降低 渗透压 $\Delta p = Kb_B$ $\Delta T_b = K_b b_B$ $\Delta T_f = K_f b_B$ $\Pi = c_B R T$ 3. 等于 不同 大 4. 低 高 5. 增多 升高 6. 溶液的蒸气压下降 7. 晶体 细胞内、外液中水分子 胶体 毛细血管内、外水和小分子盐 8. 凝固点降低 渗透压 9. 溶血 胞浆分离 用量 注射速度 病人的反应 10. 布朗运动 胶粒带电 水化膜 11. 加入少量电解质 加入带相反电荷的胶体溶液 加热 12. 溶液内部分子对表面层分子的

吸引力大,而气体分子对表面层分子吸引力小产生的　13. 胶凝　凝胶

四、简答题

1. 临床上输液时必须输入等渗溶液。因为如果向人体输入低渗溶液,低渗溶液的水分子就会通过细胞膜向红细胞渗透,使细胞胀裂,出现溶血现象。如果向人体输入高渗溶液,细胞内液的水分子就会通过细胞膜进入高渗溶液,造成红细胞萎缩,萎缩的红细胞容易聚集成团块,在血管内形成"栓塞"。只有输入等渗溶液时细胞保持原形。

2. 产生渗透作用必须具备两个条件:一是有半透膜存在;二是半透膜两侧单位体积内溶剂的分子数目不同(如水和水溶液之间或稀溶液和浓溶液之间)。

3. 高分子化合物溶液稳定的主要因素是分子表面有一层厚而致密的水化膜,要将水化膜破坏使高分子化合物聚沉,必须加入大量的电解质。溶胶稳定的主要因素是胶粒带电,电解质中和电荷的能力很强,只需加入少量电解质就能中和胶粒所带的电荷。

五、计算题

1. 540 毫升、360 毫升　2. 0.167 mol/L　3. 4.5 g　4. $X_{C_6H_{12}O_6} = 0.01$　$X_{H_2O} = 0.99$　5. 600 ml

（王司雷）

第二章　物质结构基础

第一节　原子的组成

一、原子的组成

（一）原子的认识过程

大约在公元前 400 年,希腊人留基伯和德谟克利特就认为原子是最小的、不可分割的物质粒子,并通过推理首次提出了万物由"原子"构成的思想。1804 年前后,英国科学家道尔顿在研究气压和化学反应中,创立了原子论学说,他认为所有物质都是由这种看不见、不可再分的原子组成,原子的重新组合就发生了化学反应,产生了新物质。1904 年,英国科学家汤姆森在研究电子的过程中,提出了原子的"枣糕"模型。1912 年,年轻的英国科学家卢瑟福在研究 α 粒子的散射时,建立了经典的原子结构模型。1913 年,丹麦科学家波尔,在卢瑟福、爱因斯坦和普朗克等科学家思想的基础上,提出了新的原子结构模型。随后,法国科学家德布罗意的波粒二象性,德国科学家海森堡的测不准原理,奥地利科学家薛定谔的薛定谔方程都丰富了原子理论,并形成了现代原子结构理论。由此可见,人们对于原子的认识是经历了一个漫长的过程。

（二）原子的组成

1. 原子模型　科学家认为,原子是由带正电荷的原子核与带负电荷的核外高速运动的电子组成,而原子核又是由带正电荷的质子和不带电的中子组成。

2. 原子中的电荷数关系　由于原子是电中性的,1 个质子带一个单位正电荷,1 个电子带一个单位负电荷,而中子不带电,所以,原子中的电荷数有如下关系:

核内质子数＝核外电子数＝核电荷数

3. 质量　由于电子非常小,其质量相对于原子核可以忽略不计。因此,原子的质量为:

原子的质量≈原子核的质量＝质子质量＋中子质量

由于质子、中子的相对质量都近似为 1,所以原子的相对质量就近似等于原子核内质子数与中子数之和。原子核内质子数与中子数之和称为质量数。

相对原子质量≈质量数＝质子数＋中子数

（三）元素和原子序数

1. 元素　指核电荷数相同的一类原子的总称。如氢元素,核电荷数一定是 1;氧元素,核电荷数一定是 8。大千世界的物质不计其数,而构成它们的元素只有 112 种(按现通用的周期表中公布的数目计)。

2. 原子序数　按照元素的核电荷数由小到大依次排列的序号称为该原子的原子序数。原子序数与原子中的核电荷数等有如下关系:

$$原子序数＝核电荷数＝核内质子数＝核外电子数$$

链 接 / 拓 展

质子数相同,中子数不同的同一元素的不同原子互称为同位素。大多数元素都有同位素,如 C 有中子数 6、7、8 的三种同位素,H 有中子数 0、1、2 的三种同位素。同位素又有稳定同位素和放射性同位素之分,放射性同位素能不断自发地发射看不见的射线而蜕变为其他元素,医学上用这一性质进行放疗。

二、原子核外电子的运动特征

(一)量子化特征

当给原子外加能量后,原子核外的电子会从离核近的空间跃迁到离核远的空间;当原子恢复到正常状态时,跃迁的电子又会重新回到原来的状态,电子在这种运动过程中发生的能量变化不是连续的,这就是原子核外电子能量的量子化特征。这就相当于上下楼梯,从 m 层到 n 层,只能是 1 层、2 层、3 层……的整数值变化,而不能是包含小数值的连续变化的层数值。

电子能量的量子化特征可以通过氢原子光谱实验结果证明。氢原子光谱是一系列不连续的线状谱线组成,每一个谱线对应一个能量,它的不连续性证明了氢原子核外电子能量也是不连续的。

(二)波粒二象性

科学研究表明,电子这种微小粒子,除了具有粒子的性质外,还具有波动性,也就是电子具有波粒二象性。

电子衍射实验结果证明了电子的波动性。实验示意图如图 2-1 所示。

该实验结果符合如下关系式:

$$\lambda=\frac{h}{p}=\frac{h}{mv}$$

式中,h 为普朗克常数,λ 为电子的波长,p 为电子的动量,m 为电子的质量,v 为电子的运动速度。该实验结果将波参数与微粒参数联系在一起,反映了电子同时具有这两种性质,即波粒二象性。

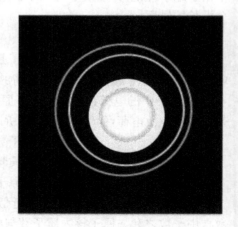

图 2-1　金箔的电子衍射环纹

(三)不确定原理

量子力学论证了微观粒子的运动不同于宏观物体,不能同时准确测定它的空间位置和速度,其运动符合海森堡不确定原理。

$$\Delta x \cdot \Delta p \geqslant \frac{h}{2\pi}$$

式中，Δx 为确定粒子位置时的测不准量；Δp 为确定粒子运动时的测不准量；h 为普朗克常数。

Δx 越小，则 Δp 越大，反之亦是，表明不可能两个参数同时测准，这就是电子的海森堡不确定原理，又叫海森堡测不准规则。

三、原子核外电子运动状态的描述

（一）电子云

由于核外电子运动的复杂性和测不准性，人们对核外电子的运动采用了统计方法进行描述。

统计法描述是对核外某个电子在不同时刻进行拍照，记录下每一时刻的位置，将每张照片的位置合成在一张图上，得到一个统计结果的空间图像。这个统计图像就好像原子核外笼罩着一团电子形成的云雾，称之为"电子云"，如图 2-2 所示。

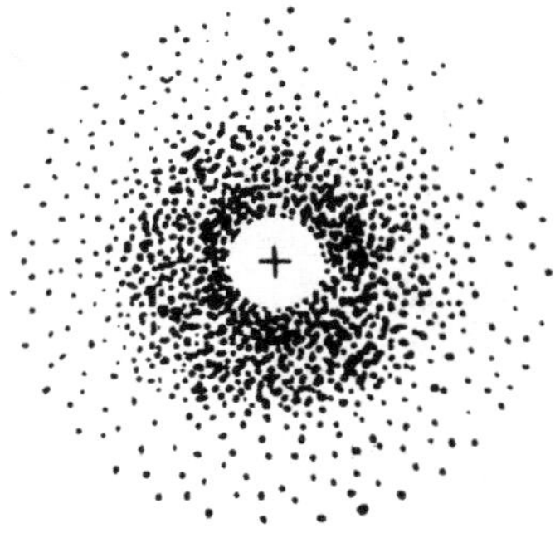

电子云是电子在核外空间出现的概率密度分布的形象化表示。小黑点是电子出现的瞬间位置，小黑点密集的地方，表示电子在该区域出现的几率大；小黑点稀疏的地方，表示电子在该区域出现的几率小，电子云显示的空间范围反映了电子在核外空间出现的区域大小。

图 2-2 基态氢原子的电子云图

对于氢原子来说，核外只有一个电子，电子在离核 53 pm 的球壳内出现的概率最大，以 53 pm 为半径画一个球面，球面内电子出现的总概率达到 95% 以上，而在球面上，电子出现的概率都相同，这个球面被称为电子云的界面图。常用电子云的界面图表示电子云的形状。

电子离核越近，能量越低。电子通常都是在离核近的空间运动，这时候的状态称为基态；当电子获得能量后，它会从基态（能量最低能级）跃迁到激发态（较高能级），而激发态不稳定，电子又将从激发态回到基态，同时放出能量（通常以光的形式）。

（二）量子数描述

核外运动的电子，除了用统计法描述，还可以用量子数进行描述。

1926 年，奥地利科学家薛定谔根据电子的波粒二象性，在一定假设的基础上，提出了氢原子核外电子运动的薛定谔方程。该运动方程复杂，得到的解是一组参数，这些参数具有量子化特点，称为量子数。描述电子运动也可以用量子数来描述。

薛定谔方程解的一组参数包括四个量子数，分别是 n、l、m、m_s；每一个量子数描述了电子某一方面的性状。因此，全面描述电子运动状态需要用四个量子数。

1. 主量子数(n) 主量子数(n)是描述电子离核远近的参数，也就是电子所在的层数。n 的取值是从 1 开始的正整数，即：1、2、3、4……；n 的表示可以用数字，也可以用字母，如 1、2、3、4……，分别对应 K、L、M、N……；n 的意义既表示了离核的远近，也表示电子能量的大小，离核近则能量低，离核远则能量高。

2. 角量子数(l) 角量子数(l)又叫副量子数或亚层数，是描述电子云形状的参数。因为,在多电子的原子中,电子间的排斥作用,使得某些电子被排斥到更远的空间运动,并保持排斥力均衡,这时候电子云的形状除了有球形,也可能有哑铃形或更复杂的形状。

l 的取值为 1、2、3、4……$n-1$

l 值对应的字母表示为:s、p、d、f……

l 值对应的电子云形状为:球形、哑铃形、花瓣形等,图形如图 2-3 所示:

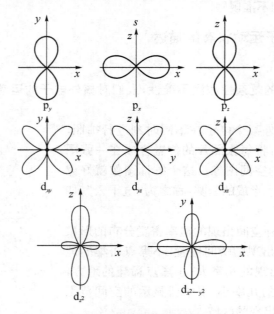

图 2-3　球形和哑铃形电子云

同一电子层(n 相同)中,电子云的形状越复杂,电子运动离核的距离就越远,能量也越高。

l 值的能量大小为:s<p<d<f……

n 与 l 的关系是:l 受 n 制约,如 $n=1$,$l=0$,只有球形;如 $n=2$,$l=0$ 或 1,有球形或哑铃形两种。

n、l 对应表示为:n 用数字表示,放在前;l 用对应的字母表示,放在后。如:当 $n=1$,$l=0$ 时,表示为 1s;当 $n=2$,$l=1$ 时,表示为 2p。

n、l 表示的意义:进一步确定了电子运动的范围,并给出了电子在该运动范围中的能量。

3. **磁量子数(m)**　磁量子数(m)是描述电子云在空间伸展方向的参数。因为,即使电子云形状相同,在空间也会有不同的伸展方向,如哑铃形在三维坐标上有 x、y、z 三个伸展方向。

m 的取值为 0、±1、±2、±3、……、±l。

l 与 m 的关系是:m 值受 l 值制约,如 $l=1$ 为哑铃形时,m 值为 0、±1,表示哑铃对应有三种伸展方向,描述为 p_x、p_y、p_z,不同的伸展方向,它们距离原子核中心的距离是相同的。因此,n、l 相同,m 值不同时,电子能量依然相同。

n、l、m 给出的意义:当层数 n,电子云的形状 l 和电子云的空间伸展方向 m 三个参数均给出后,电子运动的范围就确定了,电子的这一运动范围称为原子轨道。

4. **自旋量子数(m_s)**　自旋量子数(m_s)是描述电子自旋方向的参数。因为,电子既可以围绕原子核做高速运转,也可以围绕自身的轴做自旋运动。自旋的方向有两个,顺时针或逆时针。因此,m_s 的取值有两个,为 $+\dfrac{1}{2}$、$-\dfrac{1}{2}$;也可以用"↑"和"↓"表示。

在电子的四个量子数中,n 和 l 都与电子离核的远近有关,因此,描述电子能量的参数需要 n 和 l 两个量子数;当 n、l 和 m 给出后,电子的运动范围被确定,因此,描述电子运动轨道的参数需要 n、l 和 m 三个量子数;而描述电子运动状态则要四个量子数,即 n、l、m、m_s。

表 2-1　量子数与轨道数和电子数之间的关系

n	l	m	电子亚层轨道数	电子层轨道数	电子层容纳最多电子数
1	0	0	1	$1(1^2)$	$2(2\times1^2)$
2	0	0	1	$4(2^2)$	$8(2\times2^2)$
	1	$0,\pm1$	3		
3	0	0	1	$9(3^2)$	$18(2\times3^2)$
	1	$0,\pm1$	3		
	2	$0,\pm1,\pm2$	5		
4	0	0	1	$16(4^2)$	$32(2\times4^2)$
	1	$0,\pm1$	3		
	2	$0,\pm1,\pm2$	5		
	3	$0,\pm1,\pm2,\pm3$	7		

点 拨/提 示

问原子轨道"$2p_x$"与某车牌号"皖 A-5708"所表示的含义是否相同,火车票上哪些信息能帮你找到座位?

四、原子核外能级和能级组

(一)多电子原子轨道的能级

决定电子能量的参数是 n、l,即当某电子的电子层量子数 n,电子亚层量子数 l 确定,电子的能量就确定了,因此,每一亚层都有确定的能量,人们称每一个亚层为一个能级。在原子核外的空间有很多亚层,因此有很多能级。

能级的表示如:3p、4d 等,数字是主量子数,字母是角量子数。

(二)能级高低比较

能级的大小比较如下:

1. n 相同,l 不同,l 越大,能量越高。

如:$E_{3s}<E_{3p}<E_{3d}$。

2. l 相同,n 不同,n 越大,能量越高。

如:$E_{3s}<E_{4s}<E_{5s}$。

3. n、l 均不同,可用 $E=n+0.7l$ 计算比较。

如:4s 与 3d 比较,$E_{4s}<E_{3d}$,因为:

$$E_{4s}=4+0.7\times0=4 \qquad E_{3d}=3+0.7\times2=4.4$$

$E_{4s}<E_{3d}$ 的现象称为能级交错。能级交错指后一电子层中 s 能级的能量反而低于前一电子层中某能级能量的现象,它主要发生在 d、f 亚层与其后的 s 亚层间。

将能级按照从小到大排列的顺序称为能级顺序。原子核外能级顺序为:

1s<2s<2p<3s<3p<4s<3d<4p<5s<4d<5p<6s<4f<5d<6p<7s……

(三)能级组

按照能级顺序又可以分成几个能级组,从每一层的 s 能级开始到 p 能级结束,所包含的能级划为一个能级组。如 2s、2p 是一组,4s、3d、4p 是一组,6s、4f、5d、6p 是一组。也可以通过计算,凡是 $E=n+0.7l$ 计算结果整数相同的能级被分为同一能级组。如 4s、3d、4p 是一组,因为它们的能级分别是 4、4.4、4.7,所以它们都是第四能级组。

原子轨道、能级和能级组三者相互联系和相互制约,其关系可用原子轨道近似能级图表示,如图 2-4 所示。

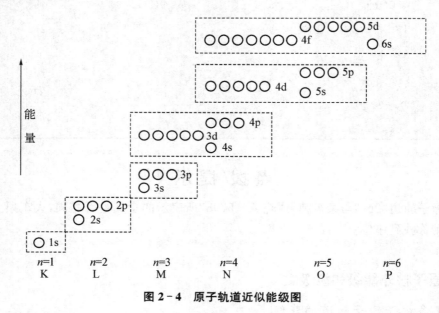

图 2-4 原子轨道近似能级图

五、原子核外电子排布规律和表示方法

元素中只有氢元素的原子核外是一个电子,其余元素都超过 1 个电子,它们称为多电子原子。对于多电子原子,由于电子的排斥作用,不可能都集中在核外的某个区间,那么,原子核外的这些电子又会怎样分布在核外的空间呢?研究表明,核外的电子遵循保利不相容原理、能量最低原理和洪特规则及其补充的原则分布在核外空间。

(一)保利不相容原理

我们已经知道,原子核外的每个电子都可以用四个量子数来描述。在 1925 年,奥地利物理学家保利提出,基态多电子原子中不可能同时存在四个量子数完全相同的电子,换句话说,在一个轨道里最多只能容纳 2 个电子,它们的自旋方向相反,这就是保利不相容原理。

即：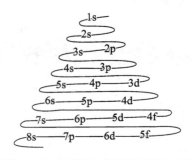│↑↓│正确，而│↑　↑│和│↓↓│都是错误

根据保利不相容原理，s、p、d、f 轨道最多能放 2、6、10、14 个电子，也表示为：s^2、p^6、d^{10}、f^{14}。

（二）能量最低原理

在不违背保利不相容原理的情况下，电子在原子轨道上的排布，要尽可能地使电子的能量最低，这就是能量最低原理。即排布电子时，先将电子排布到能量低的原子轨道，当能量低的轨道排满后再依次排布到能量高的轨道上。

根据能级高低顺序，电子填入原子轨道的顺序如图2-5所示。

虽然填入电子是先填 4s 后 3d，但是，在表达时则按照电子层数由小到大的顺序书写。如 25 号 Mn 元素，填入顺序为 1s2s2p3s3p4s3d，书写成 1s2s2p3s3p3d4s。

如 20 号 Ca 元素的电子排布是：$1s^2 2s^2 2p^6 3s^2 3p^6 4s^2$。

如 26 号 Fe 元素的电子排布是：$1s^2 2s^2 2p^6 3s^2 3p^6 3d^6 4s^2$。

图 2-5　电子填入原子轨道的顺序图

分析/思考

为什么每种元素最外层的电子数都不会超过 8 个？当电子数达到多少时开始排 4s，多少时开始排 3d？

（三）洪特规则及补充

p、d、f 这些能级中都含有多个轨道，这种同一能级中的若干个轨道，因能量相等彼此称为等价轨道或简并轨道。当电子处在简并轨道时，电子该怎样分布在这些轨道中呢？电子选择尽可能分占不同轨道，且自旋方向相同的方式，这就是洪特规则。洪特规则结果使体系能量最低。

如 7 号氮原子的核外电子排布是 $1s^2 2s^2 2p^3$，$2p^3$ 中的电子排布为│↑│↑│↑│的方式比│↑↓│↑│ │的方式的能量低，因此，氮原子中 3 个电子要分占三个轨道。

又如 26 号铁原子的核外电子排布是 $1s^2 2s^2 2p^6 3s^2 3p^6 3d^6 4s^2$，$3d^6$ 中的电子排布为│↑↓│↑│↑│↑│↑│的方式比│↑↓│↑↓│↑│ │ │的方式的能量低。6 个电子以占据所有轨道为能量最低。

当洪特规则排布中出现了全空、半充满、全充满时能量略微降低，体系比较稳定。

即：p^0、d^0、f^0（全空）

P^3、d^5、f^7（半充满）

P^6、d^{10}、f^{14}（全充满）

如 24 号 Cr 原子的核外电子排布为：$1s^2 2s^2 2p^6 3s^2 3p^6 3d^5 4s^1$；

29 号 Cu 原子的核外电子排布为：$1s^2 2s^2 2p^6 3s^2 3p^6 3d^{10} 4s^1$。

Cr 和 Cu 中的 $3d^5$ 和 $3d^{10}$ 分别是半充满和全充满,所以,它们选择 $3d^5 4s^1$ 和 $3d^{10} 4s^1$ 排布,而不是 $3d^4 4s^2$ 和 $3d^9 4s^2$ 的排布,因此,当能使电子排布处于全空、半充满或全充满,就应选择满足全空、半充满或全充满的方式排布,这就是洪特规则的补充。

虽然大多数元素的原子核外电子排布遵循这些原理和规则,但由于核外电子的复杂性,在元素周期表中仍然有个别元素的电子排布存在特例,例如$_{41}$Nb、$_{44}$Ru、$_{78}$Pt 及某些镧系元素和锕系元素。

表 2-2 1～36 基态原子的电子层结构

周期	原子序数	元素符号	元素名称	电子层结构	价电子层构型
1	1	H	氢	$1s^1$	$1s^1$
	2	He	氦	$1s^2$	$1s^2$
2	3	Li	锂	$1s^2 2s^1$	$2s^1$
	4	Be	铍	$1s^2 2s^2$	$2s^2$
	5	B	硼	$1s^2 2s^2 2p^1$	$2s^2 2p^1$
	6	C	碳	$1s^2 2s^2 2p^2$	$2s^2 2p^2$
	7	N	氮	$1s^2 2s^2 2p^3$	$2s^2 2p^3$
	8	O	氧	$1s^2 2s^2 2p^4$	$2s^2 2p^4$
	9	F	氟	$1s^2 2s^2 2p^5$	$2s^2 2p^5$
	10	Ne	氖	$1s^2 2s^2 2p^6$	$2s^2 2p^6$
3	11	Na	钠	$1s^2 2s^2 2p^6 3s^1$	$3s^1$
	12	Mg	镁	$1s^2 2s^2 2p^6 3s^2$	$3s^2$
	13	Al	铝	$1s^2 2s^2 2p^6 3s^2 3p^1$	$3s^2 3p^1$
	14	Si	硅	$1s^2 2s^2 2p^6 3s^2 3p^2$	$3s^2 3p^2$
	15	P	磷	$1s^2 2s^2 2p^6 3s^2 3p^3$	$3s^2 3p^3$
	16	S	硫	$1s^2 2s^2 2p^6 3s^2 3p^4$	$3s^2 3p^4$
	17	Cl	氯	$1s^2 2s^2 2p^6 3s^2 3p^5$	$3s^2 3p^5$
	18	Ar	氩	$1s^2 2s^2 2p^6 3s^2 3p^6$	$3s^2 3p^6$
4	19	K	钾	$1s^2 2s^2 2p^6 3s^2 3p^6 4s^1$	$4s^1$
	20	Ca	钙	$1s^2 2s^2 2p^6 3s^2 3p^6 4s^2$	$4s^2$
	21	Sc	钪	$1s^2 2s^2 2p^6 3s^2 3p^6 3d^1 4s^2$	$3d^1 4s^2$
	22	Ti	钛	$1s^2 2s^2 2p^6 3s^2 3p^6 3d^2 4s^2$	$3d^2 4s^2$
	23	V	钒	$1s^2 2s^2 2p^6 3s^2 3p^6 3d^3 4s^2$	$3d^3 4s^2$
	24	Cr	铬	$1s^2 2s^2 2p^6 3s^2 3p^6 3d^5 4s^1$	$3d^5 4s^1$
	25	Mn	锰	$1s^2 2s^2 2p^6 3s^2 3p^6 3d^5 4s^2$	$3d^5 4s^2$
	26	Fe	铁	$1s^2 2s^2 2p^6 3s^2 3p^6 3d^6 4s^2$	$3d^6 4s^2$

周期	原子序数	元素符号	元素名称	电子层结构	价电子层构型
4	27	Co	钴	$1s^2 2s^2 2p^6 3s^2 3p^6 3d^7 4s^2$	$3d^7 4s^2$
	28	Ni	镍	$1s^2 2s^2 2p^6 3s^2 3p^6 3d^8 4s^2$	$3d^8 4s^2$
	29	Cu	铜	$1s^2 2s^2 2p^6 3s^2 3p^6 3d^{10} 4s^1$	$3d^{10} 4s^1$
	30	Zn	锌	$1s^2 2s^2 2p^6 3s^2 3p^6 3d^{10} 4s^2$	$3d^{10} 4s^2$
	31	Ga	镓	$1s^2 2s^2 2p^6 3s^2 3p^6 3d^{10} 4s^2 4p^1$	$4s^2 4p^1$
	32	Ge	锗	$1s^2 2s^2 2p^6 3s^2 3p^6 3d^{10} 4s^2 4p^2$	$4s^2 4p^2$
	33	As	砷	$1s^2 2s^2 2p^6 3s^2 3p^6 3d^{10} 4s^2 4p^3$	$4s^2 4p^3$
	34	Se	硒	$1s^2 2s^2 2p^6 3s^2 3p^6 3d^{10} 4s^2 4p^4$	$4s^2 4p^4$
	35	Br	溴	$1s^2 2s^2 2p^6 3s^2 3p^6 3d^{10} 4s^2 4p^5$	$4s^2 4p^5$
	36	Kr	氪	$1s^2 2s^2 2p^6 3s^2 3p^6 3d^{10} 4s^2 4p^6$	$4s^2 4p^6$

（四）电子排布表示方法和电子构型

核外电子排布的表示通常有电子排布式、轨道表示式、原子实表示式三种。电子排布式是按照能级高低顺序依次写出能级符号,再将每一能级中的电子数写在相应能级右上角的式子。

如 9 号 F 原子的电子排布为:$1s^2 2s^2 2p^5$。

20 号 Ca 原子的电子排布式为:$1s^2 2s^2 2p^6 3s^2 3p^6 4s^2$。

轨道表示式是按照能级高低顺序依次写出能级符号,用格子或圆圈等表示轨道画在相应能级的下面,格子中用箭头表示轨道中的电子的式子。

如 6 号 C 原子的轨道表示式为: 1s 2s 2p

由于原子的性质主要取决于未排满电子的电子层中电子的排布,所以,核外电子排布常被分为内层(排满电子的电子层)和外层(未排满电子的电子层)两部分表达,内层的排布总能对应着某个稀有元素的电子排布。原子实表示式就是将该原子的内层用对应的稀有元素符号表示,再用括号把该稀有元素括起来,括号后面用电子排布式写出外层电子排布的式子。

如 6 号 C 原子的原子实表示为:$[He]2s^2 2p^2$。

25 号 Mn 原子的原子实表示为:$[Ar]3d^5 4s^2$。

注意:因为存在能级交错,d、f 亚层总是被屏蔽到更高的电子层中,因此,它们实际所在的电子层数不等于它们量子数中的电子层数。如在 Mn 元素中,3d 虽然没有排满,实际处在第 4 层上,这样第 3 层应看做是排满的(内层),第 4 层未排满,$3d^5 4s^2$ 是未排满(外层)的电子排布。

原子核外电子排布也常被称为电子构型。原子的电子构型与原子的性质密切相关,其中与性质关联最密切的电子构型有最外层电子构型、外围电子构型和价电子构型。

最外层电子构型仅是最后一层电子的排布。如 C 原子的最外层电子构型是 $2s^2 2p^2$,Mn 原子的最外层电子构型是 $4s^2$。

外围电子构型是能量高于最外层 s 亚层(包括 s 亚层)的所有能级的电子排布。如 Mn 原子的外围电子构型是 $3d^5 4s^2$,Br 原子的外围电子构型是 $3d^{10} 4s^2 4p^5$,而 C 原子的外围电子构型是 $2s^2 2p^2$。

价电子构型是参与化学反应的电子构型,包括最外层电子构型和外围电子构型两类。如 C 在化学反应时常表现为 4 价,它的价电子构型是最外层电子构型,即 $2s^2 2p^2$;如 Mn 在化学反应时常表现为 7 价,它的价电子构型是外围电子构型,即 $3d^5 4s^2$。至于价电子构型何时选最外层电子构型,何时选外围电子构型则取决于后面将学习的主族和副族元素。

测 一 测

1. 请写出 17 号元素的电子排布式、原子实表示式和最外层电子构型。
2. 请写出 30 号元素的电子排布式、外围电子的轨道排布式和外围电子构型。

第二节 元素周期律与元素周期表

一、元素周期律

随着原子序数的递增,元素的性质呈周期性的变化规律,该规律叫做元素周期律。

元素周期律主要包括原子半径、电离能、电负性、金属性和非金属性等。

元素周期律是由于随着原子序数的递增,原子核外电子排布呈现规律性的变化所致。如随着原子序数增加,每层都是从最外层一个电子到最后把该层填满,再依次后面各层,形成了内部排列的规律性变化。

二、元素周期表

1869 年,俄国化学家门捷列夫首先发现并提出了化学元素周期表。周期表是按照原子序数的递增,将电子层数相同的元素自左向右排在同一横行中,将最外电子层上电子数相同的元素自上而下排在同一纵列中得到的表。

（一）周期

周期表中的每一横行是一个周期,周期表共有 7 个横行,因此有 7 个周期。第 1 周期只有 2 种元素,称为特短周期;第 2、3 周期各有 8 种元素,称为短周期;第 4、5 周期各有 18 种元素,称为长周期;第 6 周期有 32 种元素,称为特长周期;第 7 周期还有一些元素待发现,因此,该周期没有排完,称为不完全周期。

元素的周期数与元素的电子层数的关系为:

$$周期序数＝最外电子层数$$

（二）族

周期表共有 18 个纵列,除中间铁、钴、镍所在的 3 列合为 1 族,其他每列为 1 族,共 16 个族。16 个族又分为主族、副族、0 族、第Ⅷ族。

1. 主族 包括周期表左边 2 列和右边 5 列,共 7 个主族。族数分别用罗马数字Ⅰ、Ⅱ、Ⅲ、……、Ⅶ表示,A 代表主族,因此,表中每族顶格分别用ⅠA、ⅡA、ⅢA、……、ⅦA 表示主族元素的族序数。

主族元素的族数＝元素的最外层电子数＝元素的最高正化合价

主族元素的特征电子构型为 ns^{1-2} 或 $ns^{1-2}np^{1-5}$,同一族中元素的电子构型相同,因此,

化学性质也相似。

2. 副族 包括周期表中间 7 列。族数分别用罗马数字 Ⅰ、Ⅱ、Ⅲ、……、Ⅶ表示，B 代表副族，因此，表中每族顶格分别用ⅠB、ⅡB、ⅢB、……、ⅦB 表示副族元素的族数。副族元素的族数与原子的电子排布关系更加复杂，ⅠB、ⅡB 的族数取决于最外层电子数，ⅢB、ⅣB、……、ⅦB 的族数一般有下列关系：

副族元素的族数＝元素原子外围电子数＝副族元素的最高正化合价

副族元素的特征电子构型为 $(n-1)d^{1\sim10}ns^{0\sim2}$，同一副族元素的化学性质相似。

镧系和锕系处在ⅢB，电子在倒数第二层的 f 轨道上依次填充，受核的吸引更小，因此，镧系中元素和锕系中元素的化学性质非常相似，它们被单独作为一部分列在周期表的下面。

3. 第Ⅷ族 周期表中间铁、钴、镍所在的 3 列合为一族是第Ⅷ族。其特征电子构型为 $(n-1)d^{6\sim10}ns^{1\sim2}$，其中钯是 $4d^{10}$ 为特例，第Ⅷ族中元素的化学性质相似。

副族和第Ⅷ族将周期表的主族分成两部分，左边是典型的金属元素，右边是典型的非金属元素，而副族和第Ⅷ族处于中间，具有过渡性，因此，副族和第Ⅷ族又叫过渡元素。过渡元素是在次外层依次填充电子，次外层离核较远，受核的吸引较小。因此，过渡元素同周期和同族中元素性质的递变没有主族明显。

4. 0 族 周期表最右边 1 列，也可以作为主族（ⅧA），用"0"表示。0 族元素的特征电子构型为 ns^2np^6，处于全充满的饱和结构，因此，化学性质稳定，又称为稀有气体元素。

（三）区

根据元素原子最后填充电子所在的轨道，周期表可以分成 s 区、p 区、d 区、f 区四个区间（图 2-6）。

1. s 区 位于周期表最左边 2 列，ⅠA、ⅡA，价电子层构型为 $ns^{1\sim2}$，化学反应时易失电子，形成 +1 价和 +2 价阳离子，是典型的金属元素。

2. p 区 位于周期表最右边 6 列，ⅢA、ⅣA、……、ⅧA，价电子层构型为 $ns^2np^{1\sim6}$，大多数化学反应时易得电子，有多种氧化态，多数是非金属元素。ⅧA 是 0 族，是稀有元素。

3. d 区 位于周期表中间 10 列，ⅠB、ⅡB、ⅢB、……、ⅦB、Ⅷ，价电子层构型为 $(n-1)d^{1\sim10}ns^{0\sim2}$，属于过渡金属元素，有多种氧化态。ⅠB、ⅡB 两族也有单独作为 ds 区。

4. f 区 位于周期表最下面单独两横行，价电子层构型为 $(n-2)f^{1\sim14}(n-1)d^{0\sim2}ns^2$，属于金属元素，性质非常相似，又称为镧系和锕系元素。

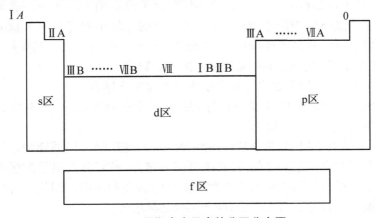

图 2-6 周期表中元素的分区分布图

三、元素周期性及其与电子构型的关系

周期表是依据元素原子核外电子排布的规律排列而成,周期表中元素的性质也呈现有规律的变化,见表2-3。

表2-3 3～18号元素性质的周期性变化

原子序数	3	4	5	6	7	8	9	10
元素名称	锂	铍	硼	碳	氮	氧	氟	氖
元素符号	Li	Be	B	C	N	O	F	Ne
价电子层构型	$2s^1$	$2s^2$	$2s^2 2p^1$	$2s^2 2p^2$	$2s^2 2p^3$	$2s^2 2p^4$	$2s^2 2p^5$	$2s^2 2p^6$
原子半径(10^{-10} m)	1.52	1.11	0.88	0.77	0.7	0.66	0.64	1.60
电负性	1.0	1.6	2.0	2.6	3.0	3.4	4.0	
化合价	+1	+2	+3	+4 −4	+5 −3	+2 −2	−1	0
金属性 非金属性	活泼 金属	两性 元素	不活泼 非金属	非金属	活泼非 金属	很活泼 非金属	最活泼 非金属	稀有 气体
原子序数	11	12	13	14	15	16	17	18
元素名称	钠	镁	铝	硅	磷	硫	氯	氩
元素符号	Na	Mg	Al	Si	P	S	Cl	Ar
价电子层构型	$3s^1$	$3s^2$	$3s^2 3p^1$	$3s^2 3p^2$	$3s^2 3p^3$	$3s^2 3p^4$	$3s^2 3p^5$	$3s^2 3p^6$
原子半径(10^{-10} m)	1.54	1.60	1.43	1.17	1.10	1.04	0.99	1.92
电负性	0.9	1.3	1.6	1.9	2.2	2.6	3.2	
化合价	+1	+2	+3	+4 −4	+5 −3	+6 −2	+7 −1	0
金属性 非金属性	很活泼 金属	活泼 金属	两性 元素	不活泼 金属	非金属	活泼非 金属	很活泼 非金属	稀有 气体

(一)原子半径

电子云从理论上讲是没有确定边界的,因此,原子没有确定的半径。通常说的"原子半径"是指原子在分子或晶体中所表现的大小,即单质的晶体中相邻两原子核间距离的一半。原子半径包括金属半径、共价半径、范德华半径3种;范德华半径最大,其次是金属半径,共价半径最小。在比较半径大小变化时,最好采用同一套数据。

由表2-3可以看出,周期表中元素原子半径的递变规律有:

同周期中,随着原子序数的递增,自左向右,原子半径逐渐减小;同族中,随着原子序数的递增,自上而下,原子半径逐渐增大。

原子半径主要受电子层数、有效核电荷数和电子构型影响。同周期中,原子的电子层数相同,随着原子序数增加,自左向右,有效核电荷数增加,核对外层电子的吸引力增大,原子半径逐渐缩小,最后稀有元素半径突然增大主要是饱和结构所致。同族中,随着原子序数增加,电子层数逐渐增加,因此,自上而下,原子半径逐渐增大。

原子半径的递变规律在主族元素中表现得特别明显,是因为副族电子填充的d轨道离核

远,核电荷数增加对外围电子吸力影响较小所致。

（二）电离能

气态基态原子失去一个电子成为气态基态正离子所需要的能量叫做该元素的第一电离能,用 I_1 表示,单位 kJ/mol。对于能失去多个电子的原子,有多个电离能,且其大小关系为 $I_1 < I_2 < I_3 \cdots\cdots$

电离能与电子层数、有效核电荷数和电子构型有关。同周期中,随着原子序数的递增,自左向右,有效核电荷数增加,外层电子越来越难失去,第一电离能逐渐增大。同族中,随着原子序数的递增,自上而下,电子层数增加,有效核电荷数减小,外层电子越来越易失去,第一电离能逐渐减小。并且主族元素的递变更加明显。

电离能的大小反映了元素金属性的强弱。电离能越大,元素原子失去电子越困难,金属性越弱。

（三）电负性

1932 年鲍林提出了元素电负性的概念。元素的电负性是指原子在分子中吸引电子的能力,并指定氟的电负性为 4.0,通过比对后求出其他元素的相对电负性数值,各元素的电负性数值见表 2-4。

表 2-4　元素的相对电负性

H 2.1									He
Li 1.0	Be 1.5			B 2.0	C 2.5	N 3.0	O 3.5	F 4.0	Ne
Na 0.9	Mg 1.2			Al 1.5	Si 1.8	P 2.1	S 2.5	Cl 3.0	Ar
K 0.8	Ca 1.0	Se 1.3	Zn 1.6	Ga 1.6	Ge 1.8	As 2.0	Se 2.4	Br 2.8	Kr
Rb 0.8	Sr 1.0	Y 1.2	Cd 1.7	In 1.7	Sn 1.8	Sb 1.9	Te 2.1	I 2.5	Xe
Cs 0.7	Ba 0.9	La 1.1	Hg 1.9	Tl 1.8	Pb 1.9	Bi 1.9	Po 2.0	At 2.2	Rn

从表中看出,同周期中随着原子序数的递增,自左向右,原子吸引电子的能力增强,元素的电负性数值增大。同族中,随着原子序数的递增,自上而下,原子吸引电子的能量减弱,元素的电负性数值减小。

电负性数值的大小反映了元素得失电子的能力,它是衡量元素金属性和非金属性强弱的重要参数。周期表中电负性最大的元素是 F,电负性值为 4.0,是非金属性最强的元素;电负性值在 2.0 附近的元素表现为两性,电负性小于 1.0 的元素表现为强的金属性。如果连接周期表中 B 和 At,连线上方(包括连线)的是非金属元素,连线下方的是金属元素,连线两侧的元素往往有两性。加上 H 元素,非金属元素有 22 种,这些元素中文名称的构成中往往有"石"、"气"、"氵"作为偏旁部首;除了汞元素,金属元素中文名称字的构成中都有"金"作为偏旁。

（四）化合价

主族元素最外层是不饱和结构,因此,主族元素的最高正化合价数值等于最外层的电子数(表 2-3)。同周期中,自左向右,最高正化合价从 +1 到 +7 递变;最低负化合价自 ⅣA 到

ⅦA，从—4 到—1 递变。同族中，每种元素有相同的最高正化合价和相同的最低负化合价。F 是周期表中最强的非金属元素，没有正化合价；O 的非金属性仅次于 F，只有与 F 反应时才成为正离子，且最高为＋2，因此，F 元素和 O 元素是例外。

副族元素结构比较复杂，最高化合价主要与外围电子构型中的电子数有关，大多数ⅢB 到ⅦB 元素的最高化合价数值等于外围电子构型中的电子数，ⅠB 到ⅡB 元素的最高化合价数值等于最外层电子数。

（五）金属性和非金属性

失去电子表现为元素的金属性，得到电子表现为元素的非金属性。同周期中，自左向右，随着半径逐渐减小，电负性逐渐增大，元素的金属性逐渐减小，非金属性逐渐增强。同族中，自上而下，随着半径逐渐增大，电负性逐渐减小，元素的金属性逐渐增强，非金属性逐渐减弱。

同样，在主族中，元素金属性和非金属性的递变规律更加明显。

分析/思考

元素在同周期和同族中性质递变主要受它的哪个性质递变影响？

（六）元素的性质、周期表位置与电子构型间的关系

元素的性质取决于核外电子构型，核外电子构型（排布）的规律性构成了周期表的结构。

元素在周期表的周期数等于核外电子最外层的电子层数，层数越大，半径越大，金属性越强，位于周期表越靠下；元素在周期表的主族数等于核外电子最外层的电子数，族数越大，有效核电荷数越大，半径越小，非金属性越强，位于周期表越靠右。因此，处于周期表越右越上的元素，非金属性越强，反之则金属性越强。

其关系举例如下：

1. 由周期表位置推测电子构型和元素性质　位于周期表第 3 周期，第ⅦA 元素有怎样的电子构型、元素性质、最高正化合价？是什么元素？

根据题意，该元素核外电子有 3 层，最外层有 7 个电子，电子构型是 $1s^2 2s^2 2p^6 3s^2 3p^5$，属于活泼非金属性，＋7 价，为 Cl 元素。

2. 由电子构型推测周期表位置和元素性质　某元素的核外电子排布是 $1s^2 2s^2 2p^3$，推测它在周期表中的位置、元素性质、最高和最低化合价。是什么元素？

根据题意，该元素核外电子有 2 层，最外层有 5 个电子，处于周期表的第 2 周期，第ⅤA，属于活泼非金属性，最高化合价为＋5，最低化合价数值＝8—5＝3，为—3 价，是 N 元素。

测 一 测

1. 请写出 16 号元素的电子排布式、原子实表示式和最外层电子构型。
2. 请写出 30 号元素的电子排布式、外围电子的轨道排布式和外围电子构型。

第三节 化 学 键

分子是由原子结合而成的,显然原子间存在一种作用力,使得分子中的原子相互吸引并固定,人们称这种相邻原子间强烈的作用力叫化学键。原子间有作用力,分子间也有作用力,分子间的作用力较小,只能改变化合物的物理性质,如从固态到液态再到气态;而原子间的作用力大,化学键一旦破坏后,将发生化学反应产生新的化合物。根据原子结合成化合物的方式不同,化学键有离子键、共价键和金属键三种。

一、离子键

(一)离子键的形成

稀有元素因为是饱和结构所以稳定,因此,原子自身有形成饱和结构的倾向。当活泼金属元素与活泼非金属性元素相互碰撞时,活泼金属元素的原子易失去最外层的电子成为电子排布为饱和结构的阳离子,活泼非金属元素的原子易得到电子成为电子排布为饱和结构的阴离子,阳离子和阴离子间产生了静电吸引,这种阳离子和阴离子间的强烈的静电引力称为离子键。如金属钠与氯气反应生成氯化钠的过程如下:

$$\text{Na} \quad 2s^2 2p^6 3s^1 - e \longrightarrow 2s^2 2p^6 (+) \overset{\text{吸引}}{}$$
$$\text{Cl} \quad 3s^2 3p^5 + e \longrightarrow 3s^2 3p^6 (-) \longrightarrow \text{NaCl}$$

1916 年,德国化学家柯尔色对大量化合物进行研究,提出只有当电负性差值较大的两种不同原子相互靠近时,才可形成离子键,因此,离子键形成的条件是成键原子间的电负性差在 1.7 以上,即周期表ⅠA、ⅡA 的大多数元素与ⅥA、ⅦA 的部分元素的原子间易形成离子键。

由于原子间成键的复杂性,既有简单原子失去或得到电子形成的简单阳离子或阴离子,如 Ca^{2+}、K^+、O^{2-}、Br^- 等;也有多原子(原子团)失去或得到电子形成的复杂阳离子或阴离子,如 NO_3^-、NH_4^+ 等。无论是简单离子还是复杂离子,只要是阳离子与阴离子的静电相吸都能形成离子键,离子所带的电荷数就是它们的化合价。

(二)离子键的特点

1. 无方向性 离子电荷分布呈球形对称,只要在阳离子电场的球体范围内,阴离子无论从哪个方向向阳离子靠近都会被吸引,反之也是。因此,离子键没有方向性。

2. 无饱和性 如果空间允许,处在离子电场内的带相反电荷的离子都会被吸引,吸引的数目与离子自身的电荷数和体积大小有关,也与带相反电荷离子的电荷数与体积有关。因此,离子键没有饱和性。

(三)离子化合物的特点

离子键形成的化合物叫离子化合物,离子化合物基本上都是离子晶体,离子晶体是阳离子与阴离子有规律地整齐排列形成的固体。如氯化钠就是由一个 Na^+ 周围排列 6 个 Cl^-,一个 Cl^- 周围再排列 6 个 Na^+ 的依次整齐排列的整体结构,所以,离子晶体中没有单个的"分子"存在,NaCl 是表示整个晶体中的 Na^+ 与 Cl^- 的比是 1∶1,也叫化学式。

离子化合物(离子晶体)中是离子键将离子吸引并排列固定的,离子间的作用力大,因此,离子化合物往往具有熔沸点高,易溶于水,水溶液或熔融状态下均导电的特点。

二、共价键

电负性相差较大的原子之间可以形成离子键,那么,电负性相差较小,甚至没有差别的相同原子间是否也存在相互作用呢? H_2、O_2、CO_2、HCl 等这些化合物的存在说明它们之间的确存在作用力,那又会是怎样的作用力呢? 下面我们来对其进行分析。

（一）经典共价键理论

1. **共价键的形成**　1916 年,化学家路易斯在前人研究的基础上,建立了经典的共价键理论。路易斯认为,元素的原子有核外电子排布达到饱和结构的倾向,当电负性相差不大或相同的原子彼此碰撞时,两个原子间通过共用电子对,能使得原子双方外层都达到饱和结构,即 8 电子结构（H 为 2 电子）,故经典的共价理论又称为八偶体理论。通过共用电子对形成的化学键称为共价键。如 H_2 的形成。

$$H \cdot + \times H \longrightarrow H \overset{\times}{\cdot} H$$

通过两个 H 原子各提供一个电子,共用一对电子,每个 H 原子都达到了 2 个电子的饱和结构,从而形成了 H_2。

原子需要提供多少个电子,取决于每个原子达到八偶体结构相差的电子数,提供几个电子,相应的有几对共用电子对,就画几个"—"在两原子间。如 H、O、N 等达到八偶体分别差 1、2、3 个电子,它们成键时的共用电子对数目分别是 1、2、3 对,分别写成 $H—H$、$O = O$、$N \equiv N$。

2. **共价键的特点**　共价键具有饱和性和方向性的特点。这是因为共价键达到八偶体结构就稳定了,因此,共价键的数目取决于原子的结构,具体数目＝8－原子最外层的电子数;而共价键的方向性则与原子轨道的伸展方向有关。

3. **配位键的形成**　当两个原子间成键时,如果一个已经达到八偶体,另一个还没有达到八偶体,这时达到八偶体的原子如果有未成键的孤电子对,没有达到八偶体的原子有空轨道,一个可以提供电子对,另一个则可以提供空轨道形成共价键,这种共价键称为配位键。如 CO、NH_4^+ 等。

$$C \equiv O \qquad \left[\begin{array}{c} H \\ | \\ H—N \rightarrow H \\ | \\ H \end{array}\right]^+$$

配位键也是共价键,它的特点是电子对由某一原子单独提供,而另一原子提供的是空轨道,这也是形成配位键的条件。

配位键用"→"表示,箭头指向提供空轨道的原子,表示电子云从提供电子对的原子向接受电子对的原子发生一定的转移。

点拨/提示

配位键性质与通常共价键性质相同,如 NH_4^+ 中的一个 $N \rightarrow H$ 配位键与三个 $N—H$ 共价键等性。

（二）现代共价键理论

经典共价键理论能够解释简单的分子,但对于能够稳定存在的非八偶体分子,共价键的特点和分子的空间构型等问题,经典共价键理论就无能为力了。1927 年化学家海勒特提出了现代价键理论,又叫"电子配对理论",发展了共价键理论。

1. 现代价键理论的要点 现代价键理论是从电子配对角度出发,共价键的强弱取决于电子云重叠的程度。

(1)当具有自旋方向相反的未成对电子的两原子相互靠近时,电子云相互叠加,未成对电子才可配对为共用电子对,形成稳定的共价键。

(2)共价键具有饱和性:一个原子有几个未成对电子,就可以和几个自旋方向相反的电子配对,配对成键后的电子不能再和其他电子配对成键,所以,共价键具有饱和性。

(3)共价键具有方向性:要形成稳定的共价键,电子云的重叠程度要最大,那么,只有在电子云的伸展方向彼此靠近成键,才有电子云的最大重叠,形成的共价键才最牢固,所以,共价键具有方向性。如 HCl 分子,H 原子的成键电子处在 s 轨道,电子云为球形;Cl 原子的成键电子处在 p 轨道,电子云为哑铃形;H 原子的 s 轨道的球形只有从 Cl 原子的 p 轨道的哑铃形伸展方向过来成键,电子云重叠的程度才最大。如下:

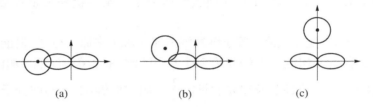

(a)   (b)   (c)

图 2-7 共价键不同方向重叠程度比较

由图 2-7 可以看出,两个轨道中心间同样长度下,在伸展方向重叠的程度最大,以此类推,电子云之间彼此沿着伸展方向重叠形成的共价键最牢固。

2. 共价键的类型 在电子配对成键时,根据电子云的重叠方式,有"σ 键"和"π 键"两类。

(1)σ 键:两原子沿着成键电子所在轨道(或电子云)的键轴彼此靠近成键,这样的键称为"头碰头"方式,用"σ 键"表示。σ 键的特点是:①牢固。因为在伸展方向成键,电子云的重叠程度大。②电子云不易流动。因为键牢固,电子被固定得较为紧密。③首选并只能一个。在形成共价键时,因 σ 键牢固,首先形成的是 σ 键;又因轨道角度限制,使得两原子间要"头碰头"重叠只能形成一个 σ 键,因此,两原子间是单键时,就只能是 σ 键;两原子间是多键时,就必须且只能有一个 σ 键。④可绕键轴旋转。因为沿键轴重叠,使得重叠电子云绕键轴对称分布,键不会随着键轴的旋转而断裂。

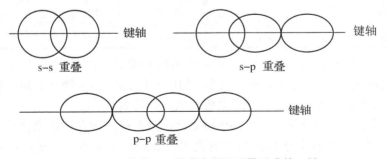

s-s 重叠   s-p 重叠

p-p 重叠

图 2-8 s 轨道和 p 轨道电子云重叠形成的 σ 键

（2）π键：随着原子靠近形成 σ 键时，两原子上的 p 轨道会发生键轴平行的方式重叠，也称"肩并肩"重叠，如果此时各自 p 轨道上有单电子，两个原子的单电子会配对成键，形成的共价键称为"π 键"。π 键的特点是：①不牢固。因为 π 键不是在电子云的伸展方向进行重叠，重叠程度小。②电子云易流动。因为 π 键不牢固，电子受约束的程度小，易受正电场的吸引而变形。③只存在于多键中。因为 π 键是伴随着 σ 键形成时产生的，因此，只有在多键中，除去一个 σ 键，剩余的才是 π 键。④不可旋转。因为电子云的重叠部分分布在两个平行键轴之间，呈镜面反对称，键轴旋转时键会断裂。

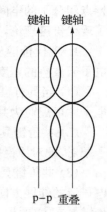

图 2-9 π 键的形成

3. 共价键参数　表征共价键性质的参数称为共价键参数。主要有键能、键长、键角和键的极性。

（1）键能：它是从能量角度来衡量共价键强度的物理量。键能值的大小表明了共价键断裂的难易程度，值愈大，键愈牢固，共价键愈难断裂。键能的定义是指在 298.15 K 和 101.3 kPa 下，将 1 mol 理想气体分子中某一键断开所需要的能量，单位 kJ/mol。

对于双原子分子，键能在数值上等于键的解离能。对于多原子分子，键能在数值上等于多个相同键的离解能的平均值。如 CH_4 有四个 C—H 键，每个 C—H 解离的能量是不同的，CH_4 的 C—H 取四个键完全断裂所需要能量的 $\frac{1}{4}$。同样的键，在不同的分子中也会有所差别，但差别不大，一般忽略不计。常见共价键的键能见表 2-5。

表 2-5　一些共价键的键能和键长

共价键	键长 l(pm)	键能 E(kJ/mol)	共价键	键长 l(pm)	键能 E(kJ/mol)
H—H	74	436	N—N	145	193
H—C	109	414	O—O	148	142
H—N	101	393	S—S	205	268
H—O	96	460	C—N	147	276
F—F	128	157	C—O	143	351
Cl—Cl	199	243	C=C	134	620
Br—Br	228	196	C=O	121	745
I—I	267	151	C≡C	120	812
C—C	154	347	N≡N	110	941

（2）键长：分子中两成键原子核间的平均距离称为键长。键长愈短，电子云重叠的程度愈大，键愈牢固；一般成键两原子的半径愈小，共用电子对数愈多，键长愈短。键长通常可通过光谱及 X 射线衍射等实验测得。常见共价键的键长见表 2-5。

（3）键角：分子中同一原子上两个共价键之间的夹角称为键角。键角值反映了分子中原子空间排列的情况，是表征分子几何构型的重要参数。对于双原子分子，只有直线构型；对于多原子分子，可以形成直线形、V 形、三角形、四面体等多种构型。常见共价键的键角见表 2-6。

表 2-6　一些分子的键长、键角和分子构型

分子	键长 l(pm)	键角 α	几何构型	分子	键长 l(pm)	键角 α	几何构型
CO_2	116.3	180°	直线	BF_3	131	120°	平面三角
SO_2	143	119.5°	V 形	NH_3	101.5	107.18°	三角锥
H_2O	96	104.5°	V 形	CH_4	109	109.5°	正四面体

（4）键的极性：两原子在形成共价键时，由于彼此间电负性的差值，使得吸引电子对的能力不同，导致重叠电子云产生偏离，出现了键的极性。在两个相同原子间，电负性差值是零，电子云不偏离，不存在键的极性，这样的键称为非极性共价键，如 H_2、O_2、N_2 等。在两个不同原子间，电负性差值不是零，电子云偏向电负性大的原子一边，这样的键称为极性键，如 HCl、H_2O 等。两原子间电负性差值愈大，键的极性愈大，因此，电负性差值较小的也称弱极性共价键，电负性差值较大的也称强极性共价键，而离子键实际上是最强的极性共价键。

（三）杂化轨道理论

现代价键理论虽然能够较好地解释简单分子的构型，但是对于多原子分子的复杂构型却无法解释。如在 CH_4 分子中，C 原子只有 2 个成单电子，只能形成 2 个共价键；成单电子所在的轨道夹角为 90°，分子中 C—H 键的键角也应该是 90°，而实际则是 CH_4 分子中有 4 个共价键，C—H 键的键角是 109.5°，还有像 H_2O、NH_3 等。1931 年，鲍林在现代键角理论的基础上，提出了"杂化轨道理论"，从而发展完善了现代价键理论。

1. 杂化轨道理论的要点

（1）对多原子分子而言，中心原子在成键时，其轨道要重新组合，经过杂化后再进行电子云的重叠。如 CH_4 分子中的 C 原子轨道要杂化后再与 H 原子的电子匹配成键。

（2）只有能量相近，形状不同的轨道之间可以进行杂化。如 C 原子中的 2s 和 2p 轨道可以杂化，而 1s 和 2s 不可以杂化。

（3）杂化后的轨道形状不同于杂化前的轨道形状，如 s、p 轨道杂化后不是球形，也不是哑铃形，而是一头大、一头小的"葫芦形"，这样更有利于最大重叠成键。

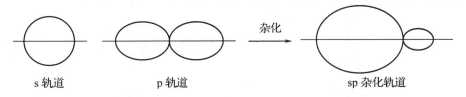

s 轨道　　　　　p 轨道　　　杂化　　　　　sp 杂化轨道

图 2-10　sp 杂化轨道的形成

（4）杂化后轨道的能量介于杂化前两个轨道能量之间，如 sp 杂化轨道的能量既不是 s 轨道能量，也不是 p 轨道的能量，而是高于 s 轨道能量，低于 p 轨道的能量。

（5）杂化后轨道的角度发生改变，如果杂化轨道性质相同，角度取决于几个杂化轨道均分空间后的角度，从而使成键电子对距离最远，斥力最小，形成的分子更稳定。

（6）杂化轨道的数目不变，参与杂化的轨道有 n 个，杂化后的轨道数就有 n 个。如：一个 s 轨道与一个 p 轨道杂化，杂化后有两个 sp 杂化轨道。

2. 杂化轨道类型　
不同轨道进行杂化，因为杂化的轨道形状不同，有不同的杂化类型。本章介绍 s 轨道与 p 轨道之间的杂化类型，这类杂化有 sp、sp^2、sp^3 三种。

（1）sp 杂化：以 $BeCl_2$ 举例分析。$BeCl_2$ 分子中的 Be 的价电子构型为 $2s^2$，价电子得到能量产生激发，一个 2s 电子跃迁到 2p 轨道，2s 轨道和 2p 轨道进行杂化，形成含 $\frac{1}{2}$ 的 s 成分和 $\frac{1}{2}$ 的 p 成分的两个 sp 杂化轨道。过程如下：

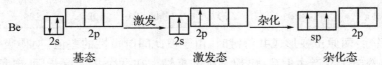

Be 的两个杂化轨道之间的夹角为 180°，每个杂化轨道中的单电子再分别与 Cl 原子中的单电子匹配形成 σ 键，形成的分子为直线形。如下：

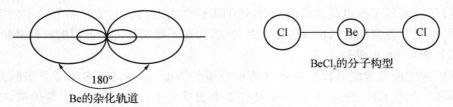

Be的杂化轨道　　　　　　BeCl₂的分子构型

图 2 - 11　$BeCl_2$ 的杂化轨道及分子构型

（2）sp^2 杂化：以 BF_3 举例分析。BF_3 分子中的 B 的价电子构型为 $2s^2 2p^1$，价电子得到能量产生激发，一个 2s 电子跃迁到 2p 轨道，一个 2s 轨道和两个 2p 轨道进行杂化，形成含 $\frac{1}{3}$ 的 s 成分和 $\frac{2}{3}$ 的 p 成分的三个 sp^2 杂化轨道。过程如下：

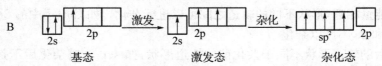

B 的三个杂化轨道处于同一平面，之间的夹角为 120°，每个杂化轨道中的单电子再分别与 F 原子中的单电子匹配形成 σ 键，形成的分子为平面正三角形。如下：

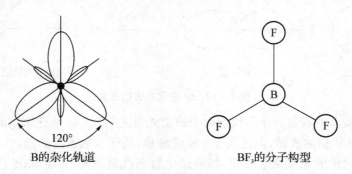

B的杂化轨道　　　　　　BF_3的分子构型

图 2 - 12　BF_3 的杂化轨道及分子构型

（3）sp^3 杂化：以 CH_4 举例分析。CH_4 分子中的 C 的价电子构型为 $2s^2 2p^2$，价电子得到能量产生激发，一个 2s 电子跃迁到 2p 轨道，一个 2s 轨道和三个 2p 轨道进行杂化，形成含 $\frac{1}{4}$ 的 s 成分和 $\frac{3}{4}$ 的 p 成分的四个 sp^3 杂化轨道。过程如下：

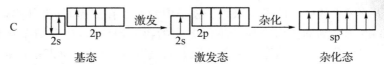

C 的四个杂化轨道之间的夹角为 109.5°，每个杂化轨道中的单电子再分别与 H 原子中的单电子匹配形成 σ 键，形成的分子为正四面体形。如下：

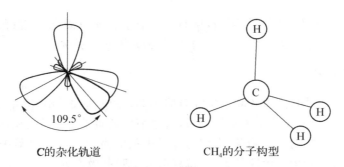

C的杂化轨道　　　　CH₄的分子构型

图 2-13　CH₄ 的杂化轨道及分子构型

（4）不等性杂化：当中心原子的价电子数多于轨道数时，杂化后的轨道上有的含单电子，有的含电子对，含单电子的轨道与含电子对的轨道存在一定差别，这样的杂化轨道称为不等性杂化。含电子对的轨道中电子更多，排斥力更大，使得含单电子的轨道受到挤压，轨道之间的夹角略为变小。因此，不等性杂化轨道夹角与同类型等性杂化轨道的夹角略有不同。如 H_2O 分子中的 O 原子的价电子构型为 $2s^2 2p^4$，价电子得到能量产生激发，一个 2s 电子跃迁到 2p 轨道，一个 2s 轨道和三个 2p 轨道进行杂化，形成含 $\frac{1}{4}$ 的 s 成分和 $\frac{3}{4}$ 的 p 成分的四个 sp^3 不等性杂化轨道，其中有 2 个 sp^3 杂化轨道各含 1 个单电子，有 2 个 sp^3 杂化轨道各含 2 个电子对，过程如下：

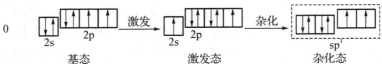

O 的两个含单电子的杂化轨道之间的夹角为 104.5°（被挤压缩小），每个杂化轨道中的单电子再分别与 H 原子中的单电子匹配形成 2 个 σ 键，形成的分子为 V 形。如图 2-14 所示：

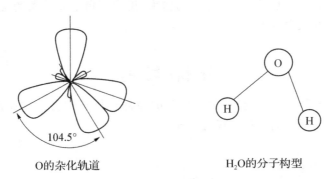

O的杂化轨道　　　　H_2O的分子构型

图 2-14　H_2O 的杂化轨道及分子构型

由于多原子分子中的中心原子与双原子分子中的原子在成键时,受外界影响不同,多原子分子中的中心原子受到周围多个原子不同方向的影响,只有轨道重新杂化后才能与周围各原子进行最大的重叠。杂化轨道均沿着伸展方向成键,形成的共价键是 σ 键。

第四节　分子间作用力和氢键

分子之间存在着大小不同的作用力,从而才构成了物质有固态、液态和气态三种通常的状态。那么,分子间的作用力是怎样产生的,它与哪些因素有关呢?

一、分子的极性

分子中由于形状不同,两原子间电负性差值不同,正电荷和负电荷(电子云)在分子中的分布也不同。如果电子云在分子中均匀分布,负电荷中心就会处在分子的中心位置,与正电荷的中心相互重叠,反之则产生偏离,人们将分子中负电荷中心与正电荷中心偏离的程度称为分子的极性,偏离的分子叫极性分子,不偏离的分子叫非极性分子。

(一)双原子分子的极性

对于双原子分子,两个双原子相同时,共用电子对的电子云处在两原子的中心,负电荷中心与正电荷中心重合,是非极性分子,如 H_2、O_2 等;两个双原子不同时,共用电子对的电子云偏向电负性大的原子,负电荷中心与正电荷中心不重合,是极性分子,如 HCl、CO 等,偏离的程度愈大,分子的极性愈强。

(二)多原子分子的极性

对于多原子分子,负电荷的中心取决于所有共用电子对共同的中心,当分子是对称结构时,负电荷的中心处在分子的中心,这时负电荷中心与正电荷中心重合,是非极性分子,如 CH_4、CO_2 等;当分子是不对称结构时,负电荷的中心偏离分子的中心,这时负电荷中心与正电荷中心不重合,是极性分子,如 H_2O、NH_3 等;负电荷偏离分子中心的程度越大,分子的极性越强。正四面体、正三角形等都是对称结构,四面体、三角锥、V 形等都是不对称结构。

分子的极性可以用偶极矩参数来衡量。偶极矩是指分子中正负电荷中心间的距离与正电荷量(或负电荷量)的乘积,用 μ 表示,单位为 C·m(库仑·米)。偶极矩是个矢量,其方向是从正电荷到负电荷。

$$\mu = q \cdot d$$

当 μ 为零时,d 为零,说明正负电荷中心重合,是非极性分子。当 μ 不为零时,d 不为零,说明正负电荷中心不重合,是极性分子。μ 值愈大,说明正负电荷偏离的程度愈大,或者电荷量愈大,都表明分子的极性愈强。

分 析/思 考

试从双原子分子和多原子分子去分析键的极性与分子的极性的关系。直线形多原子分子何时是极性分子,何时是非极性分子?

二、分子间的作用力

由于分子自身存在的偶极性,当分子在运动中,分子带负电荷的一端会吸引另一个分子带正电荷一端,从而使得分子之间产生静电引力,这种静电引力称为分子间的作用力。分子间的作用力相对于原子间产生的化学键要弱得多,大约相当于化学键强度的 $\frac{1}{10} \sim \frac{1}{100}$。分子间的作用力与物质的熔沸点、溶解性等物理性质有关。分子间的作用力包括范德华力和氢键,范德华力包括取向力、诱导力和色散力。

（一）取向力

在极性分子中,极性分子的一端总会吸引另一个极性分子与其带相反电荷的一端,彼此间存在永久偶极(正负电荷中心永久分离),从而使分子间杂乱无章排列的状态成为定向有序排列的状态,分子中这种定向排列产生的静电引力称为取向力。取向力需要分子两端均呈电性,因此,取向力存在于极性分子中。如下。

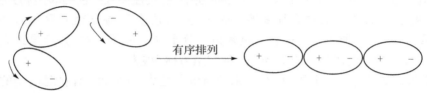

（二）诱导力

由于极性分子一端的带电性,使得在该端的球体范围内都有电场存在,当非极性分子进入到电场中,首先非极性分子自身电子的不停运动,会使得非极性分子出现短暂的正负电荷不重合,出现瞬间的偶极,瞬间偶极状态在电场的诱导作用下,正负电荷中心进一步偏离,偶极矩增大,从而产生两个分子间的静电引力。因此,分子在极性分子电场的作用下,由瞬间偶极成为诱导偶极,诱导偶极与永久偶极间的静电引力称为诱导力。只要有极性分子存在,都会对分子产生诱导偶极,所以,诱导力存在于极性分子和非极性分子中,同样也存在于极性分子和极性分子中,只是极性分子间的诱导是分子双方的。

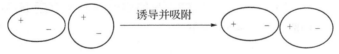

（三）色散力

由于分子中电子不停地运动,从而存在瞬间偶极,当两个分子靠近时,彼此的瞬间偶极场相互作用,使得分子间的偶极矩进一步增大,正负电荷中心发生偏离,产生两个分子间的静电引力。这种因为分子中瞬间偶极产生的静电引力称为色散力。每个分子中都存在瞬间偶极,所以,色散力存在于所有共价键形成的分子间。

色散力使分子的形状发生了改变,这种改变称为分子的可极化性或分子的变形性。显然,形成分子的原子体积越大,原子核对外层电子的吸引力越小,电子越容易发生变形,分子的可极化性越强,分子间的色散力也越大。因此,通常分子量越大的分子的色散力越大。

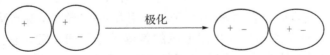

分子间的作用力大小会影响到物质的物理性质。同一温度下,分子间作用力大,分子的运动性降低,物质的熔沸点就高。如 F_2、Cl_2、Br_2、I_2 的熔沸点依次增大。溶解时,极性分子间的作用力大,彼此易于相互作用而溶解;非极性分子间作用力小,彼此易于混合而溶解,所以,溶解符合"相似相溶"经验规律。如 HCl、NH_3 等易溶于极性溶剂水中,Br_2、CO_2 等易溶

于 CCl_4 等非极性溶剂中。

三、氢键

根据分子间的作用力大小,推测 HF、HCl、HBr、HI 的熔沸点应依次增大,但实际是 HF 的熔沸点远大于 HCl,同理,H_2O 和 NH_3 均远大于同族的 H_2S 和 PH_3,这说明 HF、H_2O、NH_3 分子内不仅仅具有上面提到的三种范德华力,还有一种作用力存在,而这种作用力就是下面叙述的氢键。

(一)氢键的形成

1. **氢键的形成** 以 HF 分子为例。在 HF 分子中,F 原子是半径小、电负性很大的非金属元素,具有很强的吸电子能力,而 H 原子是半径小,电负性接近两性的非金属元素,在两者形成的共价键中,共用电子对很大程度地偏向 F 原子,致使 H 原子就几乎成为"裸露"的原子,这样,HF 分子中 H 原子一端很容易吸附另一分子的 F 原子一端,并产生远大于范德华力的静电引力,大约是范德华力的 10 倍,这种作用力称为氢键。

2. **氢键形成的条件** 一分子是由 H 原子与电负性大、半径小、有孤对电子的元素的原子 X(如 N、O、F)结合形成,另一分子中含有电负性大、半径小、有孤对电子的原子 Y,分子中 H 原子与另一分子 Y 原子间的吸引力是氢键。X 与 Y 可同,也可不同,如 H—F…H—F,H_2O…H—F 等。

(二)氢键的特点及表示

1. **氢键的特点** 氢键具有方向性和饱和性。

(1)方向性:在 H 原子与 Y 原子形成的氢键中,Y 总是尽可能从 H—X 的键轴方向与 H 靠近,使 Y…H—X 在一条直线上,Y 与 H 间的吸引力达到最大,而 Y 与 X 间的排斥力最小。

(2)饱和性:每个 X—H 键上的 H 原子只能与一个 Y 原子形成氢键,因为 H 原子半径很小,X 与 Y 之间的斥力很大,一个 X—H 键上只能容纳一个 Y 靠近 H 形成氢键。

2. **氢键的表示** 氢键用"…"表示,如下:

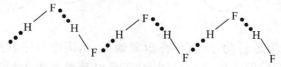

3. **氢键的类型** 氢键有分子内氢键和分子间氢键。

(1)分子内氢键:在多原子分子中,如果分子中既有 X—H 键结构,同时还有 Y 原子存在,就能够形成分子内氢键。如 HNO_3。

分子内氢键由于自身固定更加紧密,分子间作用力下降,导致熔沸点降低。

(2)分子间氢键:分子之间相互作用形成的氢键是分子间氢键。它们可以是相同分子间,如上面的 HF,也可以是不同分子间,如氨气溶解于水中。

分子间氢键使分子之间固定得更加紧密,熔沸点将增大,这也就是 HF、H_2O、NH_3 与同族氢化物比较,熔沸点反而高于其后氢化物的情况。

(三)氢键对物质性质的影响

含氢键的分子是在原有范德华力的基础上又增加了一种作用程度更大的力,因此,氢键对物质的熔沸点有显著的影响。存在分子间氢键的物质熔沸点将升高,如 HF、H_2O 等;存在分子内氢键的物质熔沸点将降低,如邻硝基苯酚、邻羟基苯甲酸等。氢键对物质的溶解性也有影响,如果溶质能与溶剂之间形成氢键,互相渗入能力增强,溶解性增强,如氨溶解于水中,乙醇溶解于水中。

要 点 凝 练

1. 原子核外的电子该怎样描述?答:用四个量子数描述。

2. 原子核外的电子该怎样排布?答:遵循两个原理和一个规则排布。

3. 周期表的构成是怎样的?答:7 个周期,16 个族;或者四个区。

4. 周期性包括哪些?答:半径、非金属性,电负性、电离能、金属性等。

5. 离子键和共价键怎样区分?答:比较成键两原子的电负性差,或周期表位置。

6. 共价键分几类及 sp 杂化有几种?答:分两类,有 sp、sp^2、sp^3 三种杂化。

7. 分子的极性如何判断?答:双原子分子比异同,多原子分子看对称性。

8. 氢键如何判断?通常 H 与 F、N、O 结合的分子会形成氢键。

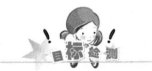

一、填空题

1. 决定核外电子能量的量子数是＿＿＿＿＿＿,决定核外电子运动轨道的量子数是＿＿＿＿＿＿,决定核外电子运动的量子数是＿＿＿＿＿＿。

2. 周期表是由＿＿＿＿个周期,＿＿＿＿个族构成。第Ⅷ族处在周期表的＿＿＿＿区中。

3. 共价键按照成键方式可分为＿＿＿＿和＿＿＿＿,无论单键还是多键,都只能有一个,也必须有一个＿＿＿＿。

4. 两个相同原子形成的分子是＿＿＿＿分子,多个不同原子形成的分子只有当结构对称时,才是＿＿＿＿分子。非极性分子的偶极矩是＿＿＿＿。

二、单选题

1. 下列四组量子数中,合理的一组是 (　　)

A. $n=3,l=2,m=0,m_s=0$。

B. $n=1,l=2,m=0,m_s=-\dfrac{1}{2}$。

C. $n=2,l=1,m=-1,m_s=+\dfrac{1}{2}$。

D. $n=2,l=1,m=+3,m_s=0$。

2. 28 号元素中有几个单电子 (　　)

A. 1 个　　　　　　B. 2 个　　　　　　C. 3 个　　　　　　D. 4 个

3. 下列表达正确的式子是 （　　）

A. 24 号 Cr 元素的最外层电子排布式为 $3d^4 4s^2$

B. 35 号 Br 元素的原子实排布式为 $[Ar]3d^{10}4s^2 4p^5$

C. 23 号 V 元素的外围电子排布式为 $3d^5$

D. 14 号 Si 元素的最外层电子排布式为 $3s^2 3p_x$

4. 某元素的价电子构型为 $3d^1 4s^2$，则该元素是 （　　）

A. Ca   B. Sc   C. Cr   D. Mn

5. p 区元素的价电子层构型是 （　　）

A. $ns^2 np^{1-6}$ B. ns^{1-2} C. $ns^{1-2}np^{1-6}$ D. $(n-1)d^{1-10}ns^{1-2}$

6. 下列元素电负性最大，非金属性最强的元素是 （　　）

A. O   B. S   C. N   D. Br

7. 下列为离子键形成的化合物是 （　　）

A. CO   B. N_2 C. CaO   D. HCl

8. 下列化合物中，既有离子键也有共价键，共价键形成既要杂化也含配位键的是 （　　）

A. NH_4Cl B. NaOH   C. H_2SO_4 D. NaCl

9. 下列分子具有直线结构的是 （　　）

A. CH_4 B. SO_2 C. H_2O D. CO_2

10. 下列分子属于非极性分子的是 （　　）

A. H_2S B. $MgCl_2$ C. CH_4 D. HCl

11. 下列哪个化合物同时包含范德华力和氢键 （　　）

A. 液态氧   B. 氨水   C. 氯化氢   D. 干冰

12. 下列不含氢键的是 （　　）

A. H_2O B. HF   C. CH_3OH D. CH_4

三、多选题

1. 原子核外电子排布应遵循 （　　）

A. 能量最低原理   B. 保利不相容原理   C. 洪特规则   D. 最大重叠原理

2. 同一周期中，元素的性质自左向右逐渐增大的是 （　　）

A. 原子半径   B. 电负性   C. 电离能   D. 金属性

3. 下列化合物中采用 sp^3 杂化轨道成键的是 （　　）

A. CCl_4 B. H_2O C. NH_3 D. BCl_3

4. 共价键参数包括 （　　）

A. 键能   B. 键长   C. 键角   D. 键的极性

5. 下列哪些氢化物的熔沸点反常于同族的递变规律 （　　）

A. CH_4 B. NH_3 C. H_2O D. HF

四、简答题

1. 电子层、能级组、周期三个概念有何联系及不同？

2. 试说明 d、$3s^2$、4f、$2p^5$ 符号的含义。

3. 简述下列概念间的异同

(1) 离子键与共价键

(2) 极性键与极性分子

(3) σ 键与 Ⅱ 键

(4) 范德华力与氢键

4. 解释下列两组化合物物理性质的递变

(1) F_2、Cl_2、Br_2、I_2

（2）HF、HCl、HBr、HI

5. 下列排布式违反了什么规定？并写出正确的排布式。

（1）Li，$1s^2 2p^1$

（2）Al，$1s^2 2s^2 2p^6 3s^3$

（3）Cu，$1s^2 2s^2 2p^6 3s^2 3p^6 3d^9 4s^2$

（4）C，$1s^2 2s^2 2p_x^2$

五、趣味题

1. 周期表中哪一族上的每种元素都可以组成一个成语（锕系之后不考虑）？以直线连接哪三种元素恰好包含固、液、气三种单质状态（两条）？

2. 请找出本章中表示化学键又含"键"的词语，不表示化学键也含"键"的词语。

参考答案：

一、填空题

1. n 和 l　n,l 和 m　n,l,m 和 m_s　2. 7　16　d　3. σ　π　σ 键　4. 非极性　非极性　0

二、单选题

1～5　CBBBA　　6～10　ACADC　　11～12　BD

三、多选题

1. ABC　2. BC　3. ABC　4. ABCD　5. BCD

四、简答题

1. 略

2. d 表示花瓣型的电子亚层，$3s^2$ 表示第三电子层的 s 亚层（球形轨道）中有 2 个电子，4f 表示第四电子层的 f 亚层，$2p^5$ 表示第二电子层的 p 亚层中有 5 个电子。

3. 略

4. （1）从 $F_2 \rightarrow I_2$ 分子量增加，分子间的作用力增加，状态由气态→液态→固态，熔沸点依次增加。

（2）从 HF→HI，HF 由于存在氢键，熔沸点高于 HCl，其后 HCl→HI，随着分子量增加，分子间的作用力增加，熔沸点依次增加。

5. （1）违反能量最低原理。正确排布式是 $1s^2 2s^1$。

（2）违反保利不相容原理。正确排布式是 $1s^2 2s^2 2p^6 3s^2 3p^1$。

（3）违反洪特规则的补充。正确排布式是 $1s^2 2s^2 2p^6 3s^2 3p^6 3d^{10} 4s^1$。

（4）违反洪特规则。正确排布式是 $1s^2 2s^2 2p_x^1 2p_y^1$。

五、趣味题

1. ⅠB 族元素每种元素都可以组成一个成语，如铜，铜墙铁壁等；银，火树银花等；金，金诚所至等。连接 Cl—Br—I，连接 N—S—Br。

2. 表示化学键又含"键"的词语有离子键、共价键、配位键、σ 键、π 键，不表示化学键也含"键"的词语有氢键。

（俞晨秀）

第三章 药用主要元素化学

第一节 生命必需元素

一、生命必需元素概述

自然界中的一切物质包括人体在内都是由化学元素组成的。这些元素中与生命活动密切相关的元素被称为生命必需元素;其中在生命活动中所起的作用尚不明确的元素被称为非必需元素;而那些能妨碍生物机体的正常代谢和影响生物功能的元素则称为有害元素。

按质量分数计算,人体内的主要化学元素为碳、氢、氧和氮,占人体重量的96%,这4种化学元素也是有机化学的基础物质。剩余部分由其他元素构成。根据目前掌握的情况,多数科学家比较一致的看法,认为生命必需的元素共有28种,包括氢、硼、碳、氮、氧、氟、钠、镁、硅、磷、硫、氯、钾、钙、钒、铬、锰、铁、钴、镍、铜、锌、砷、硒、溴、钼、锡和碘。硼是某些绿色植物和藻类生长的必需元素,而哺乳动物并不需要硼,因此,人体必需元素实际上为27种。

二、常量元素

常量元素(也称宏量元素)指含量占生物体总质量0.01%以上的元素,如氧、碳、氢、氮、钙、磷、硫、钾、钠、氯和镁。这11种元素共占人体总质量的98.6%(表3-1)。常量元素构成了人体的主要组成部分。常量元素在机体中的主要生理作用是维持细胞内、外液的渗透压的平衡,调节体液的酸碱度,形成骨骼支撑组织,维持神经和肌肉细胞膜的生物兴奋性,传递信息使肌肉收缩,使血液凝固以及酶活化等。任何一种元素的缺失或者过量都有可能导致机体发生异常甚至病变。除了氧、碳、氢和氮在人体中含量较多,其他常量元素在人体中的含量都在1.5%以下,但是它们对于人体的作用却是巨大的。

表3-1 人体常量元素的标准含量(按体重70 kg计)

元素	人体含量/g	占体重百分数/%
O	45 000	64.30
C	12 600	18.00
H	7 000	10.00

元素	人体含量/g	占体重百分数/%
N	2 100	3.00
Ca	1 050	1.50
P	700	1.00
S	175	0.25
K	140	0.20
Na	105	0.15
Cl	105	0.15
Mg	35	0.05

1. 钙　　人体中的钙元素主要以羟基磷灰石$[Ca_{10}(OH)_2(PO_4)_6]$的形式存在于骨骼和牙齿中,其余分布在血液、细胞间液及软组织中。钙除了是骨骼发育的基本原料,直接影响身高外,还在体内具有其他重要的生理功能。这些功能对维护机体的健康,保证正常生长发育的顺利进行具有重要作用。钙能促进体内某些酶的活动,调节酶的活性作用;参与神经、肌肉的活动和神经递质的释放;调节激素的分泌。钙能刺激血小板,促使伤口上的血液凝结。细胞黏附、肌肉的收缩活动也都需要钙。钙还具调节心律、降低心血管的通透性、控制炎症和水肿、维持酸碱平衡等作用。钙是人体内 200 多种酶的激活剂,使人体各器官能够正常运作。钙在人体内是由甲状腺与甲状旁腺进行调节,并且在血钙与骨钙之间维持动态平衡。钙与镁、钾、钠等离子保持一定比例,使神经、肌肉保持正常的反应。

2. 磷　　磷是组成遗传物质核酸的基本成分之一,而核苷酸是生命中传递信息和调控细胞代谢的重要物质——核糖核酸(RNA)和脱氧核糖核酸(DNA)的基本组成单位。参与体内的酸碱平衡的调节,参与体内能量的代谢。人体中许多酶也都含有磷。碳水化合物、脂肪、蛋白质这 3 种含热能的营养素在氧化时会放出热能,但这种能量并不是一下子放出来的,是由三磷腺苷(ATP)水解时放出大量的能量,这其中,磷在贮存与转移能量的过程中扮演着重要角色。磷存在于人体所有细胞中,是维持骨骼和牙齿的必要物质,几乎参与所有生理上的化学反应。磷还是使心脏有规律地跳动、维持肾脏正常机能和传达神经刺激的重要物质。没有磷时,烟酸(又称为维生素 B_3)不能被吸收;磷的正常机能需要维生素 D 和钙来维持。

3. 硫　　硫是所有细胞中必不可少的一种元素,半胱氨酸、蛋氨酸、同型半胱氨酸和牛磺酸等氨基酸和一些常见的酶含硫。在蛋白质中,多肽之间的二硫键是蛋白质构造中的重要组成部分。有些细菌在一些类似光合作用的过程中使用硫化氢作为电子提供物(一般植物使用水来做这个作用)。植物以硫酸盐的形式吸收硫。无机的硫是铁硫蛋白的一个组成部分。在细胞色素氧化酶中,硫是一个关键的组成部分。

4. 钾　　钾是细胞内的主要阳离子之一,可以调节细胞内适宜的渗透压和体液的酸碱平衡,参与细胞内糖和蛋白质的代谢。有助于维持神经健康、心跳规律正常,可以预防中风,并协助肌肉正常收缩。在摄入高钠而导致高血压时,钾具有降血压作用。钾参与糖、蛋白质和能量代谢:糖原合成时,需要钾与之一同进入细胞,糖原分解时,钾又从细胞内释出。蛋白质合成时每克氮约需钾 3 mmol,分解时,则释出钾。ATP 形成时亦需钾。酸中毒时,由于肾脏排钾量减少,以及钾从细胞内向外移,所以血钾往往同时升高,碱中毒时,情况相反。钾能维持神经肌肉的兴奋性。维持心肌功能:心肌细胞膜的电位变化主要动力之一是由于钾离子的细胞内外转移。人体钾缺乏可引起心跳不规律和加速、心电图异常、肌肉衰弱和烦躁,最后导致心跳停止。一般而言,身体健康的人,会自动将多余的钾排出体外。但肾病患者则要特别留意,避免摄取过量的钾。

5. 钠　钠是人体中一种重要无机元素,一般情况下,约占体重的 0.15%,体内钠主要在细胞外液,占总体钠的 44%～50%,骨骼中含量占 40%～47%,细胞内液含量较低,仅占 9%～10%。钠是细胞外液中带正电的主要离子,参与水的代谢,保证体内水的平衡,调节体内水分与渗透压。维持体内酸和碱的平衡。钠是胰液、胆汁、汗和泪水的组成成分。钠对 ATP 的生产和利用、肌肉运动、心血管功能、能量代谢都有关系。此外,糖代谢、氧的利用也需有钠的参与。钠能维持血压正常,增强神经肌肉兴奋性。人体钠的主要来源为食物。钠在小肠上部吸收,吸收率极高,几乎可全部被吸收,故粪便中含钠量很少。钠在空肠的吸收大多是被动性的,在回肠则大部分是主动的吸收。钠与钙在肾小管内的重吸收过程发生竞争,故钠摄入量高时,会相应减少钙的重吸收,而增加尿钙排泄。因尿钙丢失约为钙潴留的 50%,故高钠膳食对钙丢失有很大影响。

6. 氯　氯是人体必需常量元素之一,是维持体液和电解质平衡中所必需的,也是胃液的一种必需成分。自然界中常以氯化物形式存在,最普通形式是食盐。氯在人体含量平均为 1.17 g/kg,总量为 82～100 g,占体重的 0.15%,广泛分布于全身。主要以氯离子形式与钠、钾化合存在。其中氯化钾主要在细胞内液,而氯化钠主要在细胞外液中。膳食氯几乎完全来源于氯化钠,仅少量来自氯化钾。因此食盐及其加工食品酱油、腌制肉或烟熏食品、酱菜类以及咸味食品等都富含氯化物。一般天然食品中氯的含量差异较大;天然水中也几乎都含有氯。主要生理功能:①维持体液酸碱平衡。②氯离子与钠离子是细胞外液中维持渗透压的主要离子,二者占总离子数的 80% 左右,调节与控制着细胞外液的容量和渗透压。③参与血液 C_o 二价离子运输。④氯离子还参与胃液中胃酸形成,胃酸促进维生素 B_{12} 和铁的吸收;激活唾液淀粉酶分解淀粉,促进食物消化;刺激肝脏功能,促使肝中代谢废物排出;氯还有稳定神经细胞膜电位的作用等。

7. 镁　镁也是人体细胞内的主要阳离子之一,浓集于线粒体中,仅次于钾和磷,在细胞外液仅次于钠和钙居第三位,是体内多种细胞基本生化反应的必需物质。正常成人身体总镁含量约 25 g,其中 60%～65% 存在于骨、齿,27% 分布于软组织。镁主要分布于细胞内,细胞外液的镁不超过 1%。在钙、维生素 C、磷、钠、钾等的代谢上,镁是必要的物质,在神经肌肉的机能正常运作、血糖转化等过程中扮演着重要角色。镁是一种参与生物体正常生命活动及新陈代谢过程必不可少的元素。镁影响细胞的多种生物功能:影响钾离子和钙离子的转运,调控信号的传递,参与能量代谢、蛋白质和核酸的合成;可以通过络合负电荷基团,尤其核苷酸中的磷酸基团来发挥维持物质的结构和功能;催化酶的激活和抑制及对细胞周期、细胞增殖及细胞分化的调控;镁还参与维持基因组的稳定性,并且还与机体氧化应激和肿瘤发生有关。镁属于人体营养素——矿物质元素中的一种,属于矿物质的常量元素类。

作为酶的激活剂,参与 300 种以上的酶促反应。糖酵解、脂肪酸氧化、蛋白质的合成、核酸代谢等需要镁离子参加。促进骨的形成。在骨骼中仅次于钙、磷,是骨细胞结构和功能所必需的元素,对促进骨形成和骨再生,维持骨骼和牙齿的强度和密度具有重要作用。调节神经肌肉的兴奋性。能抑制钾、钙通道。镁、钙、钾离子协同维持神经肌肉的兴奋性。血中镁过低或钙过低,兴奋性均增高;反之则有镇静作用。维护胃肠道和激素的功能。镁也是重要的神经传导物质,它可以让肌肉放松下来;与含钙食品一同补充,能促进钙的吸收。

三、微量元素

微量元素指占生物体总质量 0.01% 以下的元素,如铁、锌、铜、钴、锡、锰、氟、硒、碘等。这些微量元素占人体总质量的 0.05% 左右。它们在体内的含量虽小,但在生命活动过程中的作用是十分重要的。

1. 铁　对于人体,铁是不可缺少的微量元素,占人体质量的 0.005 7% 左右。在人体必需的微量元素中铁无论在重要性上还是在数量上,都属于首位。一个正常的成年人全身含有 3 g 多铁,相当于一颗小铁钉的质量。人体血液中的血红蛋白就是铁的配合物,它具有固定氧和输送氧的功能。人体缺铁会引起贫血症。

2. 锌　锌是人体必需的微量元素之一,在人体生长发育、生殖遗传、免疫、内分泌等重要生理过程中起着极其重要的作用,被人们冠以“生命之花”、“智力之源”、“婚姻和谐素”的美称。锌存在于众多的酶系中,如碳酸酐酶、呼吸酶、乳酸脱氢酸、超氧化物歧化酶、碱性磷酸酶、DNA 和 RNA 聚中酶等中,是核酸、蛋白质、碳水化合物的合成和维生素 A 利用的必需物质。具有促进生长发育,改善味觉的作用。缺锌时易出现味觉嗅觉差、厌食、生长缓慢与智力发育低于正常等表现。

3. 铜　铜与人体健康关系密切。人体每天都要摄入各种微量元素,铜是人体不能缺少的金属元素之一。成年人体内,1 kg 体重中,铜含量为 1.4 ~2.1 mg;血液中铜的含量为 1.0 ~1.5 mg。这一数量虽小,但它对于维持身体健康和器官的正常运行却不可缺少。这是因为铜元素在机体运行中具有特殊的作用。铜是机体内蛋白质和酶的重要组成部分,许多重要的酶需要微量铜的参与和活化。例如,铜可以催化血红蛋白的合成。研究表明,缺铜会导致血浆胆固醇升高,增加动脉粥样硬化的危险,因而是引发冠状动脉心脏病的重要因素。科学家还发现,营养性贫血、白癜风、骨质疏松症、胃癌及食管癌等疾病的产生也都与人体缺铜有关。严重缺铜和长期边缘性缺铜,还会引发小儿发育不良和一些地方病。

4. 钴　钴是维生素 B_{12} 的组成部分。钴元素能刺激人体骨髓的造血系统,促使血红蛋白的合成及红细胞数目的增加。大多以组成维生素 B_{12} 的形式参加体内的生理作用。钴刺激造血的机制为:①通过产生红细胞生成素刺激造血。钴元素可抑制细胞内呼吸酶,使组织细胞缺氧,反馈刺激红细胞生成素产生,进而促进骨髓造血。②对铁代谢的作用。钴元素可促进肠黏膜对铁的吸收,加速贮存铁进入骨髓。③通过维生素 B_{12} 参与核糖核酸及造血物质的代谢,作用于造血过程。④钴元素可促进脾脏释放红细胞(血红蛋白含量增多,网状细胞、红细胞增生活跃,周围血中红细胞增多),从而促进造血功能。

5. 碘　碘与人类的健康息息相关。成年人体内含有 20~50 mg 的碘,碘是维持人体甲状腺正常功能所必需的元素。当人体缺碘时就会患甲状腺肿。因此碘化物可以防止和治疗甲状腺肿大。多食海带、海鱼等含碘丰富的食品,对于防治甲状腺肿大也很有效。碘的放射性同位素 [131]I 可用于甲状腺肿瘤的早期诊断和治疗。食盐加碘是最为经济有效、简便易行的预防碘缺乏病的方法,可以通过一日三餐补碘,既方便,又能保证人们终身摄入足够量的碘。

6. 锰　锰是几种酶系包括锰特异性的糖基转移酶和磷酸烯醇丙酮酸羧激酶的一个成分并为正常骨结构所必需。生理功能表现为:①可促进骨骼的生长发育。②保护细胞中线粒体的完整。③保持正常的脑功能。④维持正常的糖代谢和脂肪代谢。⑤可改善机体的造血功能。

第二节　s区主要元素及其化合物

根据价电子构型,可将元素周期表的元素分为 5 个区,即 s 区、p 区、d 区、ds 区和 f 区。其中 s 区元素的价电子构型为 $ns^{1\sim2}$,包括 I A 和 II A 族,它们都是活泼金属(氢除外),容易失去电子形成阳离子。钫和镭为放射性元素,本章不作介绍。 I A 族和 II A 族的特征氧化态分别为 +1 和 +2。从标准电极电势看,它们均具有较大的负值。金属单质都是强的还原剂。由于它们都是活泼的金属元素,只能以化合态存在于自然界。

s 区的金属元素都是低熔点、低硬度的轻金属。除铍、镁较硬外,其他金属均较软,能用刀切割。它们均具有金属的外观及良好的导电性。

s 区的金属元素有很强的活泼性,都能与卤素、氧气及其他活泼非金属发生反应,大多数能与氢气、水作用,生成的相应化合物一般是以离子键相结合。例如,NaH、CaH_2 等为离子型氢化物,而 BeH_2 和 MgH_2 为过渡型氢化物。此外,它们还能生成复合型氢化物,如 $LiAlH_4$。氢化物和复合型氢化物都是重要的还原剂。

s 区的金属元素能形成各种类型的氧化物:正常的氧化物、过氧化物、超氧化物、臭氧化物,它们均为离子型化合物。各类氧化物的稳定性从结构因素考虑与阳离子的本性(电荷、半径、电子层结构)和阴离子的特性有关,符合阴、阳离子相互匹配的原则。通常小阳离子配小阴离子稳定,如 Li^+ 只形成正常氧化物 Li_2O;大阳离子配大阴离子稳定,如 K、Rb、Cs 能生成超氧化物。

s 区元素中除 $Be(OH)_2$ 为两性,$LiOH$、$Mg(OH)_2$ 中强碱外,其余均为强碱性。

一、碱金属概述

元素周期表中的 I A 族金属元素称为碱金属,包括锂(Li)、钠(Na)、钾(K)、铷(Rb)、铯(Cs)、钫(Fr)六种金属元素。碱金属元素原子的价电子构型为 ns^1,次外层为 8 电子(Li 为 2 电子)的稳定结构。所以碱金属的第一电离能在同一周期中是最低的,在反应中极易失去 1 个电子而呈现 +1 氧化态。金属原子半径和离子半径依次增大,它们的电离能、电负性依次减小。电离能最小的铯最容易失去电子,当受到光线照射时,铯表面的电子逸出,产生电流,这种现象称为光电效应。因而铯等活泼金属常用来制造光电管。

碱金属有很多相似的性质:它们都是银白色的金属(铯略带金色光泽),密度小,熔点和沸点都比较低,标准状况下有很高的反应活性;它们易失去价电子形成带 +1 电荷的阳离子;它们质地软,可以用刀切开,露出银白色的切面;由于和空气中的氧气反应,切面很快便失去光泽。由于碱金属化学性质很活泼,一般将它们放在矿物油中或封在稀有气体中保存,以防止与空气或水发生反应。在自然界中,碱金属只在盐中发现,从不以单质形式存在。碱金属都能和水发生激烈的反应,生成强碱性的氢氧化物,并随相对原子质量增大反应能力越强。

二、钠和钾及其化合物

(一)钠及其化合物

金属钠柔软似蜡,易用小刀切开。新切断面有银白色光泽,但在空气中迅速变暗。它与水剧烈作用生成氢氧化钠和氢气,极易引起燃烧和爆炸,需贮存在煤油(中性)、锭子油或石蜡油中。在冶金工业中,金属钠是重要的还原剂。钠还用作原子反应堆的冷却剂(液态钠的传热本领比水高四、五倍)、合成橡胶的催化剂、石油的脱硫剂等。在高压电下,钠蒸气会发射出穿透云雾能力很强的黄色光,适合制作公路照明的钠光灯。钠的化学性质很活泼,常温和加热时分别与氧气化合,和水剧烈反应,量大时发生爆炸,和低元醇反应产生氢气,和电离能力很弱的液氨也能反应。

$$4Na+O_2 =\!=\!= 2Na_2O（常温）$$
$$2Na+O_2 =\!=\!= Na_2O_2（加热或点燃）$$

钠在空气中燃烧时,得到的产物为 Na_2O_2。过氧化钠是淡黄色粉末或粒状物,在空气中由于表面生成了一层 $NaOH$ 和 Na_2CO_3 而逐渐变成黄白色,有吸潮性,能侵蚀皮肤和黏膜。过氧化钠本身相当稳定,虽热至熔融也不分解,但若遇棉花、碳或有机物,却易引起燃烧或爆炸,在工业上列为强氧化剂,需要妥善贮运和使用。过氧化钠与水或稀酸作用时生成 H_2O_2,同时放出大量的热,从而使 H_2O_2 也迅速分解:

$$Na_2O_2+2H_2O \longrightarrow 2NaOH+H_2O_2$$
$$Na_2O_2+H_2SO_4 \longrightarrow Na_2SO_4+H_2O_2$$
$$2H_2O_2 \longrightarrow 2H_2O + O_2$$

所以,Na_2O_2 除作氧化剂外,也是氧气发生剂,还用作消毒剂以及纤维、纸浆的漂白剂等。Na_2O_2 和 CO_2 的反应颇有特色,除了生成 Na_2CO_3 外,同时放出氧气:

$$2Na_2O_2+2CO_2 \longrightarrow 2Na_2CO_3+O_2\uparrow$$

这种既能吸收 CO_2 又能提供 O_2 的双重作用,尤其适用于防毒面具、高空飞行和潜水作业等。

氢氧化钠($NaOH$)是白色固体,又称烧碱、火碱、苛性钠,容易吸湿和吸收 CO_2。在水中溶解度较大,同时放出大量的热。$NaOH$ 是国民经济中的重要化工原料之一。广泛用于造纸、制革、制皂、纺织、玻璃、搪瓷、无机和有机合成等工业中。氢氧化钠溶于水中会完全解离成钠离子与氢氧根离子,是强碱。它可与任何质子酸进行酸碱中和反应:

$$NaOH+HCl =\!=\!= NaCl+H_2O$$
$$2NaOH+H_2SO_4 =\!=\!= Na_2SO_4+2H_2O$$
$$NaOH+HNO_3 =\!=\!= NaNO_3+H_2O$$

同样,其溶液能够与盐溶液发生反应:

$$NaOH+NH_4Cl =\!=\!= NaCl+NH_3 \cdot H_2O$$
$$2NaOH+CuSO_4 =\!=\!= Cu(OH)_2\downarrow+Na_2SO_4$$
$$2NaOH+MgCl_2 =\!=\!= 2NaCl+Mg(OH)_2\downarrow$$

由于 $NaOH$ 与 SiO_2 反应,因此 $NaOH$ 要保存在软木塞的玻璃瓶中,反应式为:

$$2NaOH+SiO_2 =\!=\!= Na_2SiO_3+H_2O$$

另外,$NaOH$ 与 CO_2 反应,配制氢氧化钠溶液采用的是先配成饱和溶液再稀释的方法,反应式为:

$$2NaOH+CO_2 =\!=\!= Na_2CO_3+H_2O$$

氯化钠($NaCl$)即食盐是人类赖以生存的物质,是化学工业的基础,医疗上用来配制生理盐水。在化工原料的消耗中名列前茅。含氯化钠 0.9% 的水称为生理盐水,因为它与血浆有相同的渗透压。生理盐水是主要的体液替代物,广泛用于治疗及预防脱水,也用于静脉注射治疗及预防血量减少性休克。人类与其他灵长类不同,人类通过出汗分泌大量的氯化钠。氯化钠是人所不可缺少的,细胞外液即在血浆和细胞间液中和细胞外液中都广泛存在。

(二)钾及其化合物

金属钾是一种银白色的软质金属,蜡状,可用小刀切割,熔沸点低,密度比水小,与钠的性质十分相似,但是更加活泼,贮存和使用更要小心。金属钾由于价格昂贵而限制了它的应用,生产规模比钠小得多。钾的制备与钠不同,不能采取电解熔融氯化钾的方法。因为钾易溶在熔融的电解质中,不能从反应物中分离出来。此外,钾在操作温度下会迅速汽化,有发生爆炸的危险。所以,通常采取置换法,即在熔融状态下,由金属钠从 KCl 中置换出钾。

$$KCl + Na \longrightarrow K + NaCl$$

钾是热和电的良导体,具有较好的导磁性,钾钠合金(液态)是核反应堆导热剂。钾单质还具有良好的延展性,硬度也低,能够溶于汞和液态氨,溶于液氨形成蓝色溶液。

氧化钾化学式 K_2O,分子量 94.2,密度 2.32 g/cm^3。易潮解,易溶于水。为白色粉末,溶于水生成氢氧化钾,并放出大量热。在空气流中加热能被氧化成过氧化钾或超氧化钾,易吸收空气中的二氧化碳成为碳酸钾。

氢氧化钾(KOH),白色粉末或片状固体,具强碱性及腐蚀性,极易吸收空气中水分而潮解,吸收二氧化碳而成碳酸钾。溶于水,能溶于乙醇和甘油。当溶解于水、醇或用酸处理时产生大量热量。0.1 mol/L KOH 溶液的 pH 为 13.5。相对密度 2.044。熔点 380 ℃(无水)。中等毒性,有强腐蚀性。

碳酸钾(K_2CO_3)又称钾碱,有一水、二水、三水合物。工业上常用的是无水盐。碳酸钾易溶于水,为白色粉末,易吸潮和结块。长期暴露在空气中能吸收 CO_2,部分转变为 $KHCO_3$。碳酸钾主要用于玻璃工业和制皂工业。由它生产的光学玻璃,能提高强度、透明度和折光系数。在制革、电镀、医药、炸药等方面也有应用。

三、碱土金属概述

碱土金属是周期表的第二主族(ⅡA 族)元素,也属于 s 区。包括铍 Be、镁 Mg、钙 Ca、锶 Si、钡 Ba 和镭 Ra。碱土金属元素的价电子构型为 ns^2,次外层为 8 电子(Be 为 2 电子)的稳定结构,当反应时失去 2 个电子,形成 +2 价氧化态。镭是放射性元素,本章不作讨论。碱土金属和碱金属两族元素的性质有许多相似之处,但仍有差异,综述如下:

1. 碱土金属元素的价电子层构型为 ns^2。和同周期的碱金属元素相比,核电荷增加了一个单位。因此,核对电子的引力增强,原子半径以及在晶体中原子间的距离相应较小,金属键较强。致使它们单质的密度、硬度、熔点、沸点都比同周期的碱金属高得多。此外,碱土金属物理性质的变化并无严格的规律,这是由于碱土金属晶格类型不完全相同的缘故。

2. 碱土金属的活泼性略低于碱金属,比较它们的标准电极电势值可以看出这一点。在碱土金属的同族中,随着原子半径增大,活泼性也依次递增。

3. 碱土金属燃烧时,也会发出不同颜色的光辉。镁产生耀眼的白光,钙发出砖红色光芒,锶及其挥发性盐为鲜艳红色,钡盐为绿色。

4. 碱土金属和碱金属一样,也能形成氢化物,热稳定性高一些,并以 CaH_2 最稳定,它的分解温度约为 1 000 ℃,是工业上重要的还原剂,也是有用的氢源。

5. 碱土金属的盐类与碱金属相比,大多数的热稳定性比较低,溶解度比较小。

6. 铍的特殊性。铍和钾一样,原子半径远小于同族的镁、钙、锶、钡,性质也和它们不全相同。

四、镁、钙、钡及其化合物

（一）镁及其化合物

镁是在自然界中分布最广的十种元素之一（镁是在地球的地壳中第八丰富的元素，约占 2% 的质量），但由于它不易从化合物中还原成单质状态，所以迟迟未被发现。镁是一种银白色的轻质碱土金属，化学性质活泼，能与酸反应生成氢气，具有一定的延展性和热消散性。镁具有比较强的还原性，能与沸水反应放出氢气，燃烧时能产生炫目的白光，镁与氟化物、氢氟酸和铬酸不发生作用，也不受苛性碱侵蚀，但极易溶解于有机和无机酸中，镁能直接与氮、硫和卤素等化合，包括烃、醛、醇、酚、胺、脂和大多数油类在内的有机化学药品与镁仅仅轻微地或者根本不起作用。镁能和二氧化碳发生燃烧反应，因此镁燃烧不能用二氧化碳灭火器灭火。镁由于能和 N_2 和 O_2 反应，所以镁在空气中燃烧时，剧烈燃烧发出耀眼白光，放热，生成白色固体。与非金属单质的反应：

$$2Mg + O_2 =\!=\!= 2MgO$$
$$3Mg + N_2 =\!=\!= Mg_3N_2$$
$$Mg + Cl_2 =\!=\!= MgCl_2$$

与水的反应：

$$Mg + 2H_2O(热水) =\!=\!= Mg(OH)_2 + H_2 \uparrow$$

与酸的反应：

$$Mg + 2HCl =\!=\!= MgCl_2 + H_2 \uparrow$$
$$Mg + H_2SO_4 =\!=\!= MgSO_4 + H_2 \uparrow$$

与氧化物的反应：

$$2Mg + CO_2 =\!=\!= 2MgO + C$$

氧化镁（MgO）是镁的氧化物，一种离子化合物。常温下为一种白色固体。氧化镁以方镁石形式存在于自然界中，是冶镁的原料。氧化镁俗称苦土，氧化镁是碱性氧化物，具有碱性氧化物的通性，属于胶凝材料。镁是白色或淡黄色粉末，无臭、无味、无毒，是典型的碱土金属氧化物，化学式为 MgO。白色粉末，熔点为 2 852 ℃，沸点为 3 600 ℃，相对密度为 3.58（25 ℃）。溶于酸和铵盐溶液。暴露在空气中，容易吸收水分和二氧化碳而逐渐成为碱式碳酸镁，与水结合在一定条件下生成氢氧化镁，呈微碱性反应，饱和水溶液的 pH 为 10.3。溶于酸和铵盐，难溶于水，其溶液呈碱性。不溶于乙醇。在可见和近紫外光范围内有强折射性。

菱镁矿（$MgCO_3$）、白云石（$MgCO_3 \cdot CaCO_3$）和海水是生产氧化镁的主要原料。热分解菱镁矿或白云石得氧化镁。用消石灰处理海水得氢氧化镁沉淀，灼烧氢氧化镁得氧化镁。也可用海水综合利用中得到的氯化镁卤块或提溴后的卤水为原料，加氢氧化钠或碳酸钠等生成氢氧化镁或碱式碳酸镁沉淀，再灼烧得氧化镁。中国主要采用以菱镁矿、白云石、卤水或卤块为原料。

（二）钙及其化合物

钙在化学元素周期表中位于第 4 周期、第 ⅡA 族，常温下呈银白色晶体。动物的骨骼、蛤壳、蛋壳都含有碳酸钙。它的化合物在工业上、建筑工程上和医药上用途很大。加热时与大多数非金属直接反应，如与硫、氮、碳、氢反应生成硫化钙 CaS、氮化钙 Ca_3N_2、碳化钙 CaC_2 和氢化钙 CaH_2。加热时与二氧化碳反应。钙化学性质活泼，在空气中表面上能形成一层氧化物或氮化物薄膜,可减缓进一步腐蚀。可跟氟、氯、溴、碘等化合生成相应卤化物,跟氢气在400 ℃催化剂作用下生成氢化钙。常温下跟水反应生成氢氧化钙并放出氢气,跟盐酸、稀硫酸等反应生成盐和氢气。加热时几乎能还原所有金属氧化物,在熔融时也能还原许多金属氯化物。

氧化钙是一种无机化合物,它的化学式是 CaO,俗名生石灰,为白色粉末,不纯者为灰白色,含有杂质时呈淡黄色或灰色,具有吸湿性。氧化钙为碱性氧化物,对湿敏感。易从空气中吸收二氧化碳及水分。与水反应生成氢氧化钙[$Ca(OH)_2$]并产生大量热,有腐蚀性。

氢氧化钙[$Ca(OH)_2$]是一种白色粉末状固体,俗称熟石灰、消石灰。加入水后,呈上下两层,上层水溶液称作澄清石灰水,下层悬浊液称作石灰乳或石灰浆。上层清液澄清石灰水可以检验二氧化碳,下层浑浊液体石灰乳是一种建筑材料。氢氧化钙微溶于水。氢氧化钙是一种二元强碱,具有碱的通性,对皮肤,织物有腐蚀。氢氧化钙在工业中有广泛的应用,为白色粉末,由生石灰和水反应生成,它的饱和水溶液叫做石灰水,是常用的建筑材料,也用作杀菌剂和化工原料等。

氯化钙($CaCl_2$)为典型的离子型卤化物,性状为白色、硬质碎块或颗粒,微苦,无味。氯化钙对氨具有突出的吸附能力和低的脱附温度,在合成氨吸附分离方面具有很大的应用前景。氯化钙是干燥剂,常用于气体的干燥。因为它在空气中易吸收水分发生潮解,所以无水氯化钙必须在容器中密封储藏。氯化钙及其水合物和溶液在食品制造、建筑材料、医学和生物学等多个方面均有重要的应用价值。

（三）钡及其化合物

钡是碱土金属元素,位于周期表中ⅡA族的第六周期,是碱土金属中活泼的元素,是一种柔软的有银白色光泽的碱土金属。由于它的化学性质十分活泼,自然界没有发现钡单质。钡在自然界中最常见的矿物是重晶石（硫酸钡）和毒重石（碳酸钡）,二者皆不溶于水。钡的化学活性很大,在碱土金属中是最为活泼的。钡在空气中缓慢氧化,生成氧化钡,燃烧时则发出绿色火焰,生成过氧化钡。同时钡也会与空气中的氮气反应,生成氮化钡。钡与氢气可化合为 BaH_2,BaH_2 是一种很强的还原剂。钡与水反应,生成氢氧化钡与氢气,由于氢氧化钡的溶解度不大,且钡的升华能较高,所以反应不如碱金属那样剧烈。

硫酸钡（$BaSO_4$）为无臭、无味粉末,密度 4.25 至 4.5,分解温度＞1 600 ℃,溶于热浓硫酸,几乎不溶于水、稀酸、醇。水悬浮溶液对石蕊试纸呈中性。医学上常用于上、下消化道造影。

第三节　p 区主要元素及其化合物

一、p 区元素概述

P 区元素价电子构型为 $ns^2np^{1\sim6}$（He 为 $1s^2$）,包括ⅢA 族元素至 0 族元素,既有金属元素、非金属元素,也有稀有气体。P 区元素的同一族自上而下,原子半径逐渐增大,金属性逐渐增强,非金属性减弱。尤以ⅢA～ⅤA 族从非金属过渡到金属的现象最明显。以氮族为例,半径较小的氮和磷是非金属元素,处在中间的砷为准金属,锑和铋则过渡为金属元素。P 区元素除氟外,一般都有多种氧化态,最高正氧化数等于最外层电子数。P 区金属元素有以下特点:

1. P 区金属的熔点都比较低。其中铝的熔点为 660 ℃。它们与ⅡB族的锌、镉、汞合称为周期表中的低熔点元素区。这些金属彼此能形成许多重要的低熔点合金。如焊锡就是 Sn - Pb 合金,保险丝是 Bi - Pb - Sn 合金。

2. P 区的一些金属具有导体性质,即导电性介于金属和绝缘体之间。

3. P 区金属的氧化物多数有不同程度的两性性质,即与酸或碱都能作用而生成相应的盐。

4. 它们在自然界都以化合物存在,除铝外,多为各种组成的硫化物矿。

二、硼族和碳族元素

(一)硼族元素

硼族元素包括硼(B)、铝(Al)、镓(Ga)、铟(In)、铊(Tl)五个元素,属ⅢA族元素。在地壳中铝的含量仅次于氧和硅。硼和铝有富集矿藏(硼酸盐矿,如硼砂 $Na_2B_4O_7 \cdot 5H_2O$;铝土矿,主要成分为 $Al_2O_3 \cdot SiO_2$ 等),镓、铟、铊常与其他矿物共生,是分散元素。硼族元素的价电子构型是 ns^2np^1,一般氧化态为 $+3$,随着原子序数的递增,ns^2 电子对趋于稳定(惰性电子对效应),生成低氧化态($+1$)的倾向随之增强。铊的 $+1$ 氧化态很稳定,其化学键具有较强的离子键特征,$+3$ 氧化态显氧化性。硼与本族其他元素相比,由于半径小,失去 3 个电子的总电离能很高,生成 $+3$ 价离子很困难,往往通过电子对的共用形成共价型的化合物。硼族元素原子的价电子构型为 ns^2np^1(假设 3 个电子按激发态 $ns^1np_x^1np_y^1np_z^0$ 排布),则价电子数为 3。

1. **硼砂** 硼砂($Na_2B_4O_7 \cdot 10H_2O$)又称四硼酸钠,是硼的含氧酸盐中最重要的一种,为白色透明晶体,易风化。硼砂在水中的溶解度随温度升高而明显增大。在实验室中常用硼砂作为校准酸浓度的基准物和配制缓冲溶液等。工业上主要用于玻璃和搪瓷工业。在玻璃中,可增强紫外线的透射率,提高玻璃的透明度及耐热性能。在搪瓷制品中,可使瓷釉不易脱落而使其具有光泽。在医学上,在消毒剂等方面也有广泛的应用,硼砂用于皮肤黏膜的消毒防腐、氟骨症、足癣、牙髓炎等的治疗,近年来还用于肿瘤的治疗。

2. **硼酸** H_3BO_3 可作润滑剂,大量用于搪瓷和玻璃工业。H_3BO_3 是六角片状的白色晶体。H_3BO_3 中 B 以 sp^2 杂化轨道分别和 3 个 O 结合成平面三角形结构。H_3BO_3 能溶于水,溶解度随温度升高而增加(晶体中部分氢键断裂)。硼酸是一元弱酸,$K_a = 5.8 \times 10^{-10}$。硼酸在医药上可用作防腐消毒剂。

3. **铝** 铝是银白色轻金属,有延展性。商品常制成棒状、片状、箔状、粉状、带状和丝状。在潮湿空气中能形成一层防止金属腐蚀的氧化膜。铝粉和铝箔在空气中加热能猛烈燃烧,并发出炫目的白色火焰。易溶于稀硫酸、硝酸、盐酸、氢氧化钠和氢氧化钾溶液,难溶于水。熔点 660 ℃,沸点 2 327 ℃。铝元素在地壳中的含量居第三位,是地壳中含量最多的金属元素。

(二)碳族元素

碳族元素是周期表中ⅣA族元素,包括碳(C)、硅(Si)、锗(Ge)、锡(Sn)、铅(Pb)五种元素。碳族元素的价电子构型为 ns^2np^2。它们的最高氧化态为 $+4$。碳处于第二周期,半径较小,电负性较大,与同族其他成员相比表现出许多特殊性。碳原子间有强烈的自相成键的倾向,C—C 单键强度比 Si—Si、Ge—Ge、Sn—Sn 等都大。除 C—C 单键外,碳原子间还存在 C=C,C≡C 键,而硅原子由于半径较大,形成重键的倾向比碳要弱得多。碳的最大的配位数通常为 4(第二周期元素以 $2s,2p$ 轨道参与成键)。本族其他元素的配位数超过 4,如硅是第三周期元素,有 d 轨道可利用,最大配位数可达 6。

硅和锗是重要的半导体元素。碳、硅、锗和锡及其化合物在材料领域应用广泛。Sn 和 Pb 存在多变的氧化态,它们的化合物具有氧化还原性,Pb 的难溶盐特别多,常用于分离、鉴定。

1. 一氧化碳 CO 是无色、无臭的有毒气体,具有还原性。在高温下,可以从许多金属氧化物中夺取氧,使金属还原。可作为重要的配体,形成配位化合物。如 $Fe(CO)_5$、$Ni(CO)_4$、$Cr(CO)_6$ 等。CO 引起中毒的原因是:当 CO 通过呼吸道,经肺泡进入血液,与血红蛋白结合。由于血红蛋白和 CO 分子生成的配合物(Hb·CO)比 O_2 分子生成的氧合血红蛋白(Hb·O_2)稳定得多(高 $200\sim300$ 倍),血红蛋白不能再携带和转运氧气,造成组织缺氧,细胞能量代谢发生障碍,出现中毒,导致头痛、眩晕、肌肉麻痹、昏迷,甚至死亡。

2. 二氧化碳 CO_2 为直线形非极性分子。实测碳氧键长为 116 pm,其数值介于 C=O 键(键长为 124 pm)和 C≡O 键(键长为 113 pm)之间;键能为 531.4 kJ/mol,也介于双键和叁键键能之间,因此 CO_2 分子中应存在离域 π 键。CO_2 是无色、无臭的气体。CO_2 无毒,但在空气中的含量过高时会导致缺氧而窒息,CO_2 也不助燃,空气中 CO_2 含量达到 2.5% 时,火焰会熄灭。在 $-56.6\,℃$ 时 CO_2 凝结为白色固体,称为"干冰"。干冰是分子晶体,维持晶体致冷剂,除化学工业外,也用在食品工业,在美容行业用干冰来治疗青春痘,这种治疗就是所谓的冷冻治疗。其优点是在升华时,不仅能形成低温,而且不留残渣,干净、卫生、无味。

3. 碳酸和碳酸盐 碳酸为二元弱酸,分两级电离。碳酸盐有正盐(碳酸盐)和酸式盐(酸式碳酸盐)两种。正盐中除碱金属和铵盐外,都难溶于水。碱金属碳酸盐的水溶液呈强碱性,而其酸式盐的水溶液呈弱碱性。

链 接/ 拓 展

铅进入体内随血液流动分布于各脏器和组织中,大部分沉积于骨骼、头发和牙齿等处,小部分分布于血液中。铅与体内一系列蛋白质、酶和氨基酸中的巯基结合,从多方面干扰机体的生化和生理功能,损害造血系统、神经系统、消化系统和肾脏,并有致畸、致癌作用。

三、氮族和氧族元素

(一)氮族元素

氮族元素是元素周期表 VA 族的所有元素,包括氮(N)、磷(P)、砷(As)、锑(Sb)、铋(Bi),这一族元素在化合物中可以呈现 -3、$+1$、$+2$、$+3$、$+4$、$+5$ 等多种化合价,他们的原子最外层都有 5 个电子,最高正价都是 $+5$ 价。氮族元素原子结构特点是:原子的最外电子层上都有 5 个电子,这就决定了它们均处在周期表中第 VA 族。它们的最高正价均为 $+5$ 价,若能形成气态氢化物,则它们均显 -3 价,气态氢化物化学式可用 RH_3 表示。最高氧化物的化学式可用 R_2O_5 表示,其对应水化物为酸。它们中大部分是非金属元素。

1. N_2 N_2 是无色无臭的气体,微溶于水。N_2 的结构式为:N≡N:,N_2 分子中具有三重键(1σ 和 2π),每个 N 原子上有一对孤对电子。N_2 的总键能很高(约 941.7 kJ/mol),具有很高的稳定性(破坏 N≡N 键十分困难,反应活化能很高)。故 N_2 常作为惰性气体使用,如用于保护粮油、食品以及作为精密实验中的保护气体。

2. 氨和铵盐　氨是具有臭味的无色气体。NH_3 为极性分子,在水中溶解度大。NH_3 在水中形成 NH_4^+ 和 OH^-,使 NH_3 呈碱性。铵盐的主要性质有酸性、热稳定性及还原性。铵盐和碱金属盐,它们阳离子电荷相同,半径相近,在性质上有许多相似之处。

NH_4Cl 水解呈酸性。

$$NH_4^+ + H_2O \Longrightarrow NH_3 + H_3O^+$$

铵盐的热稳定性差,固态铵盐加热易分解为氨气和相应的酸。

$$NH_4HCO_3 \Longrightarrow NH_3\uparrow + CO_2\uparrow + H_2O$$

$$NH_4Cl \Longrightarrow NH_3\uparrow + HCl\uparrow (加热)$$

如果相应的酸具有氧化性,则分解出来的 NH_3 会立即被氧化,例如 NH_4NO_3 受热分解时被氧化成 N_2O,如果加热温度高于 573 K,N_2O 又分解为 N_2 和 O_2。

$$NH_4NO_3 \Longrightarrow N_2O\uparrow + 2H_2O$$

$$2NH_4NO_3 \Longrightarrow 2N_2\uparrow + O_2\uparrow + 4H_2O$$

3. NO 和 NO_2　NO 中的 N 原子的氧化态为 +2,位于中间氧化态,因此既具还原性,又具氧化性。NO 作还原剂时,其氧化产物通常为 NO_2。当做氧化剂时,产物为 N_2。NO_2 为红棕色的有毒气体。NO_2 能发生聚合作用,形成 N_2O_4。

4. 硝酸　硝酸为强酸,遇光及空气部分发生分解。稀硝酸比较稳定,70%～90%硝酸在 0 ℃,阴暗处不发生分解。硝酸是一种强氧化性、腐蚀性的强酸。

$$4HNO_3 \Longrightarrow 4NO_2\uparrow + O_2\uparrow + 2H_2O$$

硝酸易溶于水,常温下其溶液无色透明,但由于分解产生了 NO_2 常带有黄色或红棕色。其不同浓度水溶液性质有别,市售浓硝酸为恒沸溶液,质量分数为 0.692(约 16 mol/L);质量分数足够大(市售浓度最高为 98%以上)的,称为发烟硝酸。硝酸易见光分解,应在棕色瓶中于阴暗处避光保存,严禁与还原剂接触。硝酸在工业上主要以氨氧化法生产,用以制造化肥、炸药、硝酸盐等;在有机化学中,浓硝酸与浓硫酸的混合液是重要的硝化试剂。

链 接/拓 展

砷及其化合物中,砒霜、三氯化砷、亚砷酸、砷化氢等对人体有直接毒害作用。作用机制:主要是由于三价砷与体内酶蛋白的巯基(—SH)反应,形成稳定的化合物,使酶失去活性,影响细胞的正常代谢,抑制细胞的呼吸,导致细胞死亡。

(二)氧族元素

氧族元素位于周期表 VIA 族,包括氧(O)、硫(S)、硒(Se)、碲(Te)和钋(Po)五种元素(钋为放射性元素),除氧以外的其余元素又称为硫族元素。本章重点讨论氧、硫及其典型化合物的性质和应用。本族元素的原子半径、离子半径、电离能、电负性和非金属性具有一定的变化趋势。从氧到碲随着原子半径的增大,由上往下电离能、电负性和非金属性也依次降低,本族元素在性质上表现为从非金属过渡到金属,氧和硫是典型的非金属,硒和碲的非金属性较弱,称为准金属(性质介于典型金属和典型非金属之间),具有放射性的钋呈现显著的金属性。钋是居里夫人在钍矿和铀矿中发现的,它的所有同位素都是放射性的,最稳定的同位素其半衰期为 138 天。氧族元素的价电子构型为 ns^2np^4，它们趋向于得到两个电子形成具稀有气体的稳定的电子层结构。氧化态为 -2 的化合物的稳定性从氧到碲依次降低，其还原性依次增强。从电子亲和能的数据来看，本族第一电子亲和能是负值，而第二电子亲和能为正值，说明结合第二个电子要吸收能量，但离子型的氧化物和硫化物是普遍存在的，这是因为形成晶体时，从晶格能得到了补偿。

1. 氧原子

（1）氧原子的电负性仅次于氟，它可以从电负性较小的其他元素的原子夺取电子形成 O^{2-} 而构成离子型氧化物，如 Na_2O、CaO 等。当氧与氟化合时，表现出正的氧化态，如 OF_2。

（2）氧原子可以与其他原子形成三重键（$:O\equiv$），如 CO、NO。

（3）氧原子能形成两个共价单键或共价双键，如 H_2O、$R_2C=O$。氧原子中的孤对电子可作为给予体与接受体成键，如 H_3O^+、$Cu(H_2O)_4^{2+}$ 等。

2. 氧分子

（1）O_2 可以结合两个电子，形成过氧离子 O_2^{2-}，组成离子型过氧化物，如 Na_2O_2、BaO_2 等；或通过过氧键—O—O—组成共价型过氧化物，如 H_2O_2、ZnO_2、CdO_2 或过氧酸、过氧酸盐等。

（2）O_2 可以结合一个电子，形成超氧离子 O_2^-，组成超氧化物，如 KO_2。

（3）O_2 中含有孤对电子，可以作为电子对给予体向具有空轨道的金属离子配位。众所周知，血红蛋白（Hb）具有载氧的功能，它是一种含有 4 个 Fe^{2+} 的蛋白质，其中的 Fe^{2+} 具有容纳孤对电子的空位，能够可逆地同 O_2 配位，形成氧合血红蛋白。

$$Hb—Fe_4+4O_2 \Longrightarrow Hb—Fe_4—(O_2)_4$$

3. 臭氧分子

（1）臭氧分子可以结合一个电子形成 O_3^-，所形成的化合物为离子型臭气化合物，如 KO_3。

（2）臭氧分子 O_3 也可以形成臭氧链—O—O—O—，构成共价型臭氧化物，如 O_3F_2。

4. 过氧化氢 过氧化氢化学式为 H_2O_2，水溶液俗称双氧水。外观为无色透明液体，具有不稳定性、弱酸性和氧化还原性，是一种强氧化剂，其水溶液适用于医用伤口消毒及环境消毒和食品消毒。

四、卤素

卤族元素指周期系ⅦA族元素，包括氟（F）、氯（Cl）、溴（Br）、碘（I）、砹（At），简称卤素。它们在自然界都以典型的盐类存在，是成盐元素。卤族元素的单质都是双原子分子，它们的物理性质的改变都是很有规律的，随着分子量的增大，卤素分子间的色散力逐渐增强，颜色变深，它们的熔点、沸点、密度、原子体积也依次递增。卤素都有氧化性，氟单质的氧化性最强。卤族元素和金属元素构成大量无机盐，此外，在有机合成等领域也发挥着重要的作用。

1. 氧化态与氧化还原性 卤素原子价层电子构型为 ns^2np^5，它们容易获得一个电子达到稳定的八偶体结构，即形成氧化态为 -1 的 X^-。因此卤素单质具有强的得电子能力，是强氧化剂。卤素单质的氧化性按 F_2、Cl_2、Br_2、I_2 的顺序减弱。X^- 的还原性则按 F、Cl、Br、I 的顺序增强。

在卤素化合物中，Cl、Br、I 可呈现多种正的氧化态。因为参加反应时，除未成对的电子可参与成键外，成对的电子也可拆开参与成键，这可能与它们的 nd 轨道能容纳由 p 轨道激发来的电子有关。

在水溶液中,氟的稳定氧化态是 -1。氯、溴、碘的主要氧化态是 -1、$+1$、$+3$、$+5$ 和 $+7$。卤素的含氧酸都是强氧化剂。除 -1 和 $+7$ 氧化态外,其他氧化态都易发生歧化反应。

卤素各氧化态(除 -1 外)的氧化能力总的趋势是自上而下逐渐降低,但属于第四周期的溴却有些反常(与次周期性有关)。例如,在高卤酸中,高溴酸 BrO_4^- 是最强的氧化剂。

氧化还原反应是卤素的一大特色,在制备和分析上有重要的应用。

2. **配位性**　X^- 离子作为配位体能与许多金属离子形成稳定的配合物。影响这类配合物稳定性的因素主要有中心金属的电荷、半径、电子层结构以及配体的半径大小等。

由于 F^- 的半径最小、电负性最大,F^- 作为配体可以稳定高氧化态的中心元素,能达到高的配位数,如 RuF_8、UF_6、AlF_6^{3-}、IF_7、VF_5、K_2AgF_4、XeF_6、Cs_2KAgF_6 等。

3. **卤素互化物**　不同卤素原子间以共价键相互结合而形成的一系列化合物,称为卤素互化物。一般的通式为 XY_n,其中较重的、电负性较低的卤素原子(X)为中心原子,$n=1$、3、5 和 7。

4. **氟的特殊性**　氟在本族中显示出特殊性,这与氟的电负性最大、原子半径或离子半径特别小以及氟为第二周期 p 区元素、参加成键的轨道通常为 $2s2p$ 等因素有关。氟的特殊性表现如下:

(1) 卤素的电子亲和能不是沿一族向下平稳地减少,而是按 $F<Cl>Br>I$ 的顺序变化,出现 F 的亲和能反而比 Cl 的小的情况。这是由于 F 的半径特别小,当氟原子获得一个电子后,F 的孤对电子对外来电子产生强烈的排斥作用,抵消了一部分核对外层电子的引力。

(2) 氟在成键时通常表现 -1 价,一般不出现正价,而其他卤素则有 -1、$+1$、$+3$、$+5$、$+7$ 等价态。

(3) F_2 的键离解能反常地小(键离解能按 $F—F<Cl—Cl>Br—Br>I—I$ 的顺序变化)。其原因是由于 F 的半径特别小,两原子的非键电子对之间产生强烈的排斥作用,从而大大地削弱化学键的强度,而 Cl、Br、I 有空的 nd 轨道,能容纳邻近原子提供的电子,除可减少电子之间的排斥作用外,还能增加成键效应。

(4) 由于 F^- 的半径特别小,形成氟化物时,有利于增大中心元素的配位数(氟化物能达最高配位数),同时形成化合物时其静电作用更强,表现在键能或晶格能和水合能上升更大。

链接/拓展

拟卤素:价电子排布与卤素的排布相同,性质与卤素十分相近,包括 $(SCN)_2$ 硫氰、$(SeCN)_2$ 硒氰、$(OCN)_2$ 氧氰、$(CN)_2$ 氰等。

5. **卤素单质**　卤素单质具有较高的化学活性,因此在自然界多以化合物形式存在。在陆地上氟多半以难溶的化合物形式存在,如萤石 CaF_2、冰晶石 Na_3AlF_6 和氟磷灰石 $Ca_5F(PO_4)_3$。其次在动物的骨骼、牙齿、毛发、鳞、羽毛等组织内部也含有氟的成分。氯、溴和碘一般以溶解状态同时存在于海洋中。海水中大约含氯 1.9%、溴 $0.006\,5\%$ 和碘 $5\times10^{-8}\%$。氯与溴在海水中的总质量之比约为 $300:1$。氯也存在于某些盐湖、盐井和盐床(如钾岩盐 KCl 和光卤石 $KCl\cdot MgCl_2\cdot 6H_2O$)中。溴与氯相似,大多是以与锂、钠及镁形成的化合物形式存在,只是数量比氯少得多。溴也存在于一些盐湖和盐井中。碘在海水中含量极少,但某些海洋生物(如海蜇、海带等)具有富集碘的功能。

化学性质活泼是卤素单质的重要特性。它们都是很强的氧化剂,但随着原子半径的增大,它们的氧化能力减弱,氟气是最强的氧化剂。卤素的活泼性和化学反应的条件有关,以下是按热化学循环的观点讨论反应的倾向性,并与有关结构知识相关联,以加深对卤素"活泼性"的理解。

卤素的化学性质主要表现在以下几个方面:

(1)与金属反应:在低温或高温下,氟气能强烈地与所有金属作用,生成高价氟化物,反应通常很猛烈,伴随燃烧和爆炸。

氯气也能与各种金属作用,反应较为激烈,但有些反应要加热。氯气还能使有变价的金属氧化成高价。干燥的氯气不与铁作用,因此可将氯气储存在钢瓶中。

溴和碘在常温或不太高的温度下可与活泼的金属反应。

一般可与氯气反应的金属也同样能与溴、碘反应,只是有的要在较高的温度下进行。

(2)与非金属反应:氟气几乎与所有的非金属直接作用,甚至在低温下仍能与硫、磷、硼、碳、硅等非金属元素猛烈反应产生火焰。

氯气也能与大多数非金属直接作用,但作用程度不如氟气。

$$2S(s) + Cl_2(l) = S_2Cl_2(l)$$

$$S(s) + Cl_2(g,过量) = SCl_2(l)$$

$$2P(过量) + 3Cl_2 = 2PCl_3$$

$$2P + 5Cl_2(过量) = 2PCl_5$$

溴和碘也有类似作用,但反应较氯气为和缓。

$$2P + 3Br_2 = 2PBr_3$$

$$2P + 3I_2 = 2PI_3$$

上述反应要控制在干燥条件下,不然会发生水解。

(3)与氢气的作用:卤素活泼性的差别最突出的表现在它们与氢气的相互作用上。氟气和氢气的化合非常激烈,甚至在很低的温度(20 K),固态氟和液态氢在黑暗中就能猛烈化合,放出大量热。氯气和氢气的混合气体在黑暗中是安全的,在常温及散射光照射反应进行很慢,但在强光照射或加热时,氯气和氢气立即反应并发生爆炸。

$$H_2 + Cl_2 = 2HCl \quad \Delta H = -184.1 \text{ kJ/mol}$$

(4)与水的反应:卤素与水发生两类重要的化学反应。第一类反应是卤素置换水中氧的反应;第二类反应是卤素的歧化反应。卤素与水的作用情况是有差别的。氟气的氧化性最强,只能与水发生第一类反应;碘与水不发生第一类反应。

$$X_2 + H_2O = 2H^+ + 2X^- + \frac{1}{2}O_2 \quad (1)$$

$$X_2 + H_2O = H^+ + X^- + HXO \quad (2)$$

卤素在水溶液中的氧化性按 $F_2 > Cl_2 > Br_2 > I_2$ 的次序递变。F_2 与水反应的趋势最大,氯气次之,它们在一般酸性溶液中就能发生反应,当水溶液的 pH>3 时,溴才能反应,水溶液的 pH>12 碘才能发生反应。实验事实证明,氟气与水反应激烈放出氧气,而 Cl_2 和 Br_2 与水的反应从热力学上是可能进行的,但由于反应的活化能较高使得反应速度很慢。氯气只有在光的照射下与水反应缓慢放出 O_2。从热力学倾向上,溴同样会分解水,但由于动力学因素,使 Br_2 与水反应放出氧的速度更慢。碘不会氧化水,相反将氧气通入碘化氢水溶液中会析出碘,因此碘的水溶液是稳定的。

第四节　d 和 ds 区主要元素及其化合物

过渡元素包括 d 区元素和 ds 区元素,位于周期表的副族,由于都是金属元素也称过渡金属。d 区元素在周期表的第 3 至第 12 列。这些元素中具有最高能量的电子是填在 d 轨道上的,其特征电子构型为 $(n-1)d^{1\sim9}ns^{1\sim2}$(Pd 为 $4d^{10}5s^0$ 例外)。ds 区元素是指元素周期表中的 IB、IIB 两族元素,其特征电子构型为 $(n-1)d^{10}ns^{1\sim2}$。出现 ds 区元素的原因是由于它们的电子构型是 $d^{10}s^1$(IB)或 $d^{10}s^2$(IIB)。ds 区元素都是过渡金属元素,但由于它们的 d 层是满的,所以体现的性质与其他过渡金属元素有所不同。

一、过渡元素的通性

在同一周期中自左至右逐渐填充 d 电子,最外层电子数几乎不变。元素的物理化学性质主要取决于电子结构。过渡元素有许多不同于 s 区和 p 区元素的特征,如"变价多"(d 电子参与成键有关)、"颜色多"(d—d 跃迁或荷移跃迁等引起的)、"配合物多"(能量相近的 $(n-1)d,ns,np$ 等价层轨道参与杂化成键,离子的有效核电荷较大,半径较小以及与配位体的作用力强等有关)。因此,过渡元素化学在相当程度上可以说是"d 轨道的化学"。

由于 $(n-1)d$ 电子对 ns 电子的屏蔽作用较小,有效核电荷增加,对外层电子的吸引力增大,所以在同一过渡系的元素中自左至右原子半径依次缓慢减小,直到铜族附近,d 轨道全充满,电子之间相互排斥作用增强,原子半径才略有增加。同族过渡元素的原子半径自上而下除钪族外,其余各族元素的原子半径很接近,这是由于镧系收缩所致。

在 d 区元素中,不仅 s 电子参与形成金属键,d 电子也可以参与成键,所以它们一般都有较高的熔点、沸点、汽化热等。一般熔点高的金属也具有较大数目的未成对电子,硬度亦高,如 W 是熔点最高的金属,Cr 是硬度最大的金属,Os 是密度最大的金属。由于过渡元素具有价态的多样性,氧化还原性是它们的重要特征。过渡元素的离子既有接受孤对电子的空轨道,又有较高的正电荷吸引配位,因此有形成配合物的强烈倾向。过渡元素中,V、Nb、Ta、Cr、Mo、W 等它们的含氧酸容易发生"缩合"反应,形成比较复杂的酸,称为多酸(同多酸或杂多酸)。某些多酸的化合物有高的催化活性。研究发现,许多具有抗癌活性的金属配合物的中心金属大都为过渡金属,如 Pt、Ir、Ru、Rh、Pd、Os、Cu 等。

二、重要的过渡元素及其化合物

1. 钛　钛主要是以二氧化钛和钛酸盐形态的矿物存在,如金红石(TiO_2)和钛铁矿($FeTiO_3$)等。钛属IVB族元素,钛的价电子构型为 $3d^24s^2$,最高和最稳定的氧化态为 +4,水溶液中实际上不存在 Ti^{4+} 水合离子,金属离子上的电荷高达 4,必然排斥质子使易脱出,容易发生强烈的水解,以羟基水合离子的形式存在,如 $[Ti(OH)_2(H_2O)_4]^{2+}$、$[Ti(OH)_4$

$(H_2O)_2]$，可简写为 TiO^{2+}（钛氧离子）。

（1）单质钛的性质及用途：钛呈银白色，粉末钛呈灰色。钛的熔点高，密度小（比钢轻13%）。在硬度、耐热性及导电导热性方面，与其他过渡金属（如铁和镍）相似。但是它比其他具有相似的机械和耐热性能的金属轻得多；在常温下，表面易生成致密的、钝性的、能自行修补裂缝的氧化物薄膜而具有优良的抗腐蚀性（不受硝酸、王水、潮湿氯气、稀硫酸、稀盐酸及稀碱的侵蚀）。由于钛有耐腐蚀、比钢轻、强度大、耐高温、抗低温等特性，成为制造宇航、航海、化工设备等的理想材料。此外，钛能与骨骼肌肉生长在一起，用于接骨和人工关节，故有"生物金属"之称。钛合金还有记忆功能（Ti—Ni 合金）、超导功能（Nb—Ti 合金）和储氢功能（Ti—Mn，Ti—Fe 等合金），因此是重要的功能材料。在常温下，钛不与氧气、水、卤素等反应；当温度升高时，钛与大多数非金属直接反应，如 H_2、卤素、O_2、N_2、C、B、Si 和 S 等。由于高温时，钛和氧气、氮气作用生成氧化物、氮化物，所以钛是冶金中的消气剂。在室温下，钛不溶于无机酸甚至热碱溶液。它溶于热的 HCl、热的 HNO_3 及 HF 中，分别生成 $TiCl_3$、$TiO_2 \cdot nH_2O$ 及 TiF_6^{2-}。

（2）二氧化钛（TiO_2）：二氧化钛是白色固体或粉末状的两性氧化物，分子量为 79.87，是一种白色无机颜料，具有无毒、最佳的不透明性、最佳白度和光亮度，被认为是目前世界上性能最好的一种白色颜料。钛白的黏附力强，不易起化学变化，永远是雪白的。广泛应用于涂料、塑料、造纸、印刷油墨、化纤、橡胶、化妆品等工业。它的熔点很高，也被用来制造耐火玻璃、釉料、珐琅、陶土、耐高温的实验器皿等。同时，二氧化钛有较好的紫外线掩蔽作用，常作为防晒剂掺入纺织纤维中，超细的二氧化钛粉末也被加入进防晒霜膏中制成防晒化妆品。

2. 铬　铬属于ⅥB族元素，铬的价电子构型为 $3d^5 4s^1$，主要氧化态为 +6、+3、+2。少数 +5、+4 氧化态的化合物虽然存在，但不稳定，易发生歧化作用。铬在一些配合物中还表现出更低的氧化态，如 -2、-1、0 和 +1。在水溶液体系中，最稳定的氧化态为 +3。

铬是银白色、有光泽的金属。由于它在构成金属键时可能提供 6 个电子，金属原子间结合力较强，因而其熔点和沸点都非常高，熔点在第一过渡系中仅次于钒，为 2 130 K，沸点为2 945 K，硬度在所有金属中为最大，故极耐磨损。铬表面上容易形成一层钝化膜，因此有很高的耐腐蚀性。在常温下，王水和硝酸都不能溶解铬。但未钝化的铬很活泼，可从非氧化性酸中置换出来。由于铬的光泽度好，抗腐蚀性强，硬度大，熔沸点高，故广泛用作电镀保护涂层，它也是合金钢的最重要的组成之一，铬的加入不仅增加钢的抗蚀性、耐酸性，而且增强其硬度。

（1）铬的化合物：主要有三氧化铬（CrO_3）、氯化铬酰（CrO_2Cl_2）、铬酸盐和重铬酸盐。Cr（Ⅵ）的特征配位数为 4，CrO_4^{2-} 可视为它的配阴离子，呈四面体构型。Cr（Ⅵ）的化合物因发生电荷转移跃迁常具有颜色。另外 Cr（Ⅵ）的化合物毒性较大。三氧化铬在重铬酸钾（红矾钾）或重铬酸钠的浓溶液中加入浓硫酸，都可析出暗红色针状晶体 CrO_3。

$$K_2Cr_2O_7 + 2H_2SO_4（浓）\longrightarrow 2CrO_3 + 2KHSO_4 + H_2O$$

CrO_3 是铬氧四面体以角氧相连而成的链状结构。CrO_3 表现出强氧化性、热不稳定性和水溶性。它溶于水生成铬酸，过量的 CrO_3 也可与水反应生成重铬酸（从未分离出游离的铬酸和重铬酸），故也称"铬酸酐"。有机物（如乙醇）遇 CrO_3 发生猛烈反应以至着火，本身被还原成 Cr_2O_3。加热 CrO_3 超过 470 K 则逐步分解，经一系列中间氧化态最后生成 Cr_2O_3。

$$CrO_3 \rightarrow Cr_3O_8 \rightarrow Cr_2O_5 \rightarrow CrO_2 \rightarrow Cr_2O_3$$

$$4CrO_3 \longrightarrow 2Cr_2O_3 + 3O_2 \uparrow$$

CrO_3 的不稳定性被用于制备磁性颜料 CrO_2。CrO_2(由 CrO_3 分解为 Cr_2O_3 过程的中间产物)是棕黑色固体,具有金红石结构,它具有金属的电导率,而它的铁磁性质使它在记录磁带制造业方面占有重要地位,据称它比用铁氧化物制造的磁带分辨率和高频响应性能更好。CrO_3 主要用于电镀铬。

(2) 铬酸盐和重铬酸盐:在水溶液中铬酸(H_2CrO_4)表现为中强酸。

$$H_2CrO_4 \rightleftharpoons H^+ + HCrO_4^- \quad K_1 = 4.1$$
$$HCrO_4^- \rightleftharpoons H^+ + CrO_4^{2-} \quad K_2 = 3.2 \times 10^{-7}$$

在溶液中存在下列平衡:

$$2CrO_4^{2-} + 2H^+ \rightleftharpoons Cr_2O_7^{2-} + H_2O \quad K = 1.2 \times 10^{14}$$

当向黄色的 CrO_4^{2-} 溶液中加酸时,溶液变为橙色;反之,向橙色的 $Cr_2O_7^{2-}$ 溶液中加碱时,溶液又变为黄色的 CrO_4^{2-}。可见溶液颜色的转变与 pH 有关,pH 降低时,有利于 $Cr_2O_7^{2-}$ 的形成;pH 增大时,有利于 CrO_4^{2-} 的形成。

3. 锰　锰属ⅦB族元素,锰原子的价电子构型为 $3d^5 4s^2$,它的最高氧化态与族数相同,为 +7,同时也有多变的氧化态:+6、+5、+4、+3、+2;+1、0、−1、−2、−3 等,低氧化态在配合物中可遇到。一般说来在酸性溶液中,锰比较稳定的氧化态是 +7、+4、+2,其中 d 电子处于半充满状态的 Mn(Ⅱ)最稳定。+3、+6 氧化态易发生歧化反应。锰最重要的矿是软锰矿($MnO_2 \cdot xH_2O$)和黑锰矿(Mn_3O_4)和水锰矿[$MnO(OH)$]。近年来在深海底发现大量的锰矿-锰结核(铁锰氧化物及铜、钴、镍等重要金属元素)。显而易见,锰的多变氧化态决定了锰的化合物具有氧化还原性的突出特点。

(1) 锰的单质及其性质:块状锰是银白色金属,外表像铁。粉末状锰是灰色的,呈顺磁性。锰是一种较活泼的金属,锰与氧化合的能力较强,在空气中金属锰的表面被一层褐色的氧化膜所覆盖,使其不再继续被氧化。在高温时,锰能够同卤素、氧气、硫、硼、碳、硅、磷等直接化合。锰主要用于钢铁工业中生产锰合金钢,在炼钢中有脱硫作用,由于生成 MnS 而将硫除去。锰可以代替镍制造不锈钢。锰铜镍合金的膨胀系数很大,电阻温度系数很小。铜锰合金除了机械强度很大之外,还有一个优异特性——不会被磁化,用于船舰需要的防磁部位。

(2) 二氧化锰:二氧化锰是一种黑色粉末状固体物质,晶体呈金红石结构,不溶于水。二氧化锰显弱酸性。MnO_2 既可作氧化剂又可作还原剂。主要用在干电池中作去极化剂,是玻璃工业中的良好脱色剂,可将低价铁盐氧化成高铁盐,使玻璃的蓝绿色转为弱黄色。电子工业中用以制锰锌铁氧体磁性材料。炼钢工业中用作铁锰合金的原料,浇铸工业的增热剂。防毒面具中用作一氧化碳的吸收剂。化学工业中用作氧化剂(如紫红素合成)、有机合成的催化剂、油漆和油墨的干燥剂。也用作火柴工业的助燃剂,陶瓷、搪瓷的釉药和锰盐的原料。还用于烟火,水的净化除铁、医药、肥料及织物印染等方面。在有机合成中,MnO_2 被用作氧化剂,其反应活性与其结构、制备方法以及溶剂极性有关。

(3) 高锰酸钾:高锰酸钾($KMnO_4$),强氧化剂,深紫色细长斜方柱状结晶,有金属光泽。可溶于水,遇乙醇即被还原。常用作消毒剂、水净化剂、氧化剂、漂白剂、毒气吸收剂、二氧化碳精制剂等。医疗上有用作清洁消毒,和用来消灭真菌之用。高锰酸钾常温下即可与甘油(丙三醇)等有机物反应甚至燃烧;在酸性环境下氧化性更强,能氧化负价态的氯、溴、碘、硫等离子及二氧化硫等。与皮肤接触可腐蚀皮肤产生棕色染色;粉末散布于空气中有强烈刺激性。尿液、二氧化硫等可使其褪色。与较活泼金属粉末混合后有强烈燃烧性,危险。

高锰酸钾在酸性溶液中还原产物为二价锰离子。

$$2MnO_4^- + 5SO_3^{2-} + 6H^+ \longrightarrow 2Mn^{2+} + 5SO_4^{2-} + 3H_2O$$

高锰酸钾在碱性溶液中还原产物一般为墨绿色的锰酸钾（K_2MnO_4）。

$$2MnO_4^- + SO_3^{2-} + 2OH^- \longrightarrow 2MnO_4^{2-} + SO_4^{2-} + H_2O$$

高锰酸钾在中性环境下还原产物为二氧化锰。

$$2MnO_4^- + 3SO_3^{2-} + H_2O \longrightarrow 2MnO_2 \downarrow + 3SO_4^{2-} + 2OH^-$$

4. 铁系元素 铁系元素包括铁、钴、镍三种元素，它们同属周期表中的第Ⅷ族元素，其价电子构型分别是 $3d^6 4s^2$、$3d^7 4s^2$、$3d^8 4s^2$。它们的最外层都有两个电子，只是其次外层 3d 电子数不同，其原子半径又相近，因此它们的性质相似。一般条件下，铁的常见氧化态是 $+2$ 和 $+3$，与强氧化剂作用，铁可以生成不稳定的 $+6$ 氧化态。据报道金属铁在强碱性中阳极溶解的情况下生成 FeO_4，证实有 $+8$ 价铁的存在。钴和镍的常见氧化态都是 $+2$，与强氧化剂作用，钴可以生成 $+3$ 氧化态，而镍的 $+3$ 氧化态则少见。按 Fe、Co、Ni 的顺序，高价稳定性降低。

铁、钴、镍的物理性质和化学性质都比较相似，具有光泽的银白色金属，都有强磁性，许多铁、钴、镍合金是很好的磁性材料。Fe、Co、Ni 属于中等活泼金属。Fe 溶于稀 HCl 和稀 H_2SO_4，生成 Fe^{2+} 和 H_2；冷、浓 HNO_3、H_2SO_4 使其钝化；和 HNO_3 作用，若 Fe 过量，生成 $Fe(NO_3)_2$；若 HNO_3 过量，则生成 $Fe(NO_3)_3$。铁能形成 Fe(Ⅱ) 和 Fe(Ⅲ) 两类化合物。Co、Ni 在 HCl 和稀 H_2SO_4 中比 Fe 溶解慢。和铁一样，冷、浓 HNO_3 使其表面钝化。浓碱缓慢侵蚀铁，而钴、镍在浓碱中比较稳定。所以实验室中常用镍坩埚熔融碱性物质。在高温下它们分别和 O_2、S、Cl_2 等非金属作用生成相应的氧化物、硫化物和氯化物。

（1）铁的氧化物：铁有多种氧化物，如 FeO（黑色）、Fe_2O_3（砖红色）等。低氧化态氧化物具有碱性，溶于强酸而难溶于碱。Fe_2O_3 是难溶于水的两性氧化物，但以碱性为主。当它与酸作用时，生成三价铁盐。例如：

$$Fe_2O_3 + 6HCl \longrightarrow 2FeCl_3 + 3H_2O$$

（2）铁的氢氧化物：铁的氢氧化物为 $Fe(OH)_2$（白色）和 $Fe(OH)_3$（棕红色）。$Fe(OH)_2$ 极不稳定，它在空气中易被氧化而成棕红色的 $Fe(OH)_3$。

$$4Fe(OH)_2 + O_2 + 2H_2O \longrightarrow 4Fe(OH)_3$$

新沉淀出来的 $Fe(OH)_3$ 有比较明显的两性，能溶于强碱。

$$Fe(OH)_3 + 3OH^- \longrightarrow [Fe(OH)_6]^{3-}$$

$Fe(OH)_3$ 与酸反应生成 Fe^{3+} 盐。

$$Fe(OH)_3 + 3H^+ \longrightarrow Fe^{3+} + 3H_2O$$

（3）铁的盐：亚铁盐的显著性质是还原性，不易稳定存在。它的稳定性随溶液的酸碱性而异，在酸性条件下亚铁盐比较稳定，而在碱性下则易氧化。因此，当用铁屑与盐酸或硫酸作用而制备氯化亚铁或硫酸亚铁时，有以下两个关键性条件：①始终保持金属铁过量，②始终保持溶液为酸性。

铁盐容易水解，其水解产物一般近似地认为是氢氧化铁。铁盐的水解过程比较复杂，它是逐级进行的：

$$[Fe(H_2O)_6]^{3+} \rightleftharpoons [Fe(H_2O)_5OH]^{2+} + H^+$$

$$[Fe(H_2O)_5OH]^{2+} \rightleftharpoons [Fe(H_2O)_4(OH)_2]^+ + H^+$$

$$\cdots$$

铁盐可形成配位化合物。向 Fe^{3+} 溶液中加入硫氰化钾 KSCN，溶液立即呈现血红色。这是鉴定 Fe^{3+} 离子的灵敏反应之一，反应须在酸性介质中进行，否则 Fe^{3+} 会水解生成 $Fe(OH)_3$ 而破坏配合物。

$$Fe^{3+} + nSCN^- \longrightarrow [Fe(SCN)_n]^{3-n}$$

铁是当今最重要的结构材料,它在生物系统中也十分重要,如载氧的血红蛋白、电子传递剂细胞色素和酶系统的固氮酶都含有铁。钴主要用于制造特种钢(如高速切削钢)和磁性材料(如永久磁铁)。钴的化合物广泛用作颜料和催化剂。维生素 B_{12} 含有钴,它可防治恶性贫血病。镍是不锈钢的重要组分,含镍 $2\% \sim 4\%$ 钢用于制造电传输、再生声音的器械。在玻璃仪器内熔封的导线是含镍 3.6% 的合金,属于 Inconel 合金的一种,它的膨胀系数和玻璃相近。它还是重要的催化剂,如用于不饱和有机化合物的催化加氢及在水蒸气中甲烷裂解产生一氧化碳和氢气。

5. 铜族元素　铜族元素也叫铜副族,位于周期表ⅠB族,包括铜、银、金三种元素。它们的价电子构型为 $(n-1)d^{10}s^1$,有 $+1$、$+2$、$+3$ 价。铜常见的为 $+1$、$+2$ 价,银常见的为 $+1$ 价,金常见的为 $+3$ 价。最外层电子数与碱金属相同,但次外层却不同。铜族元素次外层为 18 个电子,对核的屏蔽效应比 8 电子结构的小得多,使有效核电荷较大,对外层电子的吸引力较强。因此,与同周期的碱金属相比,铜族元素的原子半径较小,第一电离能较大,标准电极电势为正值,金属活泼性远小于碱金属。

铜族金属密度大,硬度较小,熔点高,是优良导体,延展性很好,特别是金,1 克金能抽成长达 3 千米金丝,或压成厚约 0.000 1 毫米的金箔。Ag 导电性第一,铜的导电性能仅次于银居第二位。

铜在常温下不与干燥空气中的氧气化合,加热能产生黑色的氧化铜,金、银则不反应。铜久置于含 CO_2 的潮湿空气中,表面会慢慢生成一层铜绿。

$$2Cu + O_2 + CO_2 + H_2O \Longrightarrow Cu(OH)_2 \cdot CuCO_3$$

在加热时,铜也与浓盐酸反应。

$$2Cu + 4HCl + O_2 \Longrightarrow 2CuCl_2 + 2H_2O$$

铜可以形成黑色的氧化铜(CuO)和红色的氧化亚铜(Cu_2O)。它们可通过加热或还原方法得到。它们都不溶于水。$CuSO_4 \cdot 5H_2O$ 俗称胆矾,可用铜屑或氧化物溶于硫酸中制得。$CuSO_4 \cdot 5H_2O$ 在不同温度下可逐步失水。$CuSO_4$ 是制备其他铜化合物的重要原料,在工业上用作铜的电解精炼、电镀、丹尼耳电池、颜料的制造,纺织工业的媒染剂等。由 $CuSO_4$ 溶液与石灰乳混合而成的波尔多液具有杀虫能力。无水硫酸铜为白色粉末,不溶于乙醇和乙醚,吸水性很强,吸水后呈蓝色,利用这一性质可检验乙醇和乙醚等有机溶剂中的微量水,并可作为干燥剂。

6. 锌族元素　锌族元素也叫锌副族,位于周期表ⅡB族。与其他过渡元素相比,其元素一个重要的特点是熔沸点低,原因是其元素的金属键弱。锌和镉的常见氧化态为 $+2$ 价,它们也存在 $+1$ 价化合物,只不过它们极不稳定,仅在熔融的氯化物($+2$ 价)与融解的金属反应时生成,但在水中立即歧化。汞的常见的化合价有 $+1$、$+2$ 价,两种不同化合价的化合物都非常重要。锌、镉、汞的化学活泼性随着原子序数的增大而递减,但是比铜族强。单质活泼性顺序为 Zn>Cd>Hg;Zn>Cu,Cd>Ag,Hg>Au。

(1) 汞:汞在自然界以金属汞、无机汞和有机汞三种形态存在。汞和无机汞在一定条件下(如微生物作用),可转化为剧毒的甲基汞。水中生物,如鱼、贝类可以直接从水体中吸收和富集甲基汞化合物,通过食物链的转移和富集,大大提高汞对健康的危害。震惊世界的日本水俣病就是汞中毒引起的。汞及其化合物经呼吸道、消化道和皮肤乳膜进入体内,其吸收率与汞的化学形态、溶解度和被吸收部位有关,如金属汞、无机汞在消化道吸收率很低,有机汞的吸收率很高。

甲基汞具有高的脂溶性,易通过血脑屏障和胎盘屏障,引起中枢神经系统症状和胎儿畸形。汞及其化合物主要损害神经系统、生殖系统、肾脏等。汞中毒的主要表现是脑部疾病,如头痛、头晕、失眠、记忆减退等;感觉障碍,如口唇和手足末端麻木等;运动失调,如动作缓慢、不协调、震颤、眼球运动异常等;语言和听力障碍、胎儿畸形、肾脏损害和致癌等。汞污染源来自化学、冶金等工业及农药、医药、造纸等行业。

(2)镉:经消化道、呼吸道及皮肤进入体内的镉,蓄积于肾、肝、肺、脾、胰腺、甲状腺、睾丸和卵巢等处。镉慢性中毒的主要症状是全身剧烈疼痛难忍、骨质疏松、易骨折、骨软化症、肾脏病、贫血和致癌(如骨癌、直肠癌、食管癌和胃癌)等。

1955 年在日本富山县神通川流域发生镉污染,使当地居民中毒,出现骨头疼痛等症状,这种病被称为骨痛病。

镉在体内蓄积,造成对肾功能的损害,抑制肾中维生素 D_3 的合成,影响人体对钙的吸收和成骨作用(镉对磷有强的亲和力,能置换骨质磷酸钙中的钙),造成骨质疏松、骨骼萎缩变形和骨折等。妊娠、哺乳、内分泌失调、营养不良、缺钙和衰老等是本病的诱因。对动物的研究发现,镉可引起高血压、贫血等,有致癌、致畸作用。

镉主要污染源:有色金属冶炼、电镀、电池、电器、焊接、合金、油漆、颜料、化肥、农药等工业生产过程。另外,水稻和烟叶是植物中富集镉能力较强的。人体中 40%的镉来源于主动与被动吸烟。

要点凝练

1. 总量占 96%的人体内的主要化学元素是哪些? 答:碳、氢、氧、氮。

2. 如何界定人体内的常量元素和微量元素? 答:含量大于 0.01%的是常量元素,小于 0.01%是微量元素。

3. 碱金属包括哪些元素? 答:锂、钠、钾、铷、铯、钫。

4. 碱土金属包括哪些元素? 答:铍、镁、钙、锶、钡和镭。

5. p 区元素含有哪些类型的元素? 答:既有金属元素,非金属元素,也有稀有气体。

6. d 区元素和 ds 区元素由哪种类型的元素构成? 答:都是金属元素。

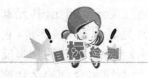

一、填空题

1. 占人体总质量 0.01%以上的元素称为_____,占人体总质量 0.01%以下的元素称为_____。

2. 在人体中含量最多的四种元素分别是_____、_____、_____、_____,在人体中含量最多的金属元素是_____。

3. s 区元素的价电子构型为_____,s 区元素包括_____族和_____族组成。

4. 得贫血病通常是体内缺少_____元素;得水俣病是由于体内_____元素中毒导致的。

二、单选题

1. 下列元素属于人体必需的微量元素是 （　）

　A. 钙　　　　　　　　B. 镁　　　　　　　　C. 铁　　　　　　　　D. 镉

2. 下列元素属于人体必需的常量元素是 （　）

　A. 磷　　　　　　　　B. 锌　　　　　　　　C. 碘　　　　　　　　D. 氟

3. 关于氯元素的描述不正确的是 （　）

　A. 在人体内维持体液酸碱平衡

　B. 调节与控制着细胞外液的容量和渗透压

　C. 参与胃液中胃酸形成

　D. 参与氧气的吸收和输送

4. ⅠA 族中与其他同族元素有明显不同的是 （　）

　A. 氢　　　　　　　　B. 锂　　　　　　　　C. 钠　　　　　　　　D. 钾

5. 患甲状腺肿是由于体内缺乏 （　）

　A. 钙　　　　　　　　B. 硒　　　　　　　　C. 碘　　　　　　　　D. 钾

6. 下列元素不是碱金属的是 （　）

　A. 镭　　　　　　　　B. 钫　　　　　　　　C. 铷　　　　　　　　D. 铯

7. 非金属主要集中在元素周期表的哪个区 （　）

　A. s 区　　　　　　　B. p 区　　　　　　　C. d 区　　　　　　　D. ds 区

8. 关于卤素的描述不正确的是 （　）

　A. 卤族元素的单质都是双原子分子

　B. 随着分子量的增大,卤素分子间的色散力逐渐减弱

　C. 卤素都有氧化性

　D. 氟单质的氧化性最强

9. 哪个族的元素导电性和导热性在所有金属中是最好的 （　）

　A. ⅠA　　　　　　　B. ⅠB　　　　　　　C. ⅡA　　　　　　　D. ⅡB

10. 下列描述错误的是 （　）

　A. $KMnO_4$ 是强氧化剂,为紫色

　B. $KMnO_4$ 在酸性条件下氧化产物是 Mn^{2+}

　C. $Cr_2O_7^{2-}$ 与 CrO_4^{2-} 之间在不同 pH 中易转化

　D. K_2CrO_4 是橙色

三、多选题

1. 关于过渡元素描述正确的是 （　）

　A. 包括 d 区和 ds 区元素

　B. 都是金属元素

　C. 变价多

　D. 配合物多

2. 下列关于铁系元素描述正确的是 （　）

　A. 属于第 Ⅶ 族元素

　B. 光泽的银白色金属,都有强磁性

　C. 按 Fe、Co、Ni 的顺序,高价稳定性升高

　D. 最外层都有两个电子

四、简答题

1. 如何划分常量元素与微量元素? 人体中有哪些常量元素和微量元素?

2. 简述钙在人体中的分布和主要生理作用。

3. 简述碱金属与碱土金属的异同点。

4. P 区金属元素有哪些特点？

五、趣味题

试从结构上分析碳的三种同素异形体——金刚石、石墨和 C_{60} 在性质上的差异。

参考答案：

一、填空题

1. 常量元素　微量元素　2. 氧　氢　碳　氮　钙　3. $ns^{1\sim2}$　ⅠA　ⅡA　4. 铁　汞

二、单选题

1～5　CADAC　6～10　ABBBD

三、多选题

1. ABCD　2. BCD

四、简答题

1. 人体中含量在 0.01% 以上的是常量元素，含量在 0.01% 以下的是微量元素。常量元素有氧、碳、氢、氮、钙、磷、硫、钾、钠、氯和镁，微量元素有铁、锌、铜、钴、锡、锰、氟、晒、碘等。

2. 人体中的钙元素主要以羟基磷灰石 $[Ca_{10}(OH)_2(PO_4)_6]$ 的形式存在于骨骼和牙齿中，其余分布在血液、细胞间液及软组织中。钙是骨骼发育的基本原料，直接影响身高；钙能促进体内某些酶的活动，调节酶的活性作用；参与神经、肌肉的活动和神经递质的释放；调节激素的分泌。钙能刺激血小板，促使伤口上的血液凝结。

3. (1) 碱土金属元素的价电子层构型为 ns^2。和同周期的碱金属元素相比，核电荷增加了一个单位。(2) 碱土金属的活泼性略低于碱金属，比较它们的标准电极电势值可以看出这一点。(3) 碱土金属燃烧时，也会发出不同颜色的光辉。(4) 碱土金属和碱金属一样，也能形成氢化物，热稳定性高一些。(5) 碱土金属的盐类与碱金属相比，大多数的热稳定性比较低，溶解度比较小。(6) 铍和锂一样，原子半径远小于同族的镁、钙、锶、钡，性质也和它们不全相同。

4. (1) P 区金属的熔点都比较低。(2) P 区的一些金属具有导体性质，即导电性介于金属和绝缘体之间。(3) P 区金属的氧化物多数有不同程度的两性性质，即与酸或碱都能作用而生成相应的盐。(4) 它们在自然界都以化合物存在，除铝外，多为各种组成的硫化物矿。

五、趣味题

石墨是每个碳原子以 sp^2 杂化轨道和三个相邻的碳原子连接成的层状结构。因此石墨容易沿着与层平行方向滑动裂开，具有润滑性。金刚石是每个原子以 sp^3 杂化轨道和相邻 4 个碳原子以共价键结合，形成无限的三维骨架，是典型的原子晶体，所有价电子都参与形成共价键，没有自由电子，所以金刚石硬度很大，熔点高，不导电，室温下显惰性。C_{60} 呈足球状结构，具有很高的对称性，使得球面上的碳原子能分摊压力，因此 C_{60} 分子十分稳定，而且异常坚固。这种结构也决定了它的电子结构，使它在光、电、磁方面都表现出奇异性能。

（刘晨光）

第四章　化学反应速率和化学反应平衡

在生产生活中,我们经常会遇到各种化学反应。例如:钢铁生锈、塑料老化、食物腐败、机体衰老等,我们肯定希望其化学反应速率越慢越好。而又例如:废弃物、垃圾、污染物等分解、化工生产等,当然希望其速率越快越好。于是我们就要对化学反应速率与化学反应平衡进行研究,从其本质(化学反应速率主要取决于反应物的性质)和影响因素(温度、压强、浓度、催化剂等)来研究,使我们能更好地控制化学反应,从而使生产生活中的大部分化学反应都尽可能地随着我们的意向改变。

第一节　化学反应速率

一、化学反应速率及表示方法

不同的化学反应,反应速率是各不相同的,甚至还会相差很大。有的可以在瞬间完成,如火药爆炸、胶片感光、酸碱中和反应等;有的则反应速率很慢如塑料需要一二百年才能够自然降解,煤和石油的形成则需要长达几十万年甚至亿万年。即便同一反应,条件不同其反应速率也会不同。为了定量地描述化学反应进行的快慢程度,我们引入了化学反应速率的概念。

对于某一化学反应,通常用单位时间内反应物浓度的减少或生成物浓度的增加来表示该化学反应的反应速率,用符号 v 表示。由于在反应过程中,随着反应的进行,反应物和生成物的浓度及反应速率均随时间的改变而改变,因此,上述定义所指化学反应速率是指一段时间内的平均速率。化学反应速率的数学表达式为

$$\bar{v}=\left|\frac{某反应物或生成物浓度变化值}{变化所需时间}\right|=\left|\frac{\Delta c}{\Delta t}\right| \tag{4-1}$$

反应速率是反应体系中各物质的浓度随时间的变化率。因此,它的单位用"浓度/时间"表示。其中浓度通常用 mol/L 表示,而时间则根据需要可用 s、min、h、d 等表示。

对于同一反应可用不同物质在单位时间内的浓度变化来表示反应速率,得到的速率值可能是不同的,但各值之比等于反应方程式中相应物质化学计量系数之比。所以,在表示某

一反应的速率时,一定要指明是何种物质在单位时间内的浓度变化来表示的。

例1 在某一给定的条件下,氨的合成反应如下:

$$N_2 + 3H_2 \rightleftharpoons 2NH_3$$

起始浓度(mol/L)   1   3   0

2 s 后浓度(mol/L)   0.8   2.4   0.4

求该反应的反应速率

解:选定不同的物质计算该反应的反应速率,分别为:

$$\bar{v}_{N_2} = \left| \frac{\Delta c_{(N_2)}}{\Delta t} \right| = \left| \frac{0.8 - 1.0}{2} \right| = 0.1 \text{ mol/(L·s)}$$

$$\bar{v}_{H_2} = \left| \frac{\Delta c_{(H_2)}}{\Delta t} \right| = \left| \frac{2.4 - 3.0}{2} \right| = 0.3 \text{ mol/(L·s)}$$

$$\bar{v}_{NH_3} = \left| \frac{\Delta c_{(NH_3)}}{\Delta t} \right| = \left| \frac{0.4 - 0}{2} \right| = 0.2 \text{ mol/(L·s)}$$

其中 $\bar{v}_{N_2} : \bar{v}_{H_2} : \bar{v}_{NH_3} = 1 : 3 : 2$,与方程式中各物质的计量系数比一致。由于同一化学反应可以用不同物质在单位时间内的浓度变化来表示反应速率,在实际工作中一般选择浓度变化值易于测定的物质作为计算依据。

根据微分学,如果反应时间间隔无限小,浓度变化亦无限小,则该浓度下的瞬时反应速率即是 Δt 趋近于零时平均速率的极限,瞬时速率确切地表示了化学反应在某一时刻的真实速率。

二、有效碰撞理论与活化能

化学反应的过程是反应物分子中化学键的断裂、生成物分子中化学键的形成的过程。旧键的断裂、新键的形成是通过反应物分子(或离子)的相互碰撞来实现的,反应物分子(或离子)的碰撞是发生化学反应的先决条件。

(一)有效碰撞

反应进行的必要条件是反应物分子间必须发生碰撞,分子间碰撞的频率越高,则反应速率越快。碰撞频率与反应物浓度有关,反应物浓度越大,反应物分子碰撞的频率越高,反应速率越大。根据理论计算,如果分子之间的碰撞每次都能发生化学反应的话,那么,在通常状况下,以体积比 2∶1 混合的氢气和氧气的混合气体就会在瞬间反应成水。而事实并非如此,这说明并不是所有的碰撞都是有效的。因此,反应物之间如果发生反应,首先要满足反应物分子之间能够发生碰撞,但这只是必要条件。

1889 年瑞典化学家阿伦尼乌斯提出了著名的碰撞理论,他把能发生反应的碰撞称为有效碰撞,而不能发生反应的碰撞称为弹性碰撞。要发生有效碰撞,反应物分子必须具备两个条件:第一是要有足够的动能,这样反应物分子才能克服斥力互相充分接近;第二是碰撞时要有合适的方位,或称恰当的取向。碰撞要正好发生在能起反应的部位上,否则,即使反应物分子具有足够的动能,也不会起反应。

例如,673 K 时基元反应 $NO_2(g) + CO(g) \longrightarrow NO(g) + CO_2(g)$,见图 4-1 所示。

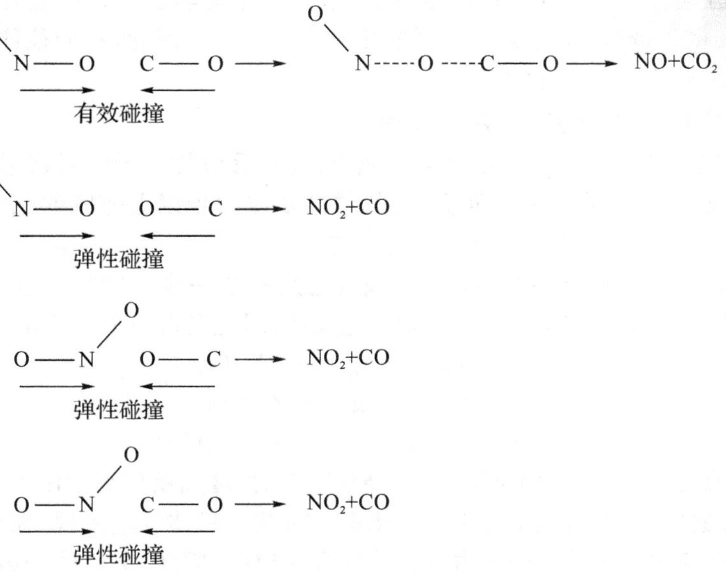

图4-1　分子碰撞示意图

要使 NO_2 和 CO 发生反应分子必须相互碰撞。当两分子接近时,既要克服两分子价电子云之间的斥力,又要克服反应物分子内旧的 N—O 键和 C—O 键间的引力。为了克服旧键断裂前的引力和新键形成前的斥力,两个相互碰撞的分子必须具有足够的能量才能发生化学反应。并且,C 原子必须在将形成的 O—C—O 三个原子处于一条直线的方位上的那一刻,与 NO_2 分子中的 O 原子碰撞才能发生反应,生成 NO 和 CO_2;如果分子碰撞时方位不恰当,即使分子具有的能量再高,反应也不会发生。

（二）活化分子与活化能

在化学反应中,能量较高,能够发生有效碰撞的分子称为活化分子。发生有效碰撞的分子一定是活化分子,但活化分子的碰撞不一定是有效碰撞。活化分子数越多,有效碰撞次数就越多,反应速率就越快。若吸收足够的能量,非活化分子也可以转变为活化分子。

在一定条件下,活化分子具有的最低能量 E^* 与反应物分子的平均能量 $\bar{E}$ 之差称为活化能,用 E_a 表示,即：

$$E_a = E^* - \bar{E} \qquad (4-2)$$

E_a 是取值大于零的物理量,单位为 kJ/mol。

不同的物质有不同的组成、结构和键能,它们进行化学反应时的活化能也不同。一定温度下,活化能越大,普通分子转变为活化分子所需吸收的能量就越大,活化分子数越少,反应速率就越慢;反之,活化能越小,普通分子转变为活化分子所需吸收的能量就越小,活化分子数越多,反应速率就越快。

反应活化能 E_a 是决定化学反应速率的内因,每一个反应都有其特定的活化能。一般化学反应的活化能在 $60 \sim 250$ kJ/mol 之间。活化能小于 42 kJ/mol 的反应速率很快,如中和反应。活化能大于 420 kJ/mol 的反应速率非常小。

三、影响化学反应速率的因素

不同的化学反应,具有不同的反应速率,这说明,参加反应的物质的性质是决定化学反应速率的重要因素。但由于受其他因素的影响,同一个化学反应在改变外界条件时(如:温度、压强、浓度、催化剂等)可能会有不同的化学反应速率。因此,我们往往利用外因对化学反应速率的影响来控制化学反应速率。

(一)浓度对化学反应速率的影响

1. 基元反应和非基元反应　在化学反应中,凡是反应物分子经直接碰撞一步就能转化为产物的化学反应,我们称之为基元反应;经过两步或两步以上完成的化学反应,我们称之为非基元反应,绝大多数化学反应是非基元反应。

例如 $CO(g)+H_2O \Longrightarrow CO_2(g)+H_2(g)$,它是一个一步完成的反应,因此它是基元反应。又如 H_2 和 I_2 反应生成 HI,它是经两步完成的,因此它是一个非基元反应。

$$H_2(g)+I_2(g) \Longrightarrow 2HI(g)$$
$$(1) \quad I_2(g) \Longrightarrow 2I(g)$$
$$(2) \quad H_2(g)+2I(g) \Longrightarrow 2HI(g)$$

2. 浓度对化学反应速率的影响　其他条件不变时,增加反应物的浓度,可增大化学反应速率,减小反应物的浓度,可减小化学反应速率。对某一具体反应来说,在其他条件不变时,活化分子数在反应物分子总数中所占的百分数是一定的,因此,单位体积内活化分子的数目与单位体积内反应物分子的总数成正比,也就是和反应物的浓度成正比。当反应物浓度增大时,单位体积内分子总数增多,活化分子数也相应增多,单位体积内的有效碰撞次数也相应增多,因此,当反应物浓度增大时,化学反应速率必然增大。

3. 质量作用定律　在大量实验数据的基础上,人们总结了反应物浓度与反应速率之间的定量关系,得出了质量作用定律。当温度一定时,基元反应的化学反应速率与各反应物浓度幂的乘积成正比。其中各浓度的幂指数分别等于反应方程式中各反应物分子式前的系数。

设基元反应的化学反应式为:$aA+bB \longrightarrow dD+hH$

则质量作用定律可表示为:

$$V=k \cdot c_A^a c_B^b \qquad\qquad (4-3)$$

式(4-3)称为速率方程。式中,V 为反应的瞬时反应速率;k 为速率常数,它是反应物浓度为 1 mol/L 时的反应速率;c_A 和 c_B 分别为反应物 A 和 B 的浓度,单位为 mol/L;各物质浓度的幂指数之和($a+b$)称为该反应的反应级数。对于一指定反应,k 只是温度的函数,与浓度和压强无关。此外,k 还与催化剂有关。

质量作用定律使用时还要注意以下两个方面:

(1) 质量作用定律只实用于基元反应,非基元反应的速率方程中,反应物浓度指数与方程式中对应反应物系数不可能都一致。

(2) 质量作用定律对于固体或纯物质的浓度可看作常数。

(二)压强对化学反应速率的影响

压强只对有气体参加的化学反应速率产生影响。当其他条件不变时,增大压强(减小容器容积),气体物质的浓度增大,相当于增大反应物浓度,反应速率加快;反之,减小压强(增大容器容积),气体物质的浓度减小,相当于减小反应物浓度,反应速率减慢;压强对固体和液体间的反应无影响。压强变则体积变。

(三)温度对化学反应速率的影响

在炎热的夏季食物很容易腐败变质,但放在冰箱中则可保存较长时间。同样,在不同温度时,用相同浓度的硫代硫酸钠与稀硫酸反应,也可看到浓度高的溶液先出现浑浊,反应快,而温度低的溶液后出现浑浊,反应慢。可见,温度对化学反应速率的影响非常显著。升高温度,化学反应速率增大;降低温度,化学反应速率减小;1884 年,荷兰科学家范特霍夫(J. H. van't Hoff)根据实验事实总结出一条近似规则:当其他条件不变时,温度每升高 10 K,反应速率增至原来的 2～4 倍。

温度升高之所以加快反应速率,主要是由于温度升高增加了分子的运动能量,使一些普通分子获得能量而变成活化分子,增加了活化分子百分数;另外加快了反应物分子间的碰撞频率,从而使单位时间内分子间的有效碰撞次数显著地增加,导致反应速率以几何级数的倍数增大。

1889 年,瑞典科学家阿累尼乌斯(Arrhenius)根据大量的实验数据,提出了一个经验公式,即著名的阿累尼乌斯方程式,定量地表达了反应速率常数 κ 和温度之间的关系。即

$$\kappa = A \cdot e^{-\frac{E_a}{RT}} \tag{4-4}$$

其对数形式如下:

$$\ln\kappa = -\frac{E_a}{RT} + \ln A \tag{4-5}$$

式中 κ 为温度 T 时反应的速率常数;A 为给定反应的特征常数;E_a 为阿累尼乌斯活化能,简称活化能;R 为摩尔气体常数[8.314 J(mol·K)];T 为热力学温度;e 为自然对数的底(e=2.718)。从公式中可以清楚地看出,速率常数 κ 与绝对温度 T 呈指数关系,温度的微小变化,将导致 κ 值的较大变化,尤其对活化能较大的反应。当温度增加时,速率常数增大较快,反应速率也就增大较快。

利用阿累尼乌斯方程计算温度对反应速率的影响时,常用两点法消去特征常数 A。设反应在温度 T_1 时速率常数为 κ_1,在温度 T_2 时速率常数为 κ_2,而 E_a 及 A 是几乎不随温度变化的常数。代入方程式得:

$$\ln\kappa_2 = -\frac{E_a}{RT_1} + \ln A$$

$$\ln\kappa_1 = -\frac{E_a}{RT_2} + \ln A$$

两式相减得:

$$\ln\frac{\kappa_2}{\kappa_1} = \frac{E_a}{R}\left(\frac{T_2 - T_1}{T_1 T_2}\right) \tag{4-6}$$

由式(4-3)可计算反应的活化能或不同温度时的反应的速率常数。

(四)催化剂对化学反应速率的影响

催化剂又称触媒,是一类能够改变化学反应速率而本身的质量和化学组成在参加化学反应前后保持不变的物质。催化剂改变化学反应速率的作用称为催化作用。如常温常压下,氢气和氧气很难发生反应,但有少许铂粉存在时它们就会立即反应生成水,而铂的化学成分及本身的质量并没有改变,铂粉就是由氢气和氧气合成水的催化剂。

能加快反应速度的催化剂称为正催化剂,能减慢反应速度的催化剂称为负催化剂或缓化剂。一般提到催化剂,若不明确指出是负催化剂时,则指有加快反应速率作用的正催化剂。例如,合成氨中使用的 Fe、生物体中促使化学反应的各种酶都是正催化剂;延缓金属腐蚀的缓蚀剂、防止橡胶老化的防老剂则属于负催化剂。

催化剂提高化学反应速率的原因,是因为它改变了反应的历程,降低了反应的活化能,

使活化分子总数和百分数都增加了。使用适当的催化剂可以降低化学反应所需要的活化能,也就等于提高了活化分子的百分数,从而提高了有效碰撞的频率。

催化剂的催化作用具有严格的选择性。一种催化剂往往只对某一特定的反应有催化作用;相同的反应物如采用不同的催化剂,会得到不同的产物。例如:

$$HCOOH \xrightarrow[\triangle]{ZnO} H_2 + CO_2$$

$$HCOOH \xrightarrow{\triangle} H_2O + CO$$

生物体内种类繁多的酶是生物赖以生存的一切生物化学反应的催化剂,对生理活动具有重大的意义。生化反应几乎都是由特定的酶作催化剂并在特定的条件下(如一定的 pH 和温度等)完成的。如食物中蛋白质的消化,在体外需使用浓的强酸或强碱,煮沸相当长的时间后水解才能完成。但在人体的消化道中,酸性或碱性都不太强,温度只有 37 ℃左右,蛋白质却能被迅速消化,这就是由于消化液中含有胃蛋白酶等消化酶,能催化蛋白质的水解。

测 一 测

1. 影响化学反应速率都有哪些因素?
2. 催化剂是怎样影响化学反应速率的?

第二节　化学平衡

在化学研究和化工生产中,只考虑化学反应速率是不够的,还需要考虑化学反应所能达到的最大限度。例如,在合成氨工业中,除了需要考虑使 N_2 和 H_2 尽可能快地转变为 NH_3 外,还需要考虑使 N_2 和 H_2 尽可能多地转变为 NH_3,这就涉及化学反应进行的程度问题——化学平衡,化学平衡主要是研究可逆反应规律的,如反应进行的程度以及各种条件对化学反应进行程度的影响等。

一、可逆反应与化学平衡

(一)可逆反应和不可逆反应

化学反应具有方向性。一些化学反应进行的结果,反应物能完全变为生成物,即反应能进行到底。例如当氯酸钾加热时,它会完全分解为氯化钾和氧气;反过来,如用氯化钾和氧气来制备氯酸钾,在现有条件下是不可能的。反应方程式如下:

$$2KClO_3 == 2KCl + 3O_2 \uparrow$$

这种只能向一个方向进行的单向反应称为不可逆反应。化学方程式中常用"——"或"=="表示。

实际上大多数反应是不能进行到底的,即在同一反应条件下,不但反应物可以变成生成物,而且生成物也可以变成反应物,两个相反方向的反应是同时进行的。例如,在一定温度下,氢气和碘蒸气反应可生成气态的碘化氢;在同样条件下,气态碘化氢也能分解成氢气和碘蒸气。反应方程式如下:

$$H_2(g) + I_2(g) \rightleftharpoons 2HI(g)$$

这种在同一条件下,向正反应方向进行的同时又向逆反应方向进行的反应称为可逆反应。在化学方程式中常用"⇌"代替"═══"来表示反应的可逆性。在可逆反应中,通常将从左向右进行的反应叫做正反应,从右向左进行的反应叫做逆反应。

可逆反应的特点是,在密闭容器中,无论反应进行多久,可逆反应总是不能进行到底,得到的总是反应物和生成物的混合物。

（二）化学平衡

在一定的温度下,在密闭容器内进行的可逆反应,随着反应物的不断消耗、生成物不断增加,导致正反应速率逐渐减小,逆反应速率逐渐增大。当反应进行到一定程度后,正反应速率和逆反应速率大小相等且不再发生变化。

以典型的可逆反应,氨的合成为例,当反应开始时,在密闭的容器中只有 N_2 和 H_2,此时正反应速率最大,逆反应速率为零。随着反应的进行,N_2 和 H_2 的浓度逐渐减小,正反应速率也逐渐减小;同时由于 NH_3 的生成浓度逐渐增大,逆反应速率也逐渐增大。另一方面,反应一旦发生,逆反应便开始进行,一部分 NH_3 开始分解为 N_2 和 H_2。当反应进行到一定程度时,正反应和逆反应速率相等,即在单位时间内反应物减少的分子数,恰好等于逆反应生成的反应物分子数。此时,容器中反应物 N_2 和 H_2 和生成物 NH_3 的浓度不再随时间而改变,这时可逆反应处于一种特定的状态,即化学平衡状态,如图 4-2 所示。

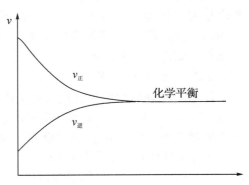

图 4-2　可逆反应的反应速率变化示意图

化学平衡状态,就是指在一定条件下的可逆反应里,正反应速率和逆反应速率相等,反应混合物中的各组分的浓度保持不变的状态。

化学平衡状态具有下列的一些特征:

1. 等　可逆反应的正反应速率和逆反应速率相等,$v_正 = v_逆$。

2. 动　处于平衡状态的正、逆反应不是静止的,而是仍在进行,只是两个方向的反应速率相等而已。

3. 定　反应混合物中各组分的含量保持不变,各组分的浓度保持一定。

4. 变　化学平衡是相对的、有条件的动态平衡,当外界条件改变时,原来的化学平衡被破坏,直至在新的条件下又建立起新的化学平衡。

5. 逆　反应是可逆的,化学平衡既可以由反应物开始达到平衡,也可以由产物开始达到平衡,且适用于一切可逆反应。

二、化学平衡常数

怎样才能定量描述化学反应的限度? 化学反应中反应物的转化程度会受到哪些因素的影响?

（一）实验平衡常数

在一定条件下,可逆反应达到化学平衡时,体系中各物质的浓度不再随着时间的改变而改变,此时的浓度称为平衡浓度。大量实验表明,在一定温度下,对于溶液中进行的可逆反应:

$$a\mathrm{A} + b\mathrm{B} \rightleftharpoons d\mathrm{D} + e\mathrm{E}$$

当可逆反应达到平衡状态时,生成物平衡浓度的幂之积与反应物平衡浓度的幂之积的比值是一个常数,这个常数称为化学平衡常数简称平衡常数。其平衡常数表达式为:

$$K_c = \frac{c_D^d \cdot c_E^e}{c_A^a \cdot c_B^b}$$

K_c 称为浓度平衡常数。

对于气相反应,由于恒温恒压下,气体的分压与浓度成正比,因此,在平衡常数表达式中,可用平衡时气体的分压来代替气态物质的浓度,得到 K_p,即:

$$K_p = \frac{p_D^d p_E^e}{p_A^a p_B^b}$$

K_p 为压力平衡常数。

K_c 和 K_p 都是从实验中得到的,所以统称为实验平衡常数。K 值越大表示反应进行的程度越大,反应物转化率也越大。一般当 $K > 10^5$ 时,该反应进行得基本完全;$K < 10^{-5}$ 时,则认为该反应很难进行(逆反应较完全)。K 只受温度的影响,而其他外界条件如:浓度、压强、催化剂等变化对其无影响。

(二)标准平衡常数

1. 标准平衡常数的表达式 将平衡浓度或平衡分压分别除以各自标准态的数值($c^{\ominus} = 1 \text{ mol/L}, p^{\ominus} = 100 \text{ kPa}$),即得平衡时的相对浓度或相对分压。若将平衡浓度用相对平衡浓度或相对平衡分压表示,则该常数称为标准平衡常数或热力学平衡常数,用 K 表示。

对于溶液中进行的可逆反应

$$a\text{A(aq)} + b\text{B(aq)} \Longleftrightarrow d\text{D(aq)} + e\text{E(aq)}$$

当达到平衡时,其标准平衡常数表达式为

$$K^{\ominus} = \frac{(c_D/c^{\ominus})^d (c_E/c^{\ominus})^e}{(c_A/c^{\ominus})^a (c_B/c^{\ominus})^b}$$

对于任一理想的可逆反应

$$a\text{A(g)} + b\text{B(g)} \Longleftrightarrow d\text{D(g)} + e\text{E(g)}$$

当达到平衡时,其标准平衡常数表达式为

$$K^{\ominus} = \frac{(p_D/p^{\ominus})^d (p_E/p^{\ominus})^e}{(p_A/p^{\ominus})^a (p_B/p^{\ominus})^b}$$

标准平衡常数 $K^{\ominus}$ 无浓度平衡常数和压力平衡常数之分,是无量纲的量。为简化起见,本教材中的平衡常数都采用实验平衡常数,简称化学平衡常数。

应用和书写化学平衡常数表达式的注意事项:

(1)对于有纯固体、纯液体参加反应的平衡体系,其中纯固体、纯液体无浓度可言,不要写入表达式中。例如:

$$CaCO_3(s) \Longleftrightarrow CaO(s) + CO_2(g)$$

$$K_p = p_{CO_2}$$

固体 $CaCO_3$ 和 CaO 不写入表达式。

(2)化学平衡常数表达式要与反应方程式相一致。反应式的写法不同,平衡常数表达式不同,得到的平衡常数值也不相同,但其实际含义相同。例如:

$$N_2O_4 \Longleftrightarrow 2NO_2$$

$$K_1 = \frac{c_{NO_2}^2}{c_{N_2O_4}}$$

若反应式写成
$$\frac{1}{2}N_2O_4 \rightleftharpoons NO_2$$

$$K_2 = \frac{c_{NO_2}}{c_{N_2O_4}^{\frac{1}{2}}}$$

以上两种平衡常数表达式都描述同一平衡体系,但 K_1 和 K_2 数值不同,它们之间的关系为 $K_1 = (K_2)^2$。所以使用时,平衡表达式必须与反应方程式相对应。

(3) 稀溶液中进行的反应,有水参加或水生成,水的浓度不写入平衡常数表达式中。例如:

$$Cr_2O_7^{2-}(aq) + H_2O(l) \rightleftharpoons 2CrO_4^{2-}(aq) + 2H^+(aq)$$

$$K = \frac{(c_{CrO_4^{2-}})^2(c_{H^+})^2}{c_{Cr_2O_7^{2-}}}$$

但非水溶液中的反应,如有水参加或有水生成,水的浓度应写入平衡常数表达式中。例如:

$$C_2H_5OH + CH_3COOH \rightleftharpoons CH_3COOC_2H_5 + H_2O$$

$$K = \frac{c_{CH_3COOC_2H_5} \, c_{H_2O}}{c_{C_2H_5OH} \, c_{CH_3COOH}}$$

(4) K 只与温度有关,不随浓度和压力变化,故使用时必须注意相应的温度。例如:

$$N_2O_4(g) \rightleftharpoons 2NO_2(g)$$

$$K = \frac{(c_{NO_2})^2}{c_{N_2O_4}} = 0.36 \, (373 \, K)$$

$$K = \frac{(c_{NO_2})^2}{c_{N_2O_4}} = 3.2 \, (423 \, K)$$

同一反应,温度不同,平衡常数不同。

(5) 正、逆反应的平衡常数值互为倒数,即 $K_{正} = \dfrac{1}{K_{逆}}$。例如:

$$2SO_2(g) + O_2(g) \rightleftharpoons 2SO_3(g)$$

$$K_{正} = \frac{(p_{SO_3})^2}{(p_{SO_2})^2(p_{O_2})}$$

相同条件下的逆反应: $\quad 2SO_3(g) \rightleftharpoons 2SO_2(g) + O_2(g)$

$$K_{正} = \frac{(p_{SO_2})^2(p_{O_2})}{(p_{SO_3})^2}$$

同一条件下的同一反应,则有 $\quad K_{正} = \dfrac{1}{K_{逆}}$

例:写出下列反应的平衡常数表达式:

(1) $N_2 + 3H_2(g) \rightleftharpoons 2NH_3(g)$

(2) $Sn^{2+}(aq) + 2Fe^{3+}(aq) \rightleftharpoons Sn^{4+}(aq) + 2Fe^{2+}(aq)$

解:上述反应的平衡常数表达式分别为:

$$(1) \, K = \frac{(p_{NH_3})^2}{(p_{N_2})(p_{H_2})^3}$$

$$(2) \, K = \frac{(c_{Sn^{4+}})(c_{Fe^{2+}})^2}{(c_{Sn^{2+}})(c_{Fe^{3+}})^2}$$

2. 平衡常数与平衡转化率　平衡常数可以用来求算有关物质的平衡浓度和某一反应的平衡转化率,以及从理论上求算欲达到一定转化率所需的合理原料配比等问题。某一反应的平衡转化率是指化学反应达平衡后,该反应物转化为生成物的百分数,是理论上能达到的最大转化率,以 α 表示

$$\alpha = \frac{平衡时某反应物已转化的量}{反应开始时反应物的总量} \times 100\%$$

若反应前后体积不变,反应物的量可用平衡浓度表示,即

$$\alpha = \frac{某反应物的起始浓度 - 某反应物的平衡浓度}{某反应物的起始浓度} \times 100\%$$

平衡常数和转化率都能表示反应进行的程度,平衡常数和转化率越大,表示向右进行的程度越大。但平衡常数的大小只与温度有关;而转化率除了与温度有关外,还与反应物的起始状态有关,同一反应的不同反应物,转化率的数值也不同。

例 2　某温度 T 时,反应 $CO(g) + H_2O(g) \rightleftharpoons H_2(g) + CO_2(g)$ 的平衡常数 $K=9$。若反应开始时 CO 和 H_2O 的浓度均为 $0.02 \ mol/L$,计算平衡时系统中各物质的浓度及 CO 的平衡转化率。

解:(1) 计算平衡时各物质的浓度:

设反应达到平衡时系统中 H_2 和 CO_2 的浓度为 $x \ mol/L$

$$CO(g) + H_2O(g) \rightleftharpoons H_2(g) + CO_2(g)$$

起始浓度(mol/L)　　0.02　　　0.02　　　　0　　　　0

平衡浓度(mol/L)　0.02－x　0.02－x　　　x　　　x

由平衡常数的表达式:

$$K = \frac{c_{H_2} c_{CO_2}}{c_{H_2O} c_{CO}}$$

代入数值,得

$$K = \frac{x^2}{(0.02-x)^2} = 9$$

$$x = 0.015$$

则,平衡时

$$c_{H_2} = c_{CO_2} = 0.015 \ mol/L$$

$$c_{CO} = c_{H_2O} = (0.02 - 0.015) \ mol/L = 0.005 \ mol/L$$

(2) 计算 CO 的平衡转化率:

$$CO\ 的平衡转化率 = \frac{CO\ 的起始浓度 - CO\ 的平衡浓度}{CO\ 的起始浓度} \times 100\%$$

$$\alpha(CO) = \frac{0.02 - 0.005}{0.02} \times 100\% = 75\%$$

3. 化学平衡常数的有关计算

例 3　已知 $PCl_5(g) \rightleftharpoons PCl_3(g) + Cl_2(g)$ 在 230 ℃时达到化学平衡,此时各物质的浓度分别是 $c_{PCl_5} = 0.46 \ mol/L$,$c_{PCl_3} = 0.097 \ mol/L$,$c_{Cl_2} = 0.097 \ mol/L$,求反应的平衡常数。

解:

$$PCl_5(g) \rightleftharpoons PCl_3(g) + Cl_2(g)$$

平衡浓度(mol/L)　　　　0.46　　　0.097　　0.097

由平衡常数的表达式:

$$K = \frac{c_{PCl_3} \cdot c_{Cl_2}}{c_{PCl_5}}$$

代入数值,得

$$K = \frac{0.097 \times 0.097}{0.46} = 2.05 \times 10^{-2}$$

例 4　肌红蛋白(Mb)存在于肌肉组织中,具有携带 O_2 的能力。肌红蛋白的氧合作用可表示为:

$$Mb(aq) + O_2(g) \Longrightarrow MbO_2(aq)$$

在 310 K 时,反应的标准平衡常数 $K = 1.30 \times 10^2$,试计算当 O_2 的分压力为 5.30 kPa 时,氧合肌红蛋白(MbO_2)与肌红蛋白的平衡浓度的比值。

解:反应的标准平衡常数表达式为

$$K = \frac{c_{MbO_2}}{c_{Mb} \cdot p_{O_2}}$$

MbO_2 与 Mb 的平衡浓度的比值为

$$\frac{c_{MbO_2}}{c_{Mb}} = (p_{O_2}) \cdot K = 0.053 \times 1.30 \times 10^2 = 6.89$$

例 5　硝酸银和硝酸亚铁两种溶液发生下列反应:

$$Fe^{2+} + Ag^+ \Longrightarrow Fe^{3+} + Ag$$

25 ℃时,将硝酸银和亚硝酸铁溶液混合,开始时溶液中 Ag^+ 和 Fe^{2+} 浓度均为 0.100 mol/L,达到平衡时 Ag^+ 的转化率为 19.4%。求:

(1) Fe^{2+}、Ag^+、Fe^{3+} 的平衡浓度。

(2) 该温度下的标准平衡常数。

解:(1) 计算平衡时各物质的浓度:

	Fe^{2+}	+	Ag^+	$\Longrightarrow$	Fe^{3+}	+	Ag
起始浓度(mol/L)	0.100		0.100		0		
变化浓度(mol/L)	$-0.1 \times 19.4\%$		$-0.1 \times 19.4\%$		$0.1 \times 19.4\%$		
	$= -0.0194$		$= -0.0194$		$= 0.0194$		
平衡浓度(mol/L)	$0.100 - 0.0194$		$0.100 - 0.0194$		0.0194		
	$= 0.0806$		$= 0.0806$				

(2) 由平衡常数的表达式:

$$K = \frac{c_{Fe^{3+}}}{c_{Fe^{2+}} c_{Ag^+}}$$

代入数值,得

$$K = \frac{0.0194}{(0.0806)^2} = 2.99$$

三、化学平衡的移动

化学平衡只有在一定的条件下才能保持,当一个可逆反应达到化学平衡状态后,如果改变浓度、压强、温度等反应条件,达到平衡的反应混合物里各组分的浓度也会随着改变,从而达到新的平衡状态。

我们研究化学平衡的目的,并不是希望保持某一个平衡状态不变,而是要研究如何利用外界条件的改变,使旧的化学平衡破坏,并建立新的较理想的化学平衡。例如,使转化率不高的化学平衡破坏,而建立新的转化率高的化学平衡,从而提高产量,我们把可逆反应中旧的化学平衡的破坏,新化学平衡的建立过程叫做化学平衡的移动。如果移动向着生成物浓度增大的方向进行,称平衡向正反应方向移动(或向右移动);如果移动向着反应物浓度增大的方向移动,称平衡向逆反应方向移动(或向左移动)。下面,我们着重讨论浓度、压强和温度的改变对化学平衡的影响。

（一）浓度对化学平衡的影响

在一定温度下,对于任意可逆反应

$$aA(aq)+bB(aq) \rightleftharpoons dD(aq)+eE(aq)$$

可能已经达到平衡也可能未达到平衡,其各生成物浓度幂的乘积与反应物浓度幂的乘积之比也可得到一个值,此值称为反应的反应商,用 Q 表示,式中各量为平衡或非平衡状态下的值。

$$Q=\frac{(c_D)^d \cdot (c_E)^e}{(c_A)^a \cdot (c_B)^b} \qquad (4-7)$$

若增加反应物的浓度或减少生成物的浓度,则 $Q<K$,反应向正方向进行,反应物浓度不断减少,产物浓度不断增大,反应商 Q 增大,直至 $Q=K$,体系又建立起新的平衡,此时各物质的平衡浓度均不同于前一平衡状态时的浓度;反之,若减少反应物的浓度或增加生成物的浓度,则 $Q>K$,反应向逆反应方向进行,直到达到新的化学平衡。根据质量作用定律,增大反应物的浓度,正反应速率增大,$v_正 > v_逆$,反应向正方向进行。随着反应的进行,生成物 D 和 E 的浓度不断增加,反应物 A 和 B 的浓度不断减少。因此,正反应速率随之下降,而逆反应速率随之上升,当正、逆反应速率再次相等时,系统又一次达到平衡。应注意的是改变浓度虽然使平衡发生移动,但不能改变平衡常数 K 的大小。

例6 在例4的平衡体系中,在恒温下将 Fe^{2+} 浓度增至 0.181 mol/L 时,溶液体积和温度不变。求:

(1) 平衡移动的方向。

(2) 新平衡建立后各物质的浓度。

(3) Ag^+ 的转化率。

解:(1) 因为在原有的平衡体系中仅增加了反应物浓度,所以平衡向正向移动。

(2) 设达到新平衡时将有 x mol/L 的 Fe^{2+} 被 Ag^+ 氧化,则

	Fe^{2+}	+	Ag^+	$\rightleftharpoons$	Fe^{3+}	+	Ag
起始浓度(mol/L)	0.181		0.080 6		0.019 4		
平衡浓度(mol/L)	0.181$-x$		0.080 6$-x$		0.019 4$+x$		

由平衡常数的表达式:

$$K=\frac{c_{Fe^{3+}}}{c_{Fe^{2+}} c_{Ag^+}}$$

代入数值,得

$$K=\frac{0.019\ 4+x}{(0.181-x)(0.080\ 6-x)}=2.99$$

$$x=0.013\ 9$$

$$c_{Fe^{2+}}=0.181-0.013\ 9=0.167(mol/L)$$

$$c_{Ag^+} = 0.080\ 6 - 0.013\ 9 = 0.066\ 7(mol/L)$$

$$c_{Fe^{3+}} = 0.019\ 4 + 0.013\ 9 = 0.033\ 3(mol/L)$$

（3）Ag^+ 的平衡转化率 $= \dfrac{Ag^+ \text{的起始浓度} - Ag^+ \text{的平衡浓度}}{Ag^+ \text{的起始浓度}} \times 100\%$

$$\alpha(Ag^+) = \frac{0.100 - 0.066\ 7}{0.100} \times 100\% = 33.3\%$$

对于任何可逆反应,在其他条件不变时,增大反应物浓度或减小生成物浓度,平衡向右移动;增大生成物浓度或减小反应物浓度,平衡向左移动。在生产实践中,常常利用这个原理,增大某些廉价原料的浓度,达到充分利用贵重原料,提高贵重原料转化率的目的。

（二）压力对化学平衡的影响

压力对固体物质和液态物质的体积影响极小,故对于没有气态物质参加的反应系统,压力的改变对平衡移动的影响可忽略不计。但对于有气体参加的可逆反应,改变压力可使平衡发生移动。因此,压力的影响必须要考虑。

在密闭容器中,一定温度下,对于任意可逆反应

$$aA(g) + bB(g) \rightleftharpoons dD(g) + eE(g)$$

平衡时

$$K = \frac{(p_D)^d (p_E)^e}{(p_A)^a (p_B)^b}$$

维持温度恒定,如果将系统的体积缩小至原来的 $\dfrac{1}{x}$（$x > 1$）,则系统的总压力为原来的 x 倍,相应各组分气体的分压也增加到原来的 x 倍。此时反应商为:

$$Q = \frac{(x p_D)^d (x p_E)^e}{(x p_A)^a (x p_B)^b}$$

$$= x^{(d+e)-(a+b)} K$$

$$= x^{\Delta n} K$$

（1）当 $\Delta n > 0$,即生成物气体分子数大于反应物气体分子数,增大压力,$x > 1$,$Q > K$,平衡向左移动。例如,下述反应若增大压力,则平衡向左移动,系统的红棕色变浅。

$$N_2O_4(g) \rightleftharpoons 2NO_2(g)$$

（无色）　　　（红棕色）

（2）当 $\Delta n < 0$,即生成物气体分子数小于反应物气体分子数,增大压力,$x > 1$,$Q < K$,平衡向右移动。例如,下述合成氨的反应,增大压力有利于 NH_3 的合成。

$$N_2(g) + 3H_2(g) \rightleftharpoons 2NH_3(g)$$

（3）当 $\Delta n = 0$,即生成物气体分子数等于反应物气体分子数,此时 $Q = K$,改变压力,平衡不移动。例如,下述反应,在一定温度下,改变系统压力,反应处于平衡状态。

$$CO(g) + H_2O(g) \rightleftharpoons CO_2(g) + H_2(g)$$

从上述讨论可以得出以下结论:

（1）压力变化只对反应前后气体分子数有变化的反应平衡系统有影响。

（2）在恒温条件下增大体系压力,平衡向气体分子数减少的方向移动,减小压力,平衡向气体分子数增大的方向移动。

例7　在 325 K 和 100 kPa 时,反应 $N_2O_4(g) \rightleftharpoons 2NO_2(g)$ 达到平衡时,N_2O_4 的解离度为 50.2%。试求:

(1) 反应的 K；

(2) 相同温度下，若压力增加到 500 kPa，求 N_2O_4 的解离度。

解：(1) 设 $n_{0,N_2O_4} = x$ mol，平衡时的解离度为 α，有

$$N_2O_4(g) \rightleftharpoons 2NO_2(g)$$

起始	x	0
平衡	$x(1-\alpha)$	$2x\alpha$

体系中各物质的平衡分压为

$$p_{N_2O_4} = p\frac{1-\alpha}{1+\alpha}(kPa)$$

$$p_{NO_2} = p\frac{2\alpha}{1+\alpha}(kPa)$$

由平衡常数的表达式：

$$K = \frac{(p_{NO_2}/p^{\ominus})^2}{p_{N_2O_4}/p^{\ominus}} = \frac{\left(\frac{p}{p^{\ominus}} \times \frac{2\alpha}{1+\alpha}\right)^2}{\frac{p}{p^{\ominus}} \times \frac{1-\alpha}{1+\alpha}} = \frac{p}{p^{\ominus}} \times \frac{4\alpha^2}{1-\alpha^2}$$

代入数值，得：

$$K = \frac{100}{100} \times \frac{4 \times 0.502^2}{1 - 0.502^2} = 1.35$$

(2) 当压力增加到 500 kPa 时，此时 K 不变，设 N_2O_4 的解离度为 α'。

由平衡常数的表达式：

$$K = \frac{p}{p^{\ominus}} \times \frac{4\alpha'^2}{1-\alpha'^2}$$

代入数值，得：

$$K = \frac{500}{100} \times \frac{4\alpha'^2}{1-\alpha'^2} = 1.35$$

解得

$$\alpha' = 25.1\%$$

结果表明，增大压力，N_2O_4 的解离度降低，平衡向气体分子数减少的方向移动。

（三）温度对化学平衡的影响

温度对化学平衡的影响与浓度、压力对化学平衡的影响有着本质的区别。在一定温度下，通过改变浓度、压力使化学平衡发生移动，仅改变的是反应商 Q，使反应商 Q 不等于 K，但并不改变平衡常数 K。与浓度和压力不同，温度对化学平衡的影响体现在它能改变反应的平衡常数 K 的大小，从而导致化学平衡发生移动。

因此，温度对化学平衡的影响可以归纳为：其他条件不变时，升高温度，化学平衡向着吸热反应的方向移动；降低温度，化学平衡向着放热反应的方向移动。

（四）催化剂对化学平衡的影响

催化剂能降低反应的活化能，加快反应速率。对于一个可逆反应，由于它能同等程度地加快正、逆反应速率，平衡常数 K 并未发生改变，因此不会使平衡移动，也不改变反应商的大小，但它能缩短可逆反应达到平衡的时间，从而较大程度地提高生产效率。

浓度、压力、温度对化学平衡影响的规律是：对于任何已达到平衡的体系，如果改变影响平衡的任一条件（如浓度、压力或温度），平衡就向着削弱或解除这些改变的方向移动。这个

规律是法国科学家勒沙特列(Le Chetelier)于 1884 年提出的,称为勒沙特列原理,又称为平衡移动原理。这一原理不仅适用于化学平衡,也适用于物理平衡。但必须注意,勒沙特列原理只适用于已达到平衡的体系,而不适用于非平衡体系。

要 点 凝 练

1. 影响化学反应速率的外界因素有哪些? 答:浓度、温度、压强、催化剂等。

2. 同一反应中,不同的物质表示的化学反应速率有何关系? 答:反应速率与化学反应方程式中的各物质化学计量数成正比。

3. 为什么反应速率通常随时间的增加而减慢? 答:反应物的浓度在不断减少。

4. 反应物分子发生碰撞时,要符合什么条件才能发生有效碰撞? 答:两个条件:①反应物分子要有足够高的能量;②碰撞的方位要合适。

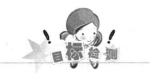

一、填空题

1. 在某一化学反应中,反应物 B 的浓度在 5 秒内从 2.0 mol/L 变成 0.5 mol/L,在这 5 秒内 B 的化学反应速率为_____。

2. 一个 5 L 的容器里,盛入 8.0 mol 某气态反应物,5 分钟后,测得这种气态反应物还剩余 6.8 mol,这种反应物的化学反应速率为_____。

3. 如下右图所示,将 4 mol SO_2 和 2 mol O_2 混合置于体积可变的等压容器中,在一定温度下发生如下反应:$2SO_2(g) + O_2(g) \rightleftharpoons 2SO_3(g)$;放热反应。该反应达到平衡状态 A 时,测得气体总物质的量为 4.2 mol。若 SO_2、O_2、SO_3 的起始物质的量分别用 a、b、c 表示,回答下列问题:

(1) 在达到平衡状态 A 的容器中通入少量 O_2,体系中 SO_2 的体积分数_____(填"增大"或"减小"或"不变"),若要使 SO_2 的体积分数再变到与平衡状态 A 相同,可采取的措施有_____或_____。

(2) 若起始时 $a = 1.2$ mol,$b = 0.6$ mol,且达到平衡后各气体的体积分数与平衡状态 A 相同,则起始时 c 的取值为_____。

(3) 若要使反应开始时向逆反应方向进行,且达到平衡后各气体的物质的量与平衡状态 A 相同,则起始时 c 的取值范围是_____。

二、单选题

1. 下列说法正确的是　　　　　　　　　　　　　　　　　　( )
A. 增大压强,活化分子百分数增大,化学反应速率一定增大
B. 升高温度,活化分子百分数增大,化学反应速率可能增大
C. 加入反应物,使活化分子百分数增大,化学反应速率增大
D. 一般使用催化剂可以降低反应的活化能,增大活化分子百分数,增大化学反应速率

2. 下列叙述中正确的是　　　　　　　　　　　　　　　　　　( )
A. 反应物的转化率不随起始浓度而变
B. 平衡常数不随温度变化
C. 一种反应物的转化率随另一种反应物起始浓度而变
D. 平衡浓度与生成物浓度无关

3. 下列说法中可以充分说明反应：$A(g)+3B(g) \rightleftharpoons 2C(g)+2D(g)$，在恒温恒容下已达平衡状态的是 （　　）

　　A. 混合气体的压强不再改变

　　B. 气体的平均分子量不再改变

　　C. 各组分的质量分数不再改变

　　D. 混合气体的密度不再改变

4. 可逆反应 $A(g)+4B(g) \rightleftharpoons C(g)+D(g)$，在四种不同情况下的反应速率如下，其中反应进行得最快的是 （　　）

　　A. $v_A = 0.15 \ mol/(L \cdot min)$　　　　　　B. $v_B = 0.6 \ mol/(L \cdot min)$

　　C. $v_C = 0.4 \ mol/(L \cdot min)$　　　　　　D. $v_D = 0.01 \ mol/(L \cdot s)$

5. 一定条件下，在密闭容器中，能表示反应 $X(g)+2Y(g) \rightleftharpoons 2Z(g)$ 一定达到化学平衡状态的是（　　）

①X、Y、Z 的物质的量之比是 1∶2∶2

②X、Y、Z 的浓度不再发生变化

③容器中的压强不再发生变化

④单位时间内生成 n mol Z，同时生成 $2n$ mol Y

　　A. ①②　　　　　　　B. ①④　　　　　　　C. ②③　　　　　　　D. ③④

6. 已知热化学方程式 $2H_2O(l) \rightleftharpoons 2H_2(g)+O_2(g)$，$\Delta H = 571.6$ kJ/mol 和 $2H_2(g)+O_2(g) \rightleftharpoons 2H_2O(l)$，$\Delta H = -483.6$ kJ/mol，当 1 g 液态水变为气态水时，其热量变化为：①放出；②吸收；③2.44 kJ；④4.88 kJ；⑤88 kJ。正确答案为 （　　）

　　A. ②和⑤　　　　　　B. ①和③　　　　　　C. ②和④　　　　　　D. ②和③

7. 不能用化学平衡移动原理说明的事实是 （　　）

　　A. 合成氨在高压下进行是有利的

　　B. 温度过高对合成氨不利

　　C. 使用催化剂能使合成氨速率加快

　　D. 及时分离从合成塔中出来的混合气，有利于合成氨

8. 某温度下，$X(g)+Y \rightleftharpoons 2Z$ 反应达到平衡，在升高温度或减小压强的情况下，平衡向右移动，则下列有关反应的各种叙述中正确的是 （　　）

　　A. 正反应是吸热反应，Z 是固体

　　B. 逆反应是放热反应，Y 是固体或液体，Z 为气体，Y 的转化率增大

　　C. 正反应是吸热反应，只有 Y 不是气体，X 转化率减小

　　D. 正反应是放热反应，Y 和 Z 均为气体，X 转化率增大

三、多选题

1. 下列说法中可以充分说明反应：$P(g)+Q(g) \rightleftharpoons R(g)+S(g)$，在恒温恒容下已达平衡状态的是 （　　）

　　A. P、Q、R、S 的浓度不再变化

　　B. P、Q、R、S 的分子数比为 1∶1∶1∶1

　　C. 混合气体的压强不再改变

　　D. 各组分的质量分数不再改变

2. 在 4 L 密闭容器中充入 6 mol A 气体和 5 mol B 气体，在一定条件下发生反应：$3A(g)+B(g) \rightleftharpoons 2C(g)+xD(g)$，达到平衡时，生成了 2 mol C，经测定 D 的浓度为 0.5 mol/L，下列判断正确的是 （　　）

　　A. $x=1$

　　B. B 的转化率为 20%

　　C. 平衡时 A 的浓度为 1.50 mol/L

　　D. 达到平衡时，在相同温度下容器内混合气体的压强是反应前的 85%

3. 煅烧硫铁矿产生 SO_2，为了提高生成 SO_2 的速率，下列措施可行的是　　（　　）

A. 把块状矿石碾成粉末

B. 向炉内喷吹氧气

C. 使用 Fe_2O_3 依靠催化剂

D. 降低体系的温度

4. 在一定温度下，向 a L 密闭容器中加入 1 mol X 气体和 2 mol Y 气体，发生如下反应：$X(g) + 2Y(g) \rightleftharpoons 2Z(g)$，此反应达到平衡的标志是　　（　　）

A. 容器内压强不随时间变化

B. 容器内各物质的浓度不随时间变化

C. 容器内 X、Y、Z 的浓度之比为 1∶2∶2

D. 单位时间消耗 0.1 mol X 同时生成 0.2 mol Z

四、简答题

1. 温度升高或降低，可逆反应的正、逆反应速率都加快或减慢，为什么化学平衡还会移动？

2. 当人体吸入较多量的 CO 时，就会引起一氧化碳中毒。中毒的原理是：CO 和血液中的血红蛋白（Hb）结合，生成一氧化碳血红蛋白（HbCO），从而使血红蛋白失去携氧能力，进而造成人体组织因缺氧而窒息甚至死亡。一氧化碳中毒的化学反应可表示如下：

$$HbO_2 + CO \rightleftharpoons HbCO + O_2$$

运用化学平衡理论，简述抢救一氧化碳中毒患者时应采取哪些措施？

五、计算题

1. 某温度下反应 $CO(g) + H_2O(g) \rightleftharpoons CO_2(g) + H_2(g)$ 的平衡常数为 1.0，如反应开始时 CO_2 的浓度为 0.2 mol/L，H_2 的浓度为 0.8 mol/L，试计算平衡时各物质的浓度。

2. 蔗糖的水解反应为

$$C_{12}H_{22}O_{11}(aq) + H_2O(l) \rightleftharpoons C_6H_{12}O_6(葡萄糖)(aq) + C_6H_{12}O_6(果糖)(aq)$$

假设在反应过程中的水的浓度不变。

（1）若蔗糖的起始浓度为 a mol/L，反应达平衡时蔗糖水解了一半，试计算反应的标准平衡常数。

（2）若蔗糖的起始浓度为 $2a$ mol/L，则在同一温度下达到平衡时，葡萄糖和果糖的浓度各是多少？

六、趣味题

某化学研究性学习小组在研究氨氧化制硝酸的过程中，查到如下资料：

（1）氨气催化氧化为 NO 的温度在 600 ℃左右。

（2）NO 在常压下，温度低于 150 ℃时，几乎 100％氧化成 NO_2。高于 800 ℃时，则大部分分解为 N_2。

（3）NO_2 在低温时，容易聚合成 N_2O_4，$2NO_2 \rightleftharpoons N_2O_4$，此反应且能很快建立平衡，在 21.3 ℃时，混合气体中 N_2O_4 占 84.1％，在 150 ℃左右，气体完全由 NO_2 组成。高于 500 ℃时，则分解为 NO。

（4）NO 与 NO_2 可发生下列可逆反应：$NO + NO_2 \rightleftharpoons N_2O_3$，$N_2O_3$ 很不稳定，在液体和蒸气中大部分离解为 NO 和 NO_2，所以在 NO 氧化为 NO_2 过程中，含 N_2O_3 只有很少一部分。

（5）亚硝酸只有在温度低于 3 ℃和浓度很小时才稳定。

试问：

（1）在 NO 氧化为 NO_2 的过程中，还可能有哪些气体产生？

（2）在工业制硝酸的第一步反应中，氨的催化氧化需要过量的氧气，但产物为什么主要是 NO，而不是 NO_2？

（3）为什么在处理尾气时，选用氢氧化钠溶液吸收，而不用水吸收？

参考答案：

一、填空题

1. 0.3 mol/(L·s)　2. 0.048 mol/L·min　3.（1）减小　升温　减压　（2）任意值　（3）$3.6 < c \leqslant 4$

二、选择题

1～5 DCCDC 6～8 DCB

三、多选题

1. AD 2. BD 3. AB 4. AB

四、简答题

1. 温度升高,正逆反应速率都加快,但平衡向逆反应移动,就是说逆反应生成的速率又要大于正反应,逆反应使原反应物不断增加,生成物不断减少,而反应物的转化率是该物质反应了的量除以原有的量乘百分百,所以转化率是减小的。

2. ①大量吸氧,化学反应平衡向左移动,使一氧化碳脱离血红蛋白,氧气能够重新与血红蛋白结合,恢复血红蛋白携带氧气的能力。②点滴碳酸氢钠,纠正体内酸碱平衡。

五、计算题

1. $c_{CO_2}=0.04$ mol/L $c_{H_2}=0.64$ mol/L $c_{CO}=0.16$ mol/L

2. (1) $0.5a$ (2) 葡萄糖和果糖的浓度均为 $0.78a$ mol/L

六、趣味题

(1) N_2O_3、N_2O_4 (2) 高于 500 ℃时,NO_2 分解为 NO (3) 若用水吸收,生成的亚硝酸在常温下不稳定

(李晓亮)

第五章 化学分析基础

第一节 绪　　言

一、无机、分析化学的作用和任务

无机、分析化学是药学等相关专业的必修基础课。无机化学是研究无机化合物的性质、组成和结构的一门学科。无机化学的主要任务是通过对课程的学习,比较系统地掌握无机化学基础理论、基本知识、重要化合物的性质、实验技能和独立工作的能力,为今后的工作、科研和后续课程的学习奠定必要的基础;分析化学是关于研究物质的组成、含量、结构和形态等化学信息的分析方法及理论的一门科学,是化学的一个重要分支。分析化学的主要任务是鉴定物质的化学组成(元素、离子、官能团或化合物)、测定物质的有关组分的含量、确定物质的结构及其与物质性质之间的关系等。我们也可以简要地把它们称为定性分析、定量分析和结构分析。

作为化学的重要分支学科,无机、分析化学发挥着重要作用。它们不仅对化学各学科的发展起了重要作用,还具有极高的实用价值,对人类的物质文明做出了重要贡献,广泛地应用于地质普查、矿产勘探、冶金、化学工业、能源、农业、医药、临床化验、环境保护、商品检验、考古分析、法医刑侦鉴定等领域。

具体来说,作用主要体现在以下 6 个方面:

1. 化学学科　只要涉及物质及其变化的研究都需要使用分析化学的方法,如:质量不灭定律的证实(18 世纪中叶)、原子量的测定(19 世纪前半期)、门捷列夫周期律的创建(19 世纪后半期)、有机合成、催化机理、溶液理论等的确证。

2. 医药卫生　临床医学中用于诊断和治疗的临床检验;预防医学中环境检测、职业中毒检验、营养成分分析等;法医学的法医检验、药学领域的药物成分含量的测定、药物药代动力学及新药的药物分析等;水中三氮的测定;水中有毒物质的测定(Pb、Hg、HCN 等);食品、蔬菜等中维生素 C 的测定,农药残留量的检测;血液中有毒物质的测定;血液中药物浓度的分析;血液、头发中微量元素的分析等等。

3. 生命科学　确定糖类、蛋白质、DNA、酶以及各种抗原抗体、激素及激素受体的组成、结构、生物活性及免疫功能等;分光光度法、化学发光法、色谱法等。

4. 工业　资源勘探,生产原料、中间体、产品的检验分析,工艺流程的控制,产品质量的检验,三废的处理等。

5. 农业 水土成分调查,农产品质量检验,细胞工程、基因工程、发酵工程等。

6. 国防 核武器的燃料、武器结构材料、航天材料及环境气氛的研究。

二、分析方法的分类

可根据分析任务、分析对象、测定原理、试样用量和被测组分含量、分析方法的作用对分析方法进行分类。

1. 按根据分析任务 定性分析、定量分析和结构分析。

2. 按分析对象 无机分析和有机分析。

3. 按需分配测定原理 化学分析和仪器分析。化学分析是以物质发生化学反应为基础的分析方法,为经典分析法。只适用于常量组分分析。它包括化学定性分析(根据化学反应的现象和特征鉴定物质的化学成分)和化学定量分析(根据化学反应中试样和试剂的用量,测定物质中各组分的相对含量)两部分,其中化学定量分析又分为重量分析和滴定分析。

仪器分析法是以测定物质的物理或物理化学性质为基础的分析方法,为现代分析法。如电化学分析法、光学分析法、色谱分析法、质谱分析法等。适用于微量组分分析等。

4. 按试样用量和被测组分含量 根据试样用量的多少分为常量分析($m > 0.1\ \text{g}, v > 10\ \text{ml}$)、半微量分析($m: 0.1\ \text{g} \sim 0.01\ \text{g}, v: 10\ \text{ml} \sim 1\ \text{ml}$)、微量分析($m: 10\ \text{mg} \sim 0.1\ \text{mg}, v: 1\ \text{ml} \sim 0.01\ \text{ml}$)和超微量分析($m < 0.1\ \text{mg}, v < 0.01\ \text{ml}$);根据被测组分含量的多少分为常量组分分析(含量 $> 1\%$)、微量组分分析(含量 $0.01\% \sim 1\%$)、痕量组分分析(含量 $< 0.01\%$)。

5. 按分析方法的作用 例行分析和仲裁分析。

分析/思考

比较化学分析法和仪器分析法。

三、分析化学发展的趋势

随着技术手段的不断更新,分析化学将更加深入地渗透进生活的各个方面。从分析化学的历程来看,经历了 20 世纪 50 年代仪器化、60 年代电子化、70 年代计算机化、80 年代智能化、90 年代信息化,21 世纪必将是仿生化和进一步智能化的时代。

四、定量分析的一般步骤

1. 取样 针对不同的试验,采用不同的取样方法。在取样过程中,最重要的一点是要使分析试样具有代表性,否则可能导致得出错误的结论。

2. 试样的分解和分析试样的制备 定量化学分析一般采用湿法分析,通常要求将干燥好的试样分解后转入溶液中,然后进行分离及测定。根据试样性质的不同,分解的方法也不同。最常用的分解方法有溶解法和熔融法。

3. 测定 根据被测组分的性质、含量和对分析结果准确度的要求,以及化验室的具体情况,选择合适的化学分析及仪器分析方法进行测定。

4. 分析结果的计算 根据分析过程中有关反应的计量关系及分析测量所得数据,计算试样中待测组分的含量。

5. 分析结果的表示

（1）固体试样：固体试样中待测组分的含量。通常以质量分数表示，试样中含待测物质 B 的质量以 m_B 表示，试样的重量以 m_S 表示，它们的比称为物质 B 的质量分数，以符号 ω_B 表示，

即
$$\omega_B = \frac{m_B}{m_S}$$

应当注意的是 m_B 与 m_S 的单位应当一致，在实际工作中通常使用的百分比符号"％"是质量分数的一种表示方法。

（2）液体试样：液体试样中待测组分的含量可用下列方式来表示。

1）物质的量浓度：表示待测组分的物质的量除以试液的体积，常用单位 mol/L。

2）质量摩尔浓度：表示待测组分的物质的量除以溶质的质量，常用单位 mol/kg。

3）质量分数：表示待测组分的质量除以试液的质量。

4）体积分数：表示待测组分的体积除以试液的体积。

5）摩尔分数：表示待测组分的物质的量除以试液的物质的量。

6）质量浓度：表示单位体积中某种物质的质量，以 mg/L、μg/L 表示。

（3）气体试样

气体试样中的常量或微量组分的含量，通常以体积分数表示。

表示一个完整的定量分析结果，不仅是含量测定结果，还需测定结果的平均值、测量次数、测定结果的准确度、精密度及置信度等，因而原始测量记录必须做到完整、真实、清晰。根据实验数据，计算测定结果，并对测定结果做出科学合理的分析判断，并写出书面报告。

第二节 定量分析中的误差和分析数据统计处理

分析化学是化学学科的一个重要分支，是研究物质化学组成、含量、结构的分析方法及有关理论的一门学科。它可分为定性分析和定量分析两个部分。

定性分析的任务是鉴定物质由哪些元素或离子组成，对于有机物质还需要确定其官能团及分子结构。定量分析的任务是测定物质各组成部分的含量。而在进行物质分析时，首先要确定物质有哪些组分，然后选择适当的分析方法来测定各组分的含量。

分析化学是一门实践性很强的学科，是一门以实验为基础的科学。在学习过程中一定要理论联系实际，加强实验环节的训练。通过本课程的学习，要求掌握分析化学的基本理论知识和基本分析方法，加强分析化学的基本操作技能的训练，培养严谨、求实的实验作风和科学的态度，树立准确的"量"的概念，提高分析问题和解决问题的能力，提高综合素质，为学习后继课程打下坚实的基础。

定量分析的任务是测定试样中组分的含量，且要求测定的结果必须达到一定的准确度，方能满足生产和科学研究的需要，否则不准确的分析结果将会导致生产的损失、资源的浪费、科学上的错误结论。

因此我们将在这一节中学习在定量分析中的数据处理。

一、定量分析的数据处理

在分析测试过程中，由于主、客观条件的限制，使得测定结果不可能和真实含量完全一

致,即使是技术熟练的分析工作者,用同一最完善的分析方法和精密的仪器,对同一试样仔细地进行多次分析,其结果也不会完全一样,而是在一定范围内波动,这就说明分析过程中客观存在着难于避免的误差。因此,人们在进行定量分析时,不仅要得到被测组分的含量,而且必须对分析结果进行评价,判断分析结果的可靠程度,检查产生误差的原因,使分析结果尽量地接近客观真实值。

1. 准确度——误差的表征　准确度:分析结果与真实值的接近程度。

误差:测定值 x_i 或测量平均值 $\bar{x}$ 与真实值 μ 之差。

真实值:是指某一物理量本身具有的客观存在的真实数值。

准确度的高低用误差的大小来衡量,误差越小,表示测定结果与真实值越接近,分析结果的准确度越高;反之,误差越大,准确度越低。

误差的大小可用绝对误差 E_a 和相对误差 E_r 表示。

绝对误差: $E_a = x_i - \mu$

E_a——绝对误差;x_i——测量值;μ——真实值

相对误差: $E_r = \dfrac{x_i - \mu}{\mu} \times 100\% = \dfrac{E_a}{\mu} \times 100\%$

同样的绝对误差,当被测物的量较大时,相对误差较小,测定的准确度较高。

例1　用分析天平称量两个试样,一个为 0.002 1 g,另一个为 0.543 2 g。两个测量值的绝对误差都是 0.000 1 g。求其相对误差。

解:$E_{r1} = \dfrac{E_a}{\mu} \times 100\% = \dfrac{0.000\ 1}{0.002\ 1} \times 100\% = 0.047\ 62 \times 100\%$

$E_{r2} = \dfrac{E_a}{\mu} \times 100\% = \dfrac{0.000\ 1}{0.543\ 2} \times 100\% = 0.000\ 18 \times 100\%$

可见,绝对误差相等,相对误差并不一定相同。同样的绝对误差,被测定的量较大时,相对误差就比较小,测定的准确度也就比较高。

结论:用相对误差来表示各种情况下测定结果的准确度更为确切。

指出:

绝对误差和相对误差都有正值和负值。正值表示分析结果偏高,负值表示分析结果偏低。

实际工作中,真值实际上无法获得。常用纯物质的理论值、国家标准局提供的标准参考物质的书上给出的数值、或多次测定结果的平均值当做真值。

2. 精密度—偏差的表征　在实际工作中,分析人员在同一条件下平行测定多次,以求得分析结果的算术平均值。如果多次测定的数值比较接近,说明分析结果的精密度高。

精密度:几次平行测定结果相互接近的程度。

偏差:偏差是指多次平行试验中个别测定值与平均值之间的差值。

偏差可用绝对偏差 d_i 和相对偏差 R^d 表示。

(1) 绝对偏差 d_i　$d_i = x_i - \bar{x}$

d_i——绝对偏差;x_i——个体测量值;$\bar{x}$——平行试验平均值。

(2) 平均偏差 $\bar{d}$　$\bar{d} = \dfrac{1}{n} \sum\limits_{i=1}^{n} |x_i - \bar{x}|$

(3) 相对平均偏差 $R\bar{d}$　$R\bar{d} = \dfrac{\bar{d}}{\bar{x}} \times 100\%$

（4）标准偏差

总体标准偏差 σ $\quad \sigma=\sqrt{\dfrac{\sum\limits_{i=1}^{n}(x_i-u)^2}{n}}$

样本标准偏差 $S(n\leqslant 20)$ $\quad S=\sqrt{\dfrac{\sum\limits_{i=1}^{n}(x_i-\overline{x})^2}{n-1}}$

（5）相对标准偏差 RSD $\quad RSD=\dfrac{S}{\overline{x}}\times 100\%$

例 2 测定某溶液的浓度时，平行测定 3 次，测定结果分别为：0.202 5 mol/L、0.202 6 mol/L、0.202 4 mol/L，求平均值、相对平均偏差、标准偏差及相对标准偏差。

解：$\overline{x}=\dfrac{0.202\ 5+0.202\ 6+0.202\ 4}{3}=0.202\ 5(\text{mol/L})$

$\overline{d}=\dfrac{|0.202\ 5-0.202\ 5|+|0.202\ 6-0.202\ 5|+|0.202\ 4-0.202\ 5|}{3}$

$\quad =0.000\ 067(\text{mol/L})$

$R\overline{d}=0.000\ 067\times 100\%=0.03\%$

$S=\sqrt{\dfrac{(0.202\ 5-0.202\ 5)^2+(0.202\ 6-0.202\ 5)^2+(0.202\ 4-0.202\ 5)^2}{2}}=0.000\ 1$

$RSD=\dfrac{S}{\overline{x}}\times 100\%=\dfrac{0.000\ 1}{0.202\ 5}\times 100\%=0.05\%$

准确度是表示测定结果与真实值相接近的程度，用误差表示，精密度是表示测定结果的重现性，用偏差表示。精密度是保证准确度的先决条件。准确度高一定需要精密度高，但精密度高不一定准确度高。因此，如果一组测量数据的精密度很差，自然失去了衡量准确度的前提。只有精密度高、准确度高的测定数据才具有可信度。

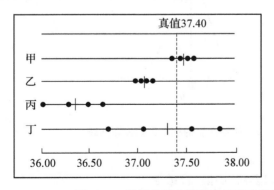

图 5 - 1 定量分析中精密度与准确度的关系

点 拨/提 示

用标准偏差和算术平均偏差表示结果，哪一个更合理？

二、误差的种类

（一）系统误差

由分析过程中某种确定的原因引起的误差。

1. 系统误差种类

（1）方法误差：如反应不完全，干扰成分的影响，指示剂选择不当。

（2）仪器误差：如容量器皿刻度不准又未经校正，电子仪器"噪声"过大等造成。

（3）试剂误差：试剂或蒸馏水纯度不够。

（4）操作误差：指操作与正确的分析操作有差别所引起的。如分析人员在称取试样时未注意防止试样吸湿，称量沉淀时坩埚及沉淀未完全冷却等。

（5）主观误差：如观察颜色偏深或偏浅，第二次读数总是想与第一次重复等造成。

2. 系统误差的性质

（1）重复性：同一条件下，重复测定中重复地出现。

（2）单向性：测定结果系统偏高或偏低。

（3）恒定性：大小基本不变，对测定结果的影响固定。

（4）可校正性：其大小可以测定，可对结果进行校正。

系统误差的校正方法：选择标准方法、提纯试剂和使用校正值等办法加以消除。常采用对照试验和空白试验的方法。

（二）偶然误差（随机误差）

由某种难以控制的偶然因素造成的误差。

其分布服从正态分布的规律。

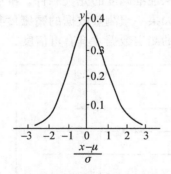

图 5 - 2　偶然误差的标准正态分布曲线

（三）过失误差

在操作过程中的明显过失，如读错、加错、看错等。

三、误差的减免方法

1. 选择合适的分析方法　一般常量组分的测定应选用滴定分析法或重量分析法，而微量和痕量组分的测定则选用仪器分析法。

2. 减小测量误差　一般要求每个步骤测量误差小于或等于 0.1%。为了达到此要求，一般最小称样量不得小于 0.2 g，消耗标准溶液的体积必须在 20 ml 以上。

3. 偶然误差的减免　在消除系统误差的前提下，适当增加平行测定的次数取平均值的方法。

4. 系统误差的减免

（1）方法误差——做对照试验，分标准品对照法和标准方法对照法。

标准品对照法是用已知准确含量的标准品代替试样，在完全相同的条件下进行测定分析，对比标准品和试样的测量结果得出分析误差，用此误差值对试样测定结果进行校正。

标准方法对照法是用可靠（法定）分析方法与被检验的方法，以同一试样进行对照分析，根据结果判断有无系统误差存在。两种测量方法的测定结果越接近，说明被检验的方法越可靠。若无条件做对照试验，可采用回收试验。

（2）试剂误差—— 做空白实验

在不加试样的情况下，按照与分析试样同样的方法、条件、步骤进行的分析试验称为空白试验，所得结果为空白值。在计算时从分析结果中扣除空白值，可消除由试剂、纯化水、实验器皿带入的杂质所引起的系统误差。

（3）仪器误差—— 校正仪器

在计算结果中采用仪器校正值（如滴定管、移液管、容量瓶等），并定期校正，同一实验中使用同一仪器。

四、有效数字及位数

有效数字：在分析过程中实际上能测到的数字。包括测到的准确数字和最后一位可疑数字。

（一）有效数字

1. 实验过程中遇到的两类数字

（1）非测量值：如：测定次数、倍数、系数、分数、常数（π）等，它们的有效数字位数可看作无限多位。

（2）量值或计算值：数据位数反映测量的精确程度。这类数字称为有效数字。

可疑数字：有效数字的最后一位数字，通常为估计值，不准确。

2. 关于有效数字的讨论

（1）正确记录实验数据。

（2）实验记录的数字不仅表示数量的大小，而且要正确地反映测量的精确程度。

（3）一般有效数字的最后一位数字有 ± 1 个单位的误差。

表 5-1　有效数字位数

结果	绝对偏差	相对偏差	有效数字位数
0.518 00	$\pm 0.000\ 01$	$\pm 0.002\%$	5
0.518 0	$\pm 0.000\ 1$	$\pm 0.02\%$	4
0.518	± 0.001	$\pm 0.2\%$	3

（4）数据中零的作用

数字零在数据中具有双重作用：

1）作普通数字用，如 0.518 0；4 位有效数字 5.180×10^{-1}

2）作定位用，如 0.051 8；3 位有效数字 5.18×10^{-2}

例：1.000 2 五位有效数字

0.500 0 四位有效数字

0.000 7 一位有效数字

27.03％ 四位有效数字

（5）注意：

1）容量器皿：滴定管、移液管、容量瓶，4 位有效数字。

2）分析天平（万分之一）取 4 位有效数字。

3）标准溶液的浓度，用 4 位有效数字表示：0.100 0 mol/L。

4）pH＝4.34，小数点后的数字位数为有效数字位数。

5）对数值，lg$X$＝2.38。

（二）修约规则

1. 为什么要进行修约　数字位数能正确表达实验的准确度，舍去多余的数字。

2. 修约规则　"四舍六入五留双"。

（1）当多余尾数≤4 时舍去尾数，多余尾数≥6 时进位。

（2）尾数正好是 5 时分两种情况：

1）若 5 后数字不为 0，一律进位，0.106 753 4；

2）5 后无数或为 0，采用 5 前是奇数则将 5 进位，5 前是偶数则把 5 舍弃，简称"奇进偶舍"。0.437 15，0.437 25；

链接/拓展

我国的国家标准按专业分共有 24 个大类。其代号用拉丁文字母代号顺序。例：A 综合；B 农业、林业；C 医药、卫生、劳动保护等，而国家标准 GB/T 8170－2008《数据修约规则》是属于实验室中常用的 A 类综合标准之一。

（3）保留四位有效数字，修约：

14.244 2→14.24

26.486 3→26.49

15.025 0→15.02

15.015 0→15.02

15.025 1→15.03

（4）一次修约到位，不能连续多次的修约

如：2.345 7 修约到两位，应为 2.3；

若连续修约则为 2.345 7→2.346→2.35→2.4 不对。

（三）计算规则

1. 加减法运算　结果的位数取决于绝对误差最大的数据的位数。

例：0.012 1＋25.64＋1.057＝

0.012 1	绝对误差：0.000 1
25.64	0.01
1.057	0.001

先修约后运算：＝0.01＋25.64＋1.06＝26.71

2. **乘除法运算** 结果的位数取决于相对误差最大的数据的位数。

例：$\dfrac{0.032\,5 \times 5.103 \times 60.06}{139.8}=$

0.032 5 相对误差：$\pm\dfrac{0.000\,1}{0.032\,5} \times 100\%=\pm 0.3\%$

5.103 $\pm\dfrac{0.001}{5.103} \times 100\%=\pm 0.02\%$

60.06 $\pm\dfrac{0.01}{60.06} \times 100\%=\pm 0.02\%$

139.8 $\pm\dfrac{0.1}{139.8} \times 100\%=\pm 0.07\%$

先修约后运算：$=\dfrac{0.032\,5 \times 5.10 \times 60.1}{140}=0.071\,2$。

（四）有效数字在定量分析中的应用

1. **正确选择测量仪器** 不同的分析任务对测量仪器有不同的精度要求。例如滴定分析中常量滴定管的体积一般有 50 ml 和 25ml，最小刻度 0.1 ml，估读到 0.01 ml，绝对误差为 ±0.02 ml，其最小消耗体积为 20 ml，选择 25 ml 滴定管。

2. **正确记录测量数据** 用万分之一分析天平与用托盘天平称量试样，记录的数据不同。例如用万分之一分析天平称量记录为 1.270 0 g，用托盘天平称量记录为 1.27 g。

3. **正确表示分析结果** 在分析结果报告中，结果中的有效数字保留的位数，必须与整个分析测量过程获取的数据相一致。常量分析中，其结果一般要求准确到四位有效数字。

测 一 测

小王和小李两人同时在分析实验室进行某试样中亚铁含量的测定。用万分之一的分析天平称取试样 0.280 0 g，其分析结果报告分别为：小王 28.20％，小李 28.199％，请分析两人的报告哪一份合理？为什么？

五、分析结果数据处理

（一）分析结果的判断

可疑值：在消除了系统误差后，所测得的数据出现显著的特大值或特小值，这样的数据是值得怀疑的。

对可疑值应做如下判断：

1. 分析实验中，已然知道某测定值是操作中的过失所造成的，应立即将此数据弃去。

2. 找不出可疑值出现的原因，不应随意弃去或保留，而应按照下面介绍的方法来取舍。

（二）分析结果数据的取舍方法

1. Q 检验法 Q 检验法的步骤如下：

(1)将测定数据按从小到大顺序排列，即 X_1、X_2、……、X_n，算出最大值与最小值之差 R；

（2）计算可疑值与最邻近数据之差的绝对值，除以 R 所得商称为 Q 值。

计算公式：

$$Q_{计} = \frac{|x_{疑} - x_{邻}|}{x_{最大} - x_{最小}}$$

（3）查表 5-2：$Q_{计} \geqslant Q_{表}$，弃去；$Q_{计} < Q_{表}$，保留。

表 5-2 不同置信度下的 Q 值表

n	3	4	5	6	7	8	9	10
$Q_{90\%}$	0.94	0.76	0.64	0.56	0.51	0.47	0.44	0.41
$Q_{95\%}$	0.97	0.84	0.73	0.64	0.59	0.54	0.51	0.49

例 3 标定 NaOH 标准溶液时测得 4 个数据分别是 0.101 2，0.101 4，0.101 6，0.101 9，试用 Q 检验法确定 0.101 9 数据是否应该舍弃？已知置信度为 90%。

解：$Q_{计} = \dfrac{0.101\ 9 - 0.101\ 6}{0.101\ 9 - 0.101\ 2} = \dfrac{0.000\ 3}{0.000\ 7} = 0.43$

查 Q 表：4 次测定的 $Q_{表} = 0.76$，0.43 < 0.76，故数据 0.101 9 不应舍弃。

2. G 检验法

G 检验法的步骤如下：

（1）计算出包括可疑值在内的平均值与标准偏差。

（2）计算公式：

$$G_{计} = \frac{|x_{可疑} - \bar{x}|}{S}$$

（3）查表 5-3：$G_{计} \geqslant G_{表}$，弃去；$G_{计} < G_{表}$，保留。

表 5-3 95% 置信度下的 G 值表

n	3	4	5	6	7	8	9	10
	1.15	1.48	1.71	1.89	2.02	2.13	2.21	2.29

例 4 标定 NaOH 标准溶液时测得 4 个数据分别是 0.152 8，0.152 5，0.153 7，0.152 6，试用 G 检验法确定 0.153 7 数据是否应该舍弃？已知置信度为 95%。

解：$\bar{x} = 0.152\ 8 + 0.152\ 5 + 0.153\ 7 + 0.152\ 6 = 0.152\ 9$

$$S = \sqrt{\frac{\sum\limits_{i=1}^{n}(x_i - \bar{x})^2}{n-1}} = 0.055$$

$$G_{计} = \frac{|0.153\ 7 - 0.152\ 9|}{0.055} = 1.45$$

查 G 表：4 次测定的 $G_{表} = 1.45$，1.45 < 1.48，故数据 0.153 7 不应舍弃。

（三）分析结果数据的表示方法

1. 一般分析结果的表示 在忽略系统误差的情况下，一般对于常规或验证性试验，平行测定 3～4 次，计算测定结果平均值，再计算相对平均偏差，若 $R\bar{d}\% \leqslant 0.2\%$，可认为符合要求，取其平均值作为最后的测定结果，否则此次实验不符合要求。

在开展科研或制定标准等工作时，更多用数据的 RSD 来判断测定结果是否符合要求。

2. 分析结果统计处理方法（有限次数的测量）

平均值精密度的表示方法

平均值精密度：为说明平均值之间的精密度，用平均值的标准差（$S_{\bar{x}}$）表示。

$$\bar{d} = \frac{|d_1| + |d_2| + |d_3| + \cdots + |d_n|}{n} = \frac{\sum|d_i|}{n}$$

标准偏差 $S = \sqrt{\dfrac{\sum\limits_{i=1}^{n}(x_i - \bar{x})^2}{n-1}}$

第三节　滴定分析化学中的基础知识

一、滴定分析法的基本概念

滴定分析法：是将一种已知准确浓度的试剂溶液（标准溶液），滴加到被测物质的溶液中（或者是将被测物质的溶液滴加到标准溶液中），直到所加的试剂与被测物质按化学计量关系定量反应为止，然后根据试剂溶液的浓度和用量，计算被测物质的含量。

滴定剂：通常将已知准确浓度的试剂溶液称为滴定剂。

滴定：把滴定剂从滴定管加到被测物质溶液中的过程叫滴定。

化学计量点：加入的标准溶液与被测物质按化学计量关系定量反应完全时，反应即达到了化学计量点，一般依据指示剂的变色来确定化学计量点，一般用 SP 表示。

滴定终点：在滴定中指示剂改变颜色的那一点称为滴定终点，一般用 eP 表示。

终点误差：滴定终点是实验测量值，化学计量点是理论值。两者往往不一定恰好吻合，由此造成的分析误差称为终点误差（滴定误差），一般用 TE 表示。

滴定分析简便、快速，可用于测定很多元素，且有足够的准确度，应用广泛。滴定分析一般测定其组分含量在 1% 以上的常量分析。

分析/思考

化学计量点与滴定终点两者有何异同？怎样理解终点误差？

二、滴定反应类型、基本条件和滴定方式

1. 滴定反应类型　主要包括酸碱滴定法、配位滴定法、氧化还原滴定法及沉淀滴定法等。

酸碱滴定法：$H^+ + OH^- \!=\!=\!= H_2O$

配位滴定法：$Ca^{2+} + H_2Y^{2-} \!=\!=\!= CaY^{2-} + 2H^+$

氧化还原滴定法：$5Fe^{2+} + MnO_4^- + 8H^+ \!=\!=\!= 5Fe^{3+} + Mn^{2+} + 4H_2O$

沉淀滴定法：$Ag^+ + X^- \!=\!=\!= AgX\downarrow$

2. 滴定反应的基本条件　适合滴定分析法的化学反应，应该具备以下几个条件：

（1）反应必须具有确定化学计量关系，必须定量进行，即反应按一定的反应方程式完全

进行(完全程度达到 99.9%以上),没有副反应。这是定量计算的基础。

(2) 必须具有较快的反应速度。对于较慢的反应,可加热或加入催化剂来加速反应。

(3) 必须有适当简便的方法确定滴定终点。一般用指示剂确定滴定终点,有时也可用电化学方法确定滴定终点。

3. 滴定方式　直接滴定法、返滴定法(剩余滴定法)、置换滴定法、间接滴定法四种。

直接滴定法:凡能满足上述要求的反应,都可用直接滴定法,即用标准溶液直接滴定待测物质。直接滴定法是滴定分析中最常用和最基本的滴定方法。

但是,有些反应不能完全符合上述要求,因而不能采用直接滴定法。遇到这种情况时,可采用以下几种方法进行滴定。

间接滴定法:不能与滴定剂直接起反应的物质,有时可以通过另外的化学反应,以滴定法间接进行测定。间接滴定手续较繁,引入误差的机会也较多,不是一种理想的方法。

返滴定法:先准确地加入过量标准溶液,使与试液中的待测物质或固体试样进行反应,待反应完成后,再用另一种标准溶液滴定剩余的标准溶液,这种滴定方法称为返滴定法。当试液中待测物质与滴定剂反应速度很慢(如 Al^{3+} 与 EDTA 的反应)或被测离子发生水解等副反应,影响测定或采用直接滴定法时,缺乏符合要求的指示剂,或者被测离子对指示剂有封闭作用,不能用直接滴定法进行滴定,此时可进行返滴定。

置换滴定法:当待测组分所参与的反应不按一定反应式进行或伴有副反应时,不能采用直接滴定法。这时可利用置换反应,即置换出等物质量的另一物质,再用标准溶液滴定这种物质,这种滴定分析方法称为置换滴定法。它是提高络合滴定选择性的途径之一。

三、基准物质和标准溶液(滴定液)

1. 基准物质　在滴定分析中,不论采用哪种滴定法,都离不开标准溶液,否则无法计算分析结果。所谓标准溶液,就是一种已知准确浓度的溶液。能用于直接配制或标定标准溶液的物质称为基准物质。

基准物质应符合下列要求:

(1) 试剂的组成与化学式完全相符。

(2) 试剂的纯度足够高(质量分数在 99.9%以上)。

(3) 性质稳定,不易与空气中的氧气及二氧化碳反应,亦不吸收空气中的水分。

(4) 试剂最好有较大的摩尔质量以减小称量时的相对误差。

(5) 试剂参加滴定反应时,应按反应式定量进行,没有副反应。

2. 标准溶液

(1) 标准溶液的配制

直接配制法:准确称取一定量基准物质,溶解后配成一定体积的溶液,根据物质量和溶液体积,即可计算出该标准溶液的准确浓度。

$$c_B = \frac{n_B}{V} = \frac{m_B}{M_B V}$$

标定法:很多物质不能直接用来配制标准溶液,但可将其先配制成一种近似于所需浓度的溶液,然后用基准物质来标定它的浓度。

(2) 标准溶液的常用的几种浓度表示方法

物质的量浓度:标准溶液的浓度通常用物质的量浓度表示。物质 B 的物质的量浓度是指溶液中所含溶质B的物质的量除以溶液的体积。

滴定度:在滴定分析中,标准溶液还可以用被测物质的质量来表示标准溶液的浓度。为了简化计算常用滴定度表示标准溶液的浓度。

滴定度是指每毫升滴定剂溶液相当于被测物质的质量(克或毫克)或质量分数。

每毫升标准溶液相当于被测组分B的质量。符号$\dfrac{T_A}{B}$单位:g/ml 或 mg/ml。其中的A为标准溶液溶质的化学式,B为被测物质的化学式。

$\dfrac{T_{HCl}}{NaOH}=0.004\,000$ g/ml,表示用 HCl 标准溶液滴定 NaOH,1 ml HCl 标准溶液与 $0.004\,000$ g NaOH 完全反应。

滴定度与被测物质质量关系式为:

$$m_A=\frac{T_A}{B}V_B$$

例:已知$\dfrac{T_{HCl}}{NaOH}=0.004\,000$ g/ml,若滴定终点时消耗 HCl 标准溶液20.00 ml,则被测组分 NaOH 质量为 $m_{NaOH}=T_{(HCl/NaOH)}\times V_{HCl}=0.004\,000\times 20.00=0.080\,00(g)$

计算被测物质的质量极为方便,在药物分析中广泛应用。

点 拨/ 提 示

表示标准溶液浓度的方法有几种?各有何优缺点?

四、滴定分析的计算

(一)定量分析的计算依据

物质的量和物质的量浓度 $n_B=\dfrac{m_B}{M_B}$ $c_B=\dfrac{n_B}{V}$

反应物质之间的化学计量关系:

滴定反应: aA + bB ══ $cC+dD$ $\dfrac{n_A}{n_B}=\dfrac{a}{b}$
              (标准溶液) (被测物质)   (生成物)

(二)定量分析结果的表示方法

以被测组分实际存在形式的含量表示。

固体试样:质量分数(百分含量)。

液体试样:物质的量、质量摩尔浓度、质量浓度、质量分数、体积分数、摩尔分数。

气体试样:以质量浓度或体积分数来表示。

(三)滴定分析的计算

1. 滴定度与物质的量浓度换算

滴定反应:$aA+bB$══$cC+dD$

$c_AV_A=\dfrac{am_B}{bM_B}$

令 $V_A=1$ ml,$m_B=T_{\frac{A}{B}}$,代入上式可得:

$$T_{\frac{A}{B}} = \frac{b}{a} \cdot \frac{c_A M_B}{1\,000}$$

例 5 0.101 0 mol/L 盐酸标准溶液滴定 Na_2CO_3 的滴定度为多少?

解:$2HCl + Na_2CO_3 \longrightarrow 2NaCl + CO_2 + H_2O$

$$T_{\frac{A}{B}} = \frac{b}{a} \cdot \frac{c_A M_B}{1\,000}$$

$$T_{\frac{HCl}{Na_2CO_3}} = \frac{1}{2} \times \frac{c_{HCl} M_{Na_2CO_3}}{1\,000}$$

$$= \frac{1}{2} \times \frac{0.101\,0 \times 105.99}{1\,000} = 0.005\,352(g \cdot mL^{-1})$$

2. 标准溶液标定的计算

(1) 比较标定法:若标准溶液 A 浓度为 c_A,体积为 V_A,被测物质 B 浓度为 c_B,体积为 V_B,则

$$\frac{c_A V_A}{c_B V_B} = \frac{a}{b}$$

例 6 0.101 0 mol/L 的 HCl 标准溶液滴定 20.00 ml 的 NaOH,终点时消耗 HCl 标准溶液 21.12 ml,问 NaOH 溶液浓度为多少?

解:$HCl + NaOH \longrightarrow NaCl + H_2O$

$$\frac{c_{HCl} V_{HCl}}{c_{NaOH} V_{NaOH}} = \frac{1}{1}$$

$$c_{NaOH} = \frac{c_{HCl} V_{HCl}}{V_{NaOH}} = \frac{0.101\,0 \times 21.12}{20.00} = 0.106\,7(mol \cdot L^{-1})$$

(2) 基准物标定法:若被测物质 B 质量为 m_B,摩尔质量为 M_B,则 $c_A V_A = \frac{a}{b} \cdot \frac{m_B}{M_B}$

例 7 用无水碳酸钠为基准物质标定盐酸标准溶液,平行测定 4 次,质量分别是 0.120 4 g、0.120 9 g、0.122 6 g、0.123 1 g,消耗盐酸体积分别是 21.87 ml、21.97 ml、22.28 ml、22.34 ml,求盐酸浓度、相对平均偏差。

解:$2HCl + Na_2CO_3 \longrightarrow 2NaCl + CO_2 + H_2O$

$$c_{HCl} V_{HCl} = \frac{2}{1} \times \frac{m_{Na_2CO_3}}{M_{Na_2CO_3}}$$

$$c_{HCl(1)} = \frac{2}{1} \times \frac{m_{Na_2CO_3}}{M_{Na_2CO_3} V_{HCl}} = \frac{2}{1} \times \frac{0.120\,4}{105.99 \times \frac{21.87}{1\,000}} = 0.103\,9(mol \cdot L^{-1})$$

同理可得:$c_{HCl(2)} = 0.103\,8\ mol/L = c_{HCl(3)} = c_{HCl(4)}$

相对平均偏差 $R\bar{d} = \frac{\bar{d}}{x} \times 100\% = 0.07\%$

(3) 待测物质含量的计算

1) 直接滴定法被测物质含量计算

滴定反应 $aA + bB \longrightarrow cC + dD$

滴定液用物质的量浓度表示时 $\omega_B = \frac{m_B}{m_S} = \frac{\frac{b}{a} c_A V_A M_B}{m_S}$

滴定液用物质的量浓度表示时　　$\omega_B = \dfrac{m_B}{m_S} = \dfrac{T_{A/B规定} F V_A}{m_S}$　　$F = \dfrac{c_{A实际}}{c_{A规定}}$

可用于药物分析中待测组分的含量计算。

例 8　称取维生素 C 原料试样 0.202 7 g,按中国药典规定,用 0.101 2 mol/L I_2 标准溶液滴定至终点用去 20.89 ml,计算维生素 C 的含量。每 1 ml 0.1 mol/L I_2 标准溶液相当于 0.008 806 g 维生素 C。

解:$\omega_{维生素C} = \dfrac{T_{A/B规定} F V_A}{m_S}$

$$= \dfrac{0.008\ 806 \times \dfrac{0.101\ 2}{0.1} \times 20.89}{0.202\ 7} = 0.918\ 4$$

2) 返滴定法待测物质含量的计算:在被测物质溶液中加入一种定量且过量的标准溶液,待反应完全后,再用另一种标准溶液滴定剩余的前一种标准溶液的滴定分析方法。

如 Al^{3+} 的含量测定:

滴定前　　$Al^{3+} + H_2Y^{2-}(定量且过量) \Longrightarrow AlY^- + 2H^+$

滴定反应　　$Zn^{2+} + H_2Y^{2-}(剩余) \Longrightarrow ZnY^{2-} + 2H^+$

例 9　称取含有 Al_2O_3 的试样 0.235 9 g,酸溶解后加入 0.020 16 mol/L EDTA 50.00 ml,控制条件使 Al^{3+} 与 EDTA 完全配合反应,再以 0.020 03 mol/L Zn^{2+} 返滴定剩余 EDTA,用去 Zn^{2+} 标准溶液 21.57 ml,求 Al_2O_3 百分含量。

解:$Al_2O_3 + 6H^+ \Longrightarrow 2Al^{3+} + 3H_2O$　　(1)

$Al^{3+} + H_2Y^{2-} \Longrightarrow AlY^- + 2H^+$　　(2)

$H_2Y^{2-}(剩余) + Zn^{2+} \Longrightarrow ZnY^{2-} + 2H^+$　　(3)

根据(1)、(2)可知 $n_{Al_2O_3} = \dfrac{1}{2} n_{Al^{3+}} = \dfrac{1}{2} n_{EDTA}$

根据(2)、(3)可知 $n_{EDTA} = (c_{EDTA} V_{EDTA} - c_{Zn^{2+}} V_{Zn^{2+}})$

Al^{3+} 所消耗的 EDTA 的物质的量为

$$m_{Al_2O_3} = \dfrac{1}{2} n_{EDTA} M_{Al_2O_3} = \dfrac{1}{2}(c_{EDTA} V_{EDTA} - c_{Zn^{2+}} V_{Zn^{2+}}) M_{Al_2O_3}$$

$$\omega_{Al_2O_3} = \dfrac{m_{Al_2O_3}}{m_S} = \dfrac{\dfrac{1}{2} \times \left(0.020\ 16 \times \dfrac{50.00}{1\ 000} - 0.020\ 03 \times \dfrac{21.57}{1\ 000}\right) \times 101.96}{0.235\ 9} = 0.124\ 5$$

3) 置换滴定法待测物质含量的计算:用某试剂与被测物质反应,置换出与被测物质有确定计量关系的另一生成物,再用标准溶液滴定该生成物,从而计算出被测组分的含量的分析方法。

例如:$Cr_2O_7^{2-}$ 的含量测定

滴定前　　$Cr_2O_7^{2-} + 6I^- + 14H^+ \Longrightarrow 2Cr^{3+} + 3I_2 + 7H_2O$

滴定反应　　$2S_2O_3^{2-} + I_2 \Longrightarrow 2I^- + S_4O_6^{2-}$

计量关系:$Cr_2O_7^{2-} \sim 6S_2O_3^{2-}$

置换滴定法被测物质含量的计算和直接滴定法一样,只不过标准溶液与被测物质的物质的量关系在两个或多个化学反应式之间获得。

分析/思考

当用滴定度计算含量时,如果规定浓度与实际浓度不等,应用什么方法解决?

第四节　重量分析法

一、重量分析法概述

重量分析法是通过称量操作,测定试样中待测组分的质量,以确定其含量的一种分析方法。

(一)重量分析法的分类

按照待测组分与其他组分分离方法的不同,重量分析法可分为挥发法、沉淀重量法等。

1. 挥发法　一般是采用加热或其他方法使试样中的挥发性组分逸出,称量后根据试样质量的减少,计算试样中该组分的含量;或利用吸收剂吸收组分逸出的气体,根据吸收剂质量的增加,计算出该组分的含量。

2. 沉淀重量法　试剂与待测组分发生沉淀反应,生成难溶化合物沉淀,经过分离、洗涤、过滤、烘干或灼烧后,称得沉淀的质量,从而计算出待测组分的含量。例如,用沉淀重量法测定钢中镍的含量,将含镍的试样溶解后,在 pH＝8～9 的氨性溶液中加入有机沉淀剂丁二酮肟镍沉淀,过滤洗涤、烘干沉淀后称量,计算出试样中镍的质量。

3. 其他方法　除上面的方法外,还有萃取法、电解法等。它们也都是用一定的方法将被测组分分离后通过称量其质量然后计算的分析方法。

重量分析法是经典的化学分析法。它通过直接称量得到分析结果,不需要从容量器皿中取得大量数据,也不需要基准物质作比较,故其准确度较高,可用于测定质量分数量大于 1% 的常量组分,有时也用于仲裁分析。但重量分析法的操作比较麻烦,费时长,不能满足生产上快速分析的要求,这是重量分析法的主要缺点。在重量分析法中,以沉淀重量法最为重要,而且应用也较多,所以本节主要介绍沉淀重量法。

(二)重量分析法对沉淀的要求

在试液中加入适当过量的沉淀剂,使被测组分从试液中沉淀出来,所得的沉淀称为沉淀形式。沉淀经过过滤、洗涤、烘干或灼烧后,得到称量形式。沉淀形式和称量形式可以相同,也可以不同。

沉淀形式和称量形式在重量分析中对分析结果的准确度有着十分重要的影响,因此对这两种形式都有具体的要求。

二、沉淀条件和沉淀剂的选择

沉淀按物理性质的不同大致分为晶形沉淀和非晶形沉淀(又称为无定形沉淀)两大类。晶形沉淀是指具有一定形状的晶体,由较大的沉淀颗粒组成,内部排列规则有序,结构紧密,吸附杂质少,极易沉降,有明显的晶面,如 $BaSO_4$、CaC_2O_4 等是典型的晶形沉淀。非晶形沉淀是指无晶体结构特征的一类沉淀,由许多聚集在一起的微小颗粒组成,内部排列杂乱无序,结构疏松,常常是体积庞大的絮状沉淀,不能很好地沉降,无明显的晶面,如 $Fe_2O_3 \cdot xH_2O$ 等是典型的无定形沉淀。在沉淀过程中,生成的沉淀物属于哪一种类型,主要取决于沉淀物本身的性质和沉淀条件。

（一）沉淀条件

为了得到纯净、较大的晶粒,以及结构紧密、易于洗涤的沉淀物,在沉淀时应根据沉淀物的性质控制适当的沉淀条件。

1. 晶形沉淀的沉淀条件

（1）沉淀应在稀溶液中进行。

（2）在不断搅拌下将沉淀剂缓慢地加入热溶液中。

（3）选择合适的沉淀剂。

（4）进行陈化。

2. 非晶形沉淀物的沉淀条件

（1）在较浓的溶液中进行沉淀,沉淀剂加入的速度要快一些。

（2）在热溶液中及电解质存在的条件下进行沉淀。

（3）趁热过滤、洗涤沉淀物,不必陈化。

（4）必要时应进行再沉淀。

（二）沉淀剂的选择

（1）沉淀剂应为易挥发或易分解的物质,在灼烧时可以除去。

（2）沉淀剂应具有较高的选择性。

目前有机沉淀剂的使用越来越广泛。因为它具有较大的相对分子质量和较高的选择性,形成的沉淀具有较小的溶解度,并具有鲜艳的颜色和便于洗涤的结构,也容易转化为称量形式。使用有机沉淀剂,一方面能够降低沉淀的溶解度,另一方面可以减少共沉淀现象及形成混晶的概率。

链 接/ 拓 展

共沉淀:当沉淀从溶液中析出时,溶液中某些可溶性杂质混入沉淀物中,一起被沉淀下来,这种现象称为共沉淀。产生原因主要是表面吸附、形成混晶和吸留。

三、重量分析法的基本操作

重量分析法的主要操作过程为:样品的溶解、沉淀,沉淀的过滤和洗涤,沉淀物的烘干、灼烧、称量,结果计算。

（一）沉淀物的生成

（1）将试样溶解制成溶液,应根据不同性质的试样选择适当的溶剂。对于不溶于水的试样,一般采取酸溶法、碱溶法或熔融法。

（2）沉淀在试样溶液中加入适当的沉淀剂,使其与待测组分迅速定量反应生成难溶化合物沉淀。

（二）沉淀物的过滤和洗涤

通过过滤使沉淀物与母液分开。根据沉淀物的性质不同,过滤沉淀时常采用无灰滤纸或玻璃砂芯坩埚。洗涤常常是为了除去不挥发的盐类杂质和母液。洗涤时要选择适当的洗涤溶液,以防沉淀物溶解形成胶体。洗涤沉淀要采用少量多次洗法。

（三）沉淀物的烘干和灼烧

烘干通常是指在250 ℃以下的热处理。烘干可除去沉淀物中的水分和挥发性物质,同时使沉淀物组成达到恒定。烘干的温度和时间应因沉淀物的不同而异。

沉淀物在250～1 200 ℃的处理叫灼烧。灼烧可除去沉淀物中的水分、挥发性物质和滤纸等,还可以使初始生成的沉淀物在高温下转化为组成恒定的称量形式。用滤纸过滤的沉淀物常置于瓷坩埚中进行烘干和灼烧,用玻璃砂芯坩埚过滤的沉淀物应在电烘箱里烘干。

称得沉淀物的质量后,即可计算分析结果。不论沉淀物是经过烘干还是经过灼烧,其最后称量必须达到恒重。即在同样的条件下,对物质重复进行干燥、加热或灼烧,直至两次质量差不超过规定值的范围。

要 点 凝 练

1. 定量分析的操作过程一般包括取样、试样的制备、含量的测定、分析数据的处理、分析结果的表示及评价等六大步骤。

2. 在对定量分析数据进行评价时,一般需要解决两方面问题,一是对异常数据进行的判断,二是对分析方法准确性的判断,前者可用 Q 检验法或 G 检验法;后者可利用统计学的方法,检验是否存在统计学上的显著性差异,通常先进行 F 检验,再进行 t 检验。

3. 分析结果的表示方法有两种,一般分析项目在进行可疑值取舍后,如果相对平均偏差不超过允许范围,可认为符合要求,用多次测量值的平均值表示分析结果即可;但在分析项目要求较高时,则用标准偏差表示分析结果的精密度。

4. 定量分析的任务是测定试样中被测组分的含量。掌握标准溶液标定时浓度的计算方法和不同滴定分析法中被测物质含量的计算方法。

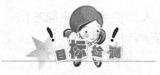
目标检测

一、填空题

1. 准确度表示测定值和_____的接近程度,用_____表示。精密度表示测定值之间相互接近的程度,用_____表示。

2. 精密度是保证准确度的先决条件,在消除系统误差的前提下,精密度高准确度就_____,精密度差,则测定结果不可靠。即准确度高,精密度一定好,精密度高,准确度不一定好。

3. 系统误差可分为_____、_____、_____、_____。
减小系统误差的方法有:_____、_____、_____、_____。

4. 目前,可疑值的取舍方法常用_____、_____两种方法。

5. 为了使称量的相对误差≤0.1%,试样质量必须_____;为了使滴定读数的相对误差≤0.1%,消耗滴定剂的体积就需_____。

6. 根据反应类型不同,滴定分析主要分为_____、_____、_____、_____四类。

二、单选题

1. 若被测组分含量在 1%～0.01%,则对其进行分析属 （　）
A. 微量分析　　　　　　　　　　B. 微量组分分析
C. 痕量组分分析　　　　　　　　D. 半微量分析

2. 分析工作中实际能够测量到的数字称为 （　）
A. 精密数字　　B. 准确数字　　C. 可靠数字　　D. 有效数字

3. 定量分析中,精密度与准确度之间的关系是 （　）
A. 精密度高,准确度必然高　　　B. 准确度高,精密度也就高
C. 精密度是保证准确度的前提　　D. 准确度是保证精密度的前提

4. 下列方法可以减小分析测试中的偶然误差 （　）
A. 对照试验　　　　　　　　　　B. 空白试验
C. 仪器校正　　　　　　　　　　D. 增加平行试验的次数

5. 在进行样品称量时,由于汽车经过天平室附近引起天平震动是属于 （　）
A. 系统误差　　B. 偶然误差　　C. 过失误差　　D. 操作误差

6. 下列叙述中错误的是 （　）
A. 方法误差属于系统误差　　　　B. 终点误差属于系统误差
C. 系统误差呈正态分布　　　　　D. 系统误差可以测定

7. 下面数值中,有效数字为四位的是 （　）
A. 25.30%　　B. pH=11.50　　C. π=3.141　　D. 100 0

8. 已知 $\dfrac{T_{NaOH}}{H_2SO_4}=0.010\,0$ g/ml,则 c_{NaOH} 应为多少 mol/L （　）
A. 0.102 0　　B. 0.203 9　　C. 0.051 00　　D. 0.20

9. 可用下列何种方法减免分析测试中的系统误差 （　）
A. 进行仪器校正　　　　　　　　B. 增加测定次数
C. 认真细心操作　　　　　　　　D. 测定时保证环境的湿度一致

10. 偶然误差具有 （　）
A. 可测性　　B. 重复性　　C. 非单向性　　D. 可校正性

11. 下列哪种情况不属于系统误差 （　）
A. 滴定管未经校正　　　　　　　B. 所用试剂中含有干扰离子
C. 天平两臂不等长　　　　　　　D. 砝码读错

12. 测定试样中 CaO 的质量分数,称取试样 0.908 0 g 滴定耗去 EDTA 标准溶液 20.50 ml,以下结果表示正确的是 （　）
A. 10%　　B. 10.1%　　C. 10.08%　　D. 10.077%

13. 按有效数字运算规则 $0.854\times2.187+9.6\times10^{-5}+0.032\,6\times0.008\,14=$ （　）
A. 1.9　　B. 1.87　　C. 1.868　　D. 1.868 0

14. 比较两组测定结果的精密度 （　）
甲组　0.19　0.19　0.20　0.21　0.21
乙组　0.18　0.20　0.20　0.21　0.22
A. 甲、乙两组相同　　　　　　　B. 甲组比乙组高
C. 乙组比甲组高　　　　　　　　D. 无法判别

15. 在不加样品的情况下,用测定样品同样的方法步骤对空白样品进行定量分析的试验为 （　）
A. 对照试验　　B. 空白试验　　C. 平行试验　　D. 预试验

三、多选题

1. 基准物质应具备下列哪些条件 （　　）

A. 稳定　　　　　　　　　　　　B. 最好具有较大的摩尔质量

C. 易溶解　　　　　　　　　　　D. 必须具有足够的纯度

E. 物质的组成与化学式完全符合

2. 下列物质中哪些只能用间接法配制一定浓度的溶液,然后再标定 （　　）

A. $KHC_8H_4O_4$　　　　　　　　B. HNO_3

C. $H_2C_2O_4 \cdot 2H_2O$　　　　　　D. NaOH

E. H_2SO_4

3. 定量分析一般包括哪些几个步骤 （　　）

A. 取样、试样的制备　　　　　　B. 含量的测定

C. 分析结果的表示　　　　　　　D. 分析数据的处理

E. 结果的评价

4. 基准物质应符合下列要求 （　　）

A. 试剂的组成与化学式完全相符　　B. 试剂具有足够的纯度

C. 试剂的性质稳定　　　　　　　D. 物质易溶于水

E. 价格便宜

5. 减小系统误差的方法有 （　　）

A. 对照实验　　　　　　　　　　B. 空白实验

C. 校正仪器　　　　　　　　　　D. 回收试验

E. 增加测量次数

四、简答题

1. 下列情况分别引起什么误差? 如果是系统误差,应如何消除?

(1) 砝码被腐蚀;

(2) 天平两臂不等长;

(3) 容量瓶和吸管不配套;

(4) 重量分析中杂质被共沉淀;

(5) 天平称量时最后一位读数估计不准;

(6) 以含量为 99% 的邻苯二甲酸氢钾作基准物标定碱溶液。

2. 如何减少偶然误差? 如何减少系统误差?

3. 标准溶液的标定有几种方法? 说出每种方法的优缺点。

五、实例分析题

1. 测定试样中 P_2O_5 质量分数(%),数据如下:8.44,8.32,8.45,8.52,8.69,8.38。
用 Grubbs 法及 Q 检验法对可疑数据决定取舍,求平均值、平均偏差、标准偏差和置信度为 95% 及 99% 的平均值的置信区间。

2. 已知高锰酸钾溶液浓度为 $T_{CaCO_3/KMnO_4} = 0.005\,005$ g/ml,求此高锰酸钾溶液的浓度及它对铁的滴定度。

3. 称取铁矿试样 0.314 3 g,溶于酸并还原为 Fe^{2+},用 0.200 0 mol/L $K_2Cr_2O_7$ 溶液滴定消耗了 21.30 ml。
计算试样中 Fe_2O_3 的百分含量。

参考答案:

一、填空题

1. 真实值　误差　偏差　2. 高　3. 方法误差　仪器误差　试剂误差　操作误差　对照试验　空白试验　校准试验　回收试验　4. Q 检验法　G 检验法　5. 大于 0.2 g　大于 20 ml　6. 酸碱滴定法　配位滴定法　沉淀滴定法　氧化还原滴定法

二、单选题

1～5　BDCDB　6～10　CABAA　11～15　BCABB

三、多选题

1. ABDE　2. BDE　3. ABCDE　4. BE　5. ABCD

四、简答题

1.（1）砝码受腐蚀

系统误差（仪器误差）　更换砝码。

（2）天平的两臂不等长

系统误差（仪器误差）　校正仪器。

（3）容量瓶与移液管未经校准

系统误差（仪器误差）　进行校正或换用配套仪器

（4）重量分析中　试样的非被测组分被共沉淀

系统误差（方法误差）　分离杂质;进行对照实验。

（5）读取滴定管读数时　最后一位数字估计不准

偶然误差　增加平行测定次数求平均值。

（6）以含量为 99％ 的邻苯二甲酸氢钾作基准物标定碱溶液

系统误差　做空白实验或提纯或换用分析试剂。

2. 增加平行试验的次数取平均值;对照试验　空白试验　校准仪器　回收试验

3.（1）基准物质标定法:精准,操作繁琐;

（2）比较标定法:不太准,操作简便。

五、实例分析题

1. G 检验法,$G=1.69$,应保留;Q 检验法,$Q=0.46$,应保留

2. $T_{Fe/KMnO_4}=0.005\,585(g/ml)$。

3. $Fe_2O_3\%=64.93\%$。

（庞　键）

第六章　实验室常用小型电仪器

第一节　pH 计

一、pH 计的构造和型号

（一）pH 计的构造

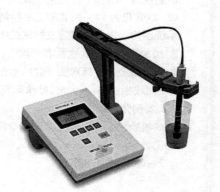

pH 计，又称作酸度计，是一种常用的实验室小型仪器设备。通过精密测量液体介质的氢离子浓度，以确定其 pH。pH 计现已广泛应用于工业、农业、科研、环保等领域。

pH 计的型号多样，但其工作原理大体相同，主要由电极和电计两部分组成。

1. 电极　包括指示电极和参比电极。

图 6-1　pH 计

（1）指示电极：是直接测量电极，可根据溶液中 H^+离子浓度反映出一个电位值。指示电极有玻璃电极、氢电极、氢醌电极、锑电极等。

（2）参比电极：是提供一个标准零电位的电极，具有已知和恒定的电极电位，对溶液中 H^+ 活度无响应。参比电极有银/氯化银电极、甘汞电极、硫酸亚汞电极等。

水溶液的 pH 通常以玻璃电极为指示电极、饱和甘汞电极为参比电极进行测定。早期 pH 计的指示电极与参比电极是两个独立的电极，随着电极的发展，在 20 世纪 70 年代，市场上出现了一种二合一电极，包含了指示电极和参比电极。之后，测温传感器也被整合到同一根电极中，即出现了三合一电极。这类电极也称为复合电极。

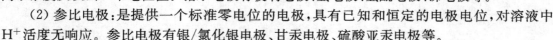

链 接/拓 展

1909 年，第一支 pH 计玻璃电极问世。直到 1939 年，pH 计才真正实现了在工业测量中的应用。没有哪种测量方式可以像 pH 计一样实现 14 个数量级的离子浓度测量，且达到非常高的灵敏度和精确度。即从 1 mol/L 到 $1×10^{-14}$ mol/L 的测量范围，0.1 至 0.001 pH 的测量精度。这就是它发明了一百年后仍不落伍的原因，当今世界上几乎没有第二种具有这么长寿命的仍在广泛使用的分析检测手段。

2. 电计　将指示电极和参比电极的电位差信号放大若干倍,通过电表指示出 pH 等数值。

（二）pH 计的型号

研发人员根据需要,研究出多种类型的 pH 计:

1. **按测量精度**　可分为 0.1 级、0.01 级、0.001 级或更高精度,数字越小,精度越高。

2. **按仪器体积**　可分为笔式(迷你型)、便携式、台式和在线连续测量式。

（1）笔式(迷你型)pH 计:主要用于代替 pH 试纸的功能,具有精度低、使用方便的特点。

（2）便携式 pH 计:主要用于现场和野外使用,具有较高的精度和完善的功能。

（3）台式 pH 计:主要用于实验室,要求精度高、功能全,包括数据处理、输出等。

（4）在线连续测量式 pH 计:主要用于工业流程的连续测量,不仅要有测量显示功能,还有报警和控制功能,环境适应能力强,抗干扰能力强。

3. **按读数指示**　可分为指针式和数字显示式。

4. **按元器件类型**　可分为晶体管式、集成电路式和单片机微电脑式。

二、pH 计的使用

由于不同类型的 pH 计的精度与操作方法有所不同,在使用前应仔细阅读仪器说明书、操作规程及注意事项。本节以台式 pH 计为例介绍 pH 计的使用。

（一）仪器校准

在测定之前,仪器校准是 pH 计使用操作中的一个重要步骤,应采用标准缓冲液校正仪器。标准缓冲液必须用 pH 基准试剂配制,或使用国家标准物质管理部门发放的 pH 标准缓冲液。常用的标准缓冲液的配制方法如下:

1. **草酸盐标准缓冲液**　精密称取在 54 ℃±3 ℃干燥 4～5 小时的草酸三氢钾 12.71 g,加水使溶解并稀释至 1 000 ml。

2. **苯二甲酸盐标准缓冲液**　精密称取在 115 ℃±5 ℃干燥 2～3 小时的邻苯二甲酸氢钾 10.2 g,加水使溶解并稀释至 1 000 ml。

3. **磷酸盐标准缓冲液**　精密称取在 115 ℃±5 ℃干燥 2～3 小时的无水磷酸氢二钠 3.55 g 与磷酸二氢钾 3.40 g,加水使溶解并稀释至 1 000 ml。

4. **硼砂标准缓冲液**　精密称取硼砂 3.81 g(注意避免风化),加水使溶解并稀释至 1 000 ml,存放在聚乙烯塑料瓶中,密塞,防止二氧化碳进入。

5. **氢氧化钙标准缓冲液**　在 25 ℃,取氢氧化钙与无二氧化碳的水制成饱和溶液,取上清液使用。在使用时,应调节温度至 25 ℃平衡后再取上清液使用。存放时同硼砂标准缓冲液一样,要防止二氧化碳进入,一旦发现浑浊,应弃去重配。

缓冲溶液配制后,应装在玻璃瓶或聚乙烯瓶中(碱性的 pH 缓冲液,如硼砂标准缓冲液、氢氧化钙标准缓冲液应装在聚乙烯瓶中)瓶盖严密盖紧,在冰箱中低温(5～10 ℃)保存,一般可使用两个月左右,如发现有混浊、发霉或沉淀等现象,不能继续使用。使用时,应准备几个 50 ml 的聚乙烯小瓶,将大瓶中缓冲溶液倒入小瓶中,并在室温下放置 1～2 小时,等温度平衡后再使用。使用后不得再倒回大瓶中,以免污染,小瓶中的缓冲溶液在＞10 ℃的环境条件下可以使用 2～3 天,一般苯二甲酸盐标准缓冲液和标准缓冲液使用时间可以长一些,硼砂标准缓冲液和氢氧化钙标准缓冲液由于吸收空气中的 CO_2,其 pH 比较容易变化。

不同温度时各种标准缓冲液的 pH 如表 6-1 所示:

表 6-1　常用缓冲液在不同温度时的 pH

温度/℃	草酸盐标准缓冲液	苯二甲酸盐标准缓冲液	磷酸盐标准缓冲液	硼砂标准缓冲液	氢氧化钙标准缓冲液（25 ℃饱和溶液）
0	1.67	4.01	6.98	9.64	13.43
5	1.67	4.00	6.95	9.40	13.21
10	1.67	4.00	6.92	9.33	13.00
15	1.67	4.00	6.90	9.28	12.81
20	1.68	4.00	6.88	9.23	12.63
25	1.68	4.01	6.86	9.18	12.45
30	1.68	4.02	6.85	9.14	12.29
35	1.69	4.02	6.84	9.10	12.13
40	1.69	4.04	6.84	9.07	11.98
45	1.70	4.05	6.83	9.04	11.84
50	1.71	4.06	6.83	9.01	11.71
55	1.72	4.08	6.83	8.99	11.57
60	1.72	4.09	6.84	8.96	11.45

　　pH 计校准采用两点校准法：待仪器预热一段时间后，调节零点与温度补偿（有的仪器可自动调节零点与温度补偿），然后选择两种标准缓冲液对仪器进行校准，使供试液的 pH 处于二者之间。先选择与供试液 pH 最接近的标准缓冲液进行定位，稳定后调定位，使仪器读数与标示 pH 一致；再用另一种标准缓冲液进行核对，误差应不大于±0.02 pH 单位。若大于此偏差，应检查标准缓冲液及电极，标准缓冲液如出现混浊、发霉或沉淀现象，应重新配制；电极如已破损，应更换电极。若稳定后误差不大于±0.02 pH 单位，应调节斜率，使仪器读数与第二种标准缓冲液的标示 pH 相符。重复上述定位与斜率调节操作，至仪器示值与标准缓冲液的规定数值相差不大于 0.02 pH 单位。

　　每次更换标准缓冲液之前，应用纯化水充分洗涤电极，然后将水吸尽。

　　（二）供试液测定

　　按规定取样或制备样品，置小烧杯中，用供试液淋洗电极数次，将电极浸入供试液，轻摇供试液，待平衡稳定后，进行读数。

　　需要注意的是，对弱缓冲液（如水）的测定，要先用苯二甲酸盐标准缓冲液校正仪器后，更换供试液测定，并重取供试液再测，直至 pH 读数在 1 分钟内变化不超过±0.05；然后再用硼砂标准缓冲液校正仪器，再更换供试液测定，并重取供试液再测，同上 pH 读数在 1 分钟内变化不超过±0.05。两次 pH 读数相差应不超过 0.1，取两次读数平均值为其 pH。

　　配制各种标准缓冲液与供试液的水，应是新沸放冷除去二氧化碳的蒸馏水或纯化水（pH 5.5～7.0），并应尽快使用，以免空气中的二氧化碳重新溶入。

分析/思考

　　为什么配制各种标准缓冲液的水，应是新沸放冷除去二氧化碳的蒸馏水或纯化水？

三、pH 计的维护

定期对 pH 计进行正确的维护，能保证仪器正常、可靠地长期使用。

（一）仪表维护

1. 禁止将仪器的壳体分离。

2. 保持仪表干燥、清洁，定期用湿布擦拭外壳，防止外壳被腐蚀性溶剂侵蚀。

（二）电极维护

1. 玻璃电极

（1）贮存：短期贮存在 pH=4 的缓冲溶液中；长期贮存在 pH=7 的缓冲溶液中。

（2）清洗：玻璃电极球泡受污染可能使电极响应时间加长。可用丙酮或皂液揩去污物，然后浸入蒸馏水一昼夜后继续使用。污染严重时，可用 5％氢氟酸浸泡 10～20 分钟，然后立即用水冲洗干净，再浸入 0.1 mol/L 的 HCl 溶液一昼夜后继续使用。

（3）老化处理：玻璃电极的老化与胶层结构渐进变化有关。旧电极响应迟缓，膜电阻高，斜率低。用氢氟酸浸蚀掉外层胶层，经常能改善电极性能。若能用此法定期清除内外层胶层，则电极的寿命几乎是无限的。

2. 参比电极　以银－氯化银电极为例，其最好的贮存液是 3 mol/L 氯化钾溶液，高浓度氯化钾溶液可以防止氯化银在液接界处沉淀，并维持液接界处于工作状态。

3. 复合电极

（1）使用：测量浓度较大的溶液时，尽量缩短测量时间，用后仔细清洗，防止被测液黏附在电极上而污染电极。清洗电极后，不要用滤纸擦拭玻璃膜，而应用滤纸吸干，避免损坏玻璃薄膜、防止交叉污染，影响测量精度。严禁用于强酸、强碱或其他腐蚀性溶液。

（2）贮存：复合电极不用时，可充分浸泡 3 mol/L 氯化钾溶液中。切忌用洗涤液或其他吸水性试剂浸洗，如无水乙醇。

测　一　测

《中国药典》规定维生素 C 注射液的 pH 应为 5.0～7.0，请写出测定前应怎样校准 pH 计。

第二节　分析天平

一、分析天平的分类

分析天平（以下简称天平），是药物分析中不可缺少的重要仪器，用于比较精密的称量工作。如药品的含量测定、对照品的称量、滴定液的标化、微量水分的测定等。

1. 按称量原理可分为

（1）机械天平：以杠杆原理构成，在杠杆的两端各有一小盘，一端放砝码，另一端放要称的物体，杠杆中央装有指针，当天平达到平衡时，物体的质量即等于砝码的质量，如托盘天平、电光天平（图 6-2，图 6-3）。

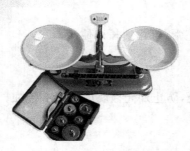

图 6-2 托盘天平

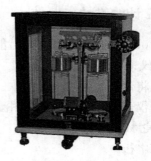

图 6-3 电光天平

（2）电子天平：以电磁力平衡为原理，直接显示重量读数。因其称量准确、显示快速清晰，并且能自动校准，是现在最常用的分析天平（图 6-4）。

2. 按称量范围和精度可分为

（1）常量天平：最大可称量 100～200 g，可精确到 0.01～1 mg。

（2）半微量天平：最大可称量 20～100 g，可精确到 1～10 μg。

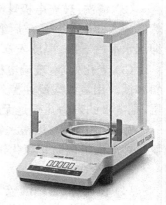

（3）微量天平：最大可称量 3～50 g，可精确到 0.1～1 μg。

（4）超微量天平：最大可称量 2～5 g，可精确到 0.1 μg 以下。

图 6-4 电子天平

链 接/拓 展

　　早在公元前 1500 多年，埃及人就已经使用天平了，还有人说，这个时间还要早，大约在公元前 5000 年以前。到了 17 世纪中叶，法国数学家洛贝尔巴尔发明了摆动托盘天平，至今，托盘天平仍在被广泛使用。随着科学的发展、技术的进步，经过技术的积累和提高，才有了上面介绍的各式各样的现代天平。

二、分析天平的使用

由于天平属于高精度测量仪器，并且大部分药物分析实验都离不开分析天平的使用，所以必须熟练使用天平才能使实验结果准确、仪器状态良好。

（一）天平位置

1. 工作室

（1）将称重台放置在室内的角落，因为这里是建筑物内振动力最小的区域。

（2）房间入口的门要轻开轻关，减少震动，最好使用滑门。

（3）室内地面不得起灰，墙面不得有脱落物。

（4）天平室内除存放与称量有关的物品外，不得存放其他物品，不得在天平室内使用具有腐蚀性或挥发性的液体或固体。

2. 称重台

（1）稳定：天平应放置在稳定的实验台、实验桌、石台上，用混凝土结构砌筑，以水磨石为台面最好，同一台面上不得放置其他带有震动源的仪器，如离心机、真空泵等。

（2）水平：称重台应保持水平，天平放置后应调节水平调节脚，使水平指示器的气泡位于中心位置，调好后天平不得随意挪动。

（3）抗磁干扰：称重台不得铺设钢板，电子天平不得称量有磁性的物体。

（4）防静电电荷：称重台得铺设塑料垫或玻璃板。

（5）墙面或地面安装：称重台应安装在地面或墙面上，并且保证足够稳定，当有人依靠在称重台时，天平读数不会改变。

3. 温度与相对湿度　室温应控制在 $10\sim30$ ℃，并尽可能保持室内恒温，附近不得放置加热设备，如电炉等。相对湿度一般在 70% 以下，最好介于 45%～60% 之间。室内备有温湿度计，一般采用空调和除湿机调节温湿度，并保持天平内外温湿度趋于一致。

4. 光线　天平室要求光线均匀柔和，阳光不得直射在天平上，尽量使用荧光灯等冷光源。照明装置应与称重台保持一定距离。

5. 气流　天平应减少气流干扰，如空调出风口下方、带有换气扇的设备的出风口、门口、人流多的地方。

6. 电源　天平室电源要求相对稳定，电压变化要小，最好使用稳压电源。尽量不要断开天平电源，使天平达到热平衡。若因长期不用而断开电源，在重新开启后要让天平预热至少 30 分钟以上。

分析/思考

机械天平和电子天平内是否都应该放置干燥剂（如变色硅胶）？为什么？

（二）天平操作

1. 使用前的准备

（1）根据称取物质的量和称量精度，选择适宜精度的天平。如精密称定大于 100 mg 的物品，应选用感量为 0.1 mg 的天平，如常量天平；在 $10\sim100$ mg 的物品，选用感量为 10 μg 的天平，如半微量天平；小于 10 mg 的物品，选用感量为 1 μg 的天平，如微量天平。

（2）天平使用前，检查天平状态是否正常，水平指示器的气泡是否居中。

（3）用软毛刷轻轻拭去天平盘上可能残留的灰尘等杂物。

（4）称量前，应调好零点。若为机械天平，应去除所有砝码；若为电子天平，应按下清零键。

（5）校准：因存放时间较长，位置移动，环境变化或为获得精确测量，天平应定期进行校准。校准分为外校和内校两种：外校是选择适宜的标准砝码置于天平盘上，对天平进行校准；内校则是天平自动装载内置砝码进行校准。

2. 称量操作方法

（1）减量法：将供试品放于称量瓶中，称量为 W_1，然后取出所需的供试品量，再称剩余的供试品和称量瓶 W_2，W_1-W_2，即为称取的供试品重量。减量法通常用于连续取若干份供试品，以节省称量时间。

(2)增量法:将称量瓶置于天平盘上,称量为W_1,将需称量的供试品加入称量瓶中,再称量为W_2,W_2-W_1,即为称取的供试品重量。需称取准确重量的供试品,常采用增量法。

以上两种方法也可以在第一次称量后,按下天平的去皮键,取出或加入供试品后,再次称量,显示的负值或正值即为称取的供试品重量。

3. 称量的注意事项

(1)动作要缓而轻:放置砝码或开关天平防风罩都要轻拿轻放、轻开轻关。

(2)称量时应戴薄布手套或使用镊子,不能直接用手接触。标准砝码须用专用镊子夹取,防止标准砝码磨损。

(3)称量物不能超过天平最大载荷,不能称量热的物体以及刚从冷藏箱内拿出的物品,有腐蚀性、吸湿性或挥发性的物体必须放在密闭容器中称量,电子天平不能称量有磁性或带静电的物体。

(4)同一称量过程中不能更换天平,以免产生相对误差。

(5)称量物应置于天平盘中心位置。

(6)保持天平内部清洁,称量时若不慎洒落,要及时用软毛刷清理。

(7)天平不用时,天平盘应处于空载状态。

测 一 测

在《中国药典》中,联苯双酯滴丸的含量测定项下,需精密称取联苯双酯对照品 15 mg,置 250 ml 量瓶,请问应选用哪种天平?用哪种称量操作方法?

第三节 水的净化设备

由于实验目的的不同对实验用水的水质有不同的要求,如仪器器皿的洗涤、溶液的配制,以及化学反应和分析及生物组织培养,对水质的要求都有所不同。

将自来水纯化,能满足分析实验要求的水,称为纯水。纯化方法有蒸馏、离子交换、反渗透、电渗析、超滤、活性炭吸附、紫外线杀菌等等。

其中蒸馏法是把水加热至沸,再把水蒸气冷凝并收集,得到蒸馏水。此方法可以杀死微生物,除去大多数无机盐等不挥发性物质,但是水中溶有的气体杂质和挥发性有机杂质会随着水一起蒸发,而无法去除。为了得到更纯的水,可以二次蒸馏,甚至三次蒸馏,或者采用其他纯化方法。

超纯水是将纯水经过多种纯化方法纯化,除去几乎所有的无机盐等导电介质,又将不溶解胶体物质、有机物、微生物、气体等去除到很低程度的水。

本节主要介绍制备蒸馏水和超纯水的设备。

一、电热蒸馏水器

电热蒸馏水器主要有不锈钢电热蒸馏水器、石英蒸馏水器两种类型。产水原理基本相同,均由蒸发器、冷凝器、电气装置组成。其中不锈钢电热蒸馏水器产水量较大,有 5 L/h、10 L/h、20 L/h 等规格,多用于用水量较大的实验室或工业生产使用。石英蒸馏水器产水量较小,但水质较不锈钢电热蒸馏水器好。

根据蒸馏次数不同,又可分为单重蒸馏水器、双重蒸馏水器、三重蒸馏水器等。蒸馏次数越多,水质越好。

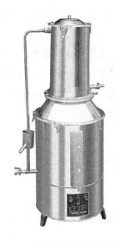

图 6-5 不锈钢单重电热蒸馏水器

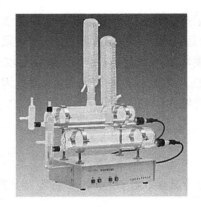

图 6-6 石英双重蒸馏水器

电热蒸馏水器结构较简单,使用起来只要按照说明书操作,并不复杂。在使用过程中,需注意以下几点:

(1) 先通水,后通电。切勿在蒸发器无水的情况下空烧,造成设备损坏。如遇断水或断电,首先关闭电源。

(2) 长期使用后,会产生水垢,需定期用弱酸溶液浸泡,如 20% 硝酸溶液,然后用自来水及去离子水冲洗。清洗时切勿用力过猛,损坏零件。

(3) 防止烫伤。

二、实验室超纯水设备

(一) 制水流程

实验室超纯水设备(以下简称为超纯水机)大致分为预处理、反渗透、超纯化、超滤四个单元。

源水首先通过内有精密滤芯和活性炭滤芯的预处理单元,去除水中较大的颗粒、悬浮物以及部分有机物。然后进入反渗透单元,通过反渗透膜对水中的离子物质和大分子物质(如病毒、微生物等)进行截留性去除。之后再经过纯化柱和超纯化单元,对残余的微少离子进行纯化和超纯化,使水中的离子含量降低到极低水平。最后通过紫外线杀菌、超滤等技术确保超纯水中的微生物、有机物和热原满足各类实验应用需求。

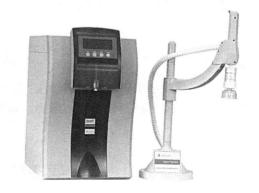

图 6-7 超纯水机

衡量实验用水是否达到超纯水级别的一个重要参数是电导率。它是表征物体导电能力的物理量,其值为物体电阻率的倒数。水的纯度越高,电导率越低。当水中除了 H^+ 和

OH^-,不含其他任何离子时,水的电导率最低值是 0.055 $\mu S/cm$,电阻率为 18.2 $M\Omega \cdot cm$。

(二)使用注意事项

1. 超纯水机的精密滤芯、活性炭滤芯、反渗透膜、纯化柱都是具有使用寿命的耗材,所以在使用超纯水机时,能使用纯水作为源水,尽量不要使用自来水,以减轻耗材的负担,延长使用寿命。

2. 很多超纯水机自带测定电阻率功能,当设备开机自检显示电阻率为 18.2 $M\Omega \cdot cm$ 时,才能接取超纯水。开机自检不通过,或电阻率达不到 18.2 $M\Omega \cdot cm$,则应检查耗材是否失效。

3. 接取超纯水时,应将容器紧靠出水口,避免因超纯水与空气接触而溶入空气及微尘等杂质,并使水流沿容器壁流入容器,避免因水流冲击产生气泡。

4. 超纯水应临用新取,不宜存放过久。

分 析 / 思 考

为什么接取超纯水时,要将容器紧靠出水口,并使水流沿容器壁流入容器?

(三)维护保养

超纯水机的维护保养主要是耗材的更换。精密滤芯和活性炭滤芯实际上是对反渗透膜的保护,如果它们失效,那么反渗透膜的负荷就加重,寿命减短,如果继续开机的话,那产生的纯水水质就下降,随之就加重了纯化柱的负担,则纯化柱的寿命就会缩短。最终结果是加大了超纯水机的使用成本。

耗材的使用寿命取决于超纯水的使用量。根据经验数据统计来看,精密滤芯的寿命一般在 3~6 个月,新的滤芯是白色的,随着使用时间增加而变黑;活性炭滤芯一般一年左右达到饱和吸附,需要更换;反渗透膜的寿命在 2~3 年;纯化柱是否失效,最直观的方法就是看电阻率是否低于 18.2 $M\Omega \cdot cm$。

一些对水质要求相当苛刻的高端实验才使用超纯水,如高效液相色谱、元素分析等,一般的理化实验不需要使用超纯水。

测 一 测

1. 哪些杂质不能通过蒸馏法去除? 答:水中溶有的气体杂质和挥发性有机杂质。
2. 如何判断超纯水机制出的水是否达到超纯水要求?

第四节　常用基本仪器

一、搅拌设备

搅拌是实验中常见的一项操作,如固体溶解、溶液配制、物料混匀、生化反应等。搅拌的方法有三种:人工搅拌、磁力搅拌、机械搅拌。

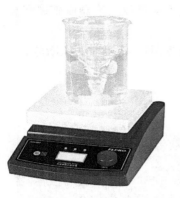

图 6-8　磁力搅拌器

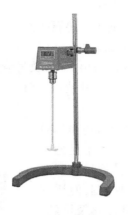

图 6-9　机械搅拌器

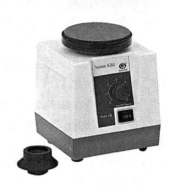

图 6-10　涡旋振荡器

人工搅拌一般借助于玻璃棒就可以进行。

磁力搅拌是利用磁场的转动带动磁子的转动。磁子是在一小块金属用一层惰性材料（如聚四氟乙烯等）包裹着的，大小有 10 mm、20 mm、30 mm 长等，形状有圆柱形、椭圆形等，可以根据实验的规模来选用。磁力搅拌器可以用来搅拌少量液体或是在密闭条件下的反应，一般都带有加热功能。但是对于一些黏稠液体或者大量固体参加或生成的反应，就需选用机械搅拌。

机械搅拌器主要包括三部分：电动机、搅拌棒和搅拌密封装置。电动机是动力部分，固定在支架上，由调速器调节其转动快慢。搅拌棒与电动机相连，当接通电源后，电动机就带动搅拌棒转动而进行搅拌，搅拌密封装置是搅拌棒与反应器连接的装置，它可以使反应在密封体系中进行。搅拌的效率在很大程度上取决于搅拌棒的结构。可根据反应器的大小、形状、瓶口的大小及反应条件的要求，选择较为合适的搅拌棒。

涡旋振荡器，又称回旋振荡器、漩涡混匀器，利用偏心旋转使试管等容器中的液体产生涡流，从而达到使溶液充分混合之目的，可用来振荡试管、离心管、分液漏斗等小容器。

使用搅拌设备需注意以下几点：

1. 调速时应由低速逐步调至高速，不要高速挡直接启动，以免引起液体溅出、磁力搅拌器的磁子跳动。

2. 搅拌不同样品间隙要清洗搅拌棒或磁子，防止交叉污染。

3. 设备应保持清洁干燥，不要使溶液进入机内。

4. 使用带加热功能的磁力搅拌器时，须开启搅拌后再加热。

二、加热设备

一些供试品提取处理和理化试验等常要用到加热设备。实验室常见的加热设备有可调电炉、加热板、电热套、水浴锅。

（一）可调电炉

可调电炉采用电炉丝通电发热的原理，适用于多种形式的常规加热，加热温度高、速度最快，并能通过旋钮调节加热功率（图 6-11）。

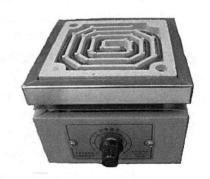

图 6-11　可调电炉

可调电炉在使用时,需注意以下几点:

1. 加热玻璃或金属器皿时,需在电炉上垫石棉网,防止受热不均导致玻璃器皿破裂和金属容器触及电炉丝引起短路和触电事故。

2. 电炉凹槽要保持清洁,防止液体溢出溅落,及时清除灼烧焦糊物,清除时必须断电。

3. 连续使用时间不宜过长,以免影响其使用寿命。

(二)加热板

加热板是在加热器外包裹一层材料,使加热时产热更均匀、加热面积更大(图6-12)。常见的包裹材料有金属板、玻璃纤维、陶瓷及其他特殊防腐材料。加热板可实现精确控温、恒温控制,使用安全、不易变形、使用寿命长,用于常规加热及消解、赶酸、烘薄层板等控温加热。

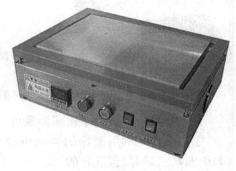

使用加热板时,需注意以下几点:

1. 溢出溅落的液体,应及时清理,防止腐蚀加热台面。

2. 有防腐蚀涂层的台面,应防止硬物划伤涂层,使基材失去保护。

图6-12 加热板

3. 玻璃纤维、陶瓷加热板,应防止硬物撞击,导致面板破裂。

(三)电热套

电热套是由无碱玻璃纤维和金属加热丝编织的半球形加热内套和控制电路组成,多用于玻璃容器的精确控温加热,如回流反应,其半球形的加热外形,使容器受热面积大大增加,并可带磁力搅拌功能(图6-13)。

使用电热套时,需注意以下几点:

1. 第一次使用时,套内有白烟和异味冒出,颜色由白色变为褐色再变成白色属于正常现象,因玻璃纤维在生产过程中含有油质及其他化合物,应放在通风处,数分钟消失后即可正常使用。

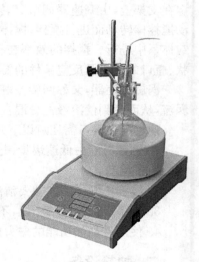

2. 加热套和烧瓶的尺寸要匹配,尽可能避免加热套被化学药品污染,以免化学品受热分解,发散有毒气体。

3. 液体溢入套内时,立即断电,将电热套放在通风处,待干燥后方可使用,以免漏电或电器短路发生危险。

4. 使用带磁力搅拌的电热套时,搅拌速度应由低速逐

图6-13 电热套

步调至高速,不要高速挡直接启动,以免磁子跳动撞碎玻璃器皿,导致液体外漏,损坏加热套。

(四)水浴锅

当被加热的物体要求受热均匀,温度不超过100 ℃时,可以使用水浴锅加热,常用于蒸发、干燥、浓缩、恒温加热(图6-14)。

水浴锅在使用时,需注意以下几点:

1. 必须先加水,再加热,避免干烧损坏加热管。

2. 水槽内可使用洁净的自来水,最好用纯化水,以避免产生水垢,若长期不用,应排出箱

体内的水。

3. 加水不可太多,以免沸腾时水溢出锅外。

4. 锅内水量不要低于 1/2,不可使加热管露出水面,以免烧坏加热管。

使用加热设备除了以上各个注意事项之外,还应注意以下几点:

1. 加热后的玻璃器皿不得直接放在实验台上或水中冷却,防止因温差过大导致破裂。

2. 物品加热后须戴耐热手套或夹具取放,防止烫伤。

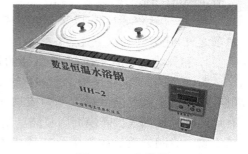

图 6 - 14 水浴锅

3. 使用加热设备时,必须有人值守,出现意外情况,及时正确处置。

4. 最好在通风橱内进行加热操作,防止吸入有毒气体和酸雾。

5. 严禁在加热设备旁放置、调配易燃试剂。

三、烘箱

烘箱是实验室常见的大中型加热设备,可精确控温、定时加热、程序加热,可根据实验需要,使用不同类型的烘箱设备。常见的烘箱类设备有鼓风干燥箱、真空干燥箱、高温炉等。

（一）鼓风干燥箱

鼓风干燥箱一般由箱体、电热系统、自动控温系统和送风系统四部分组成。通过电源使电热管加热,并通过电机通过风道送风使烘箱内部温度达到均匀。适用于 300 ℃以下的加热、干燥等,如去除对热较稳定的供试品中的水、结晶水及其他挥发性物质（图 6 - 15）。

鼓风干燥箱使用安全简单,只需将供试品放入干燥箱内,管好箱门,设定所需温度运行即可。在使用时,需注意以下几点:

1. 保持箱体内洁净。

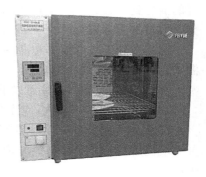

图 6 - 15 鼓风干燥箱

2. 供试品放置不宜太密,不要放在正对出口的位置,以免供试品被吹散。供试品应平铺在容器内,不要铺得过厚。

3. 禁止烘焙易燃、易爆、易挥发以及有腐蚀性的物品。

4. 不要将不同的样品同时干燥,防止交叉污染。

5. 当需要观察箱体内供试品情况时,可透过玻璃窗观察,尽量少开箱门,以免影响恒温。特别是在温度较高时,开启箱门有可能使玻璃窗骤冷而破裂。

6. 为防止烫伤,取放供试品时要使用隔热工具。

7. 干燥后的供试品应及时转移至放有干燥剂的干燥器内,防止吸收空气中的水分,待冷却至室温后再进行下一步处理。一般放冷需要 30～60 分钟。

（二）真空干燥箱

真空干燥箱是专为干燥热敏性、易分解和易氧化物质而设计的。外形和结构与鼓风干燥箱基本相同。与鼓风干燥箱不同的是,真空干燥箱需与真空泵联合使用,可将箱体内的空气抽尽,保持一定的真空度,去除供试品中的水、结晶水及其他易挥发性物质。压力一般在

2.67 kPa(20 mmHg)以下(图6-16)。

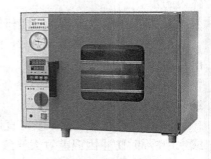

真空干燥箱在使用时除了和鼓风干燥箱相同的注意事项之外,还需注意以下几点:

1. 箱体内应放置干燥剂,最常用的是五氧化二磷。

2. 五氧化二磷易呈粉末状,在空气中极易潮解,接触有机物有引起燃烧危险。受热或遇水分解放热,放出有毒的腐蚀性烟气。若表面因吸潮呈结皮现象时应除去结皮物。吸潮失效后的五氧化二磷成透明液体状,应妥善处置,切不可直接倒入下水道。

图6-16 真空干燥箱

3. 禁止使用中空玻璃器皿,防止抽真空后玻璃器皿破裂,如中空的称量瓶盖。

4. 必须先抽真空再升温加热。因为真空箱的密封性非常好,若先加热,会使箱体内气体预热膨胀,可能使观察窗的玻璃爆裂。

5. 真空烘箱加热应缓慢。加热后真空烘箱应冷却到室温后再解除真空,解除真空应缓慢进行以防止样品飞溅。

(三)高温炉

高温炉,又叫马弗炉、电阻炉,一般能达到1 000 ℃,高的能达到1 800 ℃。用于灼烧灰化供试品以测定其灰分及残留的重金属等(图6-17)。

因高温炉工作温度非常高,一般的容器不能置于高温炉内,常用的容器为磁坩埚。

高温炉在使用时,需注意以下几点:

1. 高温炉电功率较大,应注意电路安全。

2. 温度超过600 ℃后不要打开炉门,防止炉膛内壁及坩埚因骤冷破裂,应等炉膛内温度自然冷却后再开炉门。

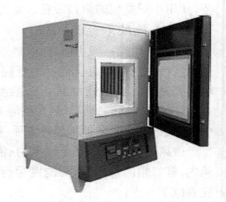

3. 坩埚应使用坩埚钳取放。坩埚钳在夹取热坩埚前,应先在炉膛内预热,再夹取坩埚,防止坩埚钳和坩埚温差过大,导致坩埚破裂。

图6-17 高温炉

4. 坩埚放置不宜过密,数量不可过多。

5. 供试品放入炉膛加热前,务必完全炭化并除尽试剂,防止供试品产生烟尘和酸气污染腐蚀炉膛。

6. 若供试品含有碱金属或氟元素时,可腐蚀瓷坩埚,应使用铂坩埚。在高温条件下夹取热铂坩埚时,宜用包有铂层的坩埚钳。

7. 坩埚取出后,应及时转移至放有干燥剂的带放气口的干燥器放冷至室温,一般需1个小时。

8. 坩埚放冷后干燥器内易形成负压,应小心缓慢开启排气阀,并防止气流吹散坩埚内的轻质残渣。

四、超声波清洗设备

超声波的频率在 20 kHz 以上,由于频率高、波长短,因而传播的方向性好、穿透能力强,也因此被设计制作成超声波清洗机。

超声波清洗设备由超声波发生器和清洗槽构成,清洗槽内盛放水或其他清洗液。超声波发生器产生的超声波能使清洗液产生大量直径为 $50\sim500~\mu m$ 的微小气泡,并且气泡迅速增大,然后突然闭合,可形成超过 1 000 个大气压的瞬间高压,从而产生冲击波,破坏不溶性污物,使污物分散于清洗液中,达到清洗净化的目的。例如眼镜、首饰都可以进行速度快、无损伤的清洗,清洗餐具不仅清洗效果好,还有杀灭病毒的作用。

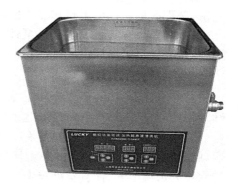

图 6-18　超声波清洗机

另一方面,超声波清洗设备也可作为超声波提取设备。超声波能使介质产生高频振动,可以使细胞破碎、有效成分呈游离状态并溶入提取溶媒,加速溶合、混合。这种提取方法比传统工艺提高达 $50\%\sim500\%$,提取时间缩短 2/3 以上。同时因其提取温度低,对遇热不稳定、易水解或氧化的中药材具有保护作用。

超声波清洗器在使用时,需注意以下几点:

1. 严禁无清洗液开机。有加热功能的清洗设备严禁无液时打开加热开关。
2. 禁止用重物撞击清洗缸缸底,以免零部件受损。
3. 清洗槽要定期冲洗,不得有过多的杂物或污垢。
4. 玻璃器皿在超声清洗前,需检查是否有裂纹,防止因超声振动,使裂纹扩大,器皿破碎。
5. 连续超声清洗时间不可过长,防止零部件过热损坏。
6. 长期不用,应排尽清洗液,并用水冲净清洗槽。

五、真空泵

真空泵是对被抽容器进行抽气而获得真空的设备。实验室常见的真空泵有无油真空泵和循环水式真空泵(图 6-19,图 6-20)。常用于真空干燥箱、抽滤瓶、旋转蒸发器等。

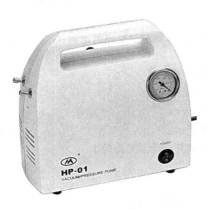

图 6-19　无油真空泵

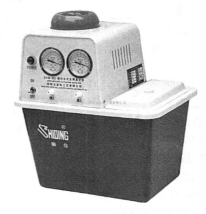

图 6-20　循环水式真空泵

（一）无油真空泵

无油真空泵是一种无需任何油作润滑即能运转工作的机械真空泵。它体积小巧、使用方便、维护简单。常用于布式漏斗抽滤、高效液相流动相过滤。

在抽滤时，应防止液体抽进泵体，造成泵腔污染，降低抽气效果。也不要长时间连续使用，防止零件过热损坏。

（二）循环水式真空泵

循环水式真空泵，工作介质是水，当泵内的叶轮旋转时，水在离心力的作用下在泵体特殊结构内产生"液体活塞"作用，达到抽气效果。

使用时需注意保持水的洁净。当长时间连续工作时，水箱内的水温会升高，影响真空度，此时，可将放水软管与自来水接通，溢水嘴作为排水出口，适当控制自来水水量，即可保持水箱内水温不升，使真空度稳定。

要 点 凝 练

1. pH计如何校准？答：两点校准法，与供试液 pH 最接近的标准缓冲液定位，再用另一种标准缓冲液校正，使供试液的 pH 处于二者之间。

2. 影响称量准确性的因素有哪些？答：台面稳定、水平、温湿度、光线、气流、磁力、静电、震动、电压稳定等。

3. 超纯水的电阻率应不低于多少？答：18.2 $M\Omega \cdot cm$。

4. 真空干燥箱常用的干燥剂是什么？答：五氧化二磷。

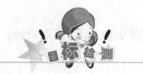

一、填空题

1. pH计是测量液体介质的_____，以确定其 pH。

2. pH计由_____和_____两部分组成。

3. 机械天平利用_____原理，电子天平利用_____原理。

4. 放置电子天平的房间室温应控制在_____，相对湿度控制在_____。

5. 超纯水设备分为_____、_____、_____、_____四个单元。

6. 使用可调电炉加热玻璃器皿时，需垫上_____。

7. 在鼓风干燥箱干燥后的样品，放冷需_____分钟，从高温炉取出的坩埚，应放冷_____分钟。

8. 真空干燥时，箱体内压力应在_____ kPa 以下。

二、单选题（每节 3～4 题）

1. pH检查所用的水，均系指 （　　）

A. 自来水 　　　　　　　　　　　B. 去离子水

C. 新沸过夜的水 　　　　　　　　D. 新沸过并放冷至室温的水

2. 复合电极不用时，应浸泡在 （　　）

A. 0.1 mol/L 的 HCl 溶液 　　　　B. 纯水

C. 3 mol/L 氯化钾溶液 　　　　　D. pH=7 的缓冲溶液

3. 随着 pH 计电极的发展,近年来出现了三合一电极,称为　　　　　　　　　　　　　　(　　)

　　A. 指示电极　　　　　B. 参比电极　　　　C. 复合电极　　　　D. 玻璃复合电极

4. 精密称定 15 mg 需要精确到　　　　　　　　　　　　　　　　　　　　　　　　(　　)

　　A. 0.01 g　　　　　　B. 1 mg　　　　　　C. 0.1 mg　　　　D. 0.01 mg

5. 机械天平中应放置什么作为干燥剂　　　　　　　　　　　　　　　　　　　　(　　)

　　A. 变色硅胶　　　　　B. 五氧化二磷　　　C. 无水氯化钙　　D. 氢氧化钠

6. 下列操作,正确的顺序为　　　　　　　　　　　　　　　　　　　　　　　　(　　)

①将水平指示器的气泡调节至居中位置

②用软毛刷轻轻拭去天平盘上的杂物

③除去所有砝码或按下清零键,将天平调零

④对天平进行校准

　　A. ①→④→②→③　　　　　　　　　　B. ②→①→③→④

　　C. ①→③→②→④　　　　　　　　　　D. ②→①→④→③

7. 电热蒸馏水器长期使用后,用什么除去水垢　　　　　　　　　　　　　　　(　　)

　　A. 乙醇　　　　　　　B. 弱碱溶液　　　　C. 弱酸溶液　　　D. 去离子水

8. 下列哪项实验须用超纯水　　　　　　　　　　　　　　　　　　　　　　　(　　)

　　A. pH 测定用水　　　　　　　　　　　　B. 盐酸滴定液配制

　　C. 高效液相流动相配制　　　　　　　　D. 水浴

9. 超纯水的电阻率为　　　　　　　　　　　　　　　　　　　　　　　　　　(　　)

　　A. 0.055 μS/cm　　B. 18.2 MΩ·cm　　C. 0.55 μS/cm　　D. 1.82 MΩ·cm

10. 减压干燥器中常用的干燥剂是　　　　　　　　　　　　　　　　　　　　　(　　)

　　A. 五氧化二磷　　　　B. 无水氯化钙　　　C. 变色硅胶　　　D. 氢氧化钠

11. 含碱金属或氟元素的供试品,在高温炉灼烧,应使用　　　　　　　　　　(　　)

　　A. 烧杯　　　　　　　B. 瓷坩埚　　　　　C. 铂坩埚　　　　D. 石英坩埚

12. 高温炉中取放坩埚,应使用　　　　　　　　　　　　　　　　　　　　　　(　　)

　　A. 隔热手套　　　　　B. 棉布手套　　　　C. 坩埚钳　　　　D. 包有铂层的坩埚钳

三、多选题(每节 1~2 题)

1. 测量水溶液的 pH,使用什么作为指示电极和参比电极　　　　　　　　　　(　　)

　　A. 玻璃电极　　　　　B. 银/氯化银电极　　C. 甘汞电极　　　D. 氢电极

2. 供试品 pH 在 5.0~7.0 之间,应选用什么校正 pH 计　　　　　　　　　　(　　)

　　A. 草酸盐标准缓冲液　　　　　　　　　B. 苯二甲酸盐标准缓冲液

　　C. 磷酸盐标准缓冲液　　　　　　　　　D. 硼砂标准缓冲液

3. 下列哪些物品不得放在天平附近　　　　　　　　　　　　　　　　　　　(　　)

　　A. 浓硝酸　　　　　　B. 丙酮　　　　　　C. 涡旋振荡器　　D. 超声波清洗机

4. 蒸馏法无法除去的杂质有　　　　　　　　　　　　　　　　　　　　　　(　　)

　　A. 微生物　　　　　　B. 无机盐　　　　　C. 气体杂质　　　D. 挥发性有机杂质

5. 《中国药典》规定含糖颗粒剂检查【干燥失重】的操作为:取供试品约 1.0 g,在 80 ℃减压干燥至恒重(连续两次干燥后称重的差异在 0.3 mg 以下)。以上操作需使用哪些仪器　　(　　)

　　A. 真空泵　　　　　　B. 减压干燥箱　　　C. 电子天平　　　D. 鼓风干燥箱

四、简答题(每节 1~2 题)

1. 何为 pH 计两点校准法?

2. 用增量法进行称量,应如何操作?

3. 电导率(T.D.S)的定义是什么?水的电导率与水质的关系是怎样的?

4. 真空干燥箱操作步骤是什么?

五、岗位应用题

实验室应定期对实验用水的水质进行检测,其中一项指标是水的 pH 测定,简述测定方法。

参考答案:

一、填空题

1. 氢离子浓度 2. 电极 电计 3. 杠杆 电磁力平衡 4. 10～30 ℃ 70%以下 5. 预处理 反渗透 超纯化 超滤 6. 石棉网 7. 30～60 分钟 1 个小时 8. 2.67

二、单选题

1～5 DCCDA 6～10 DCCBA 11～12 CD

三、多选题

1. AC 2. BC 3. ABCD 4. CD 5. ABC

四、简答题

1. 先用与供试液 pH 最接近的标准缓冲液定位,再用另一种标准缓冲液校正,使供试液的 pH 处于二者之间。

2. 将称量瓶置于天平盘上,称量为 W_1,将需称量的供试品加入称量瓶中,再称量为 W_2,W_2-W_1,即为称取的供试品重量。

3. 电导率是表征物体导电能力的物理量,其值为物体电阻率的倒数。水的纯度越高,电导率越低。

4. 将供试品放入干燥箱内,箱体内放置五氧化二磷,关好箱门,抽真空后再设定所需温度运行加热。实验完毕后,先停止加热,待冷却到室温后再缓慢解除真空至常压状态,打开箱门,取出供试品。

五、岗位应用题

答:先用苯二甲酸盐标准缓冲液校正仪器后,测定水的 pH,并重取水再测,直至 pH 读数在 1 分钟内变化不超过±0.05;然后再用硼砂标准缓冲液校正仪器,再更换水测定,并重取水再测,同上 pH 读数在 1 分钟内变化不超过±0.05。两次 pH 读数相差应不超过 0.1,取两次读数平均值为其 pH。

（程　正）

第七章　酸碱平衡与酸碱滴定

　　酸、碱是两类重要的物质，在医药方面具有重要的意义，如人体的体液要保持在一定酸碱范围，很多药物本身就是酸或碱，许多药物的制备、分析检验以及在体内的反应都可归为酸碱反应等等。

　　本章运用前面所学过的化学平衡原理，学习酸碱质子理论、酸碱平衡、缓冲溶液、酸碱滴定等知识。

第一节　酸碱质子理论

　　人们对酸碱的认识同其他理论的发展一样，经历了一个由浅入深、由现象到本质的深化过程。人们对酸碱最初的直观认识是：酸（acid）有酸味，碱（base）有涩味和滑腻感，能与酸反应。随着科学的发展，科学家相继提出一系列的酸碱理论。

　　1887 年瑞典化学家阿伦尼乌斯（S. Arrhenius）提出了酸碱电离理论，该理论将酸碱定义为：凡是能够在水溶液中电离产生 H^+ 的化合物叫做酸；能够电离产生 OH^- 的化合物叫做碱。酸碱反应的实质就是 H^+ 和 OH^- 结合生成水的反应。酸碱电离理论是人们对酸碱认识由现象到本质的一次飞跃，是近代酸碱理论的开始，对化学科学的发展起到了积极的推动作用，直到现在仍然普遍使用。

　　但该理论有很大的局限性，它把酸碱只限于水溶液，且仅把碱看成为氢氧化物，然而许多物质在非水溶液中不能电离出氢离子和氢氧根离子，却也表现出酸和碱的性质。这些现象是酸碱理论无法说明的。如 NH_3、Na_2CO_3、Na_3PO_4 等物质不含 OH^-，但水溶液中也显碱性。针对这一问题，丹麦化学家布朗斯特（J. N. Bronsted）和英国化学家劳莱（T. M. Lowry）在 1923 年同时分别提出了酸碱质子理论。该理论扩大了酸和碱的范围，它不仅适用以水为溶剂的体系，而且适用于非水体系及无溶剂体系。

　　同年，美国物理化学家路易斯（Lewis）还提出了含义更广的酸碱电子理论，也称为路易斯酸碱理论，该理论认为凡能接受电子对的物质为酸；凡能给出电子对的物质为碱。酸碱反应的实质是形成了配位键。

　　本教材中，我们主要介绍应用较广、意义较大的酸碱质子理论。

一、酸碱的定义

　　酸碱质子理论认为：凡能给出质子（H^+）的物质都是酸，凡能接受质子（H^+）的物质都是碱。

根据这个理论，酸是质子给予体，它可以是分子或离子，例如 HCl、H_2SO_4、HAc、NH_4^+、HCO_3^-、$[Al(H_2O)_6]^{3+}$ 等都能给出质子，所以都是酸；碱是质子接受体，它也可以是分子或离子，如 Cl^-、HSO_3^-、Ac^-、NH_3、CO_3^{2-}、$[Al(OH)(H_2O)_5]^{2+}$ 等都能接受质子，所以都是碱。某些物质既能给出质子，又能接受质子，它们遇到更强的碱时，能给出质子，而当遇到更强的酸时，又能接受质子，这些物质称为酸碱两性物质，如 HCO_3^-、HSO_4^-、H_2O 等。

酸给出质子后剩余的部分就是碱，碱接受质子后就成为酸。按照质子理论，酸和碱不是彼此孤立的，而是通过质子相联系的对立统一体，即

$$酸 \rightleftharpoons 质子 + 碱$$

例如：

$$HCl \rightleftharpoons H^+ + Cl^-$$
$$HAc \rightleftharpoons H^+ + Ac^-$$
$$NH_4^+ \rightleftharpoons H^+ + NH_3$$
$$HCO_3^- \rightleftharpoons H^+ + CO_3^{2-}$$
$$H_2PO_4^- \rightleftharpoons H^+ + HPO_4^{2-}$$
$$HPO_4^{2-} \rightleftharpoons H^+ + PO_4^{3-}$$
$$[Al(H_2O)_6]^{3+} \rightleftharpoons H^+ + [Al(OH)(H_2O)_5]^{2+}$$

这种酸与碱的相互依存关系，称为共轭关系。人们把仅相差一个质子的一对酸、碱称为共轭酸碱对。上面的反应式中，左边的酸是右边碱的共轭酸，而右边的碱则是左边酸的共轭碱。酸失去一个质子后形成该酸的共轭碱，碱结合一个质子后形成该碱的共轭酸。如 HAc-Ac^- 是一对共轭酸碱对，HAc 是 Ac^- 的共轭酸，Ac^- 是 HAc 的共轭碱；NH_4^+-NH_3 是一对共轭酸碱对，NH_4^+ 是 NH_3 的共轭酸，NH_3 是 NH_4^+ 的共轭碱。

在一对共轭酸碱对中，共轭酸越容易给出质子，即酸性越强，其共轭碱就越难接受质子，即碱性越弱；反之共轭酸越难给出质子，即酸性越弱，其共轭碱就越易接受质子，即碱性越强。例如 HAc 是弱酸，其对应的 Ac^- 是较强碱。HCl 是强酸，其对应的 Cl^- 是弱碱。

二、酸碱的反应

按照酸碱质子理论，每一个共轭酸碱对都是构成酸碱反应的半反应，共轭酸碱对的半反应是不能单独进行的。因为酸不能自动放出质子，碱也不能自动接受质子，酸给出质子的同时必须有另一碱接受质子才能实现，同样碱接受质子的同时必须有另一酸提供质子。同样质子也不能独立存在。只有酸、碱同时存在时，酸碱性质才能通过质子转移体现出来。因此，酸碱反应必须是两个酸碱半反应相互作用才能实现。如：

$$\overset{\displaystyle H^+}{\overbrace{}}$$
$$\underset{酸_1 \quad 碱_2}{HAc + H_2O} \rightleftharpoons \underset{酸_2 \quad 碱_1}{H_3O^+ + Ac^-}$$

$$\overset{\displaystyle H^+}{\overbrace{}}$$
$$\underset{酸_1 \quad 碱_2}{HAc + NH_3} \rightleftharpoons \underset{酸_2 \quad 碱_1}{NH_4^+ + Ac^-}$$

从上面的反应可以看出，质子理论中的酸碱反应，其实质就是两个共轭酸碱对间的质子

传递反应。可表示为：

$$\text{酸}_1 \; + \; \text{碱}_2 \; \xrightarrow{\quad H^+ \quad} \; \text{酸}_2 \; + \; \text{碱}_1$$

反应过程中酸$_1$把质子传递给了碱$_2$，自身变为碱$_1$；碱$_2$从酸$_1$接受质子后变为酸$_2$。质子的传递过程并不要求反应必须在水溶液中进行，也可以在非水溶剂和无溶剂等条件下进行。

酸碱质子理论扩大了酸和碱的范围，也扩大了酸碱反应的范围，在中学学过的电离作用、中和反应、水解作用等，都可以看做是质子传递的酸碱反应。例如：

弱酸的电离：

$$\underset{\text{弱酸}}{HAc} + \underset{\text{弱碱}}{H_2O} \xrightarrow{\quad H^+ \quad} \underset{\text{强酸}}{H_3O^+} + \underset{\text{强碱}}{Ac^-}$$

弱碱的电离：

$$\underset{\text{弱酸}}{H_2O} + \underset{\text{弱碱}}{NH_3} \xrightarrow{\quad H^+ \quad} \underset{\text{强酸}}{NH_4^+} + \underset{\text{强碱}}{OH^-}$$

水解反应：

$$\underset{\text{酸}_1}{H_2O} + \underset{\text{碱}_2}{Ac^-} \xrightarrow{\quad H^+ \quad} \underset{\text{酸}_2}{HAc} + \underset{\text{碱}_1}{OH^-}$$

中和反应：

$$\underset{\text{酸}_1}{HAc} + \underset{\text{碱}_2}{NH_3} \xrightarrow{\quad H^+ \quad} \underset{\text{酸}_2}{NH_4^+} + \underset{\text{碱}_1}{Ac^-}$$

酸碱反应的方向总是：容易给出质子的较强的酸以及容易得到质子的较强的碱反应，生成较弱的酸和较弱的碱。

三、酸碱的强弱

酸碱质子理论中，酸碱的强弱主要表现在酸碱给出质子或接受质子能力的大小。这不仅取决于酸碱本身，同时还与反应对象和溶剂有关。在酸碱反应中，如果酸给出质子的能力强，与其作用的碱就更易结合质子，而显示出更强的碱性；同样如果碱结合质子的能力强，与其作用的酸就更易给出质子，而显示出更强的酸性。酸碱反应的溶剂同时也具有接受质子和释放质子的能力。有时，同一种物质在不同的溶剂中显示出不同的酸碱性，这是由于溶剂接受和给出质子的能力不同所致。例如 HAc 在水中是弱酸，而在乙二胺中就表现出较强的酸性，因为乙二胺比水接受质子的能力更强。NH_3 在水中为弱碱，在冰醋酸中就表现出强碱性。因此要比较各种酸碱的强弱，必须在同一溶剂中进行。水是最常用的溶剂，一般以水做溶剂来比较各种酸碱的强弱。

酸碱的强弱不仅在一定条件下可以转化,酸碱性质在一定条件下也可以转化。例如 HNO_3 在水中是强酸,在硫酸中则成为碱。

$$HNO_3 + H_2SO_4 \rightleftharpoons H_2NO_3^+ + HSO_4^-$$

测 一 测

用酸碱质子理论判断下列物质哪些是酸？哪些是碱？哪些既是酸又是碱？

CO_3^{2-} , HCO_3^- , NH_4^+ , H_2S , $H_2PO_4^-$, Ac^- , H_3O^+ , OH^- , H_2O , NO_3^- , Cl^- 。

第二节 酸碱平衡

一、强电解质和弱电解质

(一)电解质

电解质是指在水溶液中或熔融状态下能够导电的化合物。因此,电解质不一定能导电,而只有在溶于水或熔融状态时电离出自由移动的离子后才能导电。电解质按照电离程度的不同,可分为强电解质和弱电解质。

强电解质是指在水溶液中或熔融状态中几乎完全电离的电解质。强电解质包括强酸、强碱、活泼金属氧化物和大部分盐类,如 HCl、$NaOH$、$CuSO_4$、$NaCl$ 等。由于强电解质在水溶液中是几乎完全电离的,溶液中几乎不存在分子与离子间的相互转换,因此电离是不可逆的,并且溶液具有较强的导电性。例如:

$$NaCl \Longrightarrow Na^+ + Cl^-$$
$$HCl \Longrightarrow H^+ + Cl^-$$
$$NaOH \Longrightarrow Na^+ + OH^-$$

弱电解质是指在水溶液或熔融状态下只有部分电离的电解质。弱电解质包括弱酸、弱碱及少数盐类,如 HAc、$NH_3 \cdot H_2O$、$Pb(Ac)_2$ 等。在弱电解质溶液中,由于只是部分电离,因此未电离的弱电解质分子与已电离生成的离子共存,离子之间又会相互吸引,一部分重新结合成分子,因而弱电解质的电离是可逆的。例如:

$$HAc \rightleftharpoons H^+ + Ac^-$$
$$NH_3 \cdot H_2O \rightleftharpoons NH_4^+ + OH^-$$

理解电解质的强弱时应注意,电解质的强弱与溶解性无关,如 $BaSO_4$ 是难溶物质,却是强电解质;HAc 是易溶物质,却是弱电解质。

(二)电离度

不同的弱电解质在水中的电离程度是不同的,一般用电离度(α)来表示。电离度是弱电解质达到电离平衡时,已电离的电解质分子数占电解质分子总数的百分比。

$$\alpha = \frac{已电离的分子数}{电解质分子总数} \times 100\% = \frac{已电离的浓度}{电解质总浓度} \times 100\%$$

例如 $0.1\ mol/L\ HAc$ 溶液中,HAc 的电离度 $\alpha = 1.33\%$,即每 10^4 个 HAc 分子中有 133 个 HAc 分子发生电离。从而可以计算出溶液中的$[H^+]$为:

$$[H^+] = 0.1 \text{ mol/L} \times 1.33\% = 1.33 \times 10^{-3} \text{ mol/L}$$

电离度是弱电解质电离程度的标志,电解质愈弱,其电离度就愈小。弱电解质电离度的大小,不仅与弱电解质的本性有关,还与溶液的浓度、温度等因素有关。弱电解质的电离度随溶液浓度的减小而增大。这是因为,溶液浓度越小,单位体积内离子数越少,离子间相互碰撞结合成分子的机会就减少,电离度就增大。弱电解质的电离度随温度的升高而增大,这是因为电离过程是吸热过程,升高温度有利于弱电解质的解离。所以表示弱电解质的电离度时要注明溶液的浓度和温度。

表 7-1 是几种浓度均为 0.10 mol/L 弱电解质,温度为 298 K 时的电离度。

表 7-1　几种弱电解质的电离度

电解质	化学式	电离度 α
草酸	H_2CO_4	31%
磷酸	H_3PO_4	26%
亚硫酸	H_2SO_3	20%
氢氟酸	HF	15%
醋酸	HAc	1.3%
氢硫酸	H_2S	0.07%
溴酸	$HBrO_3$	0.01%
氢氰酸	HCN	0.007%
氨水	$NH_3 \cdot H_2O$	1.3%

二、水的解离平衡和溶液的酸碱性

(一)水的电离平衡

水是重要的溶剂,实验证明纯水有微弱的导电性,能电离出极少量的 H^+ 和 OH^-,说明它是一种极弱的电解质,纯水中存在着下列电离平衡。

$$\underset{}{H^+} \\ H_2O+H_2O \rightleftharpoons H_3O^+ + OH^-$$

在两个水分子中,一个水分子给出质子是酸,另一个水分子接受质子是碱,这种基于水分子与水分子之间发生的质子传递,称为水的质子自递反应。其平衡常数表示为

$$K_W = [H^+][OH^-]$$

K_W 称为水的离子积常数,简称水的离子积。

水是极弱电解质,水的质子自递倾向非常弱。实验测得 298.15 K 时,1 升纯水仅有 1.0×10^{-7} mol 的水分子发生电离,所以纯水中 $[H^+] = [OH^-] = 1.0 \times 10^{-7}$ mol/L。

则 $K_W = [H^+][OH^-] = 1.0 \times 10^{-7} \times 1.0 \times 10^{-7} = 1.0 \times 10^{-14}$

水的电离是吸热过程,温度升高,K_W 值增大,见表 7-2。

表 7-2　不同温度时水的离子积常数

温度(K)	K_W	温度(K)	K_W
273	1.139×10^{-15}	298	1.008×10^{-14}
283	2.290×10^{-15}	323	5.474×10^{-14}
293	6.809×10^{-15}	373	5.5×10^{-13}

可以看出,虽然水的离子积随温度的变化而改变,但变化不大。在室温时,通常采用 $K_W = 1.0 \times 10^{-14}$ 进行计算。

（二）溶液的酸碱性和 pH

水的离子积不仅适用于纯水,也适用于所有水溶液。向纯水中加入酸或碱,能使水的电离平衡发生移动,但是不论水溶液的酸碱性如何,溶液中都同时存在 H^+ 和 OH^-,只是它们浓度的相对大小不同。在室温下溶液的酸碱性与$[H^+]$和$[OH^-]$的关系为

酸性水溶液$[H^+] > 1.0 \times 10^{-7}$ mol·L^{-1} > $[OH^-]$

中性水溶液$[H^+] = 1.0 \times 10^{-7}$ mol·L^{-1} = $[OH^-]$

碱性水溶液$[H^+] < 1.0 \times 10^{-7}$ mol·L^{-1} < $[OH^-]$

并且在室温下始终有$[H^+][OH^-] = 1.0 \times 10^{-14}$。故已知$[H^+]$可求$[OH^-]$;反之,已知$[OH^-]$可求$[H^+]$。

实际应用中,为了使用方便,通常用 pH 来表示溶液的酸碱性。pH 的定义为氢离子浓度的负对数值:

$$pH = -\lg[H^+]$$

将$[H^+]$代入 pH 公式可以求出 pH 的大小。根据 pH 的大小可以判断溶液的酸碱性:

酸性溶液 pH < 7

中性溶液 pH = 7

碱性溶液 pH > 7

$[OH^-]$和 K_W 也可以用它们的负对数来表示,即

$$pOH = -\lg[OH^-]$$
$$pK_W = -\lg K_W$$

室温下,应有:

$$pH + pOH = pK_W = 14$$

pH 的范围一般在 0~14 之间,相当于溶液中$[H^+]$为 $1 \sim 10^{-14}$ mol/L。

链接/拓展

人的生命过程与 pH 密切相关,例如人的体液都维持一定的 pH 范围,超出范围就会引起酸中毒或碱中毒,导致代谢障碍等。酸性最强的是成人的胃液,pH 为 0.9~1.5,碱性最强的是大肠液,pH 为 8.3~8.4。其他体液有的呈弱碱性,如血清、泪液、脑脊液、胰液、小肠液;也有的体液呈弱酸性,如唾液、乳汁。

三、弱酸和弱碱的电离平衡

在水溶液中弱电解质的电离过程实质上是弱电解质分子与溶剂水分子间的质子传递过

程。在水溶液中能给出一个质子的弱酸称为一元弱酸,能给出多个质子的弱酸称为多元弱酸;能接受一个质子的弱碱称为一元弱碱,能接受多个质子的弱碱称为多元弱碱。

(一) 一元弱酸、弱碱的电离平衡

如一元弱酸 HA,在水溶液中 HA 与水的质子传递平衡,可用下式表示:

$$HAc + H_2O \Longrightarrow Ac^- + H_3O^+$$

可简写为:

$$HA \Longrightarrow Ac^- + H^+$$

根据化学平衡原理,其平衡常数可表示为

$$K_a = \frac{[H^+][Ac^-]}{[HAc]}$$

弱电解质的电离平衡常数简称为电离常数。通常,弱酸的电离常数用 K_a 表示,弱碱的电离常数用 K_b 表示。平衡时各组分的浓度用以 mol/L 为单位的物质的量浓度表示。

一元弱碱的电离情况也是这样。如 NH_3 的电离:

$$NH_3 + H_2O \Longrightarrow NH_4^+ + OH^-$$

当达到电离平衡时

$$K_b = \frac{[NH_4^+][OH^-]}{[NH_3]}$$

不同的弱电解质其电离常数不同,电离常数的大小与弱电解质的本性及温度有关,与浓度无关。电离常数是化学平衡常数的一种形式,其意义如下:

1. 电离常数 K 值越大,电离程度越大,该弱电解质相对较强;反之,该弱电解质相对较弱。一些弱酸弱碱的电离常数见附录二。

2. 电离常数与弱酸、弱碱的浓度无关。同一温度下,不论弱电解质的浓度如何变化,电离常数不会改变,见表 7 - 3。

表 7 - 3　不同浓度 HAc 溶液的电离度和电离常数(298 K)

c(mol/L)	电离度 α(%)	电离常数 K_a
0.2	0.934	1.76×10^{-5}
0.1	1.33	1.76×10^{-5}
0.001	12.4	1.76×10^{-5}

3. 电离常数随温度变化而变化,但温度变化不大时对电离常数影响较小,所以可忽略温度对电离常数的影响。

(二) 共轭酸碱对 HAc-Ac⁻ 的 K_a 与 K_b 的关系

共轭酸碱对的 K_a 与 K_b 的关系,可以根据酸碱质子理论推导出来。

HAc 在水中的质子传递反应平衡式为

$$HAc + H_2O \Longrightarrow Ac^- + H_3O^+$$

$$K_{a,HAc} = \frac{[H^+][Ac^-]}{[HAc]}$$

其共轭碱 Ac⁻ 在水中的质子传递反应平衡式为

$$Ac^- + H_2O \Longrightarrow HAc + OH^-$$

$$K_b = \frac{[HAc][OH^-]}{[Ac^-]}$$

将平衡常数相乘　$K_a \times K_b = \dfrac{[H^+][Ac^-]}{[HAc]} \times \dfrac{[HAc][OH^-]}{[Ac^-]} = [H^+][OH^-] = K_w$

令 $pK = -\lg K$，则有

$$pK_a + pK_b = pK_w = 14$$

上式表明，共轭酸碱对的 K_a 与 K_b 成反比，知道酸的电离常数 K_a 就可计算出共轭碱的 K_b，反之亦然。另外也说明，酸愈弱，其共轭碱愈强；碱愈弱，其共轭酸愈强。

在化学文献或一些手册中，往往只给出酸的 K_a 或 pK_a 值，而共轭碱的电离常数可通过 K_a 或 pK_a 计算出。

例1　已知 25 ℃时，NH_3 的 $K_b = 1.76 \times 10^{-5}$，求 NH_4^+ 的 K_a。

解：NH_4^+ 是 NH_3 的共轭酸

根据公式 $K_a \times K_b = K_w$

$$K_a = \frac{K_w}{K_b} = \frac{1.0 \times 10^{-14}}{1.76 \times 10^{-5}} = 5.68 \times 10^{-10}$$

（三）多元弱酸、弱碱的电离平衡

多元弱酸（或多元弱碱）在水中的质子传递反应是分步进行的，情况复杂些。例如 H_2CO_3 是二元弱酸，其质子传递分两步进行，每一步都有相应的质子传递平衡及平衡常数。

第一步：$H_2CO_3 + H_2O \Longrightarrow HCO_3^- + H_3O^+$　　$K_{a_1} = 4.30 \times 10^{-7}$

第二步：$HCO_3^- + H_2O \Longrightarrow CO_3^{2-} + H_3O^+$　　$K_{a_2} = 5.61 \times 10^{-11}$

CO_3^{2-} 是二元弱碱，其质子传递分两步进行。

第一步：$CO_3^{2-} + H_2O \Longrightarrow HCO_3^- + OH^-$

由于 CO_3^{2-} 是 HCO_3^- 的共轭碱，所以：

$$K_{b_1} = \frac{K_w}{K_{a_2}} = \frac{1.0 \times 10^{-14}}{5.6 \times 10^{-11}} = 1.78 \times 10^{-4}$$

第二步：$HCO_3^- + H_2O \Longrightarrow H_2CO_3 + OH^-$

由于 HCO_3^- 是 H_2CO_3 的共轭碱，所以：

$$K_{b_2} = \frac{K_w}{K_{a_1}} = \frac{1.0 \times 10^{-14}}{4.3 \times 10^{-7}} = 2.32 \times 10^{-8}$$

其他多元弱酸、弱碱 K_a 与 K_b 的关系类似于 H_2CO_3 与 CO_3^{2-} 的 K_a 与 K_b 的关系。

四、电离度与电离常数的关系

电离常数与电离度（α）都能反映弱电解质的电离程度，它们之间有区别又有联系。电离常数表示的是解离平衡，与电解质的浓度无关。电离度表示的是弱电解质在一定条件下的解离程度，它随浓度的变化而变化（表 7-3）。因此，电离常数能更好地反映弱电解质的特征，应用范围比电离度更广。电离常数与电离度之间的关系可利用 HAc 的电离平衡来说明。

$$HAc \Longrightarrow H^+ + Ac^-$$

开始浓度　　　　　　　　　　c　　　　0　　　　0

平衡浓度　　　　　　　　$c - c\alpha$　　$c\alpha$　　　$c\alpha$

$$K_a = \frac{c\alpha \times c\alpha}{c - c\alpha} = \frac{c\alpha^2}{1 - \alpha}$$

当 α 很小时，$1 - \alpha \approx 1$

$$\therefore K_a = c\alpha^2 \text{ 或 } \alpha = \sqrt{\frac{K_a}{c}}$$

该公式反映了弱电解质的电离度、电离常数和溶液浓度之间的关系。它表明：同一弱电解质的电离度与其浓度的平方根成反比，即浓度越稀电离度越大；浓度相同时，不同弱电解质的电离度与电离常数的平方根成正比，即电离常数越大，电离度也越大。

分析/思考

弱酸越稀，其电离度就越大，是否就可以认为其酸性就越强？

五、同离子效应和盐效应

（一）同离子效应

当在 HAc 溶液中加入盐酸，溶液中的 H^+ 浓度增加，会使平衡向左移动，溶液中 Ac^- 浓度减少，HAc 分子浓度增大，当新平衡建立时，HAc 的电离度减小。

$$HAc \rightleftharpoons H^+ + Ac^-$$
$$HCl \rightleftharpoons H^+ + Cl^-$$

同理，在 $NH_3 \cdot H_2O$ 溶液中加入强电解质 NH_4Cl 时，由于 NH_4Cl 完全电离，溶液中 NH_4^+ 浓度大大增加，促使 $NH_3 \cdot H_2O$ 电离平衡向左移动，从而降低了 $NH_3 \cdot H_2O$ 的电离度。

$$NH_3 \cdot H_2O \rightleftharpoons NH_4^+ + OH^-$$
$$NH_4Cl \rightleftharpoons NH_4^+ + Cl^-$$

这种在弱电解质溶液里，加入与弱电解质具有相同离子的强电解质，使弱电解质的电离度降低的现象称为同离子效应。同离子效应可用于缓冲溶液的配制，在药物分析中也可用来控制溶液中某种离子的浓度。

（二）盐效应

如果在弱电解质的溶液中加入不含有相同离子的强电解质，会使弱电解质的电离度增大。这种现象称为盐效应。

如在 HAc 溶液中加入少量 NaCl，产生的盐效应会使得 HAc 电离度有所增大。这是因为强电解质解离出大量的正、负离子，使溶液中离子间相互牵制作用增强，离子结合成分子的机会减少。

事实上，在同离子效应发生的同时，也伴随着盐效应。一般温度下，两种效应都不会改变平衡常数，但两种效应的作用是相反的。通常情况下，盐效应比同离子效应弱得多，在讨论同离子效应时，往往忽略其伴随的盐效应。

六、弱酸弱碱溶液的 pH 计算

计算弱酸、弱碱溶液的 pH 不仅要考虑弱酸、弱碱的电离平衡，还要考虑水的质子自递平衡，计算比较复杂。因此在一般的分析工作中，通常采用近似计算，已能满足工作需要。

（一）一元弱酸和一元弱碱溶液 pH 近似计算

1. 一元弱酸溶液 pH 近似计算　根据一元弱酸 HA 在水溶液中的电离，可推导出其 pH

近似计算公式。

对于一元弱酸,当 $cK_a \geqslant 20K_w$ 时,可忽略溶液中 H_2O 的质子自递平衡。设一元弱酸 HA 溶液的总浓度为 c,其质子传递平衡表达式为

$$HA + H_2O \rightleftharpoons H_3O^+ + A^-$$

公式可简化为

$$HA \rightleftharpoons H^+ + A^-$$

平衡浓度 $\quad\quad\quad\quad\quad c - [H^+] \quad [H^+] \quad [A^-]$

平衡常数为 $\quad\quad\quad\quad K_a = \dfrac{[H^+][A^-]}{[HA]} = \dfrac{[H^+]^2}{c - [H^+]}$

由于弱酸的电离度很小,溶液中 $[H^+]$ 远小于 HA 的总浓度 c,则
$c - [H^+] \approx c$,上式可简化为:

$$K_a = \dfrac{[H^+]^2}{c}$$

$$[H^+] = \sqrt{K_a \times c}$$

本公式是计算一元弱酸溶液中 H^+ 浓度的简化公式。一般来说,当 $\dfrac{c}{K_a} \geqslant 500$ 时,可采用此简化公式计算,其误差小于 5%。

例2 计算 298 K 时,0.20 mol/L HAc 溶液的 pH。($K_a = 1.76 \times 10^{-5}$)

解:已知 $c = 0.20$ mol/L,且 $cK_a \geqslant 20K_w$,$\dfrac{c}{K_a} > 500$,可用简化公式计算。

$$\begin{aligned}
[H^+] &= \sqrt{K_a \times c} \\
&= \sqrt{0.20 \times 1.76 \times 10^{-5}} \\
&= 1.88 \times 10^{-3} \text{ mol/L}
\end{aligned}$$

$$pH = -\lg[H^+] = -\lg(1.88 \times 10^{-3}) = 2.73$$

2. 一元弱碱溶液 pH 近似计算　对于一元弱碱 B,在水溶液中的电离为:

$$B + H_2O \rightleftharpoons BH^+ + OH^-$$

平衡常数为 $K_b = \dfrac{[BH^+][OH^-]}{[B]}$

根据同样的推导,一元弱碱溶液中 $[OH^-]$ 的近似计算公式为

$$[OH^-] = \sqrt{K_b \times c}$$

c 为一元弱碱的总浓度。使用此公式的条件是 $cK_b \geqslant 20K_w$,$\dfrac{c}{K_b} \geqslant 500$。

例3 计算 25 ℃时,0.2 mol/L $NH_3 \cdot H_2O$ 溶液的 pH。($NH_3 \cdot H_2O$ 的 K_b 为 1.76×10^{-5})

解:因为 $cK_b \geqslant 20K_w$,$\dfrac{c}{K_b} = \dfrac{0.2}{1.76 \times 10^{-5}} > 500$

所以 $[OH^-] = \sqrt{K_b \times c} = \sqrt{1.76 \times 10^{-5} \times 0.2}$

$$\quad\quad\quad\quad = 1.88 \times 10^{-3} \text{ mol/L}$$

$pOH = -\lg[OH^-] = -\lg 1.88 \times 10^{-3} = 2.73$

$pH = pK_w - pOH = 14 - 2.73 = 11.27$

例4 计算 25 ℃时,0.1 $mol \cdot L^{-1}$ NaAc 溶液的 pH。(已知 HAc 的 $K_a = 1.76 \times 10^{-5}$)

解：NaAc 在水溶液中全部电离为 Na^+ 和 Ac^-，Na^+ 不能提供或接受质子，不显酸碱性，Ac^- 能接受质子是离子碱，其共轭酸是 HAc，根据 K_a 和 K_b 的关系

则 Ac^- 的 $K_b = \dfrac{K_W}{K_a} = \dfrac{10^{-14}}{1.76 \times 10^{-5}} = 5.68 \times 10^{-10}$

经计算，$cK_b \geqslant 20K_W$，$\dfrac{c}{K_b} \geqslant 500$，可以使用近似公式

$[OH^-] = \sqrt{K_b \times c} = \sqrt{5.68 \times 10^{-10} \times 0.10} = 7.54 \times 10^{-6} \text{ mol/L}$

$pOH = -\lg[OH^-] = -\lg 7.54 \times 10^{-6} = 5.12$

$pH = 14 - 5.12 = 8.88$

（二）多元弱酸和多元弱碱溶液 pH 近似计算

1. 多元弱酸溶液 pH 近似计算　多元弱酸的质子传递反应是分步进行的，第二步解离的酸度常数往往比第一步解离的酸度常数小 $10^4 \sim 10^5$ 倍，其水溶液中 $[H^+]$ 浓度主要取决于第一步解离，所以，多元弱酸的 pH 近似计算可按一元弱酸对待。

即当 $cK_{a_1} \geqslant 20K_W$，且 $\dfrac{c}{K_{a_1}} \geqslant 500$ 时，$[H^+] = \sqrt{K_{a_1} \times c}$

2. 多元弱碱溶液 pH 近似计算　和多元弱酸溶液 pH 近似计算一样，多元弱碱溶液 pH 近似计算可按一元弱碱对待。

即当 $cK_{b_1} \geqslant 20K_W$，且 $\dfrac{c}{K_{b_1}} \geqslant 500$ 时，$[OH^-] = \sqrt{K_{b_1} \times c}$

（三）两性物质溶液 pH 近似计算

根据酸碱质子理论，在溶液中既能给出质子，又能接受质子的物质称为两性物质。较重要的两性物质有多元酸的酸式盐（如 $NaHCO_3$）、弱酸弱碱盐（如 NH_4Ac）和氨基酸等。这里仅简单介绍多元酸的酸式盐溶液 pH 近似计算。当 $cK_{a_2} \geqslant 20K_W$，$\dfrac{c}{K_{a_1}} > 20$ 时，$[H^+]$ 的近似计算公式为：

$$[H^+] = \sqrt{K_{a_1} \times K_{a_2}}$$

例 5　计算 25 ℃时，0.10 mol/L $NaHCO_3$ 溶液的 pH。（已知 H_2CO_3 的 $K_{a_1} = 4.30 \times 10^{-7}$，$K_{a_2} = 5.61 \times 10^{-11}$）

解：$\because cK_{a_2} = 0.1 \times 5.61 \times 10^{-11} = 5.61 \times 10^{-12} \geqslant 20K_W$，

$\dfrac{c}{K_{a_1}} = \dfrac{0.1}{4.30 \times 10^{-7}} = 2.33 \times 10^6 > 500$，可按近似计算公式计算。

$\therefore [H^+] = \sqrt{K_{a_1} \times K_{a_2}} = \sqrt{4.30 \times 10^{-7} \times 5.61 \times 10^{-11}} = 4.91 \times 10^{-9} \text{ mol/L}$

$pH = -\lg[H^+] = -\lg 4.91 \times 10^{-9} = 8.31$

测 一 测

分别计算下列溶液的 pH

0.1 mol/L HCl；0.1 mol/L $NH_3 \cdot H_2O$；0.1 mol/L H_2CO_3；0.1 mol/L HAc 与 0.2 mol/L NaOH 等体积混合所得的溶液。

第三节 缓冲溶液

许多化学反应,特别是生物体内发生的化学反应,必须在适宜而稳定的 pH 范围内才能进行;许多药物的制备和分析测定等,都需要控制溶液的酸碱性;一些药物制剂需要保存在一定 pH 的溶液中才不会失效等。因此,如何控制溶液的 pH 是个很重要的问题。缓冲溶液能很好地使溶液的 pH 保持稳定。

一、缓冲溶液的概念和组成

在室温条件下,纯水的 pH 为 7,如果在 50 ml 纯水中加入 0.05 ml 1.0 mol/L 的 HCl 溶液,水的 pH 将由 7 变为 3;若在纯水中加入 0.05 ml 1.0 mol/L 的 NaOH 溶液,水的 pH 将由 7 变为 11,pH 都发生了显著变化。如果用 50 ml 0.10 mol/L NaCl 溶液代替纯水做上述实验,pH 仍会发生同样的变化。如果用 50 ml 0.10 mol/L HAc 与 0.10 mol/L NaAc 的混合溶液代替纯水做上述实验,溶液的 pH 变化很小。三种溶液的 pH 变化见表 7-4。

表 7-4 加酸或加碱后溶液 pH 的变化

溶液	H_2O	0.1 mol/L NaCl	0.1 mol/L HAc 和 0.1 mol/L NaAc
加酸(碱)前溶液的 pH	7.0	7.0	4.75
加酸后溶液的 pH	3.0	3.0	4.74
加碱后溶液的 pH	11.0	11.0	4.76

在三种溶液中加入等量的 HCl 或 NaOH 后,pH 变化是不同的,在纯水中和 NaCl 溶液中加入少量 HCl 或 NaOH 后 pH 均改变了 4 个单位;而 HAc 和 NaAc 混合溶液的 pH 仅改变了 0.1 个单位。这说明 HAc 和 NaAc 混合溶液具有抵御外来酸或碱的影响,保持溶液 pH 相对稳定的能力。我们把这种能够抵抗外加少量酸、碱或适当稀释而保持溶液 pH 基本不变的作用称为缓冲作用。具有缓冲作用的溶液称为缓冲溶液。

缓冲溶液具有缓冲作用,是因为缓冲溶液中有抗酸成分和抗碱成分,通常把这两种成分称为缓冲对或缓冲系,它们之间互为共轭酸碱的关系。

根据组成,缓冲对可分为三种类型:

1. 弱酸及其对应的盐　如 HAc-NaAc、H_2CO_3-$NaHCO_3$ 等;

2. 弱碱及其对应的盐　如 $NH_3 \cdot H_2O$-NH_4Cl 等;

3. 多元弱酸的酸式盐及其对应的次级盐　例如,$NaHCO_3$-Na_2CO_3、NaH_2PO_4-Na_2HPO_4、Na_2HPO_4-Na_3PO_4 等。

二、缓冲溶液的作用原理

缓冲溶液为什么具有抗酸、抗碱、抗稀释的作用?现以 HAc-NaAc 缓冲溶液为例来进行讨论。按照酸碱质子理论,在水溶液中,共轭酸碱对存在着如下质子传递平衡:

$$HAc \rightleftharpoons H^+ + Ac^-$$

$$NaAc \rightleftharpoons Na^+ + Ac^-$$

由于 NaAc 完全电离,溶液中 Ac^- 离子的浓度较高。同时由于同离子效应的影响,HAc 的电离度减小,HAc 的浓度接近未电离时的浓度。因此缓冲溶液中 HAc 和 Ac^- 的浓度都比较大。

当加入少量强酸时,由于溶液中 Ac^- 浓度较大,强酸电离出的 H^+ 与 Ac^- 离子结合生成难电离的 HAc,促使 HAc 的电离平衡向左移动。当达到新的平衡时,H^+ 浓度没有明显增加,溶液的 pH 几乎不变。此时 Ac^- 起到了抵抗酸的作用,称为抗酸成分。

当加入少量强碱时,由于溶液中 HAc 浓度较大,强碱电离出的 OH^- 与 HAc 结合生成难电离的 H_2O 和 Ac^-,促使 HAc 的电离平衡向右移动。当达到新的平衡时,OH^- 浓度没有明显增加,溶液的 pH 几乎不变。此时 HAc 起到了抵抗碱的作用,称为抗碱成分。

当加水稀释时,溶液中 HAc 和 Ac^- 的浓度同时减少,HAc 的电离平衡几乎不移动,H^+ 浓度没有明显改变,溶液的 pH 同样几乎保持不变。

其他缓冲溶液的缓冲作用原理,都与此相似。

需要注意,如果向缓冲溶液中加入大量的强酸、强碱或显著稀释,溶液中足够浓度的共轭酸、共轭碱将被消耗尽,缓冲溶液就不再具有缓冲能力了。所以缓冲溶液的缓冲能力是有一定限度的。

分析/思考

缓冲溶液中加入大量的强酸或强碱,则不再具有缓冲能力。为什么?

三、缓冲溶液 pH 的计算

缓冲溶液实质上就是一个共轭酸碱体系,存在以下平衡:

$$HA \rightleftharpoons H^+ + A^-$$

HA 为共轭酸,A^- 为共轭碱,按照化学平衡原理可写成:

$$K_a = \frac{[H^+][A^-]}{[HA]} \text{ 或} [H^+] = K_a \frac{[HA]}{[A^-]}$$

等式两边各取负对数得:$pH = pK_a + lg \frac{[A^-]}{[HA]}$ 即 $pH = pK_a + lg \frac{c_{共轭碱}}{c_{共轭酸}}$

此公式即为弱酸及其共轭碱组成的缓冲溶液 pH 的计算公式,称为缓冲公式,可以近似计算各种弱酸及其共轭碱组成的缓冲溶液的 pH。

式中 $c_{共轭碱}$ 与 $c_{共轭酸}$ 分别为溶液中共轭酸碱的平衡浓度。由于同离子效应,抑制了弱酸 HA 的解离,共轭酸碱的平衡浓度可近似等于它们各自在混合液中的起始浓度。式中 $\frac{c_{共轭碱}}{c_{共轭酸}}$ 成为缓冲比。

同理,我们可以推导出弱碱及其共轭酸组成的缓冲溶液 pH 的计算公式。在这类缓冲溶液中存在着弱碱的电离平衡:

$$BOH \rightleftharpoons B^+ + OH^-$$

$$pOH = pK_b + lg \frac{c_{共轭酸}}{c_{共轭碱}}$$

根据 $pH + pOH = pK_w$

$$pH = pK_w - pK_b - lg \frac{c_{共轭酸}}{c_{共轭碱}}$$

例 6 0.2 mol/L 的 HAc 溶液和 0.2 mol/L 的 NaAc 溶液等体积混合配成 100 ml 缓冲溶液,已知 HAc 的 $pK_a = 4.75$,求此缓冲溶液的 pH。

解:$\because pH = pK_a + lg \dfrac{c_{\text{共轭碱}}}{c_{\text{共轭酸}}}$

$\therefore pH = 4.75 + lg \dfrac{0.2 \times \dfrac{1}{2}}{0.2 \times \dfrac{1}{2}} = 4.75$

四、缓冲溶液的缓冲能力

(一)缓冲容量

缓冲溶液的缓冲能力是有一定限度的,通常用缓冲容量(β)来表示。

$$\beta = \frac{\Delta b}{V_{\Delta pH}} = -\frac{\Delta a}{V_{\Delta pH}}$$

其物理意义为:使 1 L 溶液 pH 增加 ΔpH 单位时所需加入一元强碱 Δb mol;使 1 L 溶液 pH 降低 ΔpH 单位时所需强酸 Δa mol。显然,β 值越大,溶液的缓冲能力也越强。当 $\beta <$ 0.01 时,溶液已无缓冲能力。

(二)影响缓冲容量的因素

缓冲容量 β 的大小,与缓冲溶液的总浓度及缓冲比两个因素有关。

1. 当缓冲比一定时,缓冲溶液的总浓度越大,缓冲容量 β 就越大;反之,缓冲容量 β 就越小。

2. 当缓冲溶液总浓度一定时,缓冲比越接近于 1,缓冲容量 β 就越大。

当缓冲溶液的总浓度一定时,缓冲比一般控制在 10:1 至 1:10 之间,即 pH 在 $pK_a \pm 1$ 范围内,溶液有较大的缓冲能力,此范围称为缓冲范围。例如,HAc 的 $pK_a = 4.75$,则 HAc-NaAc 缓冲溶液的缓冲范围为 3.75～5.75。

五、缓冲溶液的配制

在实际工作中,有时需要配制一定 pH 的缓冲溶液,首先要选择合适的缓冲对,还要使所配缓冲溶液具有较大的缓冲能力,一般的原则和步骤是:

1. 组成缓冲对的物质应稳定、无毒,不能与反应物和生成物发生化学反应。在选择药用缓冲对时,还要考虑是否与主药发生配伍禁忌等。例如,硼酸及其共轭碱(硼酸盐)缓冲对有毒,不能用于培养细菌或用做注射液及口服液的缓冲液。又如,在需加热灭菌和储存期内为保持稳定,不能用易分解的 H_2CO_3-HCO_3^- 缓冲对。

2. 选择合适的缓冲对,使其中弱酸(弱碱)的 pK_a(pK_b)尽可能与所配缓冲溶液的 pH(pOH)相等或接近,以保证缓冲对在总浓度一定时,具有较大的缓冲能力。如配制 pH=4.8 的缓冲溶液可选择 HAc-Ac$^-$ 缓冲对,因 HAc 的 $pK_a = 4.75$;又如配制 pH=7 的缓冲溶液可选择 NaH_2PO_4-Na_2HPO_4 缓冲对,因为 H_3PO_4 的 $pK_2 = 7.21$。

3. 为使缓冲溶液具有较大的缓冲能力,通常缓冲溶液的总浓度范围在 0.05～0.5 mol/L 之间。

4. 如果 pK_a(pK_b)与要配的缓冲溶液 pH 不相等时,可按照所需 pH,利用公式计算出弱酸(弱碱)及其共轭碱(共轭酸)的浓度比。

5. 按照计算,缓冲溶液配好后,再用 pH 酸度计对所配制缓冲溶液进行校正。

例 7 　如何配制 1 000 ml pH＝5.0 的缓冲溶液?

解:(1)选择缓冲对:由于 HAc 的 pK_a＝4.75,接近于 5.0,所以可选用 HAc-NaAc 缓冲对。

(2)求所需的浓度比:

根据 　$pH=pK_a+lg\dfrac{c_{共轭酸}}{c_{共轭碱}}$

将数据代入,可算出 $\dfrac{c_{共轭酸}}{c_{共轭碱}}$＝1.78

(3)求所需溶液的体积:根据要求具有中等缓冲能力,并且为了计算方便,选用 0.1 mol/L 的 HAc 和 0.1 mol/L 的 NaAc 来配制。

$\therefore \dfrac{c_{共轭酸}}{c_{共轭碱}}=\dfrac{V_{共轭酸}}{V_{共轭碱}}=1.78$

$V_{共轭碱}=1.78V_{共轭酸}$

因为总体积为 1 000 ml,故:

$V_{共轭碱}+V_{共轭酸}=1.78V_{共轭酸}+V_{共轭酸}=1\,000\ ml$

即可算出:$V_{共轭酸}=359\ ml$,$V_{共轭碱}=641\ ml$

量取 641 ml 0.10 mol/L 的 NaAc 溶液和 359 ml 0.1 mol/L 的 HAc 溶液混合,即可配制成 1 000 ml pH＝5.0 的缓冲溶液。

缓冲溶液的配制,除直接选用组成缓冲对的物质的溶液进行配制外,也常在一定量的弱酸(或弱碱)溶液中,加入少量强碱(或强酸)进行配制。

需要指出的是,用缓冲溶液公式计算得到的 pH 与实际测得的 pH 略有差异,这是因为计算忽略了溶液中离子、分子间的相互影响。必要时,可用 pH 计测定溶液 pH,加入少量相应酸(或碱)校正缓冲溶液。

在实际应用中,常常不用计算,可以从有关手册中查到缓冲溶液的配制方法,依照这些现成的配方进行配制,就可以得到所需准确 pH 的缓冲溶液,见表 7-5。

表 7-5 　几种简易缓冲溶液的配制。

pH	配制方法
4.0	$NaAc \cdot 3H_2O$ 20 g 溶于适量水中,加入 6 mol/L HAc 134 ml,稀释至 500 ml
5.0	$NaAc \cdot 3H_2O$ 50 g 溶于适量水中,加入 6 mol/L HAc 134 ml,稀释至 500 ml
7.0	NH_4Ac 77 g 溶于适量水中,稀释至 500 ml
8.0	NH_4Cl 50 g 溶于适量水中,加入 15 mol/L 氨水 3.5 ml,稀释至 500 ml
9.0	NH_4Cl 35 g 溶于适量水中,加入 15 mol/L 氨水 24 ml,稀释至 500 ml
10.0	NH_4Cl 27 g 溶于适量水中,加入 15 mol/L 氨水 197 ml,稀释至 500 ml
11.0	NH_4Cl 3 g 溶于适量水中,加入 15 mol/L 氨水 207 ml,稀释至 500 ml

六、缓冲溶液在医药学上的应用

人体内各种体液的 pH 具有十分重要的意义,人体内的各种酶只有在一定 pH 范围的体液中才具有活性。在医学上,在体外细胞的培养、组织切片和细菌的染色、血库中血液的冷藏,都需要在一定的 pH 条件下进行。一些药剂的生产、固体制剂的稀释,pH 也要保持恒定。

人体在新陈代谢过程中,会产生许多酸性物质,食物中也常含有一些碱性物质等。这些酸性和碱性的物质进入血液却没有引起血液 pH 发生较大的变化,这是因为血液中的缓冲溶液起了重要作用。血液中的缓冲体系主要有 4 对:碳酸氢盐缓冲体系(H_2CO_3-$NaHCO_3$,H_2CO_3-$KHCO_3$)、血红蛋白缓冲体系(HHb-KHb,$HHbO_2$-$KHbO_2$)、血浆蛋白缓冲体系(HPr-NaPr)、磷酸氢盐缓冲体系(NaH_2PO_4-Na_2HPO_4,KH_2PO_4-K_2HPO_4)。

在药剂生产上,要根据人的生理状况及药物的稳定性和溶解度等情况,选择适当的缓冲系来维持稳定的 pH。如在配制抗生素的注射剂时,常加入适量的维生素 C 与甘氨酸钠作为缓冲系,以减少对机体的刺激,而且有利于机体对药物的吸收。又如维生素 C 水溶液(5 mg/ml)的 pH 为 3.0,若直接用于局部注射会导致疼痛,常用 $NaHCO_3$ 调节其 pH 在 5.5~6.0,这样既可以减轻注射时的疼痛,又能增加其稳定性。

测 一 测

下列哪种溶液具有缓冲作用?

1. 1 L 0.1 mol/L NaOH 溶液中加入 0.5 L 0.1 mol/L HAc 溶液。
2. 1 L 0.1 mol/L HAc 溶液中加入 0.5 L 0.1 mol/L NaOH 溶液。

第四节　酸碱滴定

酸碱滴定是药物分析中重要的滴定方法之一,它是以质子转移反应为基础的滴定分析方法。一般酸、碱以及能与酸、碱直接或间接发生定量质子转移反应的物质,都可以用酸碱滴定法滴定。质子转移的速度很快,反应的程度取决于酸碱的强度及浓度。由于酸碱反应一般不发生明显的外观变化,所以需要借助指示剂的颜色变化来指示滴定终点。

一、酸碱指示剂

(一)变色原理

借助其颜色变化来指示溶液 pH 的物质叫做酸碱指示剂。酸碱指示剂通常是一些结构比较复杂的有机弱酸或有机弱碱,它们在溶液中能发生不同程度的电离,其电离前后的颜色不同。酸碱指示剂的电离与溶液酸碱性有关,当溶液 pH 发生变化时,指示剂的颜色也跟着发生变化。从而指示溶液的酸碱性。现以弱酸型指示剂(HIn)为例来说明酸碱指示剂的变色原理。

弱酸型指示剂(HIn)在溶液中存在如下质子传递平衡:

$$HIn + H_2O \rightleftharpoons H_3O^+ + In^-$$

　　　　　酸式色　　　　　　　　　　　碱式色

当电离达到平衡时,

$$K_{HIn} = \frac{[H^+][In^-]}{[HIn]} \qquad [H^+] = K_{HIn}\frac{[HIn]}{[In^-]}$$

式中 K_{HIn} 是弱酸型指示剂的质子传递平衡常数。HIn-In⁻ 代表一对共轭酸碱对,分别呈现不同的颜色。上式两边各取负对数得:

$$pH = pK_{HIn} + \lg \frac{[In^-]}{[HIn]}$$

一般只有一种物质浓度和另一种物质浓度相差大于 10 倍时,人眼才能辨别出较大浓度物质的颜色。而指示剂在溶液中所呈现的颜色,实际上是指示剂的碱式色和酸式色的混合色。所以当 $\frac{[In^-]}{[HIn]}$ 的比值大于 10 时,溶液显碱式色;比值小于 0.1 时,溶液显酸式色。根据上面的公式,由于 pK_{HIn} 是常数,pH 随溶液中 $\frac{[In^-]}{[HIn]}$ 的变化而变化。因此可以通过指示剂在溶液中呈现的颜色来指示溶液的酸碱性。

（二）变色范围

当 $\frac{[In^-]}{[HIn]}$ 的比值在 0.1～10 之间变化时,即 pH 在 $pK_{Hin}-1$～$pK_{Hin}+1$ 之间改变时,能够明显观察到指示剂的颜色由酸式色变为碱式色,因此,理论上 $pH = pK_{Hin} \pm 1$ 即为指示剂的变色范围。

从公式看出其理论变色范围是 $pH = pK_{HIn} \pm 1$,变色范围是 2 个 pH 单位。由于人的视觉对不同颜色的敏感程度不同,多数指示剂的实际变色范围不足 2 个 pH 单位。指示剂的实际变色范围是通过实验测定的,见表 7-6。

表 7-6　常用酸碱指示剂 pK_{HIn} 和变色范围

指示剂	pK_{HIn}	变色范围 pH	酸式色	过渡色	碱式色
百里酚蓝	1.7	1.2～2.8	红	橙	黄
甲基橙	3.7	3.1～4.4	红	橙	黄
溴酚蓝	4.1	3.1～4.6	黄	蓝紫	紫
甲基红	5.0	4.4～6.2	红	橙	黄
溴百里酚蓝	7.3	6.0～7.6	黄	绿	蓝
酚酞	9.1	8.0～9.6	无	粉红	红
百里酚酞	10.0	9.4～10.6	无	淡黄	蓝

此外,温度、溶剂的极性、指示剂的用量、滴定程序等因素对指示剂的变色范围都产生影响。上述因素大致可分为两类:一类是影响指示剂的电离常数 K_{Hin},如温度、溶剂的极性等。另一类是影响指示剂变色范围的宽度,如指示剂的用量、滴定程序等,因为指示剂本身也是弱酸或弱碱,在滴定过程中也消耗碱或酸,所以用量过多,就影响滴定结果的准确性,滴定程序也影响指示剂的变色范围,通常人眼对由浅色到深色比由深色到浅色的变化更为敏锐,所以指示剂以由浅色到深色变化为佳,如用酚酞为指示剂时,宜用酸滴定碱,终点颜色变化是由无色变为粉红色。

（三）混合指示剂

在某些酸碱滴定中,pH 的突跃范围很窄,这时可采用混合指示剂。混合指示剂是利用颜色互补原理使终点颜色变化敏锐,变色范围变窄,以适用于 pH 突跃范围窄的酸碱滴定。常用的混合指示剂见表 7-7。

表 7-7 常用混合指示剂

指示剂组成	变色点	颜色		备注	
		酸式色	碱式色		
0.1%甲基橙:0.25%靛蓝二磺酸钠(1:1)	4.1	紫	黄绿	pH=4.1	灰
0.2%甲基红:0.1%溴甲酚绿(1:3)	5.1	酒红	绿	pH=5.1	灰
0.1%中性红:0.1%亚甲基蓝(1:1)	7.0	蓝紫	绿	pH=7.0	蓝紫
0.1%甲基绿:0.1%酚酞(2:1)	8.9	绿	紫	pH=8.8 pH=9.0	浅蓝 紫
0.1%百里酚酞:0.1%酚酞(1:1)	9.9	无色	紫	pH=9.6 pH=10.0	玫瑰红 紫

利用酸碱指示剂的颜色变化,可以判断溶液 pH,有时还会用到混合指示剂;也可以使用 pH 试纸测定溶液的 pH;要比较精确地测定溶液的 pH,应该使用酸度计测量。

二、酸碱滴定类型及指示剂的选择

酸碱滴定的关键在于滴定终点的确定。终点误差一般控制在±0.1%以内。因此,为了滴定准确,必须了解滴定过程中溶液 pH 的变化,尤其是终点前后±0.1%以内溶液的 pH 变化情况,并据此选择刚好能在终点附近变色的酸碱指示剂。

在酸碱滴定过程中,以所加入滴定液的体积为横坐标,以溶液 pH 为纵坐标,记录每一个滴加滴定液体积对应的 pH,将这些点连成的曲线成为酸碱滴定曲线。滴定曲线可以很直观地反映出滴定过程中 pH 的变化规律,而且还对指示剂的选择具有重要的指导意义。不同类型的酸碱滴定,其 pH 的变化特点、曲线形状和指示剂的选择都有所不同。下面介绍几种基本类型的酸碱滴定曲线及指示剂的选择方法。

(一)一元强碱滴定强酸或强酸滴定强碱

1. 滴定曲线 强碱与强酸之间的相互滴定,由于它们在稀溶液中是全部电离的,因此,滴定反应完全,结果准确。强酸与强碱相互滴定的基本反应为:

$$H^+ + OH^- \Longrightarrow H_2O$$

现以浓度为 0.100 0 mol/L 的 NaOH 滴定浓度为 0.100 0 mol/L 的 HCl 为例来加以说明。设滴定时加入 NaOH 滴定液的体积为 V_{NaOH} ml,HCl 的体积为 $V_{HCl}=20.00$ ml。整个滴定过程可分为四个阶段:

(1) 滴定开始前($V_{NaOH}=0.00$ ml):溶液的 pH 为 HCl 的初始浓度,则:

$[H^+]=0.100 0$ mol/L,pH$=-\lg[H^+]=1.00$

(2) 滴定开始至化学计量点前($V_{NaOH}<V_{HCl}$):随着 NaOH 的不断滴入,溶液中$[H^+]$逐渐减小,溶液的 pH 大小取决于剩余 HCl 的量和溶液的体积,即:

$$[H^+]=\frac{c_{HCl}V_{HCl}-c_{NaOH}V_{NaOH}}{V_{HCl}+V_{NaOH}}$$

例如,当滴入 NaOH 18.58 ml 时,

$$[H^+]=\frac{0.100\ 0\times20.00-0.100\ 0\times18.58}{20.00+18.58}=3.68\times10^{-3}\ mol/L$$

pH$=2.43$

继续滴加 NaOH 至 19.98ml(化学计量点前 0.1%)时,pH$=4.30$。

（3）化学计量点时（$V_{NaOH}=V_{HCl}$）：当滴入 NaOH 20.00 ml 时，NaOH 和 HCl 以等物质的量相互作用，溶液呈中性，即：

$$[H^+]=[OH^-]=10^{-7}\ mol/L \quad pH=7.00$$

（4）化学计量点后（$V_{NaOH}>V_{HCl}$）：溶液的 pH 由过量的 NaOH 的量和溶液的总体积来决定，即：

$$[OH^-]=\frac{c_{NaOH}V_{NaOH}-c_{HCl}V_{HCl}}{V_{NaOH}+V_{HCl}}$$

例如，当滴入 NaOH 20.02 ml（化学计量点后 0.1%）时，

$$[OH^-]=\frac{0.100\ 0\times20.02-0.100\ 0\times20.00}{20.02+20.00}=5.00\times10^{-5}\ mol/L$$

$$pOH=4.30 \quad pH=9.70$$

如此逐一计算，可算出滴定过程中各点的 pH，其数据列于表 7-8。

表 7-8　0.100 0 mol/L NaOH 滴定 20.00 ml 0.100 0 mol/L HCl 溶液的 pH 变化

加入 NaOH 百分数（%）	加入 NaOH 体积（ml）	剩余 HCl 百分数（%）	剩余 HCl 体积（ml）	$[H^+]$（mol/L）	pH	
0	0	100	20.00	1.00×10^{-1}	1.00	
90.0	18.00	10	2.00	5.00×10^{-3}	2.30	
99.0	19.80	1	0.20	5.00×10^{-4}	3.30	
99.9	19.98	0.1	0.02	5.00×10^{-5}	4.30	突跃范围
100.0	20.00	0	0	1×10^{-7}	7.00	
100.1	20.02	0.1	0.2	2.00×10^{-10}	9.70	
101.0	20.20	1.0	0.2	2.01×10^{-11}	10.70	
110.0	22.00		2.00	2.10×10^{-12}	11.68	
200.0	40.00		20.00	2.00×10^{-13}	12.70	

若以 NaOH 的加入量为横坐标，以溶液的 pH 为纵坐标作图，所得 pH-V 曲线如图 7-1，即为强碱滴定强酸的滴定曲线。常量分析一般允许误差为 ±0.1%。因此，计算化学计量点前后 0.1% 范围内的 pH 突跃的大小是非常重要的，它是用指示剂法和其他方法确定终点的首要原则。

从表 7-8 和图 7-1 可以看出：①从滴定开始到加入 NaOH 溶液 19.98 ml，溶液 pH 仅改变了 3.30 个 pH 单位，即 pH 变化缓慢，曲线的变化较平坦。②从 19.98 ml 增加到 20.02 ml，即在计量点前后 ±0.1% 范围内，仅加入 NaOH 0.04 ml（约 2 滴）

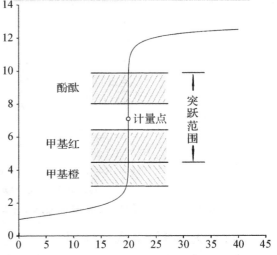

图 7-1　0.100 0 mol/L NaOH 滴定 0.100 0 mol/L HCl（20.00 ml）溶液的滴定曲线

时,溶液的 pH 就由 4.30 急剧变化至 9.70,改变了 5.40 个 pH 单位,溶液由酸性突变到碱性。由图 7-1 可以看出,在计量点前后曲线呈近似垂直的一段,表明溶液的 pH 发生了急剧变化。这种在化学计量点附近溶液的 pH 的突变称为滴定突跃(pH 突跃),滴定突跃所在的 pH 范围称为滴定突跃范围(pH 突跃范围)。③化学计量点的 pH=7.00,强酸强碱滴定的化学计量点与中性点一致。④此后再继续滴加 NaOH,溶液的 pH 变化又很缓慢,越来越小。

2. 指示剂的选择　滴定突跃具有十分重要的实际意义,它是选择指示剂的依据,凡是变色范围全部或部分处在滴定突跃范围内的指示剂,都可以用来指示滴定终点。例如,以上滴定可选甲基橙、甲基红、溴百里酚蓝、酚酞等作指示剂。但考虑到人眼对不同颜色的敏感性,在强碱滴定强酸时,常先用酚酞作为指示剂,因为溶液由无色变为红色,极易观察。如果用强酸滴定强碱,则用甲基橙或溴甲酚绿较好。

3. 突跃范围与酸碱浓度的关系　强酸强碱之间的滴定,其突跃范围的大小与浓度有关。图 7-2 是三种不同浓度的 NaOH 溶液滴定相同浓度的 HCl 溶液的滴定曲线。由图可见,滴定突跃的大小与溶液的浓度有关,浓度越大,滴定突跃范围越大,可供选用的指示剂越多;浓度越小,滴定突跃范围越小,可供选用的指示剂越少。例如用 0.01 mol/L 的 NaOH 溶液滴定 0.01 mol/L 的 HCl 溶液,滴定突跃范围的 pH 为 5.30~8.70,可选甲基红、酚酞作指示剂,但却不能选甲基橙作指示剂,否则会超过滴定分析的误差。如果浓度小于 10^{-4} mol/L,由于无明显的滴定突跃,无法选择适当的指示剂确定终点;如果浓度过高,虽然突跃大,但在计量点附近少加或多加半滴产生的误差较大。一般标准溶液浓度控制在 0.1~0.5 mol/L。

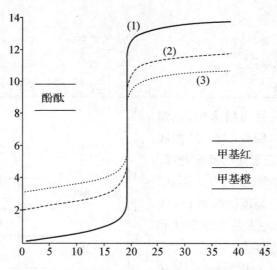

(1) 1.0 mol/L;(2) 0.01 mol/L;(3) 0.001 mol/L

A. 酚酞　B. 甲基红　C. 甲基橙

图 7-2　不同浓度的 NaOH 溶液滴定不同浓度的 HCl 溶液 20.00 ml 的滴定曲线

(二) 一元弱酸(弱碱)的滴定

这类滴定包括强酸滴定一元弱碱和强碱滴定一元弱酸。其化学计量点的 pH 取决于其共轭酸或共轭碱溶液的酸度。现分别讨论。

1. 一元强酸滴定一元弱碱　现以 0.100 0 mol/L HCl 滴定 0.100 0 mol/L $NH_3 \cdot H_2O$（20.00 ml）为例加以说明，其滴定反应为：

$$H_3O^+ + NH_3 \cdot H_2O \Longrightarrow 2H_2O + NH_4^+$$

整个滴定过程仍分为四个阶段：

(1) 滴定开始前（$V_{HCl} = 0.00$ ml）：溶液的碱度根据 $NH_3 \cdot H_2O$ 的电离平衡计算，由于 $c_b K_b > 20 K_w$，$\dfrac{c_b}{K_b} > 500$，故按下式计算：

$$[OH^-] = \sqrt{K_b c_b} = \sqrt{1.76 \times 10^5 \times 0.100\ 0} = 1.36 \times 10^{-3}\ mol/L$$

$$pOH = 2.88 \quad \text{则 } pH = 14 - 2.88 = 11.12$$

(2) 滴定开始至化学计量点前（$V_b > V_a$）：由于 HCl 滴定的溶液中存在 $NH_3 \cdot H_2O$-NH_4Cl 缓冲液体系，溶液的 pH 可根据缓冲液公式计算：

$$[OH^-] = K_b \times \frac{[NH_3 \cdot H_2O]}{[NH_4^+]}$$

$$pOH = pK_b \times lg \frac{[NH_4^+]}{[NH_3 \cdot H_2O]}$$

因为 $c_a = c_b = 0.100\ 0$ mol/L　故 $pOH = pK_b + lg \dfrac{V_a}{V_b - V_a}$

例如，当滴入 19.98 ml HCl 滴定液（化学计量点前 0.1%）时，

$$pOH = 4.75 + lg \frac{19.98}{20.00 - 19.98} = 7.66$$

$$pH = 14 - 7.66 = 6.34$$

(3) 化学计量时（$V_a = V_b$）：此时为 NH_4Cl 溶液，其酸度由 $NH_3 \cdot H_2O$ 的共轭酸 NH_4^+ 的 K_a 和 c 决定，由于溶液的体积增大一倍，故 $c = 0.050\ 00$ mol/L，又因 $cK_a > 20 K_w$，$cK_a > 500$，故按下式计算：

$$[H^+] = \sqrt{K_a c} = \sqrt{\frac{K_w c}{K_b}} = \sqrt{\frac{1.00 \times 10^{-14}}{1.76 \times 10^{-5}} \times 5.00 \times 10^{-2}} = 5.33 \times 10^{-6}\ mol/L$$

$$pH = 5.28$$

(4) 化学计量点后（$V_a > V_b$）：由于过量 HCl 的存在，抑制了 NH_4^+ 的水解，溶液的 pH 仅由过量的 HCl 的量和溶液体积来决定，其计算方法同强碱滴定强碱。例如，滴入 HCl 20.02 ml（化学计量点后 0.1%）时：

$$[H^+] = \frac{20.02 - 20.00}{20.02 + 20.00} \times 0.100\ 0 = 5.00 \times 10^{-5}\ mol/L$$

$$pH \approx 4.30$$

计算结果见表 7-9，滴定曲线见图 7-3。

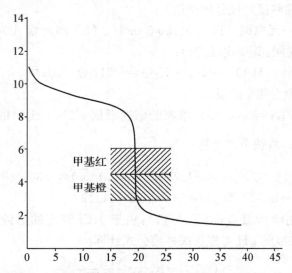

图 7-3　HCl 溶液(0.100 0 mol/L)滴定 NH₃·H₂O 溶液(0.100 0 mol/L)的滴定曲线

强酸滴定弱碱,突跃范围的大小决定于弱碱的强度及其浓度。弱碱的 K_b 值越小,其共轭酸的酸性越强,化学计量点时 pH 越低,突跃范围越小。由表 7-9、图 7-3 可知,由于在化学计量点时,NH_4^+ 显酸性,pH 也不在 7,而是偏酸性区(pH=5.28),滴定突跃范围也在酸性区(pH6.24~4.30)。因此,只能选用在酸性区变色的指示剂,如甲基橙、甲基红等作指示剂指示终点。

表 7-9　用 HCl(0.100 0 mol/L)滴定 NH₃·H₂O(0.100 0 mol/L)20.00 ml

加入的 HCl		剩余的 NH₃·H₂O		计算式	pH
%	ml	%	ml		
0	0	100	20.00	$[OH]=K_b c_b$	11.12
50	10.00	50	10.00	$[OH^-]=K_b\dfrac{[NH_3 \cdot H_2O]}{[NH_4^+]}$	9.24
90	18.00	10	2.00		8.29
99	19.80	1	0.20		7.25
99.9	19.98	0.1	0.02		6.34
100	20.00	0	0	$[H^+]=\sqrt{\dfrac{K_w c}{K_b}}$	5.28(计量点)
		过量的 HCl			
100.1	20.02	0.1	0.02	$[H^+]=10^{-4.3}$	4.30
101	20.20	1	0.20	$[H^+]=10^{-3.3}$	2.30

（突破）

2. 强碱滴定一元弱酸　现以 0.100 0 mol/L NaOH 滴定 0.100 0 mol/L HAc(20.00 ml)为例加以说明,同样,整个滴定过程仍分为四个阶段。NaOH 滴定 HAc 的 pH 计算结果见表 7-10,滴定曲线见图 7-4,虚线部分为强碱滴定强酸的前半部分。

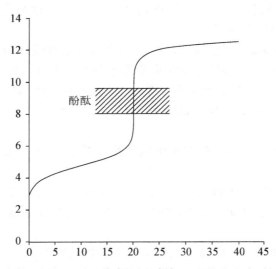

图 7-4　NaOH 溶液(0.100 0 mol/L)滴定 HAc 溶液(0.100 0 mol/L)20.00 ml 的滴定曲线

表 7-10　用 NaOH(0.100 0 mol/L)滴定 HAc(0.100 0 mol/L)20.00 ml

加入的 NaOH		剩余的 HAc		计算式	pH	
%	ml	%	ml			
0	0	100	20.00	$[H^+]=\sqrt{K_a c_a}$	2.88	
50	10.00	50	10.00	$[H^+]=K_a\dfrac{[HAc]}{[Ac^-]}$	4.75	
90	18.00	10	2.00		5.71	
99	19.80	1	0.20		6.75	
99.9	19.98	0.1	0.02		7.75	突破范围
100	20.00	0	0	$[OH^-]=\sqrt{\dfrac{K_w c}{K_a}}$	8.73(计量点)	
		过量的 NaOH				
100.1	20.02	0.1	0.02	$[OH^-]=10^{-4.3}$　$[H^+]=10^{-9.7}$	9.70	
101	20.20	1.0	0.20	$[OH^-]=10^{-3.3}$　$[H^+]=10^{-12}$	10.70	

　　由表 7-10 和图 7-4 可知,滴定突跃范围在 7.75～9.70,小于强碱 NaOH 滴定 HCl 液。在化学计量点时,由于 Ac^- 呈碱性,pH 也不在 7,而偏碱性区(pH=8.73),滴定突跃范围也在碱性区。因此,只能选用在碱性区变色的指示剂,如酚酞、百里酚酞等作指示剂指示终点。

　　3. 一元弱酸(弱碱)滴定的特点　比较强酸(强碱)滴定曲线和强酸(强碱)滴定一元弱酸(弱碱)滴定曲线可以看出后者有如下特点:

　　(1)滴定曲线的起点不同:强碱滴一元弱酸,因弱酸部分解离,所以[H^+]低,pH 高。同样,强酸滴一元弱碱,pH 低。

　　(2)滴定曲线的形状不同:从滴定曲线可知,滴定过程中 pH 的变化速率不同于强碱、强酸的滴定。开始时溶液 pH 变化较快,其后变化稍慢,接近化学计量点时又渐加快。这是由于在滴定的不同阶段的反应特点决定的。

(3) 计量点≠7：这是因为在化学计量点，弱酸(弱碱)已全部与强碱(强酸)反应，其共轭碱(共轭酸)使溶液呈碱性(酸性)。

(4) 突跃范围小：由滴定的起点向 pH 中性移动及滴定曲线的形状不同于强酸、强碱间的滴定曲线可知，一元弱酸(弱碱)的滴定突跃范围变小。例如，HCl(0.100 0 mol/L)滴定 $NH_3 \cdot H_2O$(0.100 0 mol/L)突跃范围为 6.34～4.30，约为 2 个 pH 单位，而 0.100 0 mol/L NaOH 滴定 0.100 0 mol/L HCl 突跃范围为 9.70～4.30，约为 5.4 个 pH 单位。两者相比，差距较大。

4. 影响一元弱酸(弱碱)突跃范围大小的因素　从上述可见，影响突跃范围大小的因素有：

(1) 弱酸、弱碱的强度：一般说来应该 $K_a \geqslant 10^{-7}$，$K_b \geqslant 10^{-7}$，才能有明显的滴定突跃。

(2) 浓度：强酸(强碱)滴定弱碱(弱酸)时，弱碱(弱酸)的浓度越大，则滴定突跃范围越大。

必须指出，一元弱酸和一元弱碱之间因无明显的滴定突跃，不能滴定，无法用一般的指示剂指示滴定终点。故在酸碱滴定中，一般以强碱和强酸作标准溶液。

（三）多元酸（多元碱）的滴定

多元酸的滴定曲线计算比较复杂，可通过实验测定和记录 pH 来绘制滴定曲线。在实际工作中，只为了选择指示剂，一般只需计算化学计量点时的 pH，然后，选择在此 pH 附近变色的指示剂指示滴定终点。即指示剂使用第二原则：指示剂的变色点尽量与化学计量点接近。

三、酸碱滴定液的配制与标定

酸碱滴定中最常用的滴定液是 HCl 和 NaOH。其浓度一般在 0.1～1 mol/L 之间。因 HCl 具有挥发性，NaOH 易吸收空气中的 CO_2 和 H_2O，通常都采用间接法配制。

（一）盐酸滴定液（0.1 mol/L）的配制与标定

1. 0.1 mol/L 盐酸滴定液配制　市售浓 HCl 溶液浓度约为 12 mol/L，配制浓度为 0.1 mol/L HCl 滴定液 1 000 ml，应取 HCl 的体积：

$$V = 0.1 \times \frac{1\ 000}{12} = 8.3\ ml \quad (\text{HCl 易挥发，配制时应比计算量多取些，取 9 ml})$$

2. 0.1 mol/L 盐酸滴定液的标定　《中国药典》规定标定 HCl 滴定液的基准物质是无水碳酸钠，标定反应如下：

$$Na_2CO_3 + 2HCl \Longrightarrow 2NaCl + CO_2 \uparrow + H_2O$$

取在 270～300 ℃干燥至恒重的基准无水碳酸钠约 0.15 g，精密称定，置于 250 ml 锥形瓶中，加水 50 ml 使溶解，加甲基红－溴甲酚绿混合指示剂(取 0.1% 甲基红的乙醇溶液 20 ml，加 0.2% 的乙醇溶液 30 ml，摇匀，即得)10 滴，用待标定的 HCl 滴定液滴定至溶液由绿色转变为紫红色时，煮沸约 2 分钟，冷却至室温，继续滴定至溶液由绿色变为暗紫色，记下所消耗的滴定液的体积。平行测定三次。按下式计算滴定液的浓度：

$$c_{HCl} = 2 \times \frac{m_{Na_2CO_3}}{V_{HCl} \times M_{Na_2CO_3}} \times 10^3\ mol/L$$

式中 $m_{Na_2CO_3}$ 为无水碳酸钠的称样量(g)，$M_{Na_2CO_3}$ 为碳酸钠的摩尔质量 106.0 g/mol。

分析/思考

盐酸滴定液(0.1 mol/L)的标定中,为什么不选用酚酞指示剂? 为什么要在近终点时煮沸 2 分钟?

(二)氢氧化钠滴定液(0.1 mol/L)的配制与标定

NaOH 易吸收空气中的水分,并与 CO_2 反应生成 Na_2CO_3,因 Na_2CO_3 在饱和的 NaOH 溶液中不溶解,故在实际应用中先配制 NaOH 饱和溶液,再取适量饱和溶液稀释到所需浓度和体积。配制方法为:取氢氧化钠适量,加水振摇使溶解成饱和溶液,冷却后,置聚乙烯塑料瓶中,静置数日,澄清后备用。

1. 0.1 mol/L 氢氧化钠滴定液的配制　饱和 NaOH 溶液物质的量浓度为 20 mol/L,配制浓度为 0.1 mol/L NaOH 滴定液 1 000 ml,应取氢氧化钠饱和溶液的体积

$$V = 0.1 \times \frac{1\,000}{20} = 5.0 (\text{ml}) \quad (\text{一般比计算量多取些,取 } 5.6 \text{ ml})$$

取澄清的氢氧化钠饱和溶液 5.6 ml,加新沸过的冷纯化水使成 1 000 ml,摇匀待标定。

2. 0.1 mol/L 氢氧化钠滴定液的标定　《中国药典》规定标定 NaOH 滴定液的基准物质为邻苯二甲酸氢钾,标定反应如下:

取在 105 ℃干燥至恒重的基准邻苯二甲酸氢钾约 0.6 g,精密称定,加新沸过的冷纯化水 50 ml,振摇,使其溶解;加酚酞指示液 2 滴,用待标定的 NaOH 滴定液滴定至溶液显粉红色。滴定接近终点时应使邻苯二甲酸氢钾完全溶解,记下所消耗的滴定液的体积。平行测定三次。按下式计算滴定液的浓度:

$$c_{\text{NaOH}} = 2 \times \frac{m_{\text{C}_8\text{H}_5\text{O}_4\text{K}}}{V_{\text{NaOH}} \times M_{\text{C}_8\text{H}_5\text{O}_4\text{K}}} \times 10^3$$

式中 $m_{\text{C}_8\text{H}_5\text{O}_4\text{K}}$ 为邻苯二甲酸氢钾的称样量(g),$M_{\text{C}_8\text{H}_5\text{O}_4\text{K}}$ 为碳酸钠的摩尔质量 204.2 g/mol。

四、非水溶液的酸碱滴定

酸碱滴定一般在水溶液中进行,但也有一些特殊情况,不适合在水溶液中滴定。比如许多在水中电离常数太小(K_a 或 $K_b < 10^{-7}$),在水中溶解度小的有机酸或有机碱,以及离解常数相近的多元酸、多元碱、混合酸或碱等,在水中难以准确滴定。这时就需要在有机溶剂或不含水的无机溶剂中进行酸碱滴定,即非水溶液的酸碱滴定。

非水酸碱滴定除溶剂较为特殊外,具有一般酸碱滴定分析所具有的优点,方法准确、快速,无需特殊设备等。因此,已为各国药典和其他常规分析所采用,尤其是在中药分析中应用甚广。

(一)非水溶剂

根据溶剂的酸碱性,可将非水溶剂分为五大类。

1. 酸性溶剂　是指给出质子能力较强的一类溶剂。常用的酸性溶剂有冰醋酸、丙酸等。酸性溶剂适用于作为滴定弱碱性物质的溶剂。

2. 碱性溶剂　是指接受质子能力较强的一类溶剂。常用的碱性溶剂有乙二胺、液氨、乙

醇胺等。碱性溶剂适于作为滴定弱酸性物质的溶剂。

3. 两性溶剂　是指既能接受质子又易给出质子的一类溶剂，又称为中性溶剂。如甲醇、乙醇、异丙醇、乙二醇等。两性溶剂适于作为滴定不太弱的酸、碱的溶剂。

4. 惰性溶剂　这类溶剂分子不参与酸碱反应，只起溶解、分散和稀释的作用。如苯、氯仿、二氧六环等。

5. 混合溶剂　是指将酸性溶剂、碱性溶剂或者两性溶剂和惰性溶剂混合在一起使用。它能使样品易于溶解，使滴定突跃范围增大及使终点时指示剂变色敏锐。

（二）酸碱滴定

非水溶液酸碱滴定的类型一般分为两类，即酸的滴定和碱的滴定。

滴定弱碱通常使用冰醋酸作为溶剂，高氯酸作为滴定液，结晶紫为指示剂指示终点。各国药典中收载了很多应用高氯酸－冰醋酸非水滴定的有机化合物。如：有机碱（胺类、生物碱等）、有机酸的碱金属盐（邻苯二甲酸氢钾、醋酸钠等）、有机碱的氢卤酸盐（盐酸麻黄碱等）、有机碱的有机酸盐（马来酸氯苯那敏等）。例如，氧氟沙星含量测定，可以用高氯酸为滴定液，用电位滴定法滴定。

滴定弱酸时常使用甲醇、乙二胺、甲基异丁酮等作为溶剂，甲醇钠作为滴定液，百里酚蓝、偶氮紫、溴酚蓝为指示剂指示终点。羧酸类、酚类、巴比妥类、氨基酸类、磺酰胺类药物的含量测定，均属于非水溶液中酸的滴定。

五、酸碱滴定应用

酸碱滴定法应用范围极其广泛，能测定酸、碱以及能与酸碱起反应的物质，许多药品如阿司匹林、布洛芬、碳酸氢钠、美洛昔康、苯妥英钠等，都可用酸碱滴定法测定。下面按滴定方法不同分别介绍。

（一）直接滴定法

凡能溶于水或被测组分可溶于水，强酸、$c_a K_a \geqslant 10^{-8}$ 的弱酸及多元酸、混合酸都可以用碱标准溶液直接滴定；同样，强碱、$K_b \cdot c_b \geqslant 10^{-8}$ 的、弱碱及多元碱、混合碱都可以用酸标准溶液直接滴定。

例 8　乙酰水杨酸的含量测定

乙酰水杨酸（阿司匹林）是常用的解热镇痛药，在水溶液中可离解出 H^+（$K_a = 3.24 \times 10^{-4}$），故可用碱标准溶液直接滴定，以酚酞为指示剂，其滴定反应为：

【操作步骤】　精密称取样品约 0.4 g，加 20 ml 中性乙醇（对酚酞指示剂显中性），溶解后，加酚酞指示液 3 滴，在不超过 10 ℃ 的温度下，用氢氧化钠滴定液（0.1 mol/L）滴定，滴定至溶液显粉红色。每 1 ml 氢氧化钠滴定液（0.100 0 mol/L）相当于 18.02 mg 乙酰水杨酸（$C_9 H_8 O_4$）。乙酰水杨酸的百分含量可按以下公式计算：

1. 乙酰水杨酸 $\% = \dfrac{c_{NaOH} V_{NaON} \dfrac{M_{C_9 H_8 O_4}}{1\,000}}{S_{C_9 H_8 O_4}} \times 100\%$

$$=\frac{c_{NaOH}V_{NaOH}\dfrac{180.2}{1\,000}}{S_{C_9H_8O_4}}\times100\%$$

2. 用滴定度 T 计算，NaOH 滴定液浓度是 0.100 0 mol/L 时，则：

$$乙酰水杨酸\%=\frac{T_{NaOH}V_{NaOH}}{S_{C_9H_8O_4}}\times100\%$$

为了防止乙酰水杨酸分子中的酯结构水解而使测定结果偏高，滴定应在中性乙醇溶液中进行，并注意滴定时应保持温度在 10 ℃以下，并在振摇下快速滴定。

例 9　药用氢氧化钠的含量测定

药用氢氧化钠易吸收空气中的 CO_2，形成 NaOH 和 Na_2CO_3 的混合物。因此，用盐酸滴定液滴定时，NaOH 和 Na_2CO_3 可同时被滴定。由于滴定碳酸盐有两个化学计量点，可采用双指示剂滴定法将它们的含量分别测定。滴定过程分解示意如下：

$$\begin{matrix}NaOH\\Na_2CO_3\end{matrix}\xrightarrow[\text{滴定至溶液变为无色}]{\text{酚酞指示剂，HCl，}V_1}\begin{matrix}NaCl\\NaHCO_3\end{matrix}\xrightarrow[\text{滴定至溶液变为橙色}]{\text{甲基橙指示剂，HCl，}V_1}\begin{matrix}NaCl\\H_2O,CO_2\end{matrix}$$

【操作步骤】　精密称取本样品约 2 g 于 250 ml 容量瓶中，加适量新沸过的冷水使溶解，用水稀释至刻度，摇匀，精密吸取 25.00 ml，加酚酞指定液 2 滴，用盐酸滴定液（0.1 mol/L）滴定至溶液红色消失，记下消耗的盐酸滴定液的体积 V_1（ml）；再加甲基橙指示液 2 滴，继续用盐酸滴定液（0.1 mol/L）滴定至溶液显持续的橙色，记下消耗的盐酸滴定液的体积 V_2（ml）。每 1 ml 盐酸滴定液（0.100 0 mol/L）相当于 4.00 mg 的 NaOH 或 5.30 mg 的 Na_2CO_3。

NaOH 和 Na_2CO_3 的百分含量可分别按以下公式计算：

1. $\displaystyle NaOH\%=\frac{c_{HCl}(V_1-V_2)\times M_{NaOH}\times10^{-3}}{S\times\dfrac{25.00}{250.0}}\times100\%$

2. $\displaystyle Na_2CO_3\%=\frac{c_{HCl}\times2V_2\times\dfrac{M_{Na_2CO_3}}{2}\times10^{-3}}{S\times\dfrac{25.00}{250.0}}\times100\%$

（二）间接滴定法

某些物质虽具有酸碱性，但因难溶于水，不能用强酸强碱直接滴定，而需用回滴定法来间接滴定，如苦参碱、ZnO 等的测定；有些物质酸碱性很弱，不能直接滴定，但可通过反应增强其酸碱性后予以滴定，如 H_3BO_3 的含量测定，含氮化合物中氮的测定等。

例 10　硼酸（H_3BO_3）含量测定

H_3BO_3 是一种很弱的酸，$K_{a_1}=5.4\times10^{-10}$，因此不能用 NaOH 标准溶液直接滴定。但是，$H_3BO_3$ 能与多元醇作用生成配合酸的酸性较强，如 H_3BO_3 与丙三醇生成的配合酸的 $K_{a_1}=3\times10^{-7}$，与甘露醇生成的配合酸的 $K_{a_1}=5.5\times10^{-5}$，它们都可用 NaOH 标准溶液滴定。硼酸与丙三醇反应生成配合酸，反应如下式：

生成的配合酸与 NaOH 的滴定反应如下式：

$$\left[\begin{array}{c} H_2C-O \\ | \\ H-C-O \\ | \\ H_2C-OH \end{array} B \begin{array}{c} O-CH_2 \\ | \\ O-C-H \\ | \\ HO-CH_2 \end{array}\right] H^+ + NaOH \rightleftharpoons \left[\begin{array}{c} H_2C-O \\ | \\ H-C-O \\ | \\ H_2C-OH \end{array} B \begin{array}{c} O-CH_2 \\ | \\ O-C-H \\ | \\ HO-CH_2 \end{array}\right] Na^+ + H_2O$$

【操作步骤】 精密称取预先置硫酸干燥器中干燥的硼酸约 0.2 g,加水与丙三醇的混合液(1∶2,对酚酞指示液显中性)30 ml,微热使溶解,迅速放冷至室温,加酚酞指示液 3 滴,用 NaOH 滴定液(0.1 mol/L)滴定至溶液显粉红色。每 1 ml 的 NaOH 滴定液(0.100 0 mol/L)相当于 6.183 mg 的硼酸(H_3BO_3)。

H_3BO_3 的百分含量按下式计算:

$$H_3BO_3\% = \frac{c_{NaOH} V_{NaOH} M_{H_3BO_3} \times 10^{-3}}{S} \times 100\%$$

测 一 测

精密称取的无水碳酸钠 0.813 4 g,加水溶解后,用 0.500 2 mol/L HCl 滴定液滴定,请问需消耗多少毫升滴定液?

要 点 凝 练

1. 一元弱酸(弱碱)的 pH 近似计算公式

一元弱酸:$cK_a \geqslant 20K_w$,且 $\dfrac{c}{K_a} \geqslant 500$ 时,$[OH^-] = \sqrt{K_a \times c}$

一元弱碱:$cK_b \geqslant 20K_w$,且 $\dfrac{c}{K_b} \geqslant 500$ 时,$[OH^-] = \sqrt{K_b \times c}$

2. 缓冲溶液的 pH 计算公式为 $pH = pK_a + \lg \dfrac{c_{共轭碱}}{c_{共轭酸}}$、$pH = pK_w - pK_b - \lg \dfrac{c_{共轭酸}}{c_{共轭碱}}$。

3. 酸碱指示剂的变色范围为 $pH = pK_{HIn} \pm 1$

4. 化学计量点前后 $\pm 0.1\%$ pH 的变化范围,为滴定突跃范围。

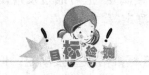

一、填空题

1. 根据酸碱质子理论,能_____的物质是酸,能_____的物质是碱。

2. 弱电解质溶液浓度越小,其电离度_____。

3. 水的离子积 K_w 为_____,$pK_w =$_____。

4. pH = _____,其范围一般在_____之间。

5. 在弱电解质溶液里,加入与弱电解质具有_____的强电解质,使弱电解质电离度_____的现象称为同离子效应。

6. 在弱电解质溶液里,加入与弱电解质具有_____的强电解质,使弱电解质电离度_____

_____的现象称为盐效应。

7. 常见的缓冲对类型有_____、_____和_____。

8. 选择指示剂的依据是，凡是变色范围全部或部分处在_____之内。

9. 影响一元弱酸(弱碱)突跃范围大小的因素有_____和_____。

二、单选题

1. $H_2PO_4^-$ 的共轭碱是 （　）

A. H_3PO_4　　　　B. HPO_4^{2-}　　　　C. PO_4^{3-}　　　　D. OH^-

2. 根据酸碱质子理论，在水溶液中既可以作酸也可作碱的物质是 （　）

A. Cl^-　　　　B. NH_4^+　　　　C. HCO_3^-　　　　D. H_3O^+

3. 按质子理论，Na_2HPO_4 是 （　）

A. 中性物质　　　　　　　　　B. 酸性物质

C. 碱性物质　　　　　　　　　D. 两性物质

4. 共轭酸碱对的 K_a 和 K_b 的关系是 （　）

A. $K_a = K_b$　　　B. $K_a K_b = 1$　　　C. $\dfrac{K_a}{K_b} = K_w$　　　D. $K_a K_b = K_w$

5. 某弱酸 HA 的 $K_a = 1 \times 10^{-4}$，则其 1 mol/L 水溶液的 pH 是 （　）

A. 8.0　　　　B. 2.0　　　　C. 3.0　　　　D. 4.0

6. NH_4^+ 的 $K_a = 10^{-9.26}$，则 0.1 mol/L $NH_3 \cdot H_2O$ 水溶液的 pH 是 （　）

A. 9.26　　　　B. 11.13　　　　C. 4.47　　　　D. 2.87

7. 用纯水将下列溶液稀释 10 倍时，其中 pH 变化最小的是 （　）

A. 0.1 mol/L HCl 溶液　　　　　　　B. 0.1 mol/L $NH_3 \cdot H_2O$ 溶液

C. 0.1 mol/L HAc 溶液　　　　　　　D. 0.1 mol/L HAc 溶液＋0.1 mol/L NaAc 溶液

8. 下列物质中，不可以作为缓冲溶液的是 （　）

A. 氨水—氯化铵溶液　　　　　　　　B. 醋酸—醋酸钠溶液

C. 碳酸钠—碳酸氢钠　　　　　　　　D. 醋酸—氯化钠

9. 欲配制 pH＝9 的缓冲溶液，应选用的缓冲对是 （　）

A. $NH_3 \cdot H_2O$—$NH_4Cl(K_b = 1.77 \times 10^{-5})$　　　B. HAc—NaAc$(K_a = 1.75 \times 10^{-5})$

C. HCOOH—HCOONa$(K_a = 1.78 \times 10^{-4})$　　　D. HNO_2—$NaNO_2(K_a = 5.10 \times 10^{-4})$

10. 在氨溶液中加入氢氧化钠，结果是 （　）

A. 溶液中 OH^- 浓度变小　　　　　　B. NH_3 的 K_b 变小

C. NH_3 的 a 降低　　　　　　　　　D. pH 值变小

11. 某酸碱指示剂的 $K_{HIn} = 1 \times 10^{-5}$，则从理论上推算，其 pH 变化范围是 （　）

A. 4～5　　　　B. 4～6　　　　C. 5～7　　　　D. 5～6

12. 强酸滴定弱碱，以下指示剂不能用的是 （　）

A. 甲基橙　　　　　　　　　　　　　B. 甲基红

C. 溴酚蓝$(pK_{HIn} = 4.1)$　　　　　　D. 酚酞

13. 标定氢氧化钠溶液常用的基准物质是 （　）

A. 硼砂　　　　　　　　　　　　　　B. 邻苯二甲酸氢钾

C. 碳酸钙　　　　　　　　　　　　　D. 无水碳酸钠

14. 用 HCl 滴定 Na_2CO_3 接近终点时，需要煮沸溶液，其目的是 （　）

A. 驱赶 O_2　　　　　　　　　　　　B. 为了加快反应速度

C. 驱赶 CO_2　　　　　　　　　　　　D. 因为指示剂在热的溶液中易变色

15. 用吸收了 CO_2 的 NaOH 标准溶液来滴定 HCl 溶液，则滴定结果是 （　）

A. 偏低　　　　B. 偏高　　　　C. 无影响　　　　D. 更为准确

16. 在非水酸碱滴定中,常使用高氯酸的冰醋酸溶液。为了除去水分,需加入适量的 （ ）

A. 无水 $CaCl_2$ B. 醋酸酐   C. 醋酸汞   D. 乙醇

三、多选题

1. 根据酸碱质子理论,下面属于酸的是 （ ）

A. NH_4^+ B. NH_3 C. HAc   D. H_2CO_3

2. 下列物质属于共轭酸碱对的是 （ ）

A. H_2SO_4—SO_4^{2-} B. HS^-—S^{2-} C. HAc—Ac^- D. H_3PO_4—$H_2PO_4^-$

3. 向氨水中加入下列哪种物质,能使氨水的 pH 值降低 （ ）

A. NH_4Cl B. NaOH

C. HCl   D. 水

4. 在下列溶液中,可作为缓冲溶液的是 （ ）

A. 弱酸及其盐溶液

B. 弱碱及其盐溶液

C. 高浓度的强酸或强碱溶液

D. 中性化合物溶液

5. 与缓冲溶液的缓冲容量大小有关的因素是 （ ）

A. 缓冲溶液的总浓度   B. 缓冲溶液的 pH 值

C. 缓冲溶液组分的浓度比   D. 外加的酸量

6. 影响酸碱指示剂变色范围的因素有 （ ）

A. 溶液温度   B. 溶液的极性

C. 指示剂的用量   D. 滴定程序

7. 下列可用来标定 NaOH 滴定液的基准物是 （ ）

A. 无水 Na_2CO_3 B. 邻苯二甲酸氢钾

C. 草酸   D. HCl 溶液

8. 判断二元酸能直接被滴定且有两个滴定突跃的原则是 （ ）

A. $K_{a1} \geqslant 10^{-7}$,$K_{a2} \geqslant 10^{-7}$ B. $c \cdot K_{a1} \geqslant 10^{-8}$,$c \cdot K_{a2} \geqslant 10^{-8}$

C. $K_{a1}/K_{a2} \geqslant 4$ D. $c \cdot K_a \leqslant 10^{-8}$

四、计算题

1. 计算下列溶液的 pH（$K_{HAc} = 1.76 \times 10^{-5}$）

(1) $c_{HAc} = 0.1$ mol/L 的 HAc 和 $c_{NaOH} = 0.1$ mol/L 的 NaOH 等体积混合溶液;

(2) 100 ml 0.20 mol/L HAc 和 75 ml 0.10 mol/L NaOH 混合后的溶液;

(3) $c_{HAc} = 0.1$ mol/L 的 HAc 和 $c_{NaAc} = 0.1$ mol/L 的 NaAc 等体积混合溶液。

2. 欲配制 1 000 ml HAc 浓度为 1.00 mol/L,pH = 4.50 的缓冲溶液,需加入多少克 NaAc·$3H_2O$ 固体?（NaAc·$3H_2O$ 的相对分子量为 136,$pK_a = 4.75$）

3. 取 0.809 3 g 邻苯二甲酸氢钾（$KHC_8H_4O_4$）,溶于水后用 $c_{NaOH} = 0.200\ 0$ mol/L NaOH 滴定液滴定,需消耗 NaOH 溶液多少毫升?（邻苯二甲酸氢钾的相对分子量为 204.2）

4. 标定甲醇钠溶液时,称取苯甲酸 0.466 5 g,消耗甲醇钠溶液 25.26 时,求甲醇钠的物质的量浓度。（苯甲酸的相对分子量为 122.1）

五、岗位应用题

有一碱液,可能是 NaOH、Na_2CO_3、$NaHCO_3$ 或它们的混合物,如何判断其组分,并测定各组分的浓度? 说明理由。

参考答案:

一、填空题

1. 给出质子 接受质子   2. 越大   3. 1.0×10^{-14} 14   4. $-\lg[H^+]$ 1~14   5. 相同离子   降低

6. 不同离子 增加 7. 弱酸及其对应的盐 弱碱及其对应的盐 多元弱酸的酸式盐及其对应的次级盐

8. 滴定突跃范围 9. 弱酸(弱碱)的浓度 弱酸(弱碱)的强度

二、单选题

1～5 BCDDB 6～10 BDDAC 11～16 BDBCBA

三、多选题

1. ACD 2. BCD 3. ACD 4. AB 5. AC 6. ABCD 7. BC 8. BC

四、计算题

1. (1) 8.73 (2) 4.38 (3) 4.75 2. 76 g 3. 19.82 ml 4. 0.151 3 mol/L

五、岗位应用题

答：$NaOH$、Na_2CO_3、$NaHCO_3$ 组成的混合碱，只有两种可能，即 $NaOH$ 与 Na_2CO_3 的混合物，或 $NaHCO_3$ 与 Na_2CO_3 的混合物。将混合碱配成溶液，先加入酚酞为指示剂，用盐酸标准溶液滴定，滴定至无色，此步所消耗盐酸体积记为 V_1，再直接向锥形瓶中加入甲基橙指示剂，继续用盐酸标准溶液滴定，滴定至无色橙色，此步所消耗盐酸体积记为 V_2。比较 V_1 与 V_2 的大小，若 $V_1 > V_2$，该混合碱为 $NaOH$ 与 Na_2CO_3 的混合物；若 $V_1 < V_2$，该混合碱为 $NaHCO_3$ 与 Na_2CO_3 的混合物。

（张宝成）

第八章 沉淀溶解平衡与沉淀滴定

第一节 溶 度 积

一、溶度积

在一定温度下,难溶电解质晶体与溶解在溶液中的离子之间存在沉淀溶解和生成的平衡,称为沉淀溶解平衡。将难溶电解质 AgCl 放入水中,固体表面的一部分 Ag^+ 和 Cl^- 在水分子的不断作用下脱离 AgCl 固体,与水分子缔合成水合离子进入溶液,此过程称作沉淀的溶解;与此同时,溶液中的水合 Ag^+ 和 Cl^- 不断运动,其中一部分受到 AgCl 固体的表面带相反电荷的离子吸引,又会重新结合成固体 AgCl,此过程称作沉淀的生成。难溶电解质的溶解和生成是可逆过程。一段时间后,当难溶电解质溶解的速率和生成的速率相等,溶液中各离子的浓度不再发生变化,难溶电解质固体和溶液中水合离子间的沉淀—溶解平衡由此建立:

$$AgCl(s) \Longleftrightarrow Ag^+(aq) + Cl^-(aq)$$

该反应的平衡常数表达式如下:

$$K_{sp} = [Ag^+][Cl^-]$$

提 示 点 拨

在溶度积的表达式中,应代入离子的活度,即:$K_{sp} = a_{Ag^+} \cdot a_{Cl^-}$。由于难溶电解质饱和溶液往往浓度很稀,离子与离子之间的相互牵制作用很小,可忽略"离子氛"的存在,故可用离子的浓度代入溶度积的计算公式。

K_{sp} 是沉淀—溶解平衡的平衡常数,称为溶度积常数,简称溶度积。$[Ag^+]$ 和 $[Cl^-]$ 表示饱和溶液中 Ag^+ 和 Cl^- 的平衡浓度。

对于一般的沉淀反应来说:

$$A_mB_n(s) \Longleftrightarrow mA^{n+}(aq) + nB^{m-}(aq)$$

溶度积常数为:

$$K_{sp} = [A^{n+}]^m \cdot [B^{m-}]^n$$

与其他平衡常数相同，K_{sp}不受溶液中存在的其他离子影响，只与温度有关。对于绝大多数难溶电解质来说，温度升高，溶度积增大。

链接/拓展

　　任何物质尽管再难溶，在水中都会或多或少地溶解，绝对不溶于水的物质是不存在的。在水中溶解度极小的物质称为难溶物，如 $CaCO_3$、$AgCl$、$BaSO_4$ 等，而难溶物溶于水后电离出阴阳离子与水缔合生成水合离子，因此又称为难溶电解质。难溶电解质在水中溶解的部分是完全电离的。

二、溶度积与溶解度的关系

　　溶度积与溶解度都可作为描述难溶电解质溶解性的参数，两者之间既有区别，又有联系，可相互换算。

$$A_mB_n(s) \rightleftharpoons mA^{n+}(aq) + nB^{m-}(aq)$$

平衡时浓度（mol/L）　　　　　　　　mS　　　　　nS

$$K_{sp} = [A^{n+}]^m \cdot [B^{m-}]^n$$
$$= (mS)^m (nS)^n$$
$$= m^m n^n S^{m+n}$$
$$S = \sqrt[m+n]{\frac{K_{sp}}{m^m n^n}}$$

表 8-1　$AgCl$、$AgBr$ 和 Ag_2CrO_4 的溶度积和溶解度

难溶电解质类型	难溶电解质	溶度积 K_{sp}	溶解度 S(mol/L)
AB	$AgCl$	1.8×10^{10}	1.3×10^5
AB	AgI	8.5×10^{17}	9.2×10^9
A_2B	Ag_2CrO_4	1.1×10^{12}	6.5×10^5

　　由表 8-1 可见，$K_{sp,AgCl} > K_{sp,AgI}$，则 $S_{AgCl} > S_{AgI}$，因为它们都是 AB 型难溶电解质。对于同一类型的难溶电解质，可以通过比较溶度积的大小来比较溶解度的大小，溶度积大的难溶电解质，溶解度也大。$K_{sp,AgCl} > K_{sp,Ag_2CrO_4}$，可是 $S_{AgCl} < S_{Ag_2CrO_4}$，因为 Ag_2CrO_4 属于 A_2B 型难溶电解质，对于不同类型的难溶电解质，不能直接通过比较溶度积的大小来比较溶解度的大小，需要将溶度积换算成溶解度来进行比较。

　　例1　25 ℃时，$AgCl$ 和 Ag_2CrO_4 在的 K_{sp} 为 1.8×10^{10} 和 1.1×10^{12}，试比较在纯水中 $AgCl$ 和 Ag_2CrO_4 的溶解度大小。

　　解：$AgCl$ 和 Ag_2CrO_4 这两种难溶电解质并非同一类型，$AgCl$ 为 AB 型，Ag_2CrO_4 为 A_2B 型，无法直接通过比较溶度积的大小判断溶解度大小，因此需要将溶度积换算成溶解度来进行比较。

　　设 $AgCl$ 的溶解度为 S_1 mol/L：

$$AgCl(s) \Longleftrightarrow Ag^+(aq) + Cl^-(aq)$$

$$K_{sp,AgCl} = S_1 \cdot S_1 = S_1^2$$

$$S_1 = \sqrt{K_{sp,AgCl}} = 1.3 \times 10^{-5} \text{ mol/L}$$

同理,设饱和溶液中 Ag_2CrO_4 的溶解度为 S_2 mol/L,则溶液中 $[Ag^+]$ 为 $2S_2$ mol/L, $[CrO_4^{2-}]$ 为 S_2 mol/L。

$$Ag_2CrO_4(s) \Longleftrightarrow 2Ag^+(aq) + CrO_4^{2-}(aq)$$

$$K_{sp,Ag_2CrO_4} = [Ag^+]^2 \cdot [CrO_4^{2-}]$$

$$K_{sp,Ag_2CrO_4} = (2S_2)^2 \cdot S_2 = 4S_2^3$$

$$S_2 = \sqrt[3]{\frac{K_{sp,Ag_2CrO_4}}{4}} = 6.5 \times 10^{-5} \text{ mol/L}$$

$$S_1 < S_2$$

虽然 $K_{sp,AgCl} > K_{sp,Ag_2CrO_4}$,但是 $S_{AgCl} < S_{Ag_2CrO_4}$。

从计算的结果可看出,虽然 Ag_2CrO_4 的溶度积常数比 AgCl 小,但 Ag_2CrO_4 在纯水中的溶解度比 AgCl 在纯水中的溶解度大。

三、溶度积规则

对于任一难溶电解质来说,都存在以下的多相离子平衡:

$$A_mB_n(s) \Longleftrightarrow mA^{n+}(aq) + nB^{m-}(aq)$$

在任一状态下,离子浓度幂的乘积(反应商)Q 表达如下:

$$Q = c_{A^{n+}}^m \cdot c_{B^{m-}}^n$$

Q 称为难溶电解质的离子积。

测 一 测

将 10 ml 0.002 0 mol/L NaCl 溶液与 10 ml 0.020 mol/L $AgNO_3$ 溶液混合,是否产生 AgCl 沉淀?

将 Q 的大小与 K_{sp} 进行比较,根据化学平衡移动原理,可知:

当 $Q > K_{sp}$ 时,溶液为过饱和溶液,平衡往左移动,沉淀析出;

当 $Q < K_{sp}$ 时,溶液为不饱和溶液,若溶液中仍有沉淀存在,平衡往右移动,沉淀溶解;

当 $Q = K_{sp}$ 时,溶液为饱和溶液,处于沉淀溶解平衡状态,既无沉淀生成,又无沉淀溶解。

上述规则,可以用来判断沉淀生成和溶解的发生,称为溶度积规则。

例 2 已知 $K_{sp,Ag_2CrO_4} = 1.1 \times 10^{-12}$,将 4×10^{-3} mol/L 的 $AgNO_3$ 和 4×10^{-3} mol/L K_2CrO_4 等体积混合,试问会不会有 Ag_2CrO_4 沉淀产生?

解:将 4×10^{-3} mol/L 的 $AgNO_3$ 和 4×10^{-3} mol/L K_2CrO_4 等体积混合,各离子的浓度变为原来的 1/2。

$$c_{Ag^+} = 2 \times 10^{-3} \text{ mol/L} \quad c_{CrO_4^{2-}} = 2 \times 10^{-3} \text{ mol/L}$$

$$Q = c_{Ag^+}^2 \cdot c_{CrO_4^{2-}} = (2 \times 10^{-3})^2 \times 2 \times 10^{-3} = 8 \times 10^{-9}$$

$$Q > K_{sp,Ag_2CrO_4}$$

所以两种溶液混合后,有 Ag_2CrO_4 沉淀析出。

例 3　将 20 ml 0.002 0 mol/L Na_2SO_4 溶液与 10 ml 0.020 mol/L $BaCl_2$ 溶液混合,试问是否产生 $BaSO_4$ 沉淀?

解:两溶液混合后,各物质浓度为:

$$c_{Ba^{2+}} = 0.006\ 7\ mol/L$$

$$c_{SO_4^{2-}} = 0.001\ 3\ mol/L$$

$$Q = c_{Ba^{2+}} \cdot c_{SO_4^{2-}} = 0.006\ 7 \times 0.001\ 3 = 8.7 \times 10^{-6}$$

$$Q > K_{sp,BaSO_4}$$

所以两种溶液混合后有 $BaSO_4$ 白色沉淀产生。

第二节　沉淀溶解平衡

一、沉淀的生成

根据溶度积规则,要从溶液中沉淀出某一离子,必须加入一种沉淀剂,使溶液中 $Q > K_{sp}$,即可生成难溶物沉淀。

例 4　已知 $K_{sp,AgCl} = 1.8 \times 10^{-10}$,在 25 ℃下,向 0.020 mol/L $AgNO_3$ 溶液中加入等体积 0.002 mol/L 的 NaCl 溶液。

(1) 试问能否生成 AgCl 沉淀?

(2) 将上述两种溶液各稀释 1 000 倍后再混合,能否生成 AgCl 沉淀?

解:(1) 混合后,溶液中的 Ag^+ 和 Cl^- 浓度分别为原来的 1/2:

$$c_{Ag^+} = \frac{0.020 \times 1}{2} = 0.010\ mol/L$$

$$c_{Cl^-} = \frac{0.002 \times 1}{2} = 0.001\ mol/L$$

$$Q_1 = c_{Ag^+} \cdot c_{Cl^-} = 0.010 \times 0.001 = 1 \times 10^{-5}$$

$Q_1 > K_{sp,AgCl}$,所以有 AgCl 沉淀生成。

(2) 将上述两种溶液各稀释 1 000 倍后再混合,溶液中的 Ag^+ 和 Cl^- 浓度分别为:

$$c_{Ag^+} = \frac{0.010}{1\ 000} = 1 \times 10^{-5}\ mol/L$$

$$c_{Cl^-} = \frac{0.001}{1\ 000}\ mol/L = 1 \times 10^{-6}\ mol/L$$

$$Q_2 = c_{Ag^+} \cdot c_{Cl^-} = 1 \times 10^{-5} \times 1 \times 10^{-6} = 1 \times 10^{-11}$$

$Q_2 < K_{sp,AgCl}$,所以无 AgCl 沉淀生成。

例 5　向 0.01 mol/L $AgNO_3$ 溶液中滴加 HCl 溶液(不考虑体积的变化)。

(1) 试问当 Cl^- 浓度为多少时,开始析出 AgCl 沉淀?

(2) 如果加入过量 HCl 溶液,当反应完成后,溶液中 Cl^- 浓度为 0.010 mol/L,试问此时溶液中的 Ag^+ 是否沉淀完全?

解:(1) $Q_1 = c_{Ag^+} \cdot c_{Cl^-} = 0.010 \times c_{Cl^-} \geqslant K_{sp,AgCl}$

$c_{Cl^-} \geqslant 1.8 \times 10^{-8}\ mol/L$

当 Cl^- 浓度为 1.8×10^{-8} mol/L 时,溶液中开始析出 AgCl 沉淀。

（2）c_{Ag^+} 随着 Cl^- 的加入而减小，当溶液中 Cl^- 浓度为 $0.010\ mol/L$ 时，溶液中的 Ag^+ 浓度为：

$$c_{Ag^+} = \frac{K_{sp,AgCl}}{c_{Cl^-}} 1.8 \times 10^{-8}\ mol/L < 1.0 \times 10^{-5}\ mol/L$$

加入过量 HCl 溶液，反应完成后，溶液中 Cl^- 浓度为 $0.010\ mol/L$，此时溶液中的 Ag^+ 沉淀完全。

分析/思考

请尝试从沉淀溶解平衡的角度分析引起龋齿的原因是什么。为什么含氟牙膏能够预防龋齿？

二、同离子效应和盐效应

在难溶电解质的饱和溶液中加入与其组成具有相同离子的可溶性强电解质时，遵循勒沙特列原理，平衡往左移动，即向着沉淀生成的方向移动。这种因为加入含有相同离子的可溶性强电解质而造成难溶电解质的溶解度减小的现象称为同离子效应。

例6 已知室温下 $BaSO_4$ 在纯水中的溶解度为 $1.08 \times 10^{-5}\ mol/L$，$K_{sp,BaSO_4} = 1.08 \times 10^{-10}$，请问 $BaSO_4$ 在 $0.010\ mol/L\ Na_2SO_4$ 溶液中的溶解度是在纯水中溶解度的多少倍？

解：设 $BaSO_4$ 在 $0.010\ mol/L\ Na_2SO_4$ 溶液中的溶解度为 $S\ mol/L$，则溶解平衡时：

$$BaSO_4(s) \Longrightarrow Ba^{2+}(aq) + SO_4^{2-}(aq)$$

平衡时浓度 mol/L $\qquad\qquad\qquad S \qquad\qquad 0.010+S$

$$K_{sp,BaSO_4} = [Ba^{2+}] \cdot [SO_4^{2-}] = S(0.010+S) = 1.08 \times 10^{-10}$$

因为溶解度 S 很小，所以 $0.010+S \approx 0.010$。

$$0.010S = 1.08 \times 10^{-10}$$
$$S = 1.08 \times 10^{-8}$$

将计算结果与 $BaSO_4$ 在纯水中的溶解度相比较，溶解度约为原来的 0.001 0 倍。

例7 试比较 $25\ ℃$ 时 AgCl 在纯水中和在 $0.1\ mol/L\ NaCl$ 溶液中的溶解度。

解：设在纯水中 AgCl 的溶解度为 $S_1\ mol/L$，则：$c_{Ag^+} = c_{Cl^-} = S_1\ mol/L$

$K_{sp,AgCl} = c_{Ag^+} \cdot c_{Cl^-} = S_1^2 = 1.8 \times 10^{-10}$，所以 $S_1 = 1.3 \times 10^{-5}\ mol/L$

设在 $0.1\ mol/L\ NaCl$ 溶液中 AgCl 的溶解度为 $S_2\ mol/L$，则：

$c_{Ag^+} = S_2\ mol/L$，$c_{Cl^-} = (0.1+S_2)\ mol/L$。

由于 AgCl 的溶解度非常小，$S_2 \ll 0.1$，所以 $c_{Cl^-} = (0.1+S_2) \approx 0.1\ mol/L$

$K_{sp,AgCl} = c_{Ag^+} \cdot c_{Cl^-} = S_2 \cdot 0.1 = 1.8 \times 10^{-10}$，所以 $S_2 = 1.8 \times 10^{-9}\ mol/L$

$$S_2 \ll S_1$$

通过比较 AgCl 在纯水中和在 $0.1\ mol/L\ NaCl$ 溶液中的溶解度，可以发现同离子效应大大降低了难溶电解质的溶解度。

例8 已知 $K_{sp,Mg(OH)_2} = 5.1 \times 10^{-12}$，$K_{b,NH_3 \cdot H_2O} = 1.8 \times 10^{-5}$，在 $25\ ℃$ 下，向 $500\ ml$ $0.10\ mol/L$ 氨水中加入等体积 $0.50\ mol/L$ 的 $MgCl_2$ 溶液。

（1）试问混合后溶液中能否析出 $Mg(OH)_2$ 沉淀？

(2) 为了不析出 $Mg(OH)_2$ 沉淀,需要加入多少克 NH_4Cl?

解:(1) 溶液中存在下列两种平衡:

$$Mg(OH)_2(s) \Longrightarrow Mg^{2+}(aq) + 2OH^-(aq) \qquad ①$$

$$NH_3 \cdot H_2O(l) \Longrightarrow NH_4^+(aq) + OH^-(aq) \qquad ②$$

混合时,溶液中的 Mg^{2+} 和 $NH_3 \cdot H_2O$ 浓度分别为:

$$c_{Mg^{2+}} = \frac{0.50 \times 0.5}{1} = 0.25 \text{ mol/L}$$

$$c_{NH_3 \cdot H_2O} = \frac{0.1 \times 0.5}{1} = 0.05 \text{ mol/L}$$

根据平衡②,设平衡时 $c(OH^-) = x$ mol/L,则

$c(NH_4^+) = x$ mol/L,$c(NH_3 \cdot H_2O) = (0.05 - x)$ mol/L。

$$\frac{c_{NH_4^+} c_{OH^-}}{c_{NH_3 \cdot H_2O}} = \frac{x^2}{0.05 - x} = 1.8 \times 10^{-5}$$

因为 $0.05 - x \approx 0.05$,则 $x = \sqrt{c_{NH_3 \cdot H_2O} \times K_b} = 9.5 \times 10^{-4}$

根据平衡①,$Q = \dfrac{c_{Mg^{2+}} c_{OH^-}^2}{c_{Mg(OH)_2}} = \dfrac{0.25 \times (9.5 \times 10^{-4})^2}{1} = 2.3 \times 10^{-7}$

$Q > K_{sp, Mg(OH)_2}$,则能够析出 $Mg(OH)_2$ 沉淀。

(2) 加入 NH_4Cl 固体时,溶液中 $c_{NH_4^+}$ 增大,平衡②向左移动,c_{OH^-} 降低,通过控制 NH_4Cl 固体的加入量,可以不析出 $Mg(OH)_2$ 沉淀。

将上述平衡②×2−①得:

$$Mg^{2+}(aq) + 2NH_3 \cdot H_2O(l) \Longrightarrow 2NH_4^+(aq) + Mg(OH)_2(s)$$

$$K = \frac{[NH_4^+]^2}{[Mg^{2+}][NH_3 \cdot H_2O]^2} = \frac{(K_{b, NH_3 \cdot H_2O})^2}{K_{sp, Mg(OH)_2}} = \frac{(1.8 \times 10^{-5})^2}{5.1 \times 10^{-12}} = 64$$

设 $c_{NH_4^+} = y$ mol/L,

$$\frac{y^2}{0.25 \times 0.05} = 64$$

$$y = 0.20$$

$$c_{NH_4^+} = 0.20 \text{ mol/L}$$

$$m_{NH_4^+} = n_{NH_4^+} M_{NH_4^+} = 0.20 \times (0.5 + 0.5) \times 53.5 = 10.7 \text{ g}$$

为了不析出 $Mg(OH)_2$ 沉淀,需要加入 10.7 g NH_4Cl。

在沉淀的洗涤过程中可利用同离子效应减少洗涤过程中沉淀的损失。从溶液中分离出来的沉淀物,往往吸附了各种杂质,用含有与沉淀具有相同离子的电解质溶液作洗涤剂对沉淀进行洗涤,比用纯水进行洗涤更能减少沉淀的溶解损失。例如,在洗涤 $BaSO_4$ 沉淀时,往往先用 H_2SO_4 清洗多次,再用纯水清洗。

根据同离子效应,理论上加入的沉淀剂越多,被沉淀的离子沉淀得越完全。但是事物都有两面性,加入过多的沉淀剂时,不仅要考虑同离子效应,还要考虑盐效应和配位效应带来的影响,而这两种效应都会促进沉淀的溶解。

实验证明,在某些情况下,向难溶电解质溶液中加入可溶性强电解质,难溶电解质的溶解度大于在纯水中的溶解度。如表 8−2 所示,$AgCl$ 在 KNO_3 中的溶解度大于在纯水中的溶解度,并且 $AgCl$ 的溶解度随着 KNO_3 的浓度增大而增大。这一现象并不是因为 $AgCl$ 与 KNO_3 之间发生了反应,而是因为产生了盐效应。在难溶电解质溶液中加入可溶性强电解

质,显著增大了各种离子的浓度,增大了离子之间的静电吸引作用,形成"离子氛",增强了离子间相互牵制作用,使得难溶电解质解离出的阴阳离子难以结合,从而增大解离度,这种效应成为盐效应。当 Ag^+ 和 Cl^- 受到"离子氛"牵制时,它们的有效浓度降低,使得沉淀溶解平衡向着溶解方向移动,难溶电解质的溶解度增大。

表 8 - 2　AgCl 在不同浓度 KNO_3 溶液中的溶解度

c_{KNO_3}/mol/L	0.00	0.001 00	0.005 00	0.010 0
$S_{AgCl}/10^{-5}$ mol/L	1.278	1.325	1.385	1.427

一般来说,当难溶电解质的溶度积很小时,受到牵制的离子很少,可忽略盐效应的影响;但当难溶电解质的溶度积较大时,盐效应的影响则不可忽略。

三、分步沉淀

当溶液中同时存在多种被沉淀离子时,向其中加入同一种沉淀剂时,可能分别生成多种沉淀。那么此时,沉淀反应按照什么样的次序进行呢?生成沉淀所需沉淀剂浓度小的离子先沉淀,需要沉淀剂浓度大的离子后沉淀,这种现象称为分步沉淀。

链 接/ 拓 展

龋齿是牙体硬组织脱矿与再矿化动态平衡被打破的结果。脱矿,就是牙齿中的矿物质溶解、流失;而再矿化,就是溶解的矿物盐重新在牙齿上沉积。氟化物可使再矿化作用大于脱矿作用,阻止龋齿的发展。

刷牙时,含氟牙膏中的氟释放出来,与膏体中的钙磷等矿物盐形成含氟矿化系统,一方面氟离子可以替换牙齿组织矿物盐中的羟基,形成含氟矿物盐,增强牙齿抗龋能力;另一方面氟化物可以促进牙齿表面矿物质的沉积,使早期龋齿再矿化,修复牙釉质。

例 9　向 1.0 L 含有 0.001 mol/L Cl^- 和 0.001 mol/L I^- 的混合溶液中逐滴滴加 $AgNO_3$ 溶液。

(1) 试问 AgCl 和 AgI 沉淀哪个先析出?

(2) 当 AgCl 开始沉淀时,溶液中 I^- 浓度是多少?

解:(1) $AgCl(s) \Longrightarrow Ag^+(aq) + Cl^-(aq)$

$K_{sp,AgCl} = c_{Ag^+} \cdot c_{Cl^-}$

$$c_{Ag^+1} = \frac{K_{sp,AgCl}}{c_{Cl^-}} = \frac{1.8 \times 10^{-10}}{0.001} = 1.8 \times 10^{-7} \text{ mol/L}$$

$AgI(s) \Longrightarrow Ag^+(aq) + I^-(aq)$

$K_{sp,AgI} = c_{Ag^+} \cdot c_{I^-}$

$$c_{Ag^+2} = \frac{K_{sp,AgI}}{c_{I^-}} = \frac{8.5 \times 10^{-17}}{0.001} = 8.5 \times 10^{-14} \text{ mol/L}$$

$c_{Ag^+2} \ll c_{Ag^+1}$,说明开始析出 AgI 沉淀时所需的 Ag^+ 比析出 AgCl 沉淀少。

因此,AgI 沉淀先析出。

逐滴滴加 $AgNO_3$ 溶液,Ag^+ 浓度逐渐增大,当 $c_{Ag^+} \cdot c_{Cl^-} > K_{sp,AgCl}$ 时,才开始析出 AgCl

沉淀。

(2) 当 AgCl 沉淀开始析出时，Ag^+ 浓度为：$c_{Ag^+1} = 1.8 \times 10^{-7}$ mol/L，则溶液中 I^- 浓度

为：

$$c_{I^-} = \frac{K_{sp, AgI}}{c_{Ag^+}} = \frac{8.5 \times 10^{-17}}{1.8 \times 10^{-7}} = 4.7 \times 10^{-10} \text{ mol/L} \ll 10^{-5} \text{ mol/L}$$

当 AgCl 沉淀开始析出时，I^- 已经被沉淀完全。利用此法可以分离混合溶液中的 Cl^- 和 I^-。

此例说明，对于同一类型的难溶电解质，当被沉淀的离子浓度接近时，加入同一种沉淀剂，溶度积小的难溶电解质先析出，溶度积大的难溶电解质后析出。利用分步沉淀方法分离离子时，应保证两种离子先后沉淀，且第二种难溶电解质开始析出时，第一种被沉淀离子已经沉淀完全（离子浓度小于 10^{-5} mol/L）。

例 10　若溶液中 Ba^{2+} 浓度为 0.10 mol/L，Pb^{2+} 浓度为 0.001 0 mol/L，向溶液中慢慢加入 Na_2SO_4。试问哪一种沉淀先生成？当第二种沉淀开始生成时，先生成沉淀的那种离子的剩余浓度是多少？（不考虑 Na_2SO_4 溶液加入所引起的体积变化）

解：开始生成 $BaSO_4$ 沉淀所需 SO_4^{2-} 的最低浓度：

$$c_{SO_4^{2-}} = \frac{K_{sp, BaSO_4}}{c_{Ba^{2+}}} = \frac{1.1 \times 10^{-10}}{0.10} = 1.1 \times 10^{-9} \text{ mol/L}$$

开始生成 $PbSO_4$ 沉淀所需 SO_4^{2-} 的最低浓度：

$$c_{SO_4^{-2}} = \frac{K_{sp, PbSO_4}}{c_{Pb^{2+}}} = \frac{1.6 \times 10^{-8}}{0.001 0} = 1.6 \times 10^{-5} \text{ mol/L}$$

由于生成 $BaSO_4$ 沉淀所需 SO_4^{2-} 的最低浓度较小，所以先生成 $BaSO_4$ 沉淀。在继续加入 Na_2SO_4 溶液的过程中，随着 $BaSO_4$ 不断沉淀出来，溶液中 Ba^{2+} 浓度不断下降，SO_4^{2-} 的浓度必须不断上升，当 SO_4^{2-} 的浓度达到 1.6×10^{-5} mol/L 时，同时满足 $PbSO_4$ 和 $BaSO_4$ 两种沉淀生成的条件，两种沉淀同时生成。但在 $PbSO_4$ 沉淀开始生成时，溶液中剩余 Ba^{2+} 浓度为：

$$c_{Ba^{2+}} = \frac{K_{sp, BaSO_4}}{c_{SO_4^{2-}}} = \frac{1.1 \times 10^{-10}}{1.6 \times 10^{-5}} = 6.9 \times 10^{-6} \text{ mol/L}$$

实际上在 $PbSO_4$ 开始沉淀时，Ba^{2+} 已经沉淀得相当完全了，后生成的 $PbSO_4$ 沉淀中基本不含有 $BaSO_4$ 沉淀。

四、沉淀的溶解

（一）氧化还原反应对沉淀溶解平衡的影响

当难溶电解质的组成离子具有氧化性或还原性时，沉淀—溶解平衡会受到氧化还原反应的影响。例如，CuS 沉淀不溶于浓盐酸而能溶解于浓硝酸中，是因为浓硝酸具有强氧化性，可以将 S^{2-} 氧化为 SO_4^{2-}：

$$3CuS(s) + 8NO_3^-(aq) + 8H^+(aq) = 3Cu^{2+}(aq) + 8NO(g) + 3SO_4^{2-}(aq) + 4H_2O(l)$$

氧化还原反应的发生，使溶液中 S^{2-} 浓度降低，沉淀—溶解平衡向沉淀溶解的方向移动。

（二）溶液的 pH 对沉淀溶解平衡的影响

例 11　在浓度为 0.10 mol/L $CaCl_2$ 溶液中，加入少量 Na_2CO_3，使 Na_2CO_3 浓度为 0.001 0 mol/L，是否会有沉淀生成？若向混合后的溶液中滴入盐酸，会有什么现象？

解：在 $CaCl_2$ 溶液中，加入少量 Na_2CO_3，可能会生成 $CaCO_3$ 沉淀，需要通过溶度积规则

来判断。

$$CaCO_3(s) \Longrightarrow Ca^{2+}(aq) + CO_3^{2-}(aq)$$

$$Q_i = c_{Ca^{2+}} \cdot c_{CO_3^{2-}} = 0.10 \times 0.001\,0 = 1.0 \times 10^{-4}$$

查表可得：$K_{sp,CaCO_3} = 8.7 \times 10^{-9}$，所以 $Q_i > K_{sp}$，按溶度积规则，有 $CaCO_3$ 生成。

反应完成后，$Q_i = K_{sp}$，溶液中的离子与生成的沉淀建立起平衡。如果此时再向溶液中滴入几滴稀盐酸，溶液中的 CO_3^{2-} 因为与 H^+ 发生反应而浓度减小，使得 $Q_i < K_{sp}$，按溶度积规则，原先生成的沉淀溶解，直至 $Q_i = K_{sp}$ 时为止。若加入的盐酸量足够多，生成的 $CaCO_3$ 沉淀有可能全部溶解。

对于难溶弱酸盐和难溶金属氢氧化物来说，溶液的 pH 对于沉淀的生成和溶解有着较为直接的影响。大多数的金属氢氧化物是难溶电解质，如 $Cu(OH)_2$、$Fe(OH)_3$、$Al(OH)_3$ 等，在水中的溶解度很小，但随着溶液的 pH 减小而增大。这是因为溶液的 pH 越小，酸度越强，OH^- 的浓度降低，沉淀溶解平衡向右移动。

例 12 已知 $K_{sp,Pb(OH)_2} = 1.4 \times 10^{-20}$，欲从 0.002 mol/L $Pb(NO_3)_2$ 溶液中产生 $Pb(OH)_2$ 沉淀。

(1) 溶液的 pH 至少为多少？

(2) 当 $Pb(OH)_2$ 沉淀完全时，溶液的 pH 至少为多少？

解：(1) $\qquad Pb(OH)_2(s) \Longrightarrow Pb^{2+}(aq) + 2OH^-(aq)$

平衡时浓度(mol/L) $\qquad\qquad\qquad\qquad 0.002 \qquad\quad x$

$$K_{sp,Pb(OH)_2} = [Pb^{2+}][OH^-]^2 = 0.002 \times x^2 = 1.4 \times 10^{-20}$$

$$x = 2.6 \times 10^{-9}$$

$$pOH = -\lg c_{OH^-} = -\lg(2.6 \times 10^{-9}) = 8.58$$

$$pH = 14 - pOH = 14 - 8.58 = 5.42$$

溶液的 pH 至少是 5.42 才能析出 $Pb(OH)_2$ 沉淀。

(2) 当 $Pb(OH)_2$ 沉淀完全时，$c_{Pb^{2+}} \leqslant 10^{-5}$ mol/L。

$$c_{OH^-} \geqslant \sqrt{\frac{K_{sp,Pb(OH)_2}}{1.0 \times 10^{-5}}} = \sqrt{\frac{1.4 \times 10^{-20}}{1.0 \times 10^{-5}}} = 3.7 \times 10^{-8} \text{ mol/L}$$

$$pH = 14 - pOH = 14 - [-\lg(3.7 \times 10^{-8})] = 6.57$$

当 $Pb(OH)_2$ 沉淀完全时，溶液的 pH 至少为 6.57。

（三）配位效应对沉淀溶解平衡的影响

若难溶电解质的离子可以与配位剂生成可溶性配离子，则会使离子浓度降低而导致沉淀溶解。在温度不变时，向 $AgCl$ 沉淀中加入过量的 HCl，沉淀溶解平衡反而向着溶解方向移动，$AgCl$ 的溶解度增大，这是因为生成了配离子 $[AgCl_2]^-$。当难溶电解质离子遇到配位剂而形成配离子时，离子浓度降低，平衡向着溶解方向移动，难溶电解质的溶解度会增大，甚至溶解——配位溶解。再如，$AgCl$ 能形成配离子 $[Ag(NH_3)_2]^+$，而溶于氨水；$AgBr$ 能形成配离子 $[Ag S_2O_3)_2]^{3-}$，而溶于 $Na_2S_2O_3$。

前面提到，为了使离子沉淀完全，根据同离子效应原理，加入过量的沉淀剂，但由于有时过量的沉淀剂可以与金属离子形成配位化合物，使已经产生的沉淀发生溶解，所以对于能与过量的沉淀剂形成配位化合物的离子，沉淀剂应适当过量，而且尽可能在稀溶液中进行沉淀。

一般来说，当难溶电解质的溶度积较大，配位化合物的稳定常数也较大时，配位效应形成的沉淀溶解现象比较明显。

五、沉淀的转化

向盛有 2 ml 0.1 mol/L 的 $AgNO_3$ 溶液的试管中滴加相同浓度的 NaCl 溶液,试管中出现白色沉淀;再向其中滴加相同浓度的 KI 溶液,白色沉淀转化为黄色沉淀;再向其中滴加相同浓度的 Na_2S 溶液,黄色沉淀转化为黑色沉淀。由一种沉淀借助某种试剂转化为另一种沉淀的过程,叫做沉淀的转化。$AgNO_3$ 溶液与 NaCl 溶液反应,生成 AgCl 白色沉淀。当向体系中滴加 KI 溶液时,溶液中的 Ag^+ 和 I^- 结合生成了更加难溶的黄色 AgI 沉淀。同理,向体系中滴加 Na_2S 溶液时,由于 Ag_2S 的溶解度与 AgI 的溶解度相比更小,因此 AgI 转化为黑色 Ag_2S。可见,溶解度大的沉淀向溶解度小的沉淀转化容易实现;反之,溶解度小的沉淀向溶解度大的沉淀转化较难实现,但在一定条件下能够实现。

测　一　测

锅炉的水垢中常常含有 $CaSO_4$,结合沉淀的转化知识,思考工业上是如何去除的?

例 13　欲在 1.0 L Na_2CO_3 溶液中使 0.010 mol 的 $BaSO_4$ 完全转化为 $BaCO_3$,试问 Na_2CO_3 溶液的初始浓度应为多少?

解:　　　　　$BaSO_4(s)+CO_3^{2-}(aq)\Longleftrightarrow BaCO_3(s)+SO_4^{2-}(aq)$

平衡时的浓度(mol/L)　　　　　x　　　　　　　　0.010

$$K=\frac{c_{SO_4^{2-}}}{c_{CO_3^{2-}}}=\frac{0.010}{x}=\frac{K_{sp,BaSO_4}}{K_{sp,BaCO_3}}=\frac{1.1\times10^{-10}}{2.6\times10^{-9}}=0.042$$

$$x=0.24$$

$$c_{Na_2CO_3}=0.010+0.24=0.25\ mol/L$$

Na_2CO_3 溶液的初始浓度应为 0.25 mol/L。

要 点 凝 练

沉淀滴定法在药物分析中占有重要地位。一定温度下,难溶电解质晶体与溶解在溶液中的离子之间存在沉淀溶解和沉淀生成的平衡,称为沉淀溶解平衡。溶度积与溶解度都可作为描述难溶电解质溶解性的参数,两者之间既有区别,又有联系,可相互换算。沉淀的生成与溶解受到同离子效应、盐效应、配位效应和 pH 对溶解度的影响等因素影响。生成沉淀所需沉淀剂浓度小的离子先生成沉淀,需要沉淀剂浓度大的离子后生成沉淀,这种现象称为分步沉淀。溶解度大的沉淀借助某种试剂向溶解度小的沉淀转化容易实现。

第三节　沉淀滴定法

一、沉淀滴定法的条件

1. 沉淀滴定法概述　沉淀滴定法是以沉淀反应作为基础的一种滴定方法。虽然能产生

沉淀的反应有许多,但是能用于滴定分析的反应需要符合下列条件:

（1）沉淀反应要迅速,有明确的化学计量关系;

（2）沉淀的组成恒定且溶解度足够小;

（3）有合适的方法确定滴定终点。

2. 银量法的基本原理 符合上述滴定分析条件的沉淀反应主要是生成难溶性银盐的反应:

$$Ag^+(aq) + X^-(aq) \Longrightarrow AgX(s)$$

此处 X^- 可以是 Cl^-、I^-、Br^-、CN^-、SCN^- 等离子。利用生成难溶性银盐的反应作为基础的滴定分析法称为银量法。

银量法除了可以测定含有 Cl^-、I^-、Br^-、CN^-、SCN^- 等离子的无机化合物,还可以测定经过处理后能定量产生上述离子的有机化合物。在药物分析中,能够生成难溶性银盐的有机化合物,也可以用此法测定。除了银量法以外,其他一些生成沉淀的反应也可用于滴定分析,如 Ba^{2+} 与 SO_4^{2-}、$K_4[Fe(CN)_6]$ 与 Zn^{2+} 的反应等,但这些反应的应用不及银量法广泛,因此本章讨论银量法。

以 $AgNO_3$ 溶液滴定卤素离子 X^-（Cl^-、Br^- 和 I^-）为例,在沉淀滴定过程中,溶液中离子浓度的变化趋势与酸碱滴定相似,可以用滴定曲线表示。滴定刚开始时,溶液中 Ag^+ 的浓度较大,滴入 X^- 溶液所引起的 Ag^+ 的浓度变化不明显,曲线变化比较平缓;快要到达化学计量点时,溶液中 Ag^+ 的浓度已经很小,滴入少量 X^- 溶液即可引起 Ag^+ 的浓度发生较大变化从而形成滴定突跃。

用相同浓度的 Cl^-、Br^- 和 I^- 溶液分别与 $AgNO_3$ 溶液进行滴定时,其沉淀 $AgCl$、$AgBr$ 和 AgI 的溶度积分别为 1.8×10^{-10}、5.4×10^{-13} 和 8.5×10^{-17},即 $K_{sp,AgCl} > K_{sp,AgBr} > K_{sp,AgI}$,其滴定曲线如图 8-1 所示。滴定突跃的范围大小取决于被测物和滴定剂的浓度以及所产生的沉淀溶度积大小。被测溶液浓度越大,滴定突跃范围越大。沉淀的 K_{sp} 越小,滴定突跃范围越大。

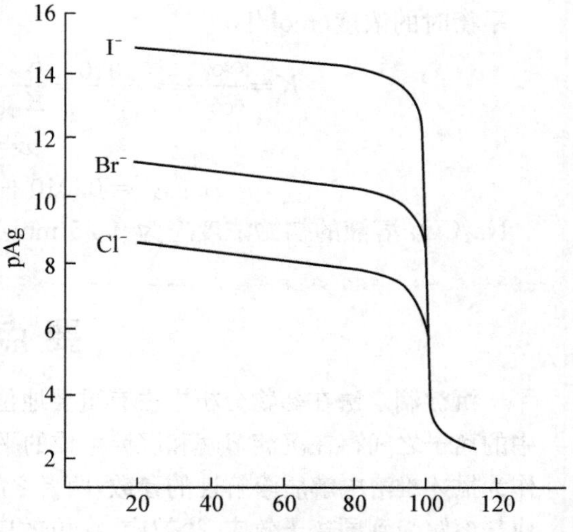

根据所选指示剂种类的不同,银量法按照创立者姓名命名可以分为莫尔法（铬酸钾指示剂法）、佛尔哈德法（铁铵矾指示剂法）和法扬斯法（吸附指示剂法）。

图 8-1 0.100 0 mol/L $AgNO_3$ 溶液滴定 0.100 0 mol/L Cl^-、Br^- 和 I^- 的滴定曲线

二、莫尔法

（一）原理

莫尔法是指在中性或弱碱性溶液中,以铬酸钾作为指示剂,$AgNO_3$ 溶液作为滴定剂测定 Cl^-、Br^- 或 CN^- 的方法,又称铬酸钾指示剂法。根据分步沉淀原理,由于 $AgCl$ 的溶解度小于 Ag_2CrO_4,滴入 $AgNO_3$ 首先生成卤化银沉淀,化学计量点时卤素离子被沉淀完全,稍过量的 $AgNO_3$ 与 K_2CrO_4 指示剂反应生成砖红色的 Ag_2CrO_4 沉淀,指示终点。

终点前:$Ag^+(aq) + X^-(aq) \Longrightarrow AgX(s)$

终点时:$Ag^+(aq)+CrO_4^{2-}(aq)\Longleftrightarrow Ag_2CrO_4(s)$

（二）滴定条件

1. 溶液的酸度控制　采用莫尔法进行滴定时,应控制溶液酸度为中性至弱碱性。如果酸度过高,CrO_4^{2-} 与 H^+ 结合生成 $HCrO_4^-$($pK_a=6.5$),而使其浓度降低,Ag_2CrO_4 的出现时间推迟甚至不出现,导致终点滞后。

$$H^+(aq)+CrO_4^{2-}(aq)\Longleftrightarrow HCrO_4^-(aq)$$

如果酸度过低,则碱性太强,又容易生成 Ag_2O 深褐色沉淀。因此,适合的滴定酸度范围为 pH=6.5～10.5。

$$Ag^+(aq)+OH^-(aq)\Longleftrightarrow AgOH(s)$$
$$2AgOH(s)\Longleftrightarrow Ag_2O(s)+H_2O(l)$$

2. 指示剂的用量　K_2CrO_4 指示剂的浓度应当合适。如果浓度太大,卤素离子尚未沉淀完全时,砖红色 Ag_2CrO_4 就会开始沉淀,终点提前,产生负误差,且 CrO_4^{2-} 本身带有的黄色容易对终点的判断造成影响;如果浓度太小,在化学计量点时稍过量的 Ag^+ 不足以产生 Ag_2CrO_4 沉淀,终点拖后,产生正误差。实践证明,若反应液体积为 25～50 ml,则加入 0.5～1 ml 5% K_2CrO_4 指示剂较为适宜。

3. 其他　实验前应排除 PO_4^{3-}、S^{2-}、CO_3^{2-}、Ba^{2+}、Pb^{2+} 等离子的干扰,因为它们能与 CrO_4^{2-} 或者 Ag^+ 反应生成沉淀。除此以外,Cu^{2+}、Ni^{2+}、Co^{2+} 等有色离子,即使在中性或弱碱性溶液中容易水解成金属氢氧化物的 Fe^{3+}、Al^{3+} 等离子也会对滴定造成滴定环境不能使氨碱性溶液,因为 AgCl 和 AgBr 均能在氨碱性溶液中形成可溶性$[Ag(NH_3)_2]^+$而溶解。在整个滴定的过程中,应剧烈振荡锥形瓶,防止 AgCl 和 AgBr 沉淀吸附 Cl^- 和 Br^-,造成终点提前,产生误差。

（三）应用范围

莫尔法适用于用 $AgNO_3$ 标准溶液直接测定 Cl^-、Br^- 或 CN^-,而 AgI 和 AgSCN 沉淀对于 I^- 和 SCN^- 具有强烈的吸附作用,即使在滴定时剧烈振荡也无法释放,因此不适用于测定 I^- 和 SCN^-。莫尔法也不适用于 NaCl 标准溶液直接滴定 Ag^+ 含量,因为加入 K_2CrO_4 指示剂后,形成的 Ag_2CrO_4 沉淀要转化成 AgCl 沉淀十分困难,终点延后,产生正误差。因此,测定 Ag^+ 含量时可以采用返滴定法,即先定量且过量地加入 NaCl 标准溶液,加入 K_2CrO_4 指示剂,再用 $AgNO_3$ 标准溶液返滴定剩余的 Cl^-。

三、佛尔哈德法

（一）原理

佛尔哈德法是指在酸性溶液中,以铁铵矾作为指示剂,KSCN 或者 NH_4SCN 溶液作为滴定剂测定 Ag^+ 的方法,又称铁铵矾指示剂法。

当 AgSCN 沉淀定量完全时,稍过量的 SCN^- 与 $NH_4Fe(SO_4)_2$ 指示剂中的 Fe^{3+} 反应生成红色的$[FeSCN]^{2+}$,指示终点。

终点前:$Ag^+(aq)+SCN^-(aq)\Longleftrightarrow AgSCN(s)$（白色）

终点时:$Fe^{3+}(aq)+SCN^-(aq)\Longleftrightarrow[FeSCN]^{2+}(aq)$（红色）

（二）滴定条件

1. 溶液的酸度控制　采用佛尔哈德法滴定时,应在 0.1～1.0 mol/L HNO_3 介质中进行。适宜的酸度既可以防止 Fe^{3+} 发生水解反应,及时指示终点,又可以排除在中性或弱碱性溶液中易与 Ag^+ 产生沉淀的阴离子干扰,如 CO_3^{2-}、PO_4^{3-}、CrO_4^{2-} 等,提高选择性。

2. 指示剂的用量 佛尔哈德法以出现红色的 $[FeSCN]^{2+}$ 确定滴定终点,若 Fe^{3+} 浓度过低,不易观察到 $[FeSCN]^{2+}$ 颜色;若 Fe^{3+} 浓度过高,其本身的棕黄色又会影响终点的观察。滴定时,通常保持溶液中 $c_{Fe^{3+}} = 0.015$ mol/L,加入 1 ml 40% $NH_4Fe(SO_4)_2$ 指示剂较为适宜。

3. 其他 滴定过程中要充分振荡,避免 AgSCN 吸附 Ag^+。

（三）应用范围

佛尔哈德法适用于直接测定溶液中 Ag^+ 含量,也可采用返滴定法测定 Cl^-、Br^-、I^- 和 SCN^- 的含量。测定 I^- 时,应先加入定量且过量的 $AgNO_3$ 标准溶液,待 AgI 完全沉淀后再加入指示剂,以免 I^- 被 Fe^{3+} 氧化成 I_2,影响测定。测定 Cl^- 时,应先将生成的 AgCl 沉淀除去,再用 KSCN 或者 NH_4SCN 溶液返滴定剩余 Ag^+ 含量;或者向待测溶液中加入硝基苯、四氯化碳等有机溶剂,使其包覆于 AgCl 沉淀表面,防止溶解度较大的 AgCl 沉淀转化成溶解度较小的 AgSCN 沉淀,以避免本反应产生的 $[FeSCN]^{2+}$ 红色不出现或出现的红色随着振荡消失而导致终点滞后的情况。

四、法扬斯法

（一）原理

法扬斯法是指以吸附指示剂指示终点的银量法,又称吸附指示剂法。吸附指示剂是一类有机染料,在溶液中以离子形式存在呈现出某种颜色,当其被带电荷的沉淀胶体吸附时,结构发生变化而引起颜色的变化,从而指示终点的到达。

以荧光黄作为指示剂,用 $AgNO_3$ 标准溶液滴定 Cl^- 的原理如下。

荧光黄（HFIn）是有机弱酸,它在溶液中电离出 H^+ 和黄绿色的 FIn^- 阴离子：

$$HFIn \Longrightarrow H^+ + FIn^-（黄绿色）$$

终点前：$(AgCl) \cdot Cl^- + FIn^-（黄绿色）$

终点时：$(AgCl) \cdot Ag^+ + FIn^-（黄绿色）\Longrightarrow (AgCl) \cdot Ag^+ \cdot FIn^-（粉红色）$

计量点前,溶液中有较多 Cl^-,生成的 AgCl 沉淀胶体优先吸附 Cl^- 而带负电荷,荧光黄阴离子受到排斥而不被吸附,溶液呈黄绿色。计量点后,Cl^- 被沉淀完全,Ag^+ 过量,AgCl 沉淀胶粒因吸附 Ag^+ 而带正电荷,由于静电吸引作用,它将强烈吸附荧光黄阴离子。荧光黄阴离子被吸附后结构发生变化而呈粉红色,从而指示滴定终点的到达。

（二）滴定条件

1. 溶液的酸度控制 吸附指示剂大多是有机弱酸,如荧光黄及其衍生物、曙红等,起指示作用的是在溶液中电离出的指示剂阴离子。为了保证指示剂以其阴离子的形式存在,在滴定过程中需要控制溶液的酸度。一般根据指示剂的 K_a 值来控制酸度,K_a 值小的吸附指示剂（酸性弱）,溶液酸度略低;K_a 值大的吸附指示剂（酸性强）,溶液酸度略高。例如,荧光黄的适宜 pH 范围是 7～10,曙红的适宜 pH 范围是 2～10,二氯荧光黄的适宜 pH 范围是 4～10。

表 8-3 常见的吸附指示剂

指示剂名称	被测离子	滴定剂	起点颜色	终点颜色
荧光黄	SCN^-、Cl^-、Br^-	Ag^+	黄绿	粉红
	I^-			橙
二氯荧光黄	SCN^-	Ag^+	粉红	紫红
	Cl^-、Br^-		紫红	蓝紫
	I^-		黄绿	橙
曙红	SCN^-、Br^-、I^-	Ag^+	橙	深红
	Pb^{2+}		紫红	橙
二甲酚橙	Br^-、I^-	Ag^+	粉红	灰绿
	Cl^-			灰蓝
品红	SCN^-	Ag^+	浅蓝	粉红
	Cl^-		紫红	
	Br^-、I^-		橙	
罗丹明 6G	Ag^+	Br^-	橙	紫红
	Cl^-、Br^-	Ag^+	紫红	橙
二苯胺	Zn^{2+}	$[Fe(CN)_6]^{4-}$	蓝	黄绿

测 一 测

法扬斯法测定 Cl^- 时,若采用曙红作为指示剂,对测定结果有什么影响?

2. 指示剂的选择 在选择合适的吸附指示剂时,应遵循以下原则:沉淀胶体对指示剂的吸附能力要略小于对被测离子的吸附能力,以免指示剂在化学计量点前变色。但沉淀胶体对指示剂的吸附能力也不能太小,否则终点容易滞后。卤化银对卤化物和几种常见吸附指示剂的吸附能力次序如下:

$$I^- > 二甲基二碘荧光黄 > Br^- > 曙红 > Cl^- > 荧光黄$$

因此,在滴定 Cl^- 时只能选用荧光黄作为指示剂,而滴定 Br^- 选曙红为指示剂较为合适。

3. 其他 滴定前应加入糊精溶液,保持 $AgCl$ 为溶胶状态,呈分散状态,具有较大的吸附表面积,不聚沉。滴定时,要注意全程避光,否则 $AgNO_3$ 遇光分解,析出的单质银会使沉淀变成灰黑色,从而影响终点的判断。

（三）应用范围

法扬斯法可测定 Ag^+、Cl^-、Br^-、I^- 或 SCN^-。

五、滴定液

$AgNO_3$ 滴定液的配制可采用直接配制法,也可间接配制法。

直接配制法:采用分析天平准确称取一定质量的基准 $AgNO_3$,加去离子水配制成一定体积的溶液,再计算出其准确浓度。

间接配制法:非基准 $AgNO_3$ 中往往含有氧化银、金属银、游离硝酸、亚硝酸盐等杂质,因此称取一定质量分析纯 $AgNO_3$,先配成近似浓度的溶液,再采用基准 NaCl 进行标定,最后计算其准确浓度。

基本步骤为:称取一定质量的基准 NaCl,溶样,加适量 K_2CrO_4 作为指示剂,在中性或弱碱性条件下用 $AgNO_3$ 溶液滴定,到达化学计量点时,稍过量的 Ag^+ 和 CrO_4^{2-} 反应生成砖红色 Ag_2CrO_4 沉淀,指示终点。

终点前:$Ag^+(aq)+Cl^-(aq) \Longleftrightarrow AgCl(s)$(白色)

终点后:$2Ag^+(aq)+CrO_4^{2-}(aq) \Longleftrightarrow Ag_2CrO_4(s)$(砖红色)

在配制的过程有如下注意事项:

1. 配制好的 $AgNO_3$ 滴定液应放在棕色试剂瓶中保存。在滴定的过程中,应避免强光直射。因为 $AgNO_3$ 遇光易分解,析出的单质银会使沉淀变成灰黑色,从而影响终点的判断,产生误差。

2. $AgNO_3$ 具有腐蚀性和毒性,使用时切勿污染衣物或接触皮肤。

3. 滴定过程中,应调节溶液酸度为中性或弱碱性。酸度过高,不产生 Ag_2CrO_4 沉淀;过低,则会形成 Ag_2O 沉淀。

4. 在标定的过程中,由于生成的 AgCl 沉淀极易吸附 Cl^- 使得终点提前,为了避免造成误差,滴定时必须充分振荡,使被吸附的 Cl^- 被释放出来,以获得准确的终点。

5. 锥形瓶中生成的 AgCl 沉淀和剩余的 $AgNO_3$ 溶液应回收处理,不能直接倒入水槽。

6. 实验结束后,所有盛装过 $AgNO_3$ 溶液的玻璃仪器应用去离子水淋洗 2~3 次后,再用自来水清洗,以免形成 AgCl 沉淀附着于仪器内壁,难以清洗。

六、应用示例

(一)巴比妥类药物含量的测定

在巴比妥类药物的结构中,亚氨基上面的 H 受到羰基影响,性质很活泼,能被 Ag^+ 置换生成可溶性银盐,当 Ag^+ 过量时生成难溶性的二银盐,溶液变浑浊,利用这一性质可进行巴比妥类药物含量的测定。

(二)工业盐中 NaCl 含量的测定

工业盐在工业上的用途很广,是化学工业的最基本原料之一,其 NaCl 的含量是工业盐质量等级评价中的重要指标。在测定过程中多采用莫尔法,一般先将样品溶液调至中性,以铬酸钾为指示剂,用硝酸根标准溶液滴定测定氯离子,计算 NaCl 含量。

(三)度米芬原料药含量的测定

根据度米芬中 Br^- 能与 $AgNO_3$ 生成 AgBr 沉淀的原理,利用铬酸钾指示剂法,可以准确测定度米芬原料药的含量。

(四)泰妥拉唑的含量测定

泰妥拉唑是一种抑制胃酸分泌的药物,治疗胃溃疡、十二指肠溃疡等由胃酸分泌失调引起的疾病。泰妥拉唑的含量测定可采用银量法中的佛尔哈德法。在碱性条件下,向待测物中定量且过量地加入 $AgNO_3$ 标准溶液,泰妥拉唑化合物结构咪唑环氮上的 H^+ 可被 Ag^+ 定量置换,从而使泰妥拉唑生成稳定的难溶性银盐;再在酸性条件下,以铁铵矾为指示剂,用

NH_4SCN 溶液回滴剩余的 Ag^+ 即可。佛尔哈德法测泰妥拉唑的含量准确度高,精密度好。

要 点 凝 练

在沉淀反应中,生成难溶性银盐的反应因具有迅速、定量、吸附现象不影响终点判断、有合适方法指示终点等特点,符合沉淀滴定法的要求,故在本章中着重介绍银量法,包括最为常用的莫尔法、佛尔哈德法和法扬斯法。莫尔法是指在中性或弱碱性溶液中,以铬酸钾作为指示剂,$AgNO_3$ 溶液作为滴定剂测定 Cl^-、Br^- 或 CN^- 的方法,又称铬酸钾指示剂法。佛尔哈德法是指在酸性溶液中,以铁铵矾作为指示剂,KSCN 或者 NH_4SCN 溶液作为滴定剂测定 Ag^+ 的方法,又称铁铵矾指示剂法。法扬斯法是指以吸附指示剂指示终点的银量法,又称吸附指示剂法。

沉淀滴定法在药物分析中应用颇为广泛,如巴比妥类药物含量的测定、度米芬原料药含量的测定、泰妥拉唑的含量测定和 NaCl 含量的测定等。

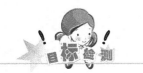

目标检测

一、选择题

1. 沉淀滴定法指示终点的方法不包括 　　　　　　　　　　　　　　　　　　　　　　　　（　　）

A. 莫尔法　　　　　　B. 佛尔哈德法　　　　C. 法扬司法　　　　　D. 碘量法

2. 对于 A、B 两种难溶盐,若 A 的溶解度大于 B 的溶解度,则必有 　　　　　　　　　　（　　）

A. $K_{sp,A} > K_{sp,B}$ 　　　　　　　　　　　　B. $K_{sp,A} < K_{sp,B}$

C. $K_{sp,A} \approx K_{sp,B}$ 　　　　　　　　　　　D. 不一定

3. 不考虑各种副反应,难溶化合物 A_mB_n 在水中溶解度的一般计算式是 　　　　　　　（　　）

A. $\sqrt{\dfrac{K_{sp}}{m+n}}$ 　　　　B. $\sqrt{\dfrac{K_{sp}}{m^m+n^n}}$ 　　　　C. $\sqrt{\dfrac{K_{sp}}{m^mn^n}}$ 　　　　D. $\sqrt[m+n]{\dfrac{K_{sp}}{m^mn^n}}$

4. 沉淀 Ag_2CrO_4 的 $K_{sp}=1.12\times10^{-12}$,$Ag_2CrO_4$ 在纯水中的溶解度(mol/L)为 　　（　　）

A. 5.6×10^{-5} 　　　B. 5.6×10^{-3} 　　　C. 6.5×10^{-3} 　　　D. 6.5×10^{-5}

5. $CaCO_3$ 沉淀在下列溶液中溶解度最大的是 　　　　　　　　　　　　　　　　　　　（　　）

A. NaCl 溶液　　　　B. Na_2CO_3 溶液　　　C. $CaCl_2$ 溶液　　　D. 纯水

6. 某微溶化合物 AB_2C_3 的饱和溶液平衡式是:$AB_2C_3 \Longrightarrow A+2B+3C$,今测得 C 的浓度为 3×10^{-3} mol/L,则 AB_2C_3 的 K_{sp} 为 　　　　　　　　　　　　　　　　　　　（　　）

A. 6×10^{-9} 　　　B. 2.7×10^{-8} 　　　C. 1.08×10^{-16} 　　D. 5.4×10^{-8}

7. CaF_2 沉淀在 pH=3 的溶液中的溶解度较 pH=5 溶液中的溶解度 　　　　　　　　（　　）

A. 大　　　　　　　　B. 小　　　　　　　　C. 相等　　　　　　　D. 可能大可能小

8. 莫尔法测定 Cl^- 时,要求介质 pH 为 6.5~10,若酸度过高,则会产生 　　　　　　　（　　）

A. AgCl 沉淀不完全　　　　　　　　　　　　B. AgCl 吸附 Cl^- 的作用增强

C. Ag_2CrO_4 的沉淀不易形成　　　　　　　D. AgCl 的沉淀易胶溶

9. 以下银量法测定需要采用反滴定方式的是 　　　　　　　　　　　　　　　　　　　（　　）

A. 莫尔法测 Br^- 　　　　　　　　　　　　　B. 吸附指示剂法测 Cl^-

C. 佛尔哈德法测 Cl^- 　　　　　　　　　　　D. $AgNO_3$ 滴定 CN^-｛生成 $Ag[Ag(CN)_2]$｝指示终点

10. $Mg(OH)_2$ 沉淀（$K_{sp,Mg(OH)_2}=5.1\times10^{-12}$）可以溶于 （   ）

A. H_2O　　　　　　　　　　　　B. NaOH 溶液

C. 浓（NH_4）$_2SO_4$ 溶液　　　　　　D. Na_2SO_4 溶液

二、填空题

1. 沉淀滴定法中，莫尔法的指示剂是_____。

2. 沉淀滴定法中莫尔法滴定酸度 pH 范围是_____。

3. 沉淀滴定法中，法扬斯法的指示剂名称是_____。

4. 将足量 $BaCO_3$ 分别加入：①30 ml 水；②10 ml 0.2 mol/L Na_2CO_3 溶液；③50 ml 0.01 mol/L 氯化钡溶液；④100 ml 0.01 mol/L 盐酸中溶解至溶液饱和。请确定各溶液中 Ba^{2+} 的浓度由大到小的顺序为：_____。

三、简答题

1. 什么是沉淀滴定法？能应用于沉淀滴定法的沉淀反应必须具备哪些条件？

2. 请简要分析莫尔法、佛尔哈德法和法扬斯法三种方法的原理、指示剂和酸度条件。

3. 用银量法测定下列试样，各应选择何种方法？

(1) NaCl　　(2) $BaCl_2$　　(3) NH_4Cl

四、计算题

1. 在 298 K，根据 AgCl 的溶度积，计算：

(1) AgCl 在纯水中的溶解度；

(2) 在 0.001 0 mol/L KCl 中 AgCl 的溶解度；

(3) 在 0.010 mol/L KCl 中 AgCl 的溶解度。

2. 根据 $Mg(OH)_2$ 的溶度积 $K_{sp}(Mg(OH)_2)=1.2\times10^{-11}$，计算：

(1) $Mg(OH)_2$ 在水中的溶解度；

(2) $Mg(OH)_2$ 饱和溶液中 $c(OH^-)$ 和 $c(Mg^{2+})$；

(3) $Mg(OH)_2$ 在 0.010 mol/L 的 NaOH 溶液中的溶解度；

(4) $Mg(OH)_2$ 在 0.010 mol/L 的 $MgCl_2$ 溶液中的溶解度。

3. 称取 NaCl 试液 20.00 ml，加入 K_2CrO_4 指示剂，用 0.102 3 mol/L $AgNO_3$ 标准溶液滴定，用去 27.00 ml，求每升溶液中含 NaCl 多少克？

4. 称取银合金试样 0.300 0 g，溶解后加入铁铵矾指示剂，用 0.100 0 mol/L NH_4SCN 标准溶液滴定，用去 23.80 ml，计算银的质量分数。

参考答案：

一、选择题

1～5　DDDDA　6～10　CACCC

二、填空题

1. K_2CrO_4 指示剂　2. 6.5～10.5　3. 吸附指示剂（如荧光黄、曙红等）　4. ③④①②

三、简答题

1. 答：沉淀滴定法是以沉淀反应为基础的一种滴定分析方法。沉淀滴定法所应用的沉淀反应，必须具备下列条件：沉淀的溶解度必须很小，即反应能定量进行。反应快速，不易形成过饱和溶液。有确定终点的简便方法。

2. 答：(1) 莫尔法

原理：$Cl^-+Ag^+ = AgCl\downarrow$

指示剂：铬酸钾。

酸度条件：pH=6.5～10.5

(2) 佛尔哈德法

原理：$Cl^-+Ag^+_{(过量)} = AgCl\downarrow$

$$Ag^+_{(剩余)} + SCN^- \rightleftharpoons AgSCN \downarrow$$

指示剂:铁铵矾。

酸度条件:酸性。

(3) 法扬斯法

主要反应:$Cl^- + Ag^+ \rightleftharpoons AgCl \downarrow$

指示剂:荧光黄。

酸度条件:pH = 7~10

3. 答:(1) Cl^- 用莫尔法,此法最简便。

(2) $BaCl_2$ 用佛尔哈德法。因为莫尔法中,Ba^{2+} 能与 CrO_4^{2-} 生成 $BaCrO_4$ 沉淀。

(3) NH_4Cl 用佛尔哈德法或法扬斯法。因为当 $[NH_4^+]$ 大的时候不能用莫尔法测定,$AgCl$ 和 $AgBr$ 均能在氨碱性溶液中形成可溶性 $[Ag(NH_3)_2]^+$ 而溶解,即使 $[NH_4^+]$ 酸度不大也难以控制。

四、计算题

1. (1) $S_1 = 1.33 \times 10^{-5}$ mol/L　(2) $S_2 = 1.77 \times 10^{-7}$ mol/L　(3) $S_3 = 1.77 \times 10^{-8}$ mol/L

2. (1) 1.72×10^{-4} mol/L　(2) $c_{Mg^{2+}} = 1.72 \times 10^{-4}$ mol/L,$c_{OH^-} = 3.44 \times 10^{-4}$ mol/L

(3) 5.1×10^{-8} mol/L　(4) 2.6×10^{-10} mol/L

3. 每升溶液中含的质量 $= 0.1381 \times 58.5 = 8.079$ g/L

4. $AgNO_3 \% = (n_{Ag} \times M_{Ag})/m_s (0.002\,38 \times 107.868\,2)/0.300\,0 = 85.56\%$

（王炜祺）

第九章 配位化合物与配位滴定

第一节 配位化合物

一、配合物的概念

1704 年,德国人迪斯巴赫(Diesbach)在染料作坊中为寻找蓝色染料,将兽皮、兽血、碳酸钠一起放入铁锅中煮沸,得到了一种特殊的蓝色化合物,命名为普鲁士蓝,后来证明其化学式为 $Fe_4[Fe(CN)_6]_3$,这是最早发现的配合物;1789 年,法国化学家塔敕特(Tassert)第一次制备出组成为 $CoCl_3 \cdot 6NH_3$ 的化合物,认为它是由两个简单化合物($CoCl_3$ 和 NH_3)形成的一种新类型的化合物,但对其成键的本质了解的还不够清楚,因此将其称之为"复杂化合物",这标志着配位化合物的研究真正开始。

1893 年维尔纳(Werner A)教授对这类化合物本性提出了天才见解(维尔纳配位学说)。维尔纳认为:

(1) 大多数化学元素表现出两种类型的化合价,即主价和副价;

(2) 元素形成配合物时倾向于主价和副价都能得到满足;

(3) 元素的副价指向空间确定的方向。

配位化合物可看成是一类由简单化合物反应生成的复杂化合物,比如:当氨水加到硫酸铜溶液中,溶液变为深蓝色($CuSO_4 \cdot 4NH_3$): $CuSO_4 + 4NH_3 \Longrightarrow [Cu(NH_3)_4]SO_4$。

在溶液中这种复杂的化合物全部解离成 $[Cu(NH_3)_4]^{2+}$ 离子和 SO_4^{2-} 离子,尤其是 $[Cu(NH_3)_4]^{2+}$ 离子,像弱电解质一样难以电离,将溶液分成两份可以看到如下现象:

(1) 加入少量 $BaCl_2$ 溶液:有白色沉淀出现($BaSO_4$);

(2) 加入少量 $NaOH$ 溶液:无蓝色 $Cu(OH)_2$ 沉淀析出。

这说明溶液中有 Cu^{2+} 离子,但浓度很低。另外,配合物和复盐也不相同,通常复盐是由两种或两种以上的盐组成的盐。因此,复盐是不是配合物取决于复盐在晶体中和水溶液中是否都有配离子存在,比如 Na_3AlF_6(冰晶石)在水溶液和晶体中都存在 AlF_6^{3-},是配合物。而常见的明矾$[KAl(SO_4)_2 \cdot 12H_2O]$,它的晶体和水溶液中只存在 K^+、Al^{3+}、SO_4^{2-} 等离子,而不存在配离子,则不是配合物。因此,我们也可以这样认为,配位化合物有这样一些特点:

(1) 都存在一个"配位实体";

(2) "配位实体"相对稳定,既可存在于晶体中,也可存在于溶液中;

（3）与"复盐"不同，但又无绝对的界线。

上述物质都是由一个中心元素（原子或离子）和几个配位体（阴离子或分子）以配位键相结合形成的复杂离子（或分子）称"配合单元"，带有电荷的配合单元称"配离子"。

综上所述：一类具有特征化学结构的化合物，由中心原子或离子（统称中心原子）和围绕它的称为配位体（简称配体）的分子或离子，完全或部分由配位键结合形成的物质，简称配合物（coordination compound），也叫络合物。一句话，凡是由配合单元组成的化合物叫配位化合物。在医学领域，有些药物本身就是配合物，甚至有些药物在人体内必须形成配合物才能发挥作用；同时配位化学还在抗癌、杀菌、抗风湿、治疗心血管等重要药物的研制以及其他国民经济的许多重要领域中，得到了广泛的应用。

链 接/拓 展

维尔纳，配位化学的奠基人，1913 年获得诺贝尔奖。他是第一个认识到金属离子可以通过不只一种"原子价"同其他分子或离子相结合以生成相当稳定的复杂物类，同时给出与配位化合物性质相符的结构概念的伟大科学家。维尔纳价键理论不仅正确地解释了实验事实，还提出了配位体的异构现象，为立体化学的发展开辟了新的领域。

二、配合物的组成

配合物由内界（inner sphere）和外界（outer sphere）组成。外界为简单离子，配合物可以无外界，但不可以无内界。配位化合物的内界与外界之间通过离子键结合，在水溶液中配合物易解离出外界离子，而配离子很难解离。配离子与外界离子所带电荷的总量相等，符号相反。所以，配位分子只有内界，没有外界，以$[Cu(NH_3)_4]SO_4$为例，如图 9-1 所示。

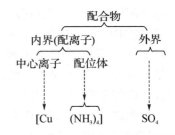

图 9-1　配合物$[Cu(NH_3)_4]SO_4$的组成

（一）内界（inner sphere）

又称为内配位层，由中心原子（或离子）和配体构成，是配合物的特征部分，用方括号括起来。中心原子具有接受孤对电子或多个不定域电子空轨道的原子或离子，也就是说中心原子（或离子）一般具有空轨道，大多数是过渡金属元素离子或原子，如 Fe^{3+}、Zn^{2+}、Cd^{2+}、Hg^{2+} 等；有时为阴离子或高氧化数的非金属元素，但较少，如$[SiF_6]^{2-}$中的 Si（Ⅳ），I_3^- 中的 I^-。

（二）外界（outer sphere）

配合物中，除内界以外的其他离子称为外界，与内界之间形成离子键，比如$[Cu(NH_3)_4]SO_4$ 中 SO_4^{2-} 离子为配合物的外界，而 $Fe_4[Fe(CN)_6]_3$ 中 K^+ 为配合物的外界。

（三）配位体和配位原子

配位体（简称配体）提供孤对电子对或 π 电子，主要是离子、离子团或中性分子，如 NH_3、Cl^-、CN^- 等。配体与中心原子以配位键相结合。在配体中，提供孤对电子直接与中心原子相连的原子称为配位原子。如$[Co(NH_3)_5(H_2O)]^{3+}$配离子中，NH_3 和 H_2O 是配体，而 NH_3

中的 N 原子、H_2O 中的 O 原子则是配位原子。配位原子的最外电子层中都含有孤对电子，一般常见的配位原子是电负性较大的非金属原子，如 N、O、S、C、F、Cl、Br、I 等。

根据配体中所含的配位原子数目，可将配体分为单齿配体和多齿配体。只含有一个配位原子的配体称为单齿配体，含有两个或两个以上配位原子的配体称为多齿配体。

1. 单齿配体　NH_3、H_2O、CN^-、F^-、I^-。

2. 多齿配体　乙二胺(en)、乙二胺四乙酸。

（四）配位数

在配离子中直接与中心离子（或原子）以配位键结合的配位原子的数目称为中心离子（或原子）的配位数。

如果配体均为单齿配体，所谓单齿配体即：一个配体中只含一个配位原子，则配体的数目与中心原子的配位数相等。如配离子 $[Cu(NH_3)_4]^{2+}$ 中，中心原子 Cu^{2+} 的配位数为 4，配离子 $[Co(NH_3)_5(H_2O)]^{3+}$ 中，中心原子 Co^{3+} 的配位数为 6。其他离子如：F^-、Cl^-、Br^-、I^-、OH^-、H_2O、NH_3 等。

如果配体中有多齿配体，所谓多齿配体即：一个配体中含有多个配位原子，则中心原子的配位数与配体的数目不相等。如配离子 $[Cu(en)_2]^{2+}$ 中（其中 en 为乙二胺），中心原子 Cu^{2+} 的配位数是 4 而不是 2，配离子 $[Co(en)_2(NH_3)Cl]^{2+}$ 中，中心原子 Co^{3+} 的配位数是 6 而不是 4。除此之外还有如乙二胺四乙酸（EDTA）、草酸根（OX）等。

因此，在配合物中，如果是单基（齿）配体，那么配体数等于配位数；如果是多基（齿）配体，那么配体数不等于配位数；总之配体数可以表示为：配体数＝∑配位体的数目×齿数。

配合物中，中心离子（或原子）常见的配位数是 2、4、6 这三种，配位数为 3、5、7、8 的较少见，如在 $[Pt(NH_3)_6]Cl_4$ 中，配位数为 6，配位原子为 NH_3 分子中的 6 个氮原子。中心离子（或原子）的配位数不是固定的，而是可以变化的，配位数的高低与中心原子和配位体的性质有关，它们的电荷、体积、电子层数以及它们之间的相互影响，还和配合物形成时的温度有关；一般来讲，大体积高价阳离子中心原子有利于形成高配位数配合物；大体积配位体有利于形成低配位数配合物；另外，配体浓度增加，有利于形成高配位，温度升高倾向于形成低配位。

表 9－1　一般常见金属离子的配位数如下

一价金属离子	配位数	二价金属离子	配位数	三价金属离子	配位数
Cu^+	2、4	Ca^{2+}	6	Al^{3+}	4、6
Ag^+	2	Mg^{2+}	6	Cr^{3+}	6
Au^+	2、4	Fe^{2+}	6	Fe^{3+}	6
		Co^{2+}	4、6	Co^{3+}	6
		Cu^{2+}	4、6	Au^{3+}	4
		Zn^{2+}	4、6		

（五）配位离子的电荷

配离子的电荷数等于中心原子和配体所带电荷的代数和。由于配合物是电中性的，可根据外界离子的电荷来确定配离子的电荷。一些常见配离子电荷数计算如下：

配离子	电荷数
$[Ag(NH_3)_2]^+$	$(+1)+2\times 0=+1$
$[Fe(CN)_6]^{3-}$	$(+3)+6\times(-1)=-3$
$[HgI_4]^{2-}$	$(+2)+4\times(-1)=-2$
$[Pt(NH_3)_2Cl_2]$	$(+2)+2\times 0+2\times(-1)=0$

只有内界,而无外界的化合物的电荷为零。配离子的电荷数也可由外界离子的电荷总数来推算。比如配合物 $Fe_4[Fe(CN)_6]$,可推测其外界离子电荷为$+4$,所以该配合物的 $[Fe(CN)_6]$所带电荷为-4,则可推导出 Fe 的价态为$-4-6\times(-1)=+2$。

三、配合物的类型

(一)简单配合物

这类配合物是指一个中心离子或原子的周围排列着一定数量的配位体,每种配体均为单齿配体,也称为单核配合物。中心离子或原子与配位体之间通过配位键而形成带有电荷的配离子或中性配合分子。如$[Cu(NH_3)_4]SO_4$、$K_4[Fe(CN)_6]$等皆属于此类配合物。另外,大量的水合物实际上也是以水为配体的简单配合物。

(二)螯合物

由中心原子与多齿配体所形成的具有环状结构的配位个体称为螯合个体。螯合个体为离子时称为螯合离子,螯合离子与外界离子所组成的化合物称为螯合物,不带电荷的螯合个体就是螯合物,通常把螯合离子也称为螯合物。

能与中心原子形成螯合个体的多齿配体称为螯合剂。螯合剂应具备以下两个条件:

1. 配体必须含两个或两个以上能提供孤对电子的配位原子,配位原子主要是 O、N、S 等原子。

2. 配体的配位原子之间应该间隔两个或三个其他原子,以形成稳定的五元环或六元环。常见的螯合剂是乙二胺四乙酸,它是一个六齿配体,其中 4 个羧基氧原子和 2 个氨基氮原子共提供 6 对孤对电子,与中心原子配位时能形成 5 个五元环,它几乎能与所有金属离子形成十分稳定的螯合个体。在水溶液中乙二胺四乙酸的结构式如图 9-2 所示:

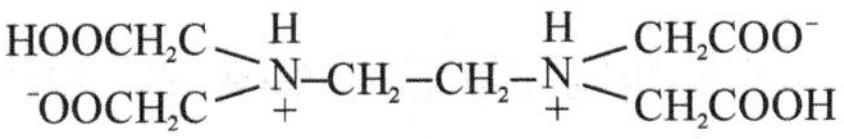

$$HOOCH_2C \diagdown \underset{|}{\overset{H}{N}}-CH_2-CH_2-\underset{|}{\overset{H}{N}} \diagup CH_2COO^-$$
$$^-OOCH_2C \diagup \overset{+}{} \qquad \overset{+}{} \diagdown CH_2COOH$$

图 9-2 乙二胺四乙酸的结构图

螯合物的种类不同,其稳定性是不同的。同一中心原子形成的螯合个体的稳定性,一般比组成和结构相近的非螯合配位个体的稳定性高,这种现象称为螯合效应。螯合个体的稳定性与中心原子和配体所形成的螯环的大小和数目有关。含五元环和六元环的螯合个体是稳定的,而小于五元环或大于六元环的螯合个体是不稳定的。组成和结构相似的多齿配体,与同一中心原子所形成的螯合个体中的螯环越多,该螯合个体就越稳定。这是因为螯环越多,配体动用的配位原子就越多,与中心原子所形成的配位键就越多,配体脱离中心原子的机会就越小。

通常,二齿配位体可形成一个螯环;四齿配位体可形成三个螯环;六齿配位体可形成五个螯环。同时螯合物的稳定性将随螯合物中环数的增多而增强;螯合环大小也会影响螯合物的稳定性。

另外,大部分螯合物都具有有色性,即具有自己的特征颜色,比如二丁二酮肟合镍(Ⅱ)是鲜红色等。

除此之外还有一些特殊配合物,比如金属羰基配合物、有机配合物、多核配合物、多酸型配合物、夹心配合物以及大环配合物等。

四、配合物的命名

配合物的内界和外界的命名与一般无机二元化合物酸、碱、盐的命名相同,顺序从右到左,但配合物命名也有其特别的之处,尤其是配离子主要按照如下顺序命名:

(一)配合物的命名

1. 若外界是简单负离子,如:Cl^-、OH^- 等,称作某化某。
2. 若外界是复杂负离子,如:SO_4^{2-}、NO_3^- 等,称作某酸某。
3. 若外界是正离子,配离子是负离子,则将配离子看成复杂酸根离子,称作某酸某。
4. 若外界是 H^+ 离子,配离子是负离子,则将配离子看成复杂酸根离子,称作某酸。

(二)内界配离子的命名

1. 顺序 配位体数→配位体名称→"合"→中心离子(原子)名称→中心离子(原子)氧化数;配位体数用中文数字一、二、三……表示;中心离子氧化数在其名称后加方括号用罗马数字(Ⅰ、Ⅱ、Ⅲ等)注明;若配位体不止一种,不同配位体之间用"·"分开。

2. 配位体的命名顺序
(1) 先无机配体,后有机配体;
(2) 先阴离子配体,后中性分子配体;
(3) 在同类配体中(同为阴离子配体或同为中性分子配体),按配位原子元素符号英文字母顺序排列;
(4) 配体的化学式相同,但配位原子不同时,则按配位原子元素符号的英文字母顺序排列;
(5) 如果同时存在几个配体,其配位原子相同且所含原子的数目也相同时,则按配体中与配位原子相连的原子元素符号英文字母顺序排列;
(6) 一些具有两个配位原子的单齿配体,应将配位原子列在左侧。例如配体 NO_2^-,标作 NO_2 时,表示配位原子为 N,该配体以"硝基"命名;标作 ONO 时,表示配位原子为 O,配体以"亚硝酸根"命名。
(7) 复杂配体加上括号,以免与其他配体混淆,如表 9 - 2 所示。

表 9 - 2 常见配合物的命名

配合物	命名
$[Cu(NH_3)_4]^{2+}$	四氨合铜(Ⅱ)离子
$[CoCl_2(NH_3)_4]^+$	二氯·四氨合钴(Ⅲ)离子
$H_2[PtCl_6]$	六氯合铂(Ⅳ)酸
$[Ag(NH_3)_2]OH$	氢氧化二氨合银(Ⅰ)
$[Fe(en)_3]Cl_3$	三氯化三(乙二胺)合铁(Ⅲ)
$[Co(NH_3)_2(en)_2]Cl_3$	氯化二氨·二(乙二胺)合钴(Ⅲ)
$[Co(ONO)(NH_3)_5]SO_4$	硫酸亚硝酸根·五氨合钴(Ⅲ)
$[Co(NH_3)_5(H_2O)]_2(SO_4)_3$	硫酸五氨·一水合钴(Ⅲ)
$NH_4[Co(NO_2)_4(NH_3)_2]$	四硝基·二氨合钴(Ⅲ)酸铵
$[Ni(CO)_4]$	四羰基合镍

测 一 测

$NH_4[Cr(NCS)_4(NH_3)_2]$ 和 $[PtNH_2(NO_2)(NH_3)_2]$ 的名称是？

有些配合物还常用习惯名称或者俗名,如表 9-3 所示。

表 9-3 一些配合物常用名称与俗名

配合物	名称	俗名
$K_4[Fe(CN)_6]$	亚铁氰化钾	俗称黄血盐
$K_3[Fe(CN)_6]$	铁氰化钾	俗称赤血盐
$[Cu(NH_3)_4]^{2+}$	铜氨离子	
$[Ag(NH_3)_2]^+$	银氨离子	

上述我们讨论了配合物的概念、配合物的组成、配合物的类型以及配合物的命名,为了更加清楚、深刻地理解配合物,下面我们结合前面章节中的价键理论简要讨论一下配合物的化学键理论。

1. 配位化合物价键理论的基本要点

(1) 在配合物中,中心离子(或原子)与配体通过配位键相结合。中心离子(或原子)必须具有空轨道,以便接受配位体的孤对电子对,形成配位共价键(M←L),简称 σ 配键。比如 $[Co(NH_3)_6]^{3+}$ 中 $Co^{3+}(d^6)$ 的空轨道能接受 NH_3 分子中 N 原子提供的孤电子对形成 Co←NH_3 配位键,得到稳定的配离子。

(2) 为了增强成键能力,形成结构匀称的配合物,中心原子所提供的空轨道(如第一过渡系金属 3d、4s、4p、4d)首先进行杂化,形成数目相等、能量相同、具有一定空间伸展方向的杂化轨道,中心原子的杂化轨道与配位原子孤对电子所在的轨道在键轴方向重叠成键。

(3) 中心离子(或原子)的空轨道杂化类型不同,成键后所生成的配合物的空间构型也就各不相同。配离子的空间结构、配位数及稳定性等主要和其杂化轨道的数目和类型有关。

中心离子(或原子)如何进行杂化,利用哪几个空轨道进行杂化,主要取决于中心离子的电子层结构以及配位原子的电负性。一般说来,过渡金属离子内层的 $(n-1)d$ 轨道电子没有填满,同时外层的 ns、np、nd 是空轨道。它们有两种利用空轨道进行杂化的方式:一是如卤素、氧等元素,这些配位原子的电负性大,很难给出孤电子对,因此对中心离子影响较小,其结构不发生变化,仅利用外层的空轨道 ns、np、nd 杂化,生成的杂化轨道能量相同、数目相等。这些杂化轨道与配位体结合形成配合物叫做外轨型配合物。例如,$[FeF_6]^{3-}$ 配离子。二是如碳(CN^-,以 C 配位)、氮(—NO_2,以 N 配位)等电负性较小的配位原子,较容易给出孤电子对,因而对中心离子的影响较大,使其电子层结构易发生变化,当 $(n-1)d$ 轨道上的单电子配对时,内层能量较低的 d 轨道与 n 层的轨道杂化,形成内轨型配合物。例如 $[Fe(CN)_6]^{3-}$ 配离子。该种成键方式下,中心原子采取 dsp^2、d^2sp^3 杂化轨道成键所形成配位数为 4、6 的配合物。

2. 价键理论的局限性

(1) 只能解释配合物基态的性质,不能解释其激发态的性质,如配合物的颜色。

(2) 对应 $[Cu(NH_3)_4]^{2+}$ 离子为什么是平面四方几何构型而不是采取 dsp^2 杂化,不能解释清楚。

(3) 不能解释第一过渡系列 +2 价氧化态水合配离子 $M(H_2O)_6^{2+}$ 与 d^x 有如下关系:

$$d^0 < d^1 < d^2 < d^3 > d^4 > d^5 < d^6 < d^7 < d^8 > d^9 > d^{10}$$

$$Ca^{2+} \quad Sc^{2+} \quad Ti^{2+} \quad V^{2+} \quad Cr^{2+} \quad Mn^{2+} \quad Fe^{2+} \quad Co^{2+} \quad Ni^{2+} \quad Cu^{2+} \quad Zn^{2+}$$

(4) 无法解释非经典配合物的成键。

(5) 不能解释配离子的稳定性与中心离子电子构型之间的关系。

要 点 凝 练

配位化合物由内界和外界组成,两者之间通过离子键连接。配位中心主要是金属原子或金属离子,配体主要是能提供孤电子对的原子或分子。

配位化合物的命名遵循无机化合物的命名原则。配位数不同时,配合单元的空间结构不同,会产生同分异构体。

第二节 配位平衡移动

一、配合平衡常数

在 $CuSO_4$ 溶液中加入过量氨水,有深蓝色的 $[Cu(NH_3)_4]^{2+}$ 生成。

$[Cu(NH_3)_3]^{2+} + 4NH_3 \rightleftharpoons [Cu(NH_3)_4]^{2+}$;同时,生成的 $[Cu(NH_3)_4]^{2+}$ 有极少部分发生解离:$[Cu(NH_3)_4]^{2+} \rightleftharpoons Cu^{2+} + 4NH_3$ 则平衡常数表达式为:

$$K_{稳} = \frac{[Cu(NH_3)_4]^{2+}}{[Cu^{2+}][NH_3]^4}$$

配合物生成反应的平衡常数,叫做配合物的稳定常数,也称为生成常数。配合物的稳定常数是指:在一定温度下,中心离子与配位体在溶液中达到配位平衡时,配离子的浓度与未配位金属离子浓度和配位体浓度的乘积之比。如果配离子的稳定常数愈大,那么配离子在水溶液中愈不容易离解。

上述比值,我们把其称为稳定常数;配位数相同的配离子,稳定常数愈大,配离子的稳定性愈大;配位数不同的配离子,不能直接比较二者的稳定性。

实际上,配离子在溶液中的生成和离解与多元弱酸或多元弱碱相似,也是分级进行的,因此,配离子在溶液中实际上存在一系列配合(或离解)平衡,对应于这些平衡,则也有一系列的平衡常数。

在上述讨论中我们也提到,配位个体的稳定性除了用标准稳定常数表示以外,也可以用标准不稳定常数表示。即当配离子在水溶液中离解达到平衡时,离解平衡常数称为配合物的不稳定常数(也叫解离常数),用 $K_{不稳}$ 表示。也就是说配位离子在溶液中离解反应的平衡常数称为配合物的不稳定常数。稳定常数和不稳定常数的乘积为 1。

例:试比较两种溶液中的 Ag^+ 离子浓度。

0.10 mol/L $[Ag(NH_3)_2]^+$ 溶液中,含有 1.0 mol/L 的氨水;0.10 mol/L $[Ag(CN)_2]^-$ 溶液

中,含有 1.0 mol/L 的 CN^-。分别在上述溶液中加入 0.10 mol/L Br^-,判断有无沉淀生成。

解:溶液中 $[Ag]^+$ 为 x mol/L,

$$Ag^+ + 2NH_3 \Longrightarrow [Ag(NH_3)_2]^+$$
$$x \quad 1.0+2x \qquad 0.10-x$$

由于 $K_稳$ 较大,$0.10-x \approx 0.10$ $\quad 1.0+2x \approx 1.0$,

$$K_稳 = \frac{[Ag(NH_3)_2^+]}{[Ag^+][NH_3]^2} = \frac{0.1-x}{x(1.0+2x)^2} = \frac{0.1}{x \cdot 1.0^2} \quad x = [Ag^+] = 5.9 \times 10^{-9}$$

同理 $[Ag(CN)_2]^-$ 中 $[Ag^+] = 1.0 \times 10^{-22}$

分别加入 0.10 mol/L Br^-,判断有无沉淀生成。$K_{SP}AgBr = 7.7 \times 10^{-13}$

比较 Q_C 和 K_{SP}

$[Ag(NH_3)_2]^+$ 中 $[Ag^+] = 5.9 \times 10^{-9}$ mol/L

$Q_C = [Ag^+][Br^-] = 5.9 \times 10^{-9} \times 0.10 = 5.9 \times 10^{-10} > K_{SP}AgBr$,有沉淀生成;

$[Ag(CN)_2]^-$ 中 $[Ag^+] = 1.0 \times 10^{-22}$ mol/L

$Q_C = [Ag^+][Br^-] = 1.0 \times 10^{-22} \times 0.10 = 1.0 \times 10^{-23} < K_{SP}AgBr$,无沉淀生成。

二、配位平衡的移动

在反应 $M^{n+} + xL^- \Longrightarrow ML_x^{(n-x)+}$ 中,如果改变 M^{n+} 或 L^- 的浓度,都会使上述平衡发生移动。当 M^{n+} 或 L^- 的浓度增大时,平衡向生成配位个体的方向移动;而当 M^{n+} 或 L^- 的浓度降低时,平衡向配位个体解离的方向移动。

(一)酸度的影响

以上述 $M^{n+} + xL^- \Longrightarrow ML_x^{(n-x)+}$ 反应为例,主要从下面几方面讨论:

1. 酸效应 当 $[H^+]$ 增加,降低 $[L]$,配合物稳定性减小,离解程度增大。称为配合剂的酸效应。如 $EDTA(H_4Y)$ 与金属离子 M^{n+} 配合。

$$H_4Y \xleftarrow{H^+} H_3Y^- \xleftarrow{H^+} H_2Y^{2-} \xleftarrow{H^+} HY^{3-} \xleftarrow{H^+} Y^{4-} \xrightarrow{M^{n+}} MY^{n-4}$$

按照酸碱质子理论,配体都是质子碱。如果配体的碱性较强,且溶液的酸度增加时,配体就会和 H 离子生成它的共轭酸,使平衡向配离子解离的方向移动。

2. 水解效应 溶液酸度降低,中心原子发生水解,浓度减小,而使配合物稳定性降低,这种现象称为水解效应。大多数配合物的中心离子(或原子)都是过渡金属离子,而过渡金属离子在水溶液中都会有不同程度的水解,也就是容易和水电离出的氢氧根反应。如果降低溶液的酸度,中心离子(或原子)就会发生水解,它本身的浓度就会降低,从而使平衡向配离子解离的方向移动,配合物的稳定性降低。

总之,讨论溶液酸度对配合物配位平衡的影响应从酸效应和水解效应两个方面来综合考虑。改变溶液的酸度既能改变配体的浓度,又能改变中心离子的浓度,从而导致配位平衡的移动。一般来讲,如果金属离子不发生水解的情况下,酸度降低,有利于增加配合物的稳定性。

测 一 测

如何理解配位化合物的离解平衡?

（二）配合物—沉淀之间的转化

当向含有配离子的溶液中加入沉淀剂时，中心离子就会与沉淀剂反应生成沉淀，会使配位平衡向解离方向移动；如果向含有沉淀的溶液中加入能与金属离子形成配合物的配位剂，就会发生配位反应而使沉淀溶解，也可以使平衡发生移动，这就是配位平衡和沉淀平衡之间的相互影响。配离子与沉淀之间转化的难易，取决于沉淀的溶度积和配离子稳定常数的大小，实际上是两者与金属离子形成更稳定的化合物的过程。

配离子之间转化反应就是由一种配离子转化为另一种更稳定的配离子的反应。根据多重平衡规则，可以利用稳定常数来计算反应的平衡常数，从而说明反应进行的趋势大小。如：血红色的$[Fe(NCS)]^{2+}$，无色的$[FeF]^{2+}$，当将NH_4F加入到$[Fe(NCS)]^{2+}$溶液中时，血红色立即褪去，说明NCS^-被F^-所取代，生成了新的配离子$[FeF]^{2+}$。

配合平衡与沉淀反应的关系，是沉淀剂与配合剂争夺金属离子的过程。$K_{稳}$越大，则沉淀愈易被配合溶解。

当然，除此之外还有其他配位反应以及氧化还原反应对配位平衡都有很大的影响等。总之，配合物之间的转化规律为：在溶液中，配离子相互之间的转化总是朝着生成更稳定配离子的方向进行，转化的程度大小取决于两种配离子的稳定常数大小；两者的稳定常数相差越大，转化反应就会越完全。

（三）影响配位化合物稳定性的因素

配位化合物稳定性主要取决于配体与中心原子（或离子）的结构和性质。

1. 氧化还原的影响　氧化还原实际上是电子的得失，也就是说如果在溶液中发生了电子数量的变化，那么配合物的稳定性也会受到影响。配离子电荷的改变会引起熵值的变化，配离子电荷减小，溶剂分子在其周围的定向排列程度减小，也就越稳定。一般来讲，金属离子的电负性越大，也就是氧化性越强，越接近配位原子，稳定性也就越大，反之亦然。

2. 中心离子（原子）的影响　中心原子（或离子）与配体之间结合力的强弱，主要与中心原子（或离子）的电荷多少、半径大小以及电子组态有关。

3. 配位体的影响　配位个体的稳定性，主要和配位原子的电负性、配体的碱性以及螯合效应有关。

实际上，配体的碱性大小对配合物的稳定性影响也很大，事实证明，如果中心原子一定，而配位原子相同以及结构相似时，配位个体的稳定性大小和其标准平衡稳定常数大小一致，也就是说平衡常数越大，形成的配合物越稳定。

对于螯合效应，主要是由于螯环的形成使螯合物具有特殊稳定作用，也称螯合效应，这一点在前面已经讨论过。同时从热力学的角度看，主要是形成螯合物之后，其熵值增大，所以更稳定。在螯合物中形成环的数目越多，稳定性越高。在大多数情况下，五、六元环最稳定。

大环配体是一种特殊的螯合配位体，大环上的杂原子与金属原子配位形成大环配合物。大环配合物的稳定性显著高于同种配位原子开链螯合剂形成的螯合物，化学上将这种现象叫大环效应。

除此之外，空间位阻对配合物也有很大的影响，所谓的空间位阻就是当多齿配体的配位原子附近结合着体积较大的基团时，就会阻碍配位原子与中心离子的靠近，从而影响配位，降低了螯合物的稳定性，这种现象称为空间位阻。

要 点 凝 练

　　配位平衡常数用 K 或 β 表示。K 值越大表示配离子越稳定。可以应用 K 来判断相同类型的配合物的稳定性强与弱。也可以进行溶液中某离子浓度的计算。

　　配位化合物的稳定性主要和软硬酸碱、中心离子以及配位体有关。

第三节　配位滴定

一、EDTA 及其配位特性

（一）EDTA 的相关性能

　　乙二胺四乙酸(ethylene diamine tetraacetic acid)（通常用 H_4Y 表示）简称 EDTA，其结构式如下：

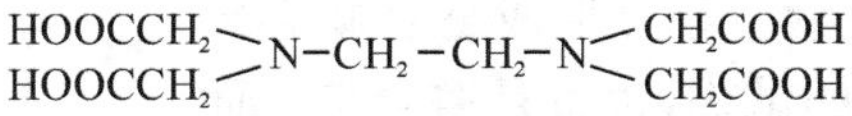

$$\begin{array}{l} \text{HOOCCH}_2 \\ \text{HOOCCH}_2 \end{array}\!\!\!\!\!\rangle\!\text{N-CH}_2\text{-CH}_2\text{-N}\!\langle\!\!\!\!\!\begin{array}{l} \text{CH}_2\text{COOH} \\ \text{CH}_2\text{COOH} \end{array}$$

　　乙二胺四乙酸为白色无水结晶粉末，常温下溶解度较小，难溶于酸和有机溶剂，易溶于碱或氨水中形成相应的盐。由于乙二胺四乙酸溶解度小，所以一般不用作滴定剂。

　　一般我们所讲的 EDTA，也就是乙二胺四乙酸的二钠盐($Na_2H_2Y \cdot 2H_2O$)为白色结晶粉末，易溶于水，水溶液呈酸性，其 pH≈4.4。常用其二钠盐作滴定剂。乙二胺四乙酸在水溶液中，具有双偶极离子结构，其结构如图 9-3 所示：

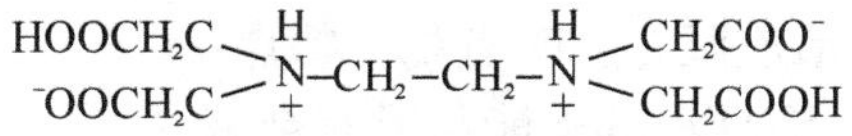

$$\begin{array}{l} \text{HOOCH}_2\text{C} \\ ^-\text{OOCH}_2\text{C} \end{array}\!\!\!\!\!\rangle\!\overset{H}{\underset{+}{N}}\text{-CH}_2\text{-CH}_2\text{-}\overset{H}{\underset{+}{N}}\!\langle\!\!\!\!\!\begin{array}{l} \text{CH}_2\text{COO}^- \\ \text{CH}_2\text{COOH} \end{array}$$

图 9-3　乙二胺四乙酸的结构图

　　在酸度很高的溶液中时，EDTA 的两个羧酸根可再接受两个 H^+ 形成 H_6Y^{2+}，其实这相当于一个六元酸，在溶液中是逐级电离的，有六级离解常数，如表 9-4 所示。

表 9-4　EDTA 的逐级解离常数

K_{a_1}	K_{a_2}	K_{a_3}	K_{a_4}	K_{a_5}	K_{a_6}
$10^{-0.9}$	$10^{-1.6}$	$10^{-2.0}$	$10^{-2.67}$	$10^{-6.16}$	$10^{-10.26}$

　　EDTA 在水溶液中总是以 H_6Y^{2+}、H_5Y^+、H_4Y、H_3Y^-、H_2Y^{2-}、HY^{3-} 和 Y^{4-} 等七种型体存在。它们的分布系数 δ 与溶液 pH 的关系如图 9-4 所示。

　　由分布曲线图中可以看出，型体与 pH 的关系如表 9-5 所示：

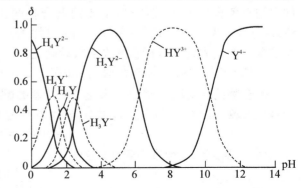

图 9-4　EDTA 在水溶液中的分步系数和酸度的关系图

表 9 - 5　EDTA 溶液中各种存在形式的分布

pH 范围	主要存在形式
pH<0.90	以 H_6Y^{2+} 为主
0.90≤pH<1.60	以 H_5Y^+ 为主
1.60≤pH<2.00	以 H_4Y 为主
2.00≤pH<2.67	以 H_3Y^- 为主
2.67≤pH<6.16	以 H_2Y^{2-} 为主
6.16≤pH<10.26	以 HY^{3-} 为主
pH≥10.26	以 Y^{4-} 为主

在此需要注意的是，在七种型体中只有 Y^{4-} 能与金属离子直接配位。Y^{4-} 分布系数越大，即 EDTA 的配位能力越强。而 Y^{4-} 分布系数的大小与溶液的 pH 密切相关，所以溶液的酸度是影响 EDTA 配合物稳定性及滴定终点敏锐性的一个很重要的因素。

（二）EDTA 的配位特性

在前面，我们已经介绍了螯合物，我们知道螯合物是一类具有环状结构的配合物。若要形成螯合物必须有能与金属离子形成螯合物的试剂，也就是螯合剂。而 EDTA 就是一种常用的螯合剂。EDTA 分子中有六个配位原子，此六个配位原子恰能满足它们的配位数，在空间位置上均能与同一金属离子形成环状化合物，即螯合物。图 9 - 5 所示的是 EDTA 与 Ca^{2+} 形成的螯合物的立方构型。

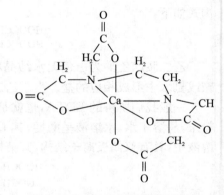

图 9 - 5　EDTA 与 Ca^{2+} 形成的螯合物的立方构型

通常 EDTA 与金属离子形成配合物时有如下特点：

1. 具有广泛的配位性能，EDTA 几乎能与所有金属离子形成配合物，所以其配位滴定应用十分广泛，但是，需要注意的一个重要问题是如何提高滴定的选择性。

2. 配合物的配位比简单，EDTA 多数情况下都形成 1：1 配合物。比较特别的离子如 Mo(V) 与 EDTA 形成的配合物 $[(MoO_2)_2Y^{2-}]$ 的配位比为 2：1。

3. 配合物的稳定性高，EDTA 能与金属离子形成具有多个五元环结构的螯合物。

4. 配合物易溶于水，EDTA 使配位反应较迅速。

5. 大多数金属与 EDTA 形成的配合物都是无色的，因而有利于指示剂确定终点。但是如果与有色金属离子配位时，生成的螯合物颜色则加深。例如：CuY^{2-}（深蓝）、NiY^{2-}（蓝色）、CoY^{2-}（紫红）、MnY^{2-}（紫红）、CrY^-（深紫）、FeY^-（黄）。因此滴定这些离子时，要控制其浓度不要过大，否则，指示剂终点很难确定。

（三）配合物的稳定常数（stability constant）)

配合物的绝对稳定常数如果是 1：1 型的配合物，我们可以用 M 表示金属离子（或原子），L 来表示配体，其配位反应式如下（为简便起见，略去电荷）：

$$M+L \rightleftharpoons ML$$

所以，反应的平衡常数表达式为：

$$K_{MY}=\frac{[ML]}{[M]\cdot[L]}$$

K_{MY} 即为金属离子和 EDTA 配合物的绝对稳定常数（也称为形成常数 formation constant），也可用 $K_稳$ 表示。对于具有相同配位数的配合物或配位离子来说，K_{MY} 越大，配合物越稳定。

常见金属离子与 EDTA 形成的配合物 MY 的绝对稳定常数 K_{MY} 可由相关的手册查到。其他部分金属与 EDTA 的配合物的稳定常数如表 9-6 所示：

表 9-6　部分金属—EDTA 配位化合物的 $\lg K_稳$

阳离子	$\lg K_{MY}$	阳离子	$\lg K_{MY}$	阳离子	$\lg K_{MY}$
Na^+	1.66	Ce^{4+}	15.98	Cu^{2+}	18.80
Li^+	2.79	Al^{3+}	16.3	Ga^{2+}	20.3
Ag^+	7.32	Co^{2+}	16.31	Ti^{3+}	21.3
Ba^{2+}	7.86	Pt^{2+}	16.31	VHg^{2+}	21.8
Mg^{2+}	8.69	Cd^{2+}	16.49	Sn^{2+}	22.1
Sr^{2+}	8.73	Zn^{2+}	16.50	Th^{4+}	23.2
Be^{2+}	9.20	Pb^{2+}	18.04	Cr^{3+}	23.4
Ca^{2+}	10.69	Y^{3+}	18.09	Fe^{3+}	25.1
Mn^{2+}	13.87	VO^+	18.1	U^{4+}	25.8
Fe^{2+}	14.33	Ni^{2+}	18.60	Bi^{3+}	27.94
La^{3+}	15.50	VO^{2+}	18.8	Co^{3+}	36.0

在此，我们要注意的是：绝对稳定常数是指在无副反应发生的情况下的数据，其实不能反映实际滴定过程中配合物的稳定状况。

例：在 pH＝12 的 5.0×10^{-3} mol/L CaY 溶液中，Ca^{2+} 浓度和 pCa 为多少？

解：已知 pH＝12 时 $c(CaY)＝5.0 \times 10^{-3}$ mol/L

查表 9-6 得 $K_{CaY}＝10^{10.7}$，

$K_{CaY}＝\dfrac{[CaY^{2-}]}{[Ca^{2+}] \cdot [Y]}$，由于 $[Ca]＝[Y]$，$[CaY^{2-}] \approx c(CaY)$，

所以 $[Ca]^2＝\dfrac{c(CaY)}{K_{CaY}}$，

$[Ca]＝\left(\dfrac{c(CaY)}{K_{CaY}}\right)^{\frac{1}{2}}＝\left(\dfrac{10^{-2.30}}{10^{10.7}}\right)^{\frac{1}{2}}＝10^{-6.5}$ 即 $[Ca]＝3 \times 10^{-7}$ mol/L

$pCa＝\dfrac{1}{2}(\log K_{CaY}-\log[CaY^{2-}])＝\dfrac{1}{2}(10.7+2.3)＝6.5$

因此，溶液中，Ca^{2+} 的浓度为 3×10^{-7} mol/L。pCa 为 6.5。

测　一　测

配位化合物的稳定常数和离解常数有什么关系？影响因素有哪些？

（四）副反应系数和条件稳定常数

在滴定过程中，一般把 EDTA（Y^{4-}，为了表示方便，我们用 Y 来代替 Y^{4-}）与被测金属离

子 M 的反应称为主反应,而溶液中存在的其他反应都称为副反应(side reaction),如下式

$$
\begin{array}{ccccc}
& M & A & + & Y & N & MY & OH^- \\
\text{主反应:} & M(OH) & MA & HY & NY & MHY & M(OH)Y
\end{array}
$$

$$
\begin{array}{ccc}
M(OH)_n & MA_n & H_6Y
\end{array}
$$

副反应: 羟基配   配位   酸效应   离子效应 混合配位效应
　　　　 位效应   效应

上式中 A 是辅助配位剂,N 是共存离子。所谓"效应"也就是副反应影响主反应的现象。我们可以看到,反应物(M、Y)发生副反应时不利于主反应的进行,但是生成物(MY)的各种副反应则有利于主反应的进行,只不过所生成的这些混合配合物大多数情况下不稳定,可以忽略不计。下面我们主要讨论反应物发生的副反应。

1. 副反应系数　由于配位反应涉及的平衡比较复杂,同时也为了定量处理各种因素对配位平衡的影响,我们引入了副反应系数的概念。即副反应系数是描述副反应对主反应影响程度的大小,以 α 表示。

(1) 酸效应(acidic effect)与酸效应系数:所谓"酸效应"是由于 H^+ 的存在使配位体参加主反应能力降低的现象。其程度用酸效应系数来衡量,而酸效应系数用符号 $\alpha_{Y(H)}$ 表示。我们可以这样理解酸效应系数:在一定酸度下,未与 M 配位的 EDTA 各级质子化型体的总浓度 $[Y']$ 与游离 EDTA 酸根离子浓度的比值。即

$$
\alpha_{Y(H)} = \frac{[Y']}{[Y]}
$$

不同酸度下的 $\alpha_{Y(H)}$ 值,可由下式计算:

$$
\alpha_{Y(H)} = 1 + \frac{[H]}{K_6} + \frac{[H]^2}{K_6 K_5} + \frac{[H]^3}{K_6 K_5 K_4} + \cdots + \frac{[H]^6}{K_6 K_5 \cdots K_1}
$$

其中 K_6、$K_5 \cdots K_1$ 是 H_6Y^{2+} 的各级离解常数,由该式可以看到 $\alpha_{Y(H)}$ 随 pH 的增大而减少。$\alpha_{Y(H)}$ 越小则 $[Y]$ 越大,即 EDTA 有效浓度 $[Y]$ 越大,所以酸度对配合物的影响越小。

在使用 EDTA 滴定中,$\alpha_{Y(H)}$ 是最常用到的副反应系数。为了简化运算,通常取其对数值 $\lg \alpha_{Y(H)}$。表 9-7 列出不同 pH 的溶液中 EDTA 酸效应系数 $\lg \alpha_{Y(H)}$ 值。

表 9-7　不同 pH 时的 $\lg \alpha_{Y(H)}$ 表

pH	$\lg \alpha_{Y(H)}$	pH	$\lg \alpha_{Y(H)}$	pH	$\lg \alpha_{Y(H)}$
0.0	23.64	3.8	8.85	7.4	2.88
0.4	21.32	4.0	8.44	7.8	2.47
0.8	19.08	4.4	7.64	8.0	2.27
1.0	18.01	4.8	6.84	8.4	1.87
1.4	16.02	5.0	6.45	8.8	1.48
1.8	14.27	5.4	5.69	9.0	1.28
2.0	13.51	5.8	4.98	9.5	0.83
2.4	12.19	6.0	4.65	10.0	0.45

(2) 共存离子效应和共存离子效应系数:溶液中除了被滴定的金属离子 M 之外,如果还有其他金属离子 N 存在,同时 N 亦能与 Y 形成稳定的配合物时,尤其是共存金属离子 N 的

浓度较大,那么 Y 与 N 的副反应就会影响其配位能力,这时共存离子的影响便不能忽略。我们把共存离子 N 与 EDTA 反应而降低了 Y 的平衡浓度的副反应称为共存离子效应。副反应进行的程度用副反应系数表示,即共存离子效应系数:

$$\alpha_{Y(N)} = \frac{[Y']}{[Y]} = \frac{[NY] + [Y]}{[Y]} = 1 + K_{NY}[N]$$

其中 $[N]$ 为游离共存金属离子 N 的平衡浓度。由上述公式可知 $\alpha_{Y(N)}$ 的大小只与 K_{NY} 以及 N 的浓度有关。

但是,如果有几种共存离子存在时,一般只取其中影响最大的,其他可忽略不计。实际上,Y 的副反应系数 α_Y 应同时包括共存离子和酸效应两部分,因此

$$\alpha_Y \approx \alpha_{Y(H)} + \alpha_{Y(N)} - 1$$

当 $\alpha_{Y(H)} \gg \alpha_{Y(N)}$ 时,酸效应是主要的;当 $\alpha_{Y(N)} \gg \alpha_{Y(H)}$ 时,共存离子效应是主要的。在滴定剂 Y 的副反应中,大部分是酸效应的影响大点,因此 $\alpha_{Y(H)}$ 也是重要的副反应系数。

(3) 中心离子(或原子)M 的副反应及副反应系数

①配位效应与配位效应系数

在 EDTA 溶液中,所谓"配位效应"是指其他配位剂使金属离子参加主反应的能力降低的现象。该副反应系数称为配位效应系数,用 $\alpha_{M(L)}$ 表示。对于 $\alpha_{M(L)}$ 我们可以理解为:没有参加主反应的金属离子总浓度 $[M']$ 与游离金属离子浓度 $[M]$ 的比值。如下式:

$$\alpha_{M(L)} = \frac{[M']}{[M]} = 1 + \beta_1[L] + \beta_2[L]^2 + \cdots + \beta_n[L]^n$$

由上述公式我们可以看出,$\alpha_{M(L)}$ 越大,表示副反应越严重。

配位剂 L 通常是滴定时所加入的缓冲剂或者是为了防止金属离子水解所加的辅助配位剂,也有可能是为消除干扰而加的掩蔽剂。

如果溶液的酸度较低时,通常金属离子会生成羟基配合物 $[M(OH)_n]$,此时 L 就代表 OH^-,其副反应系数用 $\alpha_{M(OH)}$ 表示。常见金属离子的 $\lg\alpha_{M(OH)}$ 值可查手册。

②金属离子的总副反应系数 α_M

如果溶液中有两种配位剂 L 和 A 同时都和金属离子 M 发生副反应,这种影响可用 M 的总副反应系数 α_M 表示。

$$\alpha_M = \alpha_{M(L)} + \alpha_{M(A)} - 1$$

(4) 配合物 MY 的副反应与副反应系数:酸度较大时,易生成酸式配合物(MHY),其副反应系数用 $\alpha_{MY(H)}$ 表示;酸度较小时,易生成碱式配合物(MOHY),其副反应系数用 $\alpha_{MY(OH)}$ 表示。这种情况下的配合物一般不太稳定,可忽略不计。

2. 条件稳定常数　由上述副反应对主反应影响的讨论,我们可以知道,描述配合物的稳定性要把绝对稳定常数和副反应影响放在一起综合讨论。这样推导的稳定常数应和绝对稳定常数会有区别,因此称之为条件稳定常数或表观稳定常数,我们用 K'_{MY} 表示。K'_{MY} 与 α_Y、α_M、α_{MY} 的关系如下:

$$K'_{MY} = K_{MY}\frac{\alpha_{MY}}{\alpha_M\alpha_Y}$$

一定条件下 α_M、α_Y、α_{MY} 为定值,故 K'_{MY} 在一定条件下为常数,也称为条件稳定常数。如果副反应系数为 1(即无副反应)时,$K'_{MY} = K_{MY}$。

若将上述公式两边取常用对数得:

$$\lg K'_{MY} = \lg K_{MY} + \lg\alpha_{MY} - \lg\alpha_M - \lg\alpha_Y$$

多数情况下(酸碱性不太大),不形成酸式或碱式配合物,故 $\lg\alpha_{MY}$ 忽略不计,上式可简化为:

$$\lg K'_{MY}=\lg K_{MY}-\lg\alpha_M-\lg\alpha_Y$$

如果只有酸效应,又简化成:

$$\lg K'_{MY}=\lg K_{MY}-\lg\alpha_{Y(H)}$$

条件稳定常数是相当于在副反应系数基础上进行校正后的实际稳定常数,该常数有很多用途,比如判断滴定金属离子的可行性、混合金属离子分别滴定的可行性以及滴定终点时金属离子的浓度计算等。

通过上述的讨论,我们可以看到,实际上配合物在溶液中的稳定性受很多因素的影响。比如在一些化学反应中,由于副反应的影响,常需要控制某金属离子浓度在很低数值。因为在稀溶液中,金属离子的配位、水解反应以及容器的吸附和该离子的外来引入等均影响极大,不能用直接稀释的方法配制出所需的浓度。这个时候,我们就会用到一种缓冲溶液,也称为金属离子缓冲溶液。即具有控制溶液金属离子浓度能力的缓冲溶液称为金属离子缓冲溶液。

二、滴定条件的选择

滴定条件的选择在滴定分析中是很重要的一个方面,尤其是配位滴定,在医学领域也是经常用到的。我们知道溶液的酸度以及配位剂的存在形式等都会影响到形成配合物的稳定性。我们从以下几个方面讨论如何选择合适的滴定条件。

(一)配位滴定曲线

当进行酸碱滴定时,我们知道随着不断加入滴定剂,随着反应的进行,溶液中 H^+ 的浓度也在不断变化,当达到临界点,也就是化学计量点时,溶液 pH 会发生突然的变化。与上述酸碱滴定类似,当配位滴定时,在一定酸度(pH)值条件下,随着配位滴定剂的不断加入,配位剂和金属离子连续反应,生成的配合物不断增多,金属离子的浓度不断减少。若达到化学计量点时,金属离子的浓度(pM)也会突然降低。如果将配位滴定过程金属离子的浓度与对应的配位剂的加入量的关系绘成曲线,这个曲线就是配位滴定曲线。它反映了滴定过程中,滴定剂的加入量与待测金属离子浓度之间的变化关系。

1. 配位滴定曲线的绘制 配位滴定曲线的绘制有两种方法:计算绘制、仪器测量绘制。现举例说明:已知 pH=12,EDTA 的浓度为 0.01 mol/L,20.00 ml 0.01 mol/L 的 Ca^{2+} 溶液,要求计算滴定过程中的 pM,并说明滴定过程中配位滴定剂的加入量与待测金属离子浓度之间的关系。

Ca^{2+} 不参与水解,也不与其他配位剂反应,因此,平衡时只需考虑 EDTA 的酸效应。则 pH 为 12.00 条件下,CaY^{2-} 的条件稳定常数为:

$$\lg K'_{CaY}=\lg K_{CaY}-\lg\alpha_{Y(H)}=10.69-0=10.69$$

已知 $[Ca^{2+}]=0.01$ mol/L,所以 pCa=2.00。

在化学计量点前,由于 $\lg K'_{CaY}$ 较大,剩余的 Ca^{2+} 对 CaY^{2-} 的离解有抑制作用,可忽略 CaY^{2-} 的离解,按照剩余的 $[Ca^{2+}]$ 浓度计算 pCa 值。若 EDTA 的用量为 18.00 ml 时:

$$[Ca^{2+}]=\frac{2.00\times0.010\ 00}{20.00+18.00}\ \text{mol/L}=5.26\times10^{-3}\ \text{mol/L}$$

则 $pCa=-\lg[Ca^{2+}]=2.28$

若 EDTA 用量为 19.98 ml 时

$$[Ca^{2+}]=\frac{0.01\times0.02}{20.00+19.98}\ mol/L=5\times10^{-6}\ mol/L$$

则 $pCa=-lg[Ca^{2+}]=5.3$

达到化学计量点时 Ca^{2+} 与 EDTA 几乎全部形成 CaY^{2-} 离子,因此

$$[CaY^{2-}]=0.01\times\frac{20.00}{20.00+20.00}\ mol/L=5\times10^{-3}\ mol/L$$

由于 $pH\geqslant12$,$lg\alpha_{Y(H)}=0$,所以 $[Y^{4-}]=[Y]_总$;同时,$[Ca^{2+}]=[Y^{4-}]$

所以 $\dfrac{[CaY^{2-}]}{[Ca^{2+}]^2}=K'_{MY}$

即 $\dfrac{5\times10^{-3}}{[Ca^{2+}]^2}=10^{10.69}$

$$[Ca^{2+}]=3.2\times10^{-7}\ mol/L$$

所以 $pCa=6.5$

在化学计量点后,如果加入的 EDTA 溶液为 20.02 ml 时,那么过量的 EDTA 溶液为 0.02 ml。

这时 $[Y]_总=\dfrac{0.01\times0.02}{20.00++20.02}\ mol/L=5\times10^{-6}\ mol/L$

那么 $\dfrac{5\times10^{-3}}{[Ca^{2+}]\times5\times10^{-6}}=10^{10.69}$

$$[Ca^{2+}]=10^{-7.69}\ mol/L$$

则 $pCa=7.69$

将所得数据列于表 9-8。

表 9-8　滴定过程中所得的金属离子 $lg\alpha_{M(OH)}$ 值

金属离子	离子强度	pH 值													
		1	2	3	4	5	6	7	8	9	10	11	12	13	14
Al^{3+}	2				0.4	1.3	5.3	9.3	13.3	17.3	21.3	25.3	29.3	33.3	
Bi^{3+}	3	0.1	0.5	1.4	2.4	3.4	4.4	5.4							
Ca^{2+}	0.1												0.3	1.0	
Cd^{2+}	3								0.1	0.5	2.0	4.5	8.1	12.0	
Co^{2+}	0.1							0.1	0.4	1.1	2.2	4.2	7.2	10.2	
Cu^{2+}	0.1							0.2	0.8	1.7	2.7	3.7	4.7	5.7	
Fe^{2+}	1							0.1	0.6	1.5	2.5	3.5	4.5		
Fe^{3+}	3			0.4	1.8	3.7	5.7	7.7	9.7	11.7	13.7	15.7	17.71	19.7	21.7
Hg^{2+}	0.1			0.5	1.9	3.9	5.9	7.9	9.9	11.9	13.9	15.9	7.9	19.9	21.9
La^{3+}	3									0.3	1.0	1.9	2.9	3.9	
Mg^{2+}	0.1									0.1	0.5	1.3	2.3		
Mn^{2+}	0.1									0.1	0.5	1.4	2.4	3.4	
Ni^{2+}	0.1							0.1	0.7	1.6					
Pb^{2+}	0.1						0.1	0.5	1.4	2.7	4.7	7.4	10.4	13.4	
Th^{4+}	1				0.2	0.8	1.7	2.7	3.7	4.7	5.7	6.7	7.7	8.7	9.7
Zn^{2+}	0.1								0.2	2.4	5.4	8.5	11.8	15.5	

由表9-9所列数据,以 pCa 值为纵坐标,EDTA 的体积用量为横坐标作图,得到如图9-6的滴定曲线。

表9-9　EDTA 滴定 Ca^{2+} 溶液中 pCa 的变化

EDTA 加入量		Ca^{2+} 被滴定的分数	EDTA 过量的分数	pCa
ml	%	%	%	
0	0			2.0
10.8	90.0	90.0		3.3
19.80	99.0	99.0		4.3
19.98	99.9	99.9		5.3
20.00	100.0	100.0		6.5
20.02	100.1		0.1	7.7
20.20	101.0		1.0	8.7
40.00	200.0		100	10.7

（5.3～7.7 处标注"突破"）

我们由表9-9或图9-6可以得出,当 pH＝12 时,用 0.01 mol/L EDTA 滴定 0.01 mol/L Ca^{2+},达到计量点时的 pCa 为 6.5,发生滴定突跃的 pCa 为 5.3～7.7。

通过上述计算,可看到配位滴定的计算有时比酸碱滴定更复杂,这和酸碱滴定有相似的地方,但其中一些数据处理方法是通用的。

2. 滴定突跃的范围　实际上,在配位滴定中,我们希望滴定突跃值越大越好,因为这样能更容易准确地指示终点。由上述计算结果可知,影响突跃范围的主要因素是配合物的条件稳定常数和被滴定金属离子的浓度。

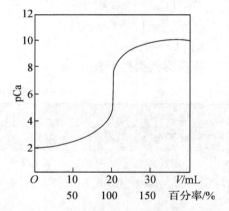

图9-6　pH＝12 时 0.010 00 mol/L EDTA 滴定 0.010 00 mol/L Ca^{2+} 的滴定曲线

首先我们来看配合物的条件稳定常数实验表明配合物的条件稳定常数 $\lg K'_{MY}$ 越大,那么滴定突跃（ΔpM）也就越大。而决定配合物 $\lg K'_{MY}$ 大小的首要因素是绝对稳定常数 $\lg K_{MY}$（内因）,一般来说绝对稳定常数是常数,那么主要考虑溶液酸度、配位掩蔽剂和其他辅助配位剂。酸度高时,$\lg \alpha_{Y(H)}$ 大,$\lg K'_{MY}$ 变小,滴定突跃就减小;而滴定过程中加入掩蔽剂、缓冲溶液等辅助配位剂时,会增大 $\lg \alpha_{M(L)}$ 值,使 $\lg K'_{MY}$ 变小,导致滴定突跃减小。

其次是浓度,实验证明金属离子 c_M 越大,滴定曲线起点越低,那么滴定突跃越大;c_M 越小,那么滴定突跃越小。

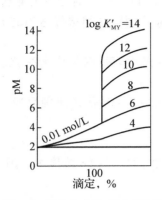

图 9-7　不同 $\lg K'_{MY}$ 的滴定曲线（横坐标为滴定分数/%）　　图 9-8　EDTA 的滴定不同浓度溶液的滴定曲线

（二）单一离子的滴定

滴定突跃的大小是准确滴定的重要依据之一。而影响滴定突跃大小的主要因素是 c_M 和 K'_{MY}。能否准确滴定金属离子主要决定于误差的大小和检测终点方法的准确度，以及金属离子的本身浓度。如果原始浓度为 c_M 的金属离子，用相同浓度的 EDTA 滴定，滴定时的允许误差为 E_t，那么在化学计量点时假设：被测定的金属离子几乎全部发生配位反应，即 $[MY]=c_M$；$c_{M(余)} \leqslant c_M E_t$；滴定时有过量的 EDTA，即 $c_{EDTA(余)} \leqslant c(EDTA)E_t$。

将这些数值代入条件稳定常数的关系式得：

$$K'_{MY}=\frac{[MY]}{c_{M(余)} \cdot c_{EDTA(余)}}$$

$$K'_{MY} \geqslant \frac{c_M}{c_M E_t \cdot c(EDTA)E_t}$$

因为 $c_M=c(EDTA)$，两边取常用对数，得

$$\lg c_M K'_{MY} \geqslant -2\lg E_t$$

由于误差 E_t 为 0.1%，得

$$\lg c_M K'_{MY} \geqslant 6$$

该式为单一金属离子准确滴定可行性条件。

如果金属离子的浓度 c_M 为 0.01 mol/L 的特定条件下，则

$$\lg K'_{MY} \geqslant 8$$

该式是在上述条件下准确滴定 M 时，$\lg K'_{MY}$ 的最小值。

其实，如果降低分析准确度的要求，或者说改变检测终点的准确度，那么滴定要求的 $\lg c_M K'_{MY}$ 也会改变，例如：

$E_t=\pm 0.5\%$，$\Delta pM=\pm 0.2$，$\lg c_M K'_{MY}=5$ 时可以滴定；

$E_t=\pm 0.3\%$，$\Delta pM=\pm 0.2$，$\lg c_M K'_{MY}=6$ 时也可以滴定；

例如，在 pH=2.00 和 pH=5.00 时（$\alpha_{Zn}=1$），用 0.010 mol/L EDTA 能否准确滴定 0.010 mol/L Zn^{2+}？

解　查表 9-6 得：$\lg K_{ZnY}=16.50$；查表 9-7 得：pH=2.00 时，$\lg \alpha_{Y(H)}=13.51$

按题意，$\lg K'_{MY}=16.50-13.51=2.99 < 8$

查表 9-7 得：pH=5.00 时 $\lg \alpha_{Y(H)}=6.45$，

则 $\lg K'_{MY} = 16.50 - 6.45 = 10.05 > 8$

所以,当 pH=2.00 时,Zn^{2+} 是不能被准确滴定的,而 pH=5.00 时可以被准确滴定。

由此例计算可看出,用 EDTA 滴定金属离子,若要准确滴定必须选择适当的 pH。因为酸度是金属离子被准确滴定的重要影响因素。

通常情况下,较低的酸度对滴定有利,但为了防止在酸度较低时发生羟基化反应,甚至是生成氢氧化物,所以必须控制合适的酸度范围。

(1)确定最高酸度:如果滴定反应中除 EDTA 酸效应外,没有其他副反应,可用下式表示:

$$\lg \alpha_{Y(H)} \leqslant \lg K_{MY} - 8$$

将各种金属离子的数值代入,再查得与它对应的最小 pH。例如,浓度为 0.01 mol/L 的 Zn^{2+} 溶液,$\lg K_{ZnY} = 16.50$ 代入得

$$\lg \alpha_{Y(H)} \leqslant 8.5$$

从表 9-7 可查得 pH≥4.0,即滴定 Zn^{2+} 允许的最大酸度,最小 pH 为 4.0,也就是最大酸度。如果将金属离子的 $\lg K_{MY}$ 值与最小 pH(或对应的 $\lg \alpha_{Y(H)}$ 与最小 pH)的对应关系绘成曲线,我们称之为酸效应曲线(或称 Ringboim 曲线),如图 9-9 所示。

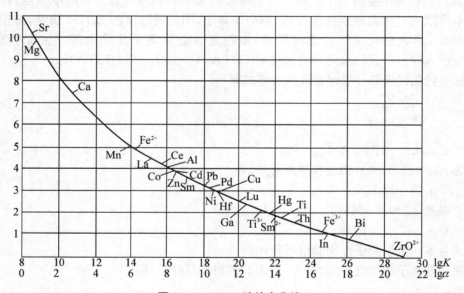

图 9-9　EDTA 酸效应曲线

实际上,从酸效应曲线中可查得单独滴定某种金属离子时的最低 pH;也能看到混合离子中哪些离子存在干扰。但是通过酸效应曲线确定金属离子的最低 pH 的条件是:c_M 为 0.01 mol/L;相对误差为 ±0.1%;除 EDTA 酸效应外,金属离子无其他副反应。

(2)确定最低酸度:滴定时酸度一般都大于所允许的最小 pH,但是溶液的酸度不能过低,如果酸度太低,金属离子会发生水解而形成 $M(OH)_n$ 沉淀。所以,有必要确定最低酸度。

还以上述为例:为防止开始时形成 $Zn(OH)_2$ 的沉淀必须满足下式:

$$[OH] = \sqrt{\frac{K_{sp(Zn(OH)_2)}}{[Zn^{2+}]}} = \sqrt{\frac{10^{-15.3}}{2 \times 10^{-2}}} = 10^{-6.8}$$

则 pH=7.2

所以,EDTA 滴定 0.01 mol/L Zn^{2+} 溶液应在 pH 为 4.0~7.2 范围内。如果加入辅助配位剂(如氨水、酒石酸等),则 pH 会高些。

(3)用指示剂确定滴定终点的最佳酸度:由于实际工作中还需要用指示剂来指示滴定终点,但是金属指示剂只能在一定的 pH 范围内使用,另外由于酸效应,指示剂的变色点不是固定的,而且是随溶液的 pH 而改变的,所以在选择指示剂时必须考虑体系的酸度大小(即 pH)。此时的最佳酸度为指示剂变色点与化学计量点最接近时的酸度。

必须注意的是,因为配合物的形成常数,尤其是与金属指示剂有关的平衡常数目前还不完整。所以,理论处理结果必须由实验来检验。但是一般来讲,当配位滴定的酸度适宜时,也就是在其滴定范围时,结果还是较为准确的。另外,在配位滴定过程中会不断释放出 H^+,即

$$M^{n+} + H_2Y^{2-} \Longrightarrow MY^{(4-n)-} + 2H^+$$

这样会使溶液酸度增高,K'_{MY} 值降低,影响到反应的程度,同时还会使 K'_{MIn} 值减小,降低指示剂的灵敏度。因此,可以加入缓冲剂来控制溶液的酸度。

(三)其他滴定剂的应用

常用的滴定剂除 EDTA 外,还有不少其他种类氨羧配位剂,它们与金属离子形成配位化合物的稳定性各具特点。比如 EGTA(乙二醇二乙醚二胺四乙酸);另外还有 EDTP(乙二胺四丙酸)等。

如果采用上述方法控制酸度、掩蔽干扰离子或者选用其他滴定剂等方法仍不能消除干扰离子的影响的话,也只有采用分离的方法除去干扰离子了。

三、金属指示剂

在实际配位滴定过程中,能够指示滴定终点的方法很多,一般常用的是使用金属离子指示剂(matallochromic indicator,简称为金属指示剂)进行指示终点。实际上,酸碱指示剂确定终点主要是以溶液中 H^+ 浓度的变化来确定的。那么,金属指示剂就是以溶液中金属离子浓度的变化来确定终点。

(一)金属指示剂的作用机理

大多数情况下,金属指示剂都是有机染料,但同时也是一种配位剂,因此与一些金属离子反应时,生成的产物大部分都具有一些颜色,这些产物颜色与其本身颜色有很大的不同,可以此来指示终点。

我们用 In 来表示金属指示剂的配位基团,M 表示金属离子,在加入金属指示剂前后 In 与待测金属离子 M 有如下反应:

$$M + In \Longrightarrow MIn$$
$$\text{甲色} \qquad \text{乙色}$$

最后溶液的颜色是呈 MIn(乙色)的颜色。EDTA 加入溶液后 Y 最先与游离的金属离子(M)结合。当到达化学计量点附近时,Y 与 MIn 中的 M 反应,反应式为:

$$MIn + Y \Longrightarrow MY + In$$

这样指示剂中的 In 就游离出来,溶液的颜色由乙色变为甲色,这样就能指示滴定终点。

比如,pH=10 时,铬黑 T 在水溶液中为蓝色,和 Mg^{2+} 形成的配合物颜色为酒红色。若此时用 EDTA 滴定 Mg^{2+},在滴定开始前滴加铬黑 T,则铬黑 T 指示剂与溶液中部分的 Mg^{2+} 反应,这时溶液的颜色是 Mg^{2+}—铬黑 T 的红色。当不断有 EDTA 的滴加时,EDTA

才逐渐与 Mg^{2+} 反应。当进行到化学计量点附近时，Mg^{2+} 的浓度降至很低，Mg^{2+}-铬黑 T 中的 Mg^{2+} 就与 EDTA 反应，使铬黑 T 游离出来，这时溶液呈现出蓝色，从而指示滴定终点。

（二）对金属指示剂的一些要求

一般金属指示剂在使用时具有以下要求：

1. 和金属容易形成具有颜色的配合物，而且颜色与其本身的颜色有显著区别，这样有利于判断终点的到达。

2. 与金属离子形成的配合物（MIn）要有适当的稳定性。若 MIn 稳定性过高（K_{MIn} 太大），当到达化学计量点附近时，Y 不易与 MIn 中的 M 反应，使滴定终点推迟，甚至不变色，从而到不了滴定终点。一般要求 $\dfrac{K_{MY}}{K_{MIn}} \geqslant 10^2$。反之，如果配合物稳定性过低，在没有到达化学计量点时，配合物就会分解，颜色变化就不明显，影响滴定的准确度（一般 $K_{MIn} \geqslant 10^4$）。

3. 和金属离子之间的反应要迅速，变色要可逆，以便于滴定。

4. 应易溶于水，不易变质，方便使用和保存。

（三）指示剂的理论变色点

类似上述假设，用 In 来表示金属指示剂的配位基团，M 表示金属离子，并且如果金属指示剂与金属离子形成的配合物为 1：1 有色配合物，理论变色点用 pM_t 表示，反应为：

$$M + In \Longrightarrow MIn$$

若考虑指示剂的酸效应，则

$$K'_{MIn} = \frac{[MIn]}{[M][In']}$$

$$\lg K'_{MIn} = pM + \lg \frac{[MIn]}{[In']}$$

当 $[MIn] = [In']$ 时，溶液呈现 MIn 与 In 的混合色。这时得到的 pM 就是金属指示剂的理论变色点 pM_t。

$$pM_t = \lg K'_{MIn} = \lg K_{MIn} - \lg \alpha_{In(H)}$$

上式说明，指示剂与金属离子 M 形成配合物的条件稳定常数 K'_{MIn} 随 pH 变化而变化的，它不像酸碱指示剂有一个确定的变色点。所以，选择指示剂时应考虑体系的酸度大小，并且使变色点 pM_t 尽量靠近化学计量点。在实际工作中，大多数情况下采用实验的方法来选择指示剂，即先确定其终点颜色变化的灵敏度，看滴定结果是否准确，最后确定指示剂是否符合要求。

（四）常用金属指示剂

1. 铬黑 T 铬黑 T 简写为 EBT，溶液中有如下平衡：

$$pK_{a_2} = 6.3 \qquad pK_{a_3} = 11.6$$

$$H_2In \Longrightarrow HIn^{2-} \Longrightarrow In^{3-}$$

$$\text{紫红} \qquad \text{蓝} \qquad \text{橙}$$

由上述可看出：pH<6.3 时，EBT 呈紫红色；pH>11.6 时 EBT 呈橙色。一般 EBT 与二价离子形成的配合物颜色为红色或紫红色。因此，铬黑 T 在 pH 为 7～11 范围内使用，实验证明最佳的 pH 为 9～10.5。

通常铬黑 T 固体很稳定，但其水溶液的稳定性只有几天，主要是发生聚合反应。也就是说聚合后的铬黑 T 形成的配合物不再显色。这种现象在 pH<6.5 的溶液中尤为明显。

在弱碱性溶液中,铬黑 T 作为指示剂主要用来滴定 Mg^{2+}、Zn^{2+}、Pb^{2+}。

2. 二甲酚　二甲酚简写为 XO,该物质为多元酸,使用酸度在 pH 为 0～6.0 之间,呈黄色,和金属离子形成的配合物为红色。常用于滴定锆、铪、钍、钪、铟、、钇、铋、铅、锌、镉、汞等物质。

3. 1-(2-吡啶偶氮)-2-萘酚　1-(2-吡啶偶氮)-2-萘酚,简称 PAN。该指示剂与 Cu^{2+} 的显色反应灵敏度很高,但其他金属离子,比如 Ni^{2+}、Co^{2+}、Zn^{2+}、Pb^{2+}、Bi^{3+}、Ca^{2+} 等与该指示剂反应慢或显色灵敏度低。因此一般利用 CuY^{2-} 和少量 PAN 的混合液,形成 Cu-PAN 指示剂,也就是作间接指示剂来测定上述金属离子,发生反应如下:

$$CuY + PAN + M \rightleftharpoons MY + Cu\text{-}PAN$$
　　　　（黄）　　　　　　　　（紫红）

最终溶液呈现紫红色。当滴加的 EDTA 定量与 M 反应后,当到达化学计量点附近时,EDTA 将夺取 Cu-PAN 中的 Cu^{2+},最终使 PAN 游离出来:

$$Cu\text{-}PAN + Y \rightleftharpoons CuY + PAN$$
　　　（紫红）　　　　　　　（黄）

这时溶液由紫红变为黄色,也就是指示终点到达。从上述反应来看,反应前加入的 CuY 与最后生成的 CuY 量相同,所以滴加的 CuY 不会影响测定结果。Cu-PAN 的 pH 范围(pH 为 1.9～12.2),也就是滴定时变色范围很宽,所以能在同一溶液中连续指示终点。除此之外还有 Mg-EBT 等。

4. 其他指示剂　除上述的指示剂外,还有磺基水杨酸、钙指示剂(NN)等指示剂。磺基水杨酸是无色的,在 pH＝2 时和 Fe^{3+} 形成紫红色配合物,用作滴定 Fe^{3+} 的指示剂;钙指示剂是蓝色的,在 pH＝12.5 时和 Ca^{2+} 形成紫红色配合物,用作滴定钙的指示剂。

（五）金属指示剂使用中存在的一些问题

1. 封闭现象　是指某些指示剂与某些金属离子生成很稳定的配合物(MIn),但其稳定性超过了相应的金属离子与 EDTA 的配合物(MY)的稳定性,也就是 $\lg K_{MIn} > \lg K_{MY}$。比如滴定 Mg^{2+} 时,如果有少量 Al^{3+}、Fe^{3+} 杂质存在,那么到化学计量点仍不能变色,这种现象称为指示剂的封闭现象。比较好的解决办法是加入掩蔽剂,使干扰离子生成更稳定的配合物,而不再与指示剂作用。另外,Al^{3+}、Fe^{3+} 对铬黑 T 的封闭,通过加三乙醇胺予以消除;Cu^{2+}、Co^{2+}、Ni^{2+} 可用 KCN 掩蔽等。

2. 僵化现象　主要是指有些指示剂或金属指示剂配合物在水中的溶解度太小,造成滴定剂与金属指示剂配合物(MIn)交换缓慢,滴定终点延后,这种现象称为指示剂僵化。可通过加入有机溶剂或加热的方法解决,以增大其溶解度。比如用 PAN 作指示剂时,一般加入乙醇或同时在加热下滴定。

3. 氧化变质现象　主要是由于金属指示剂大多数为含双键的有色化合物,在日光、氧化剂、空气等的作用下容易分解,因此在水溶液的稳定性降低,甚至会变质。若解决途径是配成固体混合物,那么会使其稳定性增加,保存时间延长。比如铬黑 T 和钙指示剂,一般用固体 NaCl 或 KCl 作稀释剂来配制。

四、滴定液

（一）滴定液

滴定液是指标准浓度的试剂溶液,用于鉴定及酸碱滴定等作用。滴定液的浓度以"mol/

L"表示,其基本单元应符合药典规定。滴定液的浓度值与其名义值之比称为"F"值,常用于容量分析中的计算。本操作规范适用于《中国药典》2010 年版二部附录 XVF"滴定液"的配制与标定。

(二)所用的仪器

分析天平,其分度值(感量)应为 0.1 mg 或小于 0.1 mg;毫克组砝码需经校正,并列有校正表备用;10 ml、25 ml 和 50 ml 滴定管应附有该滴定管的校正曲线或校正值;10 ml、15 ml、20 ml 和 25 ml 移液管其真实容量应经校准,并附有校正值;250 ml 和 1 000 ml 量瓶应符合国家 A 级标准,或附有校正值。

(三)试药与试液

均应按照《中国药典》附录 XVF"滴定液"项下的规定取用;基准试剂应有专人负责保管与领用。

(四)配制

滴定液的配制方法有间接配制法与直接配制法两种,应根据规定选用,并应遵循下列有关规定。所用溶剂"水",是指蒸馏水或去离子水,在未注明其他要求时,应符合《中国药典》"纯化书"项下的规定。

采用间接配制法时,溶质与溶剂的取用量均应根据规定量进行称取或量取,并且制成后滴定液的浓度值应为其名义值的 0.95~1.05;如在标定中发现其浓度值超出其名义值的 0.95~1.05 范围时,应加入适量的溶质或溶剂予以调整。当配制量大于 1 000 ml 时,其溶质与溶剂的取用量均应按比例增加。

采用直接配制法时,其溶质应采用"基准试剂",并按规定条件下干燥至恒重称取,取用量应为精密称定(精确至 4~5 位有效数字),并置 1 000 ml 量瓶中,加溶剂溶解并稀释至刻度,摇匀。配制过程中应有核对人,并在记录上签名以示负责。

配制浓度大于或低于 0.02 mol/L 的滴定液时,除另有规定外,应与临用前精密量取浓度等于或大于 0.1 mol/L 的滴定液适量,加新沸过的冷水或规定溶剂定量稀释制成。

配制成的滴定液必须澄清,必要时可滤过;并按药典中各项滴定液项下的贮藏条件贮存,经下述标定其浓度后方可使用。

(五)标定

标定是指根据规定的方法,用基准物质或已标定的滴定液准确测定滴定液浓度(mol/L)的操作过程;应严格遵照药典中各项滴定液项下的方法进行标定,并应遵循下列有关规定。

1. 工作中所用分析天平及砝码、滴定管、量瓶和移液管等,均应经过检定合格;其校正值与原标示值之比的绝对值大于 0.05% 时,应在计算中采用校正值予以补偿。

2. 标定工作宜在室温(10~30 ℃)下进行,并应在记录中注明标定时的室内温度。

3. 所有基准物质应采用"基准试剂",采用时应先用玛瑙乳钵研细,并按规定条件干燥,置干燥器中放冷至室温后,精密称取(精确至 4~5 位数);有引湿性的基准物质宜采用"减量法"进行称重。如是已标定的滴定液作为标准溶液,通过"比较"进行标定,则该另一已标定的滴定液的取用应为精密量取(精确至 0.01 ml),用量除另有规定外应等于或大于 20 ml,其浓度亦应按药典规定准确标定。

4. 根据滴定液的消耗量选用适宜容量的滴定管。滴定管应洁净,玻璃活塞应密合、旋转自如,盛装滴定液前应先用少量滴定液淋洗 3 次,盛装滴定液后,宜用小烧杯覆盖管口。

5. 标定中,滴定液宜从滴定管的起始刻度开始;滴定液的消耗量,除另有特殊规定外,应大于 20 ml,读数应估计到 0.01 ml。

6. 标定中的空白试验,是指在不供试品或以等量溶剂替代供试液的情况下,按同法操作和滴定所得结果。

7. 标定工作应由初标者(一般为配制者)和复标者在相同条件下各做平行试验 3 份;各项原始数据经校正后,根据计算公式分别进行计算;3 份平行试验结果的相对平均偏差,除另有规定外,不得大于 0.1%;初标平均值和复标平均值的相对偏差也不得大于 0.1%;标定结果按初、复标的平均值计算,取 4 位有效数字。

8. 直接法配制的滴定液,其浓度应按配制时的基准物质的取用量(准确至 4~5 位数)与量瓶的容量(加校正值)以及计算公式进行计算,最终取 4 位有效数字。

9. 临用前按稀释法配制浓度等于或低于 0.02 mol/L 的滴定液,除另有规定外,其浓度可按原滴定液(浓度等于或大于 0.1 mol/L)的标定浓度与取用量(加校正值),以及最终稀释成的容量(加校正值),计算而得。

(六)贮藏和使用

1. 滴定液在配制后应按药典规定的贮藏条件贮存,一般宜采用质量较好的具玻璃塞的玻璃瓶。

2. 应在滴定液贮瓶外的醒目处贴上标签,写明滴定液名称及其标示浓度,并在标签下方加贴相关内容的表格,根据记录填写。

3. 滴定液经标定所得的浓度或其"F"值,除另有规定外,可在 3 个月内应用;过期应重新标定。当标定与使用时的室温相差未超过 10 ℃时,除另有规定外,其浓度值可不加温度补正值;但当室温之差超过 10 ℃,应加温度补正值。

4. 当滴定液用于测定原料药的含量时,为避免操作者的个体对判断滴定终点的差异而引入的误差,必要时可由使用者按本操作规程重新进行标定;其平均值与原标定值的相对偏差不得大于 0.1%,并以使用者复标的结果为准。

5. 取用滴定液时,一般应事先轻摇贮存有大量滴定液的容器,使与黏附于瓶壁的液滴混合均匀,而后分取略多于需要量的滴定液置于干燥的玻璃瓶中,用以直接转移至滴定管内,或用移液管量取,避免因多次取用反复开启贮存滴定液的大容器;取出后的滴定液不得倒回原贮存容器中,以避免污染。

6. 当滴定液出现浑浊或其他异常情况时,该滴定液应立即弃去,不得再用。

在药学专业中 EDTA 是常用的滴定液,EDTA 溶液的配制和标定一般按照如下步骤进行:比如配制 1. 0.02 mol·L^{-1} EDTA 溶液:首先,在台秤上称取乙二胺四乙酸二钠 7.6 g,溶解于 300~400 ml 温水中,稀释至 1 L,如混浊,应过滤,转移至 1 000 ml 细口瓶中,摇匀,贴上标签,注明试剂名称、配制日期、配制人;其次,如果采用 $CaCO_3$ 为基准物标定 EDTA 溶液的话,还需要配制 0.02 mol/L 钙标准溶液,即置碳酸钙基准物于称量瓶中,在 110 ℃干燥 2 小时,冷却后,准确称取 0.2~0.25 g 碳酸钙于 250 ml 烧杯中,盖上表面皿,加水润湿,再从杯嘴边逐滴加入数毫升淋洗入杯中,待冷却后转移至 250 ml 容量瓶中,稀释至刻度,摇匀,贴上标签,注明试剂名称、配制日期、配制人;最后,用钙标准溶液标定 EDTA 溶液,用移液管移取 25.00 ml 标准钙溶液于 250 ml 锥形瓶中,加入约 25 ml 水,2 ml 镁溶液,10 ml 10% NaOH 溶液及约 10 mg(米粒大小)钙指示剂,摇匀后,用 EDTA 溶液滴定至溶液从红色变为蓝色,即为终点。

五、应用示例

常用的配位滴定方法主要有直接滴定法、返滴定法、置换滴定法以及间接滴定法,可以根据实际的需要采用不同的滴定方法。

(一)直接滴定法

直接滴定法是配位滴定中常用的方法,该方法是将试样处理成溶液后,将酸度调节到所需的程度,再利用EDTA直接滴定被测离子。一般来讲,直接法滴定时的误差较小,操作简便、快速。如果金属离子与EDTA的配位反应能满足直接滴定的要求,通常使用直接滴定法。但是有些情况例外,比如:

1. 与EDTA形成的配合物不稳定或者难以形成配合物。

2. 滴定反应中配位反应很慢,像 Al^{3+}、Cr^{3+}、Zr^{4+} 等离子形成的配合物虽稳定,而常温下反应很慢。

3. 金属离子对指示剂有严重的封闭或僵化现象以及没有较合适的滴定剂。

4. 测金属离子易水解或生成沉淀,同时在滴定过程中沉淀不易溶解,使用辅助配位剂也不能解决。

一般情况下,大多数金属离子都可采用直接滴定法。例如钙、镁联合测定:先在 pH=10 的溶液中,以铬黑T为指示剂,用EDTA进行滴定。因为CaY比MgY稳定,所以先滴定的是 Ca^{2+}。而上述离子与铬黑T配位化合物的稳定性则相反,所以当溶液由紫红变为蓝色时,表示 Mg^{2+} 已定量滴定,而此时 Ca^{2+} 早已定量反应,所以得到的是 Ca^{2+}、Mg^{2+} 总量;另外以相同方法,将溶液酸度调至 pH>12,将镁以 Mg(OH)$_2$ 沉淀形式而掩蔽,以钙指示剂为指示剂,利用EDTA滴定 Ca^{2+}。通过上述两次测定的差值得到镁含量。

(二)返滴定法

当该反应较慢或反应物是固体时,加入符合计量关系的滴定剂,反应常常不能立即完成。此时可以先加入一定量过量的滴定剂,使反应加速。等反应完成后,再用另一种标准溶液滴定剩余的滴定剂。

返滴定法适用于如下一些情况:

1. 待测离子和EDTA的反应较慢。

2. 待测离子在滴定的酸度条件下会发生水解,同时没有合适的辅助配位剂。

3. 待测离子对指示剂有封闭作用,同时也没合适的指示剂。

比如,当在酸度不高时,Al^{3+} 容易发生一系列水解反应,生成多种多核羟基配合物;同时对二甲酚橙指示剂有封闭作用,反应也比较慢,所以 Al^{3+} 不能直接进行滴定。具体方法为:用该法测定 Al^{3+} 时,先加入过量的EDTA标准溶液,调节酸度为3.5,并煮沸使 Al^{3+} 与EDTA的反应加快。冷却后,调节酸度至5~6之间,以二甲酚橙为指示剂,使用 Zn^{2+} 标准溶液滴定过量的EDTA。在这个过程中金属离子与EDTA的配合物应有足够的稳定性,这样能保证测定的准确度,一般形成的金属配合物的稳定性比待测离子与EDTA的配合物的低,否则,会使测定结果偏低。

(三)置换滴定法

在配位滴定中用置换滴定主要有置换出金属离子和置换出EDTA两种情况:

1. **置换出金属离子** 比如 Ag^+ 与形成的EDTA配合物不够稳定,不能用EDTA直接滴定。一般在 Ag^+ 试液中加入过量的 $Ni(CN)_4^{2-}$，置换反应为：

$$2Ag^+ + Ni(CN)_4^{2-} \longrightarrow 2Ag(CN)_2^- + Ni^{2+}$$

在 pH＝10 的溶液中，用紫脲酸铵作为指示剂，同时用 EDTA 滴定置换出 Ni^{2+}，可求得 Ag^+ 含量。

2. 置换出 EDTA　该法测定可能含有 Cu、Pb、Zn 、Fe、等杂质离子的试样中的 Al^{3+} 时，实际测得的是这些离子的总量。若要得到准确的 Al^{3+} 量，要在返滴定至终点后，加入 NH_4F（生成更为稳定的 AlF_6^{3-}），置换出与 Al^{3+} 相当量的 EDTA；再用 Zn^{2+} 标准溶液滴定，由此可得 Al^{3+} 的准确含量。此外还有锡的测定也常用此法。置换滴定法扩大了配位滴定法的应用范围，也提高了配位滴定法的选择性。

（四）间接滴定法及应用

一般这些情况选用间接滴定法。比如有些离子和 EDTA 生成的配合物不稳定，如 Na^+、K^+ 等；有些离子和 EDTA 不配位，如 SO_4^{2-}、PO_4^{3-}、CN^-、Cl^- 等。这些离子可采用间接滴定法测定。

要 点 凝 练

1. 问：乙二胺四乙酸在水溶液中有几种离子形式？哪种与金属离子配位？

答：乙二胺四乙酸是多元弱酸，在水溶液中分级电离，有四种离子形式，但只有 Y^{4-} 才能与金属离子配位。

2. 问：EDTA 的有效浓度对酸度有何影响？

答：Y^{4-} 的浓度称为 EDTA 的有效浓度，而其值的大小与溶液的酸度有关，酸度越大，Y^{4-} 的浓度越小，酸度越小，金属离子与 OH^- 的结合能力越强。

3. 问：对于 K_{MY} 值不同的金属离子如何控制酸度？

答：各种金属离子的 K_{MY} 值不同，对于稳定性较小的配合物，酸度要低一些，反之，酸度要高一些。

4. 问：选择滴定条件考虑哪些因素？如何判断其他离子的干扰情况？

答：金属离子的稳定常数，溶液的酸碱度以及选择合适的指示剂；当两种离子浓度相近，若其配合物的 lgK_{YM} 之差小于 5，位于上方的离子由于部分被配位而干扰被测离子的滴定。

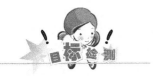

一、填空题

1. 在 $[Cu(NH_3)_4]SO_4$ 溶液中，存在平衡 $[Cu(NH_3)_4]^{2+} \rightleftharpoons Cu^{2+} + 4NH_3$ 分别加入（1）氨水，由于____，平衡_____移动；（2）Na_2S 溶液，由于_____，平衡_____移动。

2. 在 $K_3[Fe(CN)_6]$ 中，_____是配离子的形成体，_____是配位体，配位数是_____，铁离子与氰根离子间是以_____相结合的。

3. $[Cu(NH_3)_4]^{2+}$ 的稳定常数_____$[Cu(en)_2]^{2+}$ 稳定常数，是因为_____。

4. Ag^+ 离子溶液中加入 Cl^- 生成_____沉淀，加入氨水，由于生成_____使沉淀溶解。此溶液中

加入 Br^-，则又生成_____沉淀，加入 $S_2O_3^{2-}$，由于生成_____沉淀以溶解。此溶液中再加入 I^- 则可以生成_____沉淀，加入 CN^-，由于生成_____沉淀再溶解，以上事实说明，$K_{不稳}$ 大小的顺序应该是_____。

5. 配合物是由_____与_____按一定的组成和空间构型形成的化合物；其中，可以给出孤电子对或不定域电子的离子或分子称为_____，具有接受孤电子对或不定域电子的空轨道的原子或离子称为_____。

6. 螯合物的稳定性通常要比配合物的稳定性_____，其原因是螯合物中有_____结构存在，从而使配合物的稳定性_____，这种效应称之为_____。

7. 配合物 $[Co(ONO)(HN_3)_2 \cdot (H_2O)_2]Cl$ 的内界是_____，外界是_____，中心体的氧化数是_____，配位数是_____。

8. 特定氧化态的金属离子与配位体形成配合离子后，其相应氧化态的稳定性将要_____，配合离子或配合物的稳定性通常可由 $K_稳$ 来表示，$K_稳$ 就称为配合物或配合离子的_____；$K_稳$ 愈大，配合物或配合离子的稳定性愈_____，有些书也用语 $K_稳$ 来表示配合物或配离子的稳定性的大小，这里 $K_稳$ 与 $K_{不稳}$ 的关系为_____。

9. $[Co(H_2O)]^{2+}$ 呈_____色，产生颜色的原因是_____。

二、单项选择题

1. 历史上记录的第一种人工合成的配位化合物是 （　　）
A. 硫酸六氨合钴（Ⅱ）　　　　　　　　B. 普鲁士蓝
C. 硫酸四氨合铜（Ⅱ）　　　　　　　　D. 氯化二氨合银（Ⅰ）

2. 配位化学的奠基人是 （　　）
A. 阿仑尼乌斯　　　B. 路易斯　　　C. 鲍林　　　D. 维尔纳

3. 下列说法中错误的是 （　　）
A. 配合物的形成体通常是过渡金属元素
B. 配位键是稳定的化学键
C. 配位键的强度可以和氢键相比较
D. 四面体配合物中，不存在顺反几何异构现象

4. 下列说法中正确的是 （　　）
A. 配位原子的孤电子对越多，其配位能力就越强
B. 电负性大的元素充当配位原子，其配位能力也强
C. $CH_3—C—OH$ 配体是双齿配体
D. 在 $[Cu(en)_2]^{2+}$ 中，Cu^{2+} 的配位数是 4

5. 下列说法中错误的是 （　　）
A. 配体提供孤对电子对或 π 电子
B. 中心原子一般具有空轨道
C. 配合物也称为络合物
D. 配合物命名时先有机配体，后无机配体

6. 下列说法正确的是 （　　）
A. 配合物由内界和外界组成，两者缺一不可
B. 内界是配合物的特征部分
C. 配合物的内界和外界直接通过共价键结合
D. 配合物不是电中性的

7. 下列说法中错误的是 （　　）
A. 配位平衡指溶液中配合物离解为内界和外界的离解平衡
B. 配位平衡是指溶液中配离子或配位分子或多或少离解为形成体和配体的离解平衡

C. 配离子在溶液中的行为像弱电解质

D. 对配位平衡来说，$K_稳 \cdot K_{不稳} = 1$

8. 解释在 $FeCl_3$ 溶液中滴加 KCNS 试剂，溶液变红的原因是　　　　　　（　　）

A. $FeCl_3$ 溶液被稀释放 　　　　　　B. 生成了 $[Fe(CNS)_6]^{3-}$

C. 没有反应 　　　　　　　　　　　D. 生成了 $Fe(CNS)_3$ 沉淀

9. 下列配体的配位能力的强弱次序为　　　　　　　　　　　　　　　（　　）

A. $CN^- > NH_3 > NCS^- > H_2O > X^-$ 　　　　B. $CN^- > NH_3 > NCS^- > H_2O > X^-$

C. $X^- > H_2O > CH^- > NH_3 > NCS^-$ 　　　　D. $X^- > CN^- > H_2O > NH_3 > NCS^-$

三、多选题

1. 有关配合物 $K_4[Fe(CN)_6]$ 的说法正确的是　　　　　　　　　　　（　　）

A. 亚铁氰化钾 　　　B. 俗称黄血盐 　　　C. 由内界和外界 　　　D. 铁氰化钾

2. 下列离子的配位数可以为 2、4 的是　　　　　　　　　　　　　　（　　）

A. Cu^{2+} 　　　　B. Al^{3+} 　　　　C. Ag^+ 　　　　D. Au^{2+}

3. 阿司匹林原料药的含量测定方法所用的试剂有　　　　　　　　　　（　　）

A. 中性乙醇 　　　　　　　　　　　　B. 酚酞指示剂

C. 氢氧化钠滴定液（0.1 mol/L） 　　　D. 硫酸滴定液（0.05 mol/L）

四、简答题

1. 为何用简单的锌盐和铜盐的混合溶液进行电镀，锌和铜不会同时析出。如果在此混合溶液中加入 NaCN 溶液就可镀出黄铜（锌铜合金）？

2. 为何大多数过渡元素的配离子是有色的？而大多数 $Zn(\mathrm{II})$ 的配离子是无色的？

3. 为什么大多数 $Cu(\mathrm{II})$ 配离子的空间构型为平面四边形？

五、岗位应用题

1. 将 $0.20\ \mathrm{mol} \cdot L^{-1}$ 的 $AgNO_3$ 溶液与 $0.60\ \mathrm{mol} \cdot L^{-1}$ 的 KCN 溶液等体积混合后，加入固体 KI（忽略体积的变化），使 I^- 浓度为 $0.10\ \mathrm{mol} \cdot L^{-1}$，问能否产生 AgI 沉淀？溶液中 CN^- 浓度低于多少时才可出现 AgI 沉淀？

2. 在 pH = 9.00 的 NH_4Cl—NH_3 缓冲溶液中，NH_3 浓度为 0.072 mol/L。向 100.0 ml 该溶液中加入 1.0×10^{-4} mol 研成粉末的 $Cu(Ac)_2$。已知 $Cu(NH_3)_4^{2+}$ $K_s = 2.1 \times 10^{13}$，$Cu(OH)_2$ $K_{sp} = 2.2 \times 10^{-20}$。若忽略由此引起的溶液体积变化，试问该平衡体系中：(1) 自由铜离子浓度 $[Cu^{2+}] = ?$ (2) 是否有 $Cu(OH)_2$ 沉淀生成？

3. 在 $1.0\ L\ [Y^{4-}] = 1.1 \times 10^{-2}$ mol/L 的溶液中加入 1.0×10^{-3} mol $CuSO_4$，请计算该平衡溶液中的自由铜离子浓度 $[Cu^{2+}]$。若用 $1.0\ L\ [en] = 2.2 \times 10^{-2}$ mol/L 的溶液代替 Y^{4-} 溶液，结果又如何？已知 CuY^{2-} $K_s \equiv K_1 = 6.0 \times 10^{18}$ 和 $Cu(en)_2^{2+}$ $K_s \equiv K_2 = 4.0 \times 10^{19}$。

参考答案：

一、填空题

1. NH_3 浓度增大　向左　Cu^{2+} 减小　向右　2. Fe^{3+}　CN^-　6　配位键　3. 小于　后者有螯合物　4. AgCl 白色　$[Ag(NH_3)_2]^+$　AgBr　$[Ag(S_2O_3)_2]^{3-}$　AgI　$[Ag(CN)_2]^-$　$K_{不稳}[Ag(CN)_2]^- <$ $K_{不稳}[Ag(AgS_2O_3)_2]^{3-} < K_{不稳}$　5. 配位体　中心形成体　配位体　中心形成体　6. 大　螯环　增加　螯合效应　7. $[Co(ONO)(NH_3)_3(H_2O)]^+$　Cl　2　6　8. 增加　大　稳定常数　$K_稳 = \dfrac{1}{K_{不稳}}$　9. 粉红　由于 d—d 跃迁

二、单项选择题

1～5 BDCDD　6～9 BABB

三、多选题

1. ABC　2. AD　3. ABC

四、简答题

1. 在简单的锌盐铜盐中。$E^{\theta}_{Zn^{2+}/Zn}$ 和 $E^{\theta}_{Cu^{2+}/Cu}$ 的值相差很大,所以进行电镀就不会同时析出,在此溶液中加入 NaCN 后,CN^- 分别与 Cu^{2+} 和 Zn^{2+} 配位生成 $[Cu(CN)_2]^-$ 和 $[Zn(CN)_4]^{2-}$,$[Cu(CN)_2]^-$ 的 $K_{稳}$ 比 $[Zn(CN)_4]^{2-}$ 的 $K_{稳}$ 大,所以使 $E^{\theta}_{Cu^{2+}/Cu}$ 的电位值降低较多,使得 $E^{\theta}_{[Cu(CN)_2]/Cu}$ 和 $E^{\theta}_{[Zn(CN)_4]/Zn}$ 的值很接近,电镀时可同时析出即镀出黄铜。

2. 由于大多数过渡元素的离子的 d 轨道都部分填充电子,在配位体的作用下,中心形成体的 d 轨道产生能级分裂,在可见光照射下,低能 d 轨道上的电子会吸收部分光的光能而跃迁到高能 d 轨道上,则剩余部分的可见光不再为白光而呈现特征颜色。这就是过渡金属配离子显色的原因。若 d 轨道全满或全空,则无 d—d 轨道跃迁现象,而它的配离子是不会显色的。

3. $Cu(Ⅱ)$ 的价电子构型为 $3d^9$,若将 d 轨道上一个单电子激发到外层轨道,则可利用 3d 轨道进行 dsp^2 杂化,由于内层轨道参与杂化,故轨道能量较低,接受配体孤电子对后,晶体场稳定化能较大,即体系的能量较低,故配离子稳定,若用 sp^3 杂化成键,则 3d 轨道上只填有 9 个电子,而外层轨道上却填有 8 个电子,所以体系能量较高,即晶体场稳定化能较小,配离子不太稳定,若用 d^2sp^3 杂化,也因 4d 能量太高,故形成的配离子也不稳定,若用 sp^3d^2 杂化,也因 4d 轨道能量太高,故形成的配离子也不稳定。以上叙述也可以通过晶体场稳定化能比较看出,用 dsp^2 杂化轨道成键时,稳定化能为 1228Dq,正八面场为 1.78Dq,所以,$Cu(Ⅱ)$ 倾向于以 dsp^2 杂化成配离子,故空间构型为平面四边形。

五、岗位能力题

1. 无 AgI 沉淀生成 必须使 $[CN^-]<3.0\times10^{-4}$ mol/L 才有沉淀生成。

2. $x=2.12\times10^{-12}$ mol/L 不出现沉淀。

3. $x_1\approx\dfrac{0.1}{K_1}=1.7\times10^{-20}$(mol/L) $x_2\approx\dfrac{1}{0.4K_2}=6.2\times10^{-20}$(mol/L) 在该条件下 $[CuY^{2-}]$ 比 $[Cu(en)_2^{2+}]$ 更稳定。

(巩振虎)

第十章　氧化还原反应与氧化还原滴定

氧化还原反应是自然界普遍存在的一种反应类型,生命体中也是时刻发生着氧化还原反应,作为医药专业的学生要想深入了解生命现象的本质及其变化规律,掌握药品的生产过程和对药品质量进行鉴定就需要学习氧化还原及其滴定的相关知识。

第一节　氧化还原反应

一、氧化数

（一）氧化数的概念

为了更准确地描述和研究氧化还原反应中发生的变化,科学地定义氧化还原反应,科学家引入了氧化数的概念。1970 年 IUPAC 定义为:氧化数是指在单质或化合物中,某元素一个原子的形式荷电数,这种荷电数,是假设把每个化学键中的一对电子指定给电负性较大的原子而求得,并规定得电子的原子氧化数为负,在数字前加"—"号,失电子的原子氧化数为正,在数字前加"＋"号。

例如,在 CO_2 中,C 与 O 以共价双键结合,O 的电负性大于 C,双键中的两对电子均指定给 O,所以 O 的氧化数为"—2",C 共提供了 4 个电子分别与两个 O 结合,4 个电子指定给两个 O 后,氧化数就是"＋4"。

（二）氧化数确定的原则

根据氧化数的定义,确定氧化数的一般原则为:

1. 单质中,元素的氧化数为 0;如:O_2,Cl_2,Fe。

2. H 在化合物中的氧化数一般为＋1,但在活泼金属的氢化物（如 NaH,KH）中为—1。

3. O 在化合物中的氧化数一般为—2,但在过氧化物（如 H_2O_2,Na_2O_2）中为—1。

4. 在单原子构成的离子中,元素的氧化数等于离子的电荷数;如:Na^+,氧化数为＋1;复杂离子的电荷数等于其中各原子的氧化数的代数和。

5. 中性分子,各原子氧化数代数和为 0。

6. 氟原子的氧化数在任何化合物中都是＋1。

根据以上原则,可以计算任一元素的氧化数。例如:

NO_2 中,N 的氧化数为:$0-2\times(-2)=+4$

$Cr_2O_7^{2-}$ 中,Cr 的氧化数为:$[(-2)-7\times(-2)]\div2=+6$

Fe_3O_4 中,Fe 的氧化数为:$[0-4\times(-2)]\div3=+8/3$

$S_2O_3^{2-}$ 中,S 的氧化数为:$[(-2)-3\times(-2)]\div2=+2$

$S_4O_6^{2-}$ 中,S 为的氧化数为:$[(-2)-6\times(-2)]\div4=+2.5$

链 接/拓 展

氧化数与化合价的关系

氧化数不是一个元素原子真实所带的电荷,是规定将成键的电子给予电负性大的元素的原子而得到的一种形式电荷数,可以是整数、小数、分数。化合价是指某元素的一个原子与一定数目的其他元素的原子相化合的性质,是某元素一个原子能结合几个其他元素的原子的能力,可表示化合物中某原子成键的数目(离子电荷数或形成共价单键的数目),因此化合价是用整数来表示的元素原子的性质。化合价和氧化数有时相等,有时不等。例如,下列的化合物中的 C:

	氧化数	共价数
CH_4	-4	$+4$
$CHCl_3$	$+2$	$+4$
CCl_4	$+4$	$+4$

二、氧化还原反应

(一)氧化还原反应的概念

氧化还原反应是指存在电子转移或偏移的化学反应,其本质是反应中发生了电子的得失或共用电子对的偏移。反应中电子的得失(或偏移),引起元素氧化数的改变。人们把元素失去电子,氧化数升高的过程称为氧化;元素得到电子,氧化数降低的过程称为还原。

(二)氧化剂和还原剂

在氧化还原反应中,得到电子,氧化数降低的反应物称为氧化剂;失去电子,氧化数升高的反应物称为还原剂。氧化剂在反应中得电子的产物称为还原产物,还原剂在反应中失电子的产物称为氧化产物。在氧化还原反应中,电子从还原剂转移给氧化剂,氧化剂发生还原反应的同时还原剂发生着氧化反应。

例1 $2KMnO_4+10FeSO_4+8H_2SO_4\!=\!\!=\!5Fe_2(SO_4)_3+2MnSO_4+K_2SO_4$

　　　氧化剂　　还原剂

　　　被还原　　被氧化

在反应 $KMnO_4$ 中 Mn^{7+} 得到电子,被还原为 $MnSO_4$ 中 Mn^{2+},$KMnO_4$ 是氧化剂;$FeSO_4$ 中 Fe^{2+} 失去电子,被氧化为 $Fe_2(SO_4)_3$ 中 Fe^{3+},$FeSO_4$ 是还原剂。

（三）氧化还原电对

任何一个氧化还原反应都可以看成是由两个半反应组成,一个是氧化半反应,一个是还原半反应,如:

$$Zn + Cu^{2+} \longrightarrow Zn^{2+} + Cu$$
$$Zn - 2e \longrightarrow Zn^{2+} \quad 氧化反应$$
$$Cu^{2+} + 2e \longrightarrow Cu \quad 还原反应$$

$$Zn + 2H^+ \longrightarrow Zn^{2+} + H_2$$
$$Zn - 2e \longrightarrow Zn^{2+} \quad 氧化反应$$
$$2H^+ + 2e \longrightarrow H_2 \quad 还原反应$$

$$Sn^{2+} + 2Fe^{3+} \longrightarrow Sn^{4+} + 2Fe^{2+}$$
$$Sn^{2+} - 2e \longrightarrow Sn^{4+} \quad 氧化反应$$
$$2Fe^{3+} + 2e \longrightarrow 2Fe^{2+} \quad 还原反应$$

每个半反应中包含了同一种元素的两种氧化数形式。即氧化剂→还原产物;还原剂→氧化产物。氧化剂和还原产物、还原剂和氧化产物构成两个共轭的氧化还原体系或称氧化还原电对。如反应:

$Cu^{2+} + Zn \Longrightarrow Cu + Zn^{2+}$,有电对 Cu^{2+}/Cu 和 Zn^{2+}/Zn。

在氧化还原电对中,氧化数高的物质叫氧化型物质(氧化态),氧化数低的物质叫还原型物质(还原态)。如氧化还原电对:氧化型/还原型(氧化数高/氧化数低)。

$Zn^{2+}/Zn, Cu^{2+}/Cu, H^+/H_2, Sn^{4+}/Sn^{2+}, Fe^{3+}/Fe^{2+}$ 等。

氧化还原电对在反应过程中,如果氧化剂降低氧化数的趋势越强,它的氧化能力越强,则其共轭还原剂升高氧化数的趋势就越弱,还原能力越弱。同理,还原剂的还原能力越强,则其共轭氧化剂的氧化能力越弱。

三、氧化还原反应方程式的配平

氧化还原反应体系一般比较复杂,除氧化剂和还原剂之外,还有介质的参与,普通观察法常常难以配平。下面介绍两种氧化还原反应的常用配平方法:氧化数法和离子—电子法。

配平总原则:

(1) 电荷守恒:氧化剂得电子数等于还原剂失电子数。

(2) 质量守恒:反应前后元素种类和原子个数不变。

（一）氧化数法

氧化数法的配平原则:还原剂氧化数的升高总值=氧化剂氧化数的降低总值。

例 2 以重铬酸钾和硫酸亚铁在稀硫酸介质中的反应为例,说明配平的基本步骤:

1. 写出反应前后的反应物和生成物的分子式(写出反应式)。

$$K_2Cr_2O_7 + FeSO_4 + H_2SO_4 \longrightarrow Cr_2(SO_4)_3 + Fe_2(SO_4)_3 + H_2O$$

2. 找出氧化剂中原子氧化数降低数和还原剂中原子氧化数升高数(找出氧化剂、还原剂、氧化数改变值)。

$$\overset{+6}{K_2Cr_2O_7} + \overset{+2}{FeSO_4} + H_2SO_4 \longrightarrow \overset{+3}{Cr_2(SO_4)_3} + \overset{+3}{Fe_2(SO_4)_3} + H_2O$$

$(3-6) \times 2 = -6$

$(3-2) \times 2 = 2$

3. 为了使氧化数升高值和降低值相等,按最小公倍数原则确定氧化剂和还原剂分子式前面的系数(调整系数使氧化数变化相等)。

$$K_2Cr_2O_7+6FeSO_4+H_2SO_4—Cr_2(SO_4)_3+3Fe_2(SO_4)_3+H_2O$$

4. 配平其他物质系数,核定反应式两边的 H 原子,O 原子和 H₂O 分子的数目(配平氧化数未发生变化的原子数)。

$$K_2Cr_2O_7+6FeSO_4+7H_2SO_4\!=\!\!=\!\!=\!Cr_2(SO_4)_3+3Fe_2(SO_4)_3+K_2SO_4+7H_2O$$

（二）离子—电子法

离子—电子法配平的原则:

1. 反应中氧化剂得到的电子数必须等于还原剂失去的电子数。

2. 反应前后每一元素的原子数必须相等,各物质的电荷数的代数和必须相等。

例 3 $Cl_2+Ca(OH)_2 \longrightarrow Ca(ClO)_2+CaCl_2+H_2O$ 为例,说明配平的步骤:

1. 写出反应物和生成物的离子式。

$$Cl_2+OH^- — ClO^-+Cl^-+H_2O$$

2. 分成两个半反应,一个表示还原剂被氧化,另一个表示氧化剂被还原。

$$Cl_2+OH^--e — ClO^-+H_2O$$
$$Cl_2+e—Cl^-$$

3. 配平半反应使两边的各种元素原子总数和电荷总数均相等。

$$Cl_2+4OH^--2e \!=\!\!=\!\!=\! ClO^-+2H_2O$$
$$Cl_2+2e \!=\!\!=\!\!=\! 2Cl^-$$

4. 根据氧化剂获得的电子数和还原剂失去的电子数必须相等的原则,确定氧化剂和还原剂离子式前面的系数。

$$2Cl_2+4OH^- \!=\!\!=\!\!=\! 2ClO^-+2Cl^-+2H_2O$$

5. 将未参加反应的其他离子写入反应式,完成氧化还原反应方程式的配平。

$$2Cl_2+2Ca(OH)_2 \!=\!\!=\!\!=\! Ca(ClO)_2+CaCl_2+2H_2O$$

如果在半反应中反应物和产物中的氧原子数不等,可依照反应是在酸性或碱性介质中进行的情况,在半反应式中加 H^+(酸性)或 OH^-(碱性)和 H_2O,使两侧的氧原子数和电荷数均相等。

点 拨/ 提 示

一般在酸性介质中:反应物氧多,反应物一边加 H^+,生成物一边加 H_2O;反应物氧少,反应物一边加 H_2O,生成物一边加 H^+。

在碱性介质中:反应物氧多,反应物一边加 H_2O,生成物一边加 OH^-;反应物氧少,反应物一边加 OH^-,生成物一边加 H_2O。

例 4 用离子—电子法配平 $MnO_4^-+SO_3^{2-} \longrightarrow Mn^{2+}+SO_4^{2-}$(酸性介质)

$MnO_4^- \longrightarrow Mn^{2+}$(还原)

酸性介质:$MnO_4^-+8H^++5e \!=\!\!=\!\!=\! Mn^{2+}+4H_2O$ ①

$SO_3^{2-} \longrightarrow SO_4^{2-}$(氧化)

$SO_3^{2-}+H_2O \!=\!\!=\!\!=\! SO_4^{2-}+2H^++2e$ ②

①×2+②×5 得

$$2MnO_4^- + 6H^+ + 5SO_3^{2-} \Longrightarrow 5SO_4^{2-} + 2Mn^{2+} + 3H_2O$$

比较两种配平方法,各有特点。离子—电子法只适用于发生在水溶液中的氧化还原反应,但是对有酸性或碱性介质参加的复杂反应比较方便;氧化数法不仅适用于溶液而且适用于高温或熔融状态下的氧化还原反应,特别是电子得失不明显的一些氧化还原反应。

测　一　测

判断下列属于氧化还原的反应,并指出氧化剂和还原剂,写出对应的氧化还原电对,配平氧化还原反应方程式:

1. $H_2O_2 + MnO_2 + HCl \ — \ MnCl_2 + O_2 + H_2O$
2. $CaCO_3 + HCl \ — \ CaCl_2 + CO_2 + H_2O$
3. $K_2Cr_2O_7 + KI + HCl \ — \ CrCl_3 + CL_2 + I_2 + H_2O$

第二节　原电池与电极电势

一、原电池

(一)原电池

氧化还原反应中有电子的转移,但是由于氧化剂与还原剂在同一溶液中,电子转移是无序地,因此看不到电流的产生。以 $Zn + Cu^{2+} \longrightarrow Zn^{2+} + Cu$ 的反应为例,设计一个装置,如图 10-1 所示:

将锌片插入 1.0 mol/L $ZnSO_4$ 的溶液中,铜片插入 1.0 mol/L $CuSO_4$ 的溶液中,用导线将铜片和锌片连接,两溶液用装满 KCl 溶液和琼脂的盐桥连接,在导线间接一检流计。

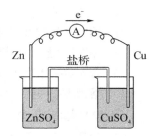

图 10-1　铜锌原电池

接通锌片和铜片后,发现:

1. 检流计发生偏转,表明有电流通过。根据检流计的偏转方向,可以判断锌为负极,铜为正极。

2. 锌片溶解而铜片上有铜沉淀。

3. 取出盐桥,检流计指针回至零点;放入盐桥,指针又发生偏转。

这种使化学能转变为电能的装置,叫做原电池。由锌极、铜极组成的原电池叫铜锌原电池。原电池中所进行的反应是氧化还原反应,原电池证明氧化还原反应的本质是氧化剂和还原剂之间发生了电子的转移。

点 拨/ 提 示

原电池中电子流出的电极为负极,发生氧化反应,电子流入的电极为正极,发生还原反应。

（二）原电池的组成

1. 半电池和电极

锌半电池：锌片，锌盐。

铜半电池：铜片，铜盐。

负极：锌片，给出电子，$Zn-2e \longrightarrow Zn^{2+}$ 氧化反应。

正极：铜片，得到电子，$Cu^{2+}+2e \longrightarrow Cu$ 还原反应。

氧化还原反应在电极表面进行，电极反应为：

氧化型$+ne \longrightarrow$ 还原型

原电池反应：$Zn+Cu^{2+} \longrightarrow Zn^{2+}+Cu$

正、负极也可以是惰性电极，如：Pt、石墨等，只起导电作用。

2. 外电路　用金属导线把一个灵敏电流计与两个半电池中的电极串联起来。电子由锌→铜，电流由铜→锌。

3. 盐桥　加入盐桥，才能使电路完整，产生电流。盐桥的作用：沟通电路，使溶液中体系保持中性。制作：称取 30 g KCl 和 2 g 琼脂，放在 100 ml 蒸馏水中浸泡过夜，再用小火（或温水浴）加热至琼脂几近溶解，趁热把此溶液充入盐桥管，将此盐桥浸在饱和 KCl 中备用。

（三）原电池的符号表示方法（电池符号）

原电池的装置可用符号表示，以 Cu-Zn 电池为例：

$(-)Zn|Zn^{2+}(1.0 \text{ mol/L})\|Cu^{2+}(1.0 \text{ mol/L})|Cu(+)$

原电池的符号表示法规定：

1. 负极写在左边，正极写在右边。

2. 用"｜"隔开电极和电解质溶液（相界面）。

3. 用"‖"隔开两个半电池（通常为盐桥）。

4. 若不存在相界面，用","分开，加上惰性电极（石墨或铂）。

5. 溶液要标明浓度，在有气体参加的电池中还要标明气体的压力。

（四）电极类型

1. 金属—金属离子电极　单质金属置于含有同一金属离子的盐溶液中所构成的电极。

电极符号：$M|M^{n+}(c)$

电极反应：$M^{n+}+ne \longrightarrow M$

如铜—锌原电池中的铜电极（Cu^{2+}/Cu）和锌电极（Zn^{2+}/Zn）；电极符号：$Cu|Cu^{2+}(c)$；$Zn|Zn^{2+}(c)$。

2. 气体—离子电极　将吸附有气体的惰性电极浸入溶解有该气体相应离子的溶液中。常见的有 H^{+}/H_2 电极和 Cl_2/Cl^{-} 电极。如：H^{+}/H_2 电极。

电极符号：$Pt,H_2(p)|H^{+}(c)$

电极反应：$2H^{+}+2e \longrightarrow H_2$

以 Pt 或石墨为导电固体，该导电固体不参加反应，但能催化气体电极反应的进行。

3. 金属（金属难溶盐或氧化物）— 阴离子电极　金属表面涂有该金属的难溶盐（或氧化物），然后浸入与该盐具有相同阴离子的溶液中。如：氯化银电极（$AgCl/Cl^{-}$）。

电极符号：$Ag-AgCl|Cl^{-}(c)$

电极反应：$AgCl+e \longrightarrow Ag+Cl^{-}$

饱和甘汞电极电极符号：$Hg—Hg_2Cl_2|Cl^-$（饱和）

电极反应：$Hg_2Cl_2+2e \longleftrightarrow 2Hg+2Cl^-$

4. 氧化还原电极　将惰性导电材料放在含有同一元素的两种不同氧化态的离子的溶液中。如：Fe^{3+}/Fe^{2+} 电极。

电极符号：$Pt|Fe^{3+}(c1),Fe^{2+}(c2)$

电极反应：$Fe^{3+}+e \longrightarrow Fe^{2+}$

例 5　将下列氧化还原反应组成原电池：

$$Cu+2Ag^+(1.0\ mol/L) \longrightarrow Cu^{2+}(0.1\ mol/L)+2Ag$$

解：首先将反应分成氧化半反应和还原半反应：

$Cu-2e \longrightarrow Cu^{2+}$（氧化反应）

$Ag^++e \longrightarrow Ag$（还原反应）

然后根据发生氧化反应的作负极，发生还原反应的作正极，将负极写在左边，正极写在右边，两电极溶液用盐桥相连。

$$(-)Cu|Cu^{2+}(0.1\ mol/L)\ \|\ Ag^+(1.0\ mol/L)|Ag(+)$$

例 6　写出下列电池所对应的化学反应：

$$(-)Pt|Fe^{3+},Fe^{2+}\ \|\ MnO_4^-,Mn^{2+},H^+|Pt(+)$$

解：负极发生氧化反应：$Fe^{2+}-e \longrightarrow Fe^{3+}$　①

正极发生还原反应：$MnO_4^-+8H^++5e \longrightarrow Mn^{2+}+4H_2O$　②

①$\times 5+$②得电池反应式：$MnO_4^-+5Fe^{2+}+8H^+ \longrightarrow 5Fe^{3+}+Mn^{2+}+4H_2O$

二、电极电势

（一）电极电势的产生

Cu-Zn 原电池中，Cu 为正极，Zn 为负极，在中学化学课程中这是依据金属活动顺序表进行判断的。电极是多样的，仅靠这一方法去判断是远不够的。我们必须学习一些新的概念和新的方法。

金属晶体里有金属阳离子和自由电子，当把金属放入含有该金属离子的溶液中时，一方面，金属表面构成晶格的金属离子和极性水分子相互吸引，使金属具有一种以水合离子的形式进入金属表面附近的溶液中的倾向：金属越活泼，溶液越稀，这种倾向就越大。另一方面，盐溶液中的 $M^{n+}(aq)$ 离子又有一种从金属表面获得电子而沉积在金属表面的倾向：金属越不活泼，溶液越浓，这种倾向就越大。这两种对立的倾向在一定条件下，建立暂时的平衡：

$$M \longleftrightarrow M^{n+}(aq)+ne$$

金属越活泼，上述平衡向右进行的程度就越大，此时，在极板附近的溶液中有过剩的正电荷，而极板表面上有过剩的负电荷，即在极板表面上形成"双电层"。这样，在金属和盐溶液之间产生了电位差，这种产生在金属和它的盐溶液之间的电势叫做金属的电极电势。电极电势用 $\varphi_{Mn^+/Mn}$ 表示，物理学单位是 V（伏特）。

对于 Zn-Zn^{2+} 电极来说，一般认为是锌片上留下负电荷而 Zn^{2+} 进入溶液。如图 10-2（a）所示，在 Zn 和 Zn^{2+} 溶液的界面上，形成双电层。双电层之间的电势差就是 Zn-Zn^{2+} 电极的电极电势。用 $\varphi_{Zn^{2+}/Zn}$ 表示。

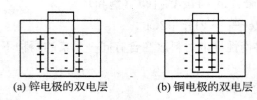

(a) 锌电极的双电层　　(b) 铜电极的双电层

图 10 - 2　金属电极电位的产生

铜电极的双电层的结构与锌电极的相反,如图 10 - 2(b)所示。

物理学规定:电池的电动势等于正、负极电极电势之差:$E = \varphi_{(+)} - \varphi_{(-)}$

(二) 标准电极电势

单个电极的电势无法测定,而电动势可用电位计测定。选定某种电极作为标准,人为规定它的电极电势值为 0,那么它和另一电极所构成的原电池的电动势就是另一电极的电极电势(φ)。

1. 标准氢电极　1953 年 IUPAC 瑞典会议选定标准氢电极作为测量电极电势的标准。标准氢电极的构造如图 10 - 3 所示:

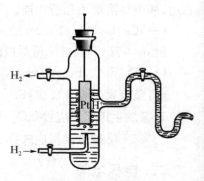

将镀有铂黑的铂片置于 $[H^+] = 1.0$ mol/L 的溶液,然后不断通入压力为 101.33 kPa 的纯氢气,使铂黑吸附氢气达到饱和,形成一个氢电极,在这个电极周围发生了如下平衡:$2H^+ + 2e \Longleftrightarrow H_2$,规定 298.15 K 时,标准氢电极的电极电势:$\varphi^\theta(H^+/H_2) = 0.000\ 0$ V。

2. 标准电极电势的测定　所谓标准状态是指温度为 298.15 K,组成电极的离子其浓度为 1.0 mol/L,气体的分压为 101.33 kPa,固体及液体都是纯净物;此状态下的电极电势叫标准电极电势,用 φ^θ 来表示。用标准氢电极与其他各种标准状态下的电极组成原电池,测其电动势,可求得其他电极的标准电极电势。

图 10 - 3　标准氢电极

例 7　测定 Zn^{2+}/Zn 的标准电极电势:$P(H_2) = 101.3$ kPa,$c(Zn^{2+}) = 1.0$ mol/L,$c(H^+) = 1.0$ mol/L

原电池:$(-)Zn|Zn^{2+}(1\ mol/L)\ \|\ H^+(1\ mol/L)|H_2(101.33\ kPa),Pt(+)$

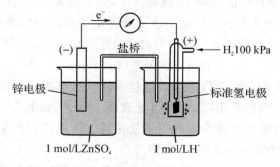

图 10 - 4　测定 Zn^{2+}/Zn 标准电极电势的装置

$E^\theta = \varphi^\theta_{(+)} - \varphi^\theta_{(-)}$

标准电极电势(电势差),由实验测得。

0.762 8(V)＝0－φ^{θ}(Zn^{2+}/Zn)

∴φ^{θ}(Zn^{2+}/Zn)＝－0.762 8 V

同理可测得铜标准电极的电极电势：

(－)Pt,H$_2$(10^5 Pa)｜H$^+$(1 mol/L) ‖ Cu^{2+}(1 mol/L)｜Cu (＋)

$E＝\varphi^{\theta}_+－\varphi^{\theta}_-$

0.337(V)＝φ^{θ}(Cu^{2+}/Cu)－0

∴φ^{θ}(Cu^{2+}/Cu)＝0.337 V

3. 使用标准电极电势表注意事项

(1) 表中的电极反应都是以还原反应式表示：

电极反应：M^{n+}＋ne $\Longrightarrow$ M(M^{n+}为氧化型,M 为还原型)

标准电极电势写作 φ^{θ}(M^{n+}/M),下标氧化型和还原型前后不能写错；标准电极电势的数值是正或负,不因半反应(电极反应)的写法而改变。

(2) 标准电极电势的数值只与电对的种类有关,而与半反应中的系数无关。

Cl$_2$＋2e $\Longrightarrow$ 2Cl$^-$　　$\varphi^{\theta}_{Cl_2/Cl^-}$＝1.358 V

$\frac{1}{2}$Cl$_2$＋e $\Longrightarrow$ Cl$^-$　　$\varphi^{\theta}_{Cl_2/Cl^-}$＝1.358 V

(3) 标准电极电势可分为两种介质,酸性溶液 φ_A 和碱性溶液 φ_B。在电极反应中,无论反应物或产物有 H$^+$ 出现查酸表,有 OH$^-$ 出现查碱表,没有 H$^+$ 或 OH$^-$ 出现的可以从存在状态来考虑,例如 Fe^{3+}(H$^+$),ZnO$_2^{2-}$(OH$^-$)。介质没有参与电极反应也可列在酸表中,如：Cl$_2$＋2e $\Longrightarrow$ 2Cl$^-$ 等。

(4) 标准电极电势是热力学数据,与反应速率无关。

(5) 氧化型所对应的 φ^{θ} 值(代数值)越大,氧化能力越强,还原型所对应的 φ^{θ} 值(代数值)越小,还原能力越强,代数值大的氧化剂与代数值小的还原剂反应。

$$E^{\theta}＝\varphi^{\theta}_{正}－\varphi^{\theta}_{负}$$

(6) 本表数据对于非水溶液体系、高温反应、固相反应不适用。

(7) 原则上只适用于热力学标态和常温 298.15 K 下的反应。

(8) 氧化型物质获得电子的本领或氧化能力自上而下依次增强；还原型物质失去电子的本领或还原能力自下而上依次增强。其强弱程度可从 φ^{θ} 值大小来判别。比较还原能力必须用还原型物质所对应的 φ^{θ} 值,比较氧化能力必须用氧化型物质所对应的 φ^{θ} 值。

三、能斯特方程

对于非标准电极电势该如何计算呢？可以用能斯特方程计算。能斯特(德国科学家)为此还获得 1920 年诺贝尔化学奖。

(一)能斯特方程

Nernst 方程——用于求非标准状况下的电极电势,表达了电极电势与浓度、温度之间的定量关系。

对于电对：氧化型＋ne $\Longrightarrow$ 还原型

$\varphi＝\varphi^{\theta}＋RT/nF \cdot \ln$[氧化型]/[还原型]

φ 是非标准状态时氧化还原电对的电极电势。

φ^{θ} 是标准电极电势。

R：气体常数，8.314 J/K·mol

F：法拉第常数，964 86 C/mol

n：是反应中得或失的电子数。

[氧化型]是表示半反应中反应物这边各离子浓度幂次方的乘积。

[还原型]是表示半反应中生成物这边各离子浓度幂次方的乘积。

从公式中可以看出，φ 首先取决于电对的本性（φ^{θ}，n），另外，R、F 为常数，φ 还与温度、浓度有关。

当温度为 298.15 K 时，将各常数代入上式，把自然对数换成常用对数，可简化为：

$$\varphi = \varphi^{\theta} + \frac{0.059\,2}{n}\lg[氧化型]/[还原型]$$

是求算在温度为 298.15 K，氧化型和还原型浓度不为 1 mol/L 时的电极电势的公式。

φ^{θ} 是标准电极电势。

n 是反应中得或失的电子数。

[氧化型]是表示半反应中反应物这边各离子浓度幂次方的乘积。

[还原型]是表示半反应中生成物这边各离子浓度幂次方的乘积。

（二）影响氧化还原电对电极电势大小的因素

1. 氧化还原电对的性质决定 φ^{θ} 大小，是决定电极电势高低的主要因素。

2. 氧化型和还原型及有关离子（包括 H^+）浓度大小和其比值会影响电极电势。

3. 氧化还原电对的环境温度会影响电极电势。

分析/思考

1. 标准电极电势与电极电势有什么区别？

2. 影响电极电势的因素有哪些？

（三）书写 Nernst 方程的规则

1. [氧化型]、[还原型]为参与电极反应的所有物质的浓度（严格地说应该为活度），且浓度方次为其在电极反应中的计量系数，气体用相对分压（p_i/p^{θ}）表示。

2. 电对中的固体、纯液体浓度为 1，不写出。

（四）Nernst 方程的应用

例 8 计算温度为 298.15 K 时，$[Cu^{2+}] = 0.001$ mol/L 时，$\varphi(Cu^{2+}/Cu)$？

解：先写出电极反应，再写出能斯特方程：

电极反应：$Cu^{2+} + 2e \Longrightarrow Cu$

能斯特方程表达式：

$$\varphi(Cu^{2+}/Cu) = \varphi^{\theta}(Cu^{2+}/Cu) + \frac{0.059\,2}{2}\lg\frac{[Cu^{2+}]}{1}$$

$$= 0.337 + \frac{0.059\,2}{2}\lg\frac{0.001}{1}$$

$$= 0.248 \text{ V}$$

例9　计算温度为 298.15 K 时，$[OH^-] = 0.1$ mol/L，$P_{O_2} = 101.3$ kPa 时，$\varphi(O_2/OH^-)$？

解：先写出电极反应，再写出能斯特方程：

电极反应：$O_2 + 2H_2O + 4e \Longleftrightarrow 4OH^-$

$$\varphi(O_2/OH^-) = \varphi^\theta(O_2/OH^-) + \frac{0.059\ 2}{4} \lg \frac{P_{O_2}}{[OH^-]}$$

$$= 0.401 + \frac{0.059\ 2}{4} \lg \frac{\frac{101.3}{101.3}}{0.1^4}$$

$$= 0.460\ 2\ V$$

例10　计算温度为 298.15 K 时，电极反应：$MnO_4^- + 8H^+ + 5e \Longleftrightarrow Mn^{2+} + 4H_2O$，当 $[H^+] = 0.001$ mol/L 时，$\varphi(MnO_4^-/Mn^{2+})$？（已知 $\varphi^\theta_{(MnO_4^-/Mn^{2+})} = 1.51$ V，其他都在标准状态）

解：根据电极反应式，写出 Nernst 方程表达式，代入 $[H^+]$，求出 φ 值：

$$\varphi = \varphi^\theta_{(MnO_4^-/Mn^{2+})} + \frac{0.059\ 2}{5} \lg \frac{[MnO_4^-][H^+]^2}{[Mn^{2+}]}$$

$$= 1.51 + \frac{0.059\ 2}{5} \lg \frac{1 \times (10^{-3})^2}{1}$$

$$= 1.23\ V$$

四、电极电势的应用

（一）比较氧化剂与还原剂的相对强弱

电极电势的大小反映了氧化还原电对中氧化态和还原态物质氧化还原能力的强弱。电对的 φ 越大，表示电对中氧化态物质的氧化能力越强，是强氧化剂；其对应的还原态物质的还原能力越弱，是弱还原剂。反之，电对的 φ 越小，表示电对中还原态物质的还原能力越强，是强还原剂；其对应的氧化态物质的氧化能力越弱，是弱氧化剂。

应该注意，用 φ^θ 判断电对氧化还原能力的强弱只限于在标准状态，非标准状态下比较氧化剂和还原剂的强弱，必须用能斯特方程计算在特定条件下的 φ 值，然后比较。

例11　根据 φ^θ 比较下列各电对中物质的氧化性、还原性相对强弱，找出最强的氧化剂、还原剂。

	$HClO/Cl_2$	Cl_2/Cl^-	MnO_4^-/Mn^{2+}
$\varphi^\theta(V)$	1.63	1.36	1.51

φ^θ 值越大，其氧化型的氧化能力越强，φ^θ 值越小，其还原型的还原能力越强。

∴ HClO 的氧化能力最强，Cl^- 的还原能力最强。

测　一　测

给下列氧化还原电对的氧化型和还原型按强弱排序：

Cu^{2+}/Cu，MnO_4^-/Mn^{2+}，$S_2O_3^{2-}/SO_4^{2-}$，Fe^{2+}/Fe，I_3^-/I^-；Sn^{4+}/Sn^{2+}

（二）判断氧化还原反应可能进行的方向

氧化还原反应自发进行的方向：

强氧化型 1＋强还原型 2＝弱还原型 1＋弱氧化型 2

即较强的氧化剂与较强的还原剂反应生成较弱的还原剂和较弱的氧化剂，$E＝\varphi_{(+)}－\varphi_{(-)}＞0$，反应自发正向进行，否则，反应逆向自发进行。

例 12 判断在标准状态下，$2Fe^{3+}＋Cu \Longrightarrow 2Fe^{2+}＋Cu^{2+}$ 反应自发进行的方向。

解：查表知：$Cu^{2+}＋2e \Longrightarrow Cu \quad \varphi^{\theta}(Cu^{2+}/Cu)＝+0.337\ V$

$Fe^{3+}＋e \Longrightarrow Fe^{2+} \quad \varphi^{\theta}(Fe^{3+}/Fe^{2+})＝+0.771\ V$

$E＝\varphi_{(+)}－\varphi_{(-)}＝\varphi^{\theta}(Fe^{3+}/Fe^{2+})－\varphi^{\theta}(Cu^{2+}/Cu)＝(+0.771\ V)－(+0.337\ V)＞0$，

所以反应正向自发进行，$2Fe^{3+}＋Cu \longrightarrow 2Fe^{2+}＋Cu^{2+}$。

例 13 判断 298.15 K 时：$H_3AsO_4＋2I^-＋2H^+ \Longrightarrow H_3AsO_3＋I_2＋H_2O$

当 $[H_3AsO_4]＝[I^-]＝1\ mol/L$，$[H^+]＝10^{-8}\ mol/L$ 时，反应自发进行的方向。

解：查表知：$\varphi^{\theta}_{H_3AsO_4/H_3AsO_3}＝+0.56\ V$，$\varphi^{\theta}_{I_2/I^-}＝+0.535\ V$

但此时 $[H^+]＝10^{-8}\ mol/L$ 时，H_3AsO_4/H_3AsO_3 电对的电极在非标准状态，需要根据能斯特方程计算 $\varphi(H_3AsO_4/H_3AsO_3)$。

$$\varphi(H_3AsO_4/H_3AsO_3)＝\varphi^{\theta}+\frac{0.059}{2}lg\frac{[H_3AsO_4][H^+]^2}{[H_3AsO_3]}$$

$$＝0.56+\frac{0.059}{2}lg\frac{1\times(10^{-8})^2}{1}＝0.088\ V$$

$E＝\varphi_{(+)}－\varphi_{(-)}＝\varphi(H_3AsO_4/H_3AsO_3)－\varphi^{\theta}(I_2/I^-)＝(+0.088\ V)－(+0.535\ V)＜0$，

反应自发是逆向进行。

（三）判断氧化还原反应进行的程度

氧化还原反应进行的程度也就是反应达平衡时，生成物与反应物浓度之比，即由平衡常数 K 的大小来衡量，而平衡常数可用电极电势计算。因此应用电极电势可以判断氧化还原反应进行的程度。

例 14 判断：$Zn＋Cu^{2+}\Longrightarrow Zn^{2+}＋Cu$，在 298.15 K 时，反应进行的程度。

解：根据能斯特方程：

$$\varphi(Zn^{2+}/Zn)＝\varphi^{\theta}(Zn^{2+}/Zn)+\frac{0.059\ 2}{2}lg[Zn^{2+}]$$

$$\varphi(Cu^{2+}/Cu)＝\varphi^{\theta}(Cu^{2+}/Cu)+\frac{0.059\ 2}{2}lg[Cu^{2+}]$$

反应开始时，由于 $\varphi(Cu^{2+}/Cu)＞\varphi(Zn^{2+}/Zn)$，故反应能正向进行。但随着反应的进行 $[Cu^{2+}]\downarrow$，$\varphi(Cu^{2+}/Cu)\downarrow$；$[Zn^{2+}]\uparrow$，$\varphi(Zn^{2+}/Zn)\uparrow$，至 $\varphi(Zn^{2+}/Zn)＝\varphi(Cu^{2+}/Cu)$ 时，反应达到平衡，反应进行到最大程度，此时即：

$$\varphi^{\theta}(Zn^{2+}/Zn)+\frac{0.059\ 2}{2}lg[Zn^{2+}]_{\mp}＝\varphi^{\theta}(Cu^{2+}/Cu)+\frac{0.059\ 2}{2}lg[Cu^{2+}]_{\mp}$$

变形得：$\dfrac{0.059\ 2}{2}lg\dfrac{[Zn^{2+}]_{\mp}}{[Cu^{2+}]_{\mp}}＝\varphi^{\theta}(Cu^{2+}/Cu)－\varphi^{\theta}(Zn^{2+}/Zn)$

$$lgK＝\frac{[\varphi^{\theta}(Cu^{2+}/Cu)－\varphi^{\theta}(Zn^{2+}/Zn)]\times2}{0.059\ 2}$$

$$＝\frac{[0.337－(-0.763)]\times2}{0.059\ 2}＝37.2$$

$K＝1.6\times10^{37}$

由于 K 值很大，说明反应进行得很完全。根据上面计算我们可以得出利用标准电极电

势计算平衡常数 K 的公式：

$$\lg K = \frac{n\left[\varphi^{\theta}(\text{氧化态}) - \varphi^{\theta}(\text{还原态})\right]}{0.0592}$$

式中，$\varphi^{\theta}(\text{氧化态})$——反应中氧化剂电对的标准电极电势；

$\varphi^{\theta}(\text{还原态})$——反应中还原剂电对的标准电极电势；

n——反应中的电子转移数。

由上式可以看出，两个电对的 φ^{θ} 值差越大，平衡常数 K 值也越大，反应进行得越彻底。计算表明，对于 $n=2$ 的反应，φ^{θ} 值差为 0.2 V 时，或者当 $n=1$ 的反应，φ^{θ} 值差为 0.4 V 时，均有 $K > 10^6$，此平衡常数已较大，可以认为反应进行相当完全。

例 15　求反应 $2Ag + 2HI \rightleftharpoons 2AgI\downarrow + H_2$ 的平衡常数。

解：查表知：$\varphi^{\theta}(\text{氧化态}) = \varphi^{\theta}(H^+/H_2) = 0.000$ V

$\varphi^{\theta}(\text{还原态}) = \varphi^{\theta}(AgI/Ag) = 0.15$ V

分析反应中得失电子数 $n=2$

$$\lg K = \frac{n(\varphi^{\theta}_{H^+/H_2} - \varphi^{\theta}_{AgI/Ag})}{0.0592} = \frac{2[0 - (-0.15)]}{0.0592} = 5.08$$

$K = 1.2 \times 10^5$

条件电极电位

实际工作中，我们往往用浓度代替活度利用能斯特方程计算电对的电极电势，可是酸度、沉淀及配位反应都会影响电极电势，特引入条件电极电位。它是指在一定条件下，氧化型和还原型的分析浓度均为 1 mol/L 或它们的浓度比为 1 时的实际电极电位。

一般认为当氧化还原反应的条件电位差大于等于 0.35 V 时，氧化还原反应进行得比较完全。

第三节　氧化还原滴定法

氧化还原滴定法是基于溶液中氧化剂与还原剂之间电子的转移而进行反应的一种滴定分析方法，是滴定分析中广泛使用的一种分析方法，不仅可以直接测定氧化剂或还原剂的含量，还可以间接测定本身不具有氧化还原性质，但是可以与氧化剂或还原剂发生反应的物质含量。

一、概述

(一) 氧化还原滴定法的特点及条件

1. 氧化还原反应的特点　氧化还原反应是基于电子转移的反应，所以反应机制比较复杂，反应速度较慢，而且常伴有副反应发生。因此不是所有的氧化还原反应都能用于氧化还原滴定分析。

2. 氧化还原反应必须同时满足下列滴定反应条件：

(1) 反应必须按化学反应式确定的计量关系定量完成；

（2）必须有适当的方法确定化学计量点；

（3）反应速度必须足够快，不能有副反应发生。

（二）加快氧化还原反应速率、避免副反应发生的方法

1. 增大反应物的浓度　根据质量作用定律，反应速度与反应物浓度的乘积成正比。一般可以通过增加反应物浓度的方法提高反应速率，对于有 H^+ 参与的反应也可以改变 $[H^+]$，加快反应速率。例如：$Cr_2O_7^{2-}$ 与 I^- 的反应。

$$Cr_2O_7^{2-} + 6I^- + 14H^+ \longrightarrow 2Cr^{3+} + 3I_2 + 7H_2O$$

此反应速度慢，但增大 I^- 的浓度或提高溶液酸度可加速反应。实验证明，在 H^+ 浓度为 0.4 mol/L 时，KI 过量约 5 倍，放置 5 分钟，反应即可进行完全。不过用增加反应物浓度来加快反应速率的方法只适用于滴定前一些预氧化还原处理的一些反应。在直接滴定时不能用此法来加快反应速度。

2. 提高溶液温度　对于大多数反应，提高温度可加快反应速度，温度每升高 10 ℃，反应速度可增大 2～4 倍。例如在酸性溶液中 MnO_4^- 和 $C_2O_4^{2-}$ 的反应。

$$2MnO_4^- + 5C_2O_4^{2-} + 16H^+ \Longrightarrow 2Mn^{2+} + 10CO_2 + 8H_2O$$

在室温下反应速度缓慢，如果将溶液加热至 75～85 ℃，反应速度就大大加快，滴定便可以顺利进行。但 $K_2Cr_2O_7$ 与 KI 的反应，就不能用加热的方法来加快反应速度，因为生成的 I_2 会挥发而引起损失。又如草酸溶液加热的温度过高，时间过长，草酸分解引起的误差也会增大。有些还原性物质如 Fe^{2+}、Sn^{2+} 等也会因加热而更容易被空气中的氧所氧化。因此，对那些加热引起挥发，或加热易被空气中氧氧化的反应不能用提高温度来加速，只能寻求其他方法来提高反应速度。

3. 加催化剂　催化剂的使用是提高反应速率的有效方法。例如，MnO_4^- 与 $C_2O_4^{2-}$ 的反应速度慢，但若加入 Mn^{2+} 能催化反应迅速进行。如果不加入 Mn^{2+}，而利用 MnO_4^- 与 $C_2O_4^{2-}$ 发生作用后生成的微量 Mn^{2+} 作催化剂，反应也可进行。这种生成物本身引起的催化作用的反应称为自动催化反应。这类反应有一个特点，就是开始时的反应速度较慢，随着生成物逐渐增多，反应速度就逐渐加快。经一个最高点后，由于反应的浓度愈来愈低，反应速度又逐渐降低。

4. 避免副反应发生　氧化还原反应，常伴有副反应的发生，不利于滴定反应按一定的反应式进行，若找不到抑制副反应发生的方法，这个反应就不能用于氧化还原滴定。例如，用 MnO_4^- 滴定 Fe^{2+} 时：

$$MnO_4^- + 5Fe^{2+} + 8H^+ \Longrightarrow Mn^{2+} + 5Fe^{3+} + 4H_2O$$

如果加入的强酸是盐酸，则发生如下副反应：

$$2MnO_4^- + 10Cl^- + 16H^+ \Longrightarrow 2Mn^{2+} + 5Cl_2\uparrow + 8H_2O$$

这一副反应也消耗 MnO_4^-，而且氯气逸出使结果无法计算。为了避免这个副反应发生而使用硫酸不使用盐酸。

（三）氧化还原滴定法的常用指示剂

在氧化还原滴定法，通常是用指示剂来指示滴定终点，常用指示剂有以下几类：

1. 以滴定剂本身颜色指示滴定终点（又称自身指示剂）　有些滴定剂本身有很深的颜色，而滴定产物为无色或颜色很浅，在这种情况下，滴定时可不必另加指示剂，例如 $KMnO_4$ 本身显紫红色，用它来滴定 Fe^{2+}、$C_2O_4^{2-}$ 溶液时，反应产物 Mn^{2+}、Fe^{3+} 等颜色很浅或是无色，

滴定到化学计量点后,只要 $KMnO_4$ 稍微过量半滴就能使溶液呈现淡红色,指示滴定终点的到达。

2. **特殊指示剂**　这种指示剂本身并不具有氧化还原性,但能与滴定剂或被测定物质发生显色反应,而且显色反应是可逆的,因而可以指示滴定终点。这类指示剂最常用的是淀粉,如可溶性淀粉与碘溶液反应生成深蓝色的化合物,当 I_2 被还原为 I^- 时,蓝色就突然褪去。因此,在碘量法中,多用淀粉溶液作指示液。用淀粉指示液可以检出约 10^{-5} mol/L 的碘溶液,但淀粉指示液与 I_2 的显色灵敏度与淀粉的性质和加入时间、温度及反应介质等条件有关(详见碘量法),如温度升高,显色灵敏度下降。

此外,Fe^{3+} 溶液滴定 Sn^{2+} 时,可用 KSCN 为指示剂,当溶液出现红色(Fe^{3+} 与 SCN^- 形成的硫氰配合物的颜色)即为终点。

3. **氧化还原指示剂**　这类指示剂本身是氧化剂或还原剂,它的氧化态和还原态具有不同的颜色。在滴定过程中,指示剂由氧化态转为还原态,或由还原态转为氧化态时,溶液颜色随之发生变化,从而指示滴定终点。例如用 $K_2Cr_2O_7$ 滴定 Fe^{2+} 时,常用二苯胺磺酸钠为指示剂。二苯胺磺酸钠的还原态无色,当滴定至化学计量点时,稍过量的 $K_2Cr_2O_7$ 使二苯胺磺酸钠由还原态转变为氧化态,溶液显紫红色,因而指示滴定终点的到达。若以 $In_{(Ox)}$ 和 $In_{(Red)}$ 分别代表指示剂的氧化态和还原态,滴定过程中,指示剂的电极反应可用下式表示:

$$In_{(Ox)} + ne^- \rightleftharpoons In_{(Red)}$$

$$\varphi = \varphi^{\theta'}{}_{In} \pm \frac{0.059}{n} \lg \frac{[In_{Ox}]}{[In_{Red}]}$$

显然,随着滴定过程中溶液电位值的改变,$\dfrac{[In_{Ox}]}{[In_{Red}]}$ 比值也在改变,因而溶液的颜色也发生变化。与酸碱指示剂在一定 pH 范围内发生颜色转变一样,我们只能在一定电位范围内看到这种颜色变化,这个范围就是指示剂变色电位范围,它相当于两种形式浓度比值从 $\dfrac{1}{10}$ 变到 10 时的电位变化范围。即

$$\varphi = \varphi^{\theta'}{}_{In} \pm \frac{0.059}{n}$$

当被滴定溶液的电位值恰好等于 $\varphi^{\theta'}{}_{In}$ 时,指示剂呈现中间颜色,称为变色点。若指示剂的一种形式的颜色比另一种形式深得多,则变色点电位将偏离 $\varphi^{\theta'}{}_{In}$ 值。表 10-1 列出了部分常用的氧化还原指示剂。

表 10-1　常用的氧化还原指示剂

指示剂	$\varphi^{\theta}(In)/V$ $[H^+]=1$	颜色变化		配制方法
		还原态	氧化态	
次甲基蓝	+0.52	无	蓝	0.5 g/L 水溶液
二苯胺磺酸钠	+0.85	无	紫红	0.5 g 指示剂 2 g Na_2CO_3,加水稀释至 100 ml
邻苯氨基苯甲酸	+0.89	无	紫红	0.11 g 指示剂 20 ml 50 g/L Na_2CO_3 溶液中,用水稀释至 100 ml
邻二氮菲亚铁	+1.06	红	浅蓝	1.485 g 邻二氮菲,0.695 g $FeSO_4 \cdot 7H_2O$,用水稀释至 100 ml

氧化还原指示剂不仅对某种离子特效,而且对氧化还原反应普遍适用,因而是一种通用指示剂,应用范围比较广泛。选择这类指示剂的原则是,指示剂变色点的电位应当处在滴定体系的电位突跃范围内。例如,在 1 mol/L H_2SO_4 溶液中,用 Ce^{4+} 滴定 Fe^{2+},通过计算得知滴定到化学计量点前后 0.1% 的电位突跃范围是 0.86~1.26 V。显然,选择邻苯氨基苯甲酸和邻二氮菲—亚铁是合适的。若选二苯胺磺酸钠,终点会提前,终点误差将会大于允许误差。

应该指出,指示剂本身会消耗滴定剂。例如,0.1 ml 0.2% 二苯胺磺酸钠会消耗 0.1 ml 0.017 mol/L 的 $K_2Cr_2O_7$ 溶液,因此如果 $K_2Cr_2O_7$ 溶液的浓度是 0.01 mol/L 或更稀,则应作指示剂的空白校正。

(四)氧化还原滴定法的分类

氧化还原滴定法是以氧化剂或还原剂作为滴定液,根据滴定液不同,氧化还原滴定法分为:高锰酸钾法、碘量法、亚硝酸钠法、重铬酸钾法、硫酸铈法、溴酸钾法、溴量法和碘酸钾法等。本章主要介绍高锰酸钾法、碘量法、亚硝酸钠法。

二、高锰酸钾法

(一)高锰酸钾法概述

1. 高锰酸钾法的基本原理　高锰酸钾法是在强酸性溶液中以 $KMnO_4$ 作滴定液的氧化还原滴定法。$KMnO_4$ 是一种强氧化剂,它的氧化能力和还原产物与溶液的酸度有关。在强酸性溶液中,$KMnO_4$ 与还原剂作用被还原为 Mn^{2+}。

$$MnO_4^- + 8H^+ + 5e^- \Longleftrightarrow Mn^{2+} + 4H_2O \quad \varphi^\theta = 1.51 \text{ V}$$

由于在强酸性溶液中 $KMnO_4$ 有更强的氧化性,因而高锰酸钾滴定法一般多在 0.5~1.0 mol/L H_2SO_4 强酸性介质下使用,而不使用盐酸介质,这是由于盐酸具有还原性,能诱发一些副反应干扰滴定。硝酸由于含有氮氧化物容易产生副反应也很少采用。

在弱酸性、中性或碱性溶液中,$KMnO_4$ 被还原为 MnO_2。

$$MnO_4^- + 2H_2O + 3e^- \Longleftrightarrow MnO_2 \downarrow + 4OH^- \quad \varphi^\theta = 0.593 \text{ V}$$

由于反应产物为棕色的 MnO_2 沉淀,妨碍终点观察,所以很少使用。

在 pH>12 的强碱性溶液中用高锰酸钾氧化有机物时,由于在强碱性(大于 2 mol/L NaOH)条件下的反应速度比在酸性条件下更快,所以常利用 $KMnO_4$ 在强碱性溶液中与有机物的反应来测定有机物。

$$MnO_4^- + e^- \Longleftrightarrow MnO_4^{2-} \quad \varphi^\theta_{MnO_4^-/MnO_4^{2-}} = 0.564 \text{ V}$$

2. 高锰酸钾法的特点

(1) $KMnO_4$ 氧化能力强,应用广泛,可直接或间接地测定多种无机物和有机物。如可直接滴定许多还原性物质 Fe^{2+}、As(Ⅲ)、Sb(Ⅲ)、W(Ⅴ)、U(Ⅳ)、H_2O_2、$C_2O_4^{2-}$、NO_2^- 等;返滴定时可测 MnO_2、PbO_2 等物质;也可以通过 MnO_4^- 与 $C_2O_4^{2-}$ 反应间接测定一些非氧化还原物质如 Ca^{2+}、Th^{4+} 等。

(2) $KMnO_4$ 溶液呈紫红色,当试液为无色或颜色很浅时,滴定不需要外加指示剂。

(3) 由于 $KMnO_4$ 氧化能力强,因此方法的选择性欠佳,而且 $KMnO_4$ 与还原性物质的反应历程比较复杂,易发生副反应。

(4) $KMnO_4$ 标准溶液不能直接配制,且标准溶液不够稳定,不能久置,需经常标定。

3. 高锰酸钾法的滴定方式　根据待测物质的性质,应用高锰酸钾法时,可采用不同的滴定方式。

（1）直接滴定法：对于还原性物质，如亚铁盐、草酸盐、双氧水、亚硝酸盐、亚锡盐、亚砷酸盐等可以用高锰酸钾直接滴定。

（2）返滴定法（剩余滴定法）：一些氧化性的物质，不能用直接法测定，可以采用返滴定法。如，测定 MnO_2 的含量时，MnO_2 加入硫酸与准确过量的草酸钠溶液，加热使 MnO_2 与草酸钠作用完全后，再用 $KMnO_4$ 滴定液滴定剩余的草酸钠，从而求出 MnO_2 的含量。

（3）间接滴定法：有些非氧化还原性物质，不能用直接法，也不能用返滴定法，但是这些物质能与另一氧化剂或还原剂定量反应可以采用间接法测定。如，测定 Ca^{2+} 的含量时，可先将 Ca^{2+} 沉淀为 CaC_2O_4，过滤、洗涤后再用稀硫酸将所得沉淀溶解，然后用 $KMnO_4$ 滴定液滴定溶液中生成的 $H_2C_2O_4$，以间接求得 Ca^{2+} 的含量。

分析/思考

为什么高锰酸钾法必须在 H_2SO_4 强酸性介质下使用，而不使用盐酸或硝酸？

（二）高锰酸钾标准溶液的配制与标定

1. 高锰酸钾标准溶液的配制　市售高锰酸钾试剂常含有少量的 MnO_2 及其他杂质，使用的蒸馏水中也含有少量如尘埃、有机物等还原性物质。这些物质都能使 $KMnO_4$ 还原，因此 $KMnO_4$ 标准溶液不能直接配制，必须先配成近似浓度的溶液，放置一周后滤去沉淀，然后再用基准物质标定。

配制时应注意以下几点：

（1）称取 $KMnO_4$ 的质量应稍多于理论计算量。

（2）将配制好的 $KMnO_4$ 溶液加热至沸，加速与还原性杂质反应完全，以免贮存过程中浓度改变。静置 7 天以上。

（3）用垂熔玻璃滤器过滤，以除去析出的沉淀。

（4）为了避免光对 $KMnO_4$ 溶液的催化分解，将过滤后的 $KMnO_4$ 溶液贮存于带玻璃塞的棕色瓶中，密闭保存。

2. 高锰酸钾标准溶液的标定　标定 $KMnO_4$ 溶液的基准物很多，如 $Na_2C_2O_4$、$H_2C_2O_4 \cdot 2H_2O$、$(NH_4)_2Fe(SO_4)_2 \cdot 6H_2O$ 和纯铁丝等。其中常用的是 $Na_2C_2O_4$，这是因为它易提纯且性质稳定，不含结晶水，在 $105 \sim 110\ ℃$ 烘至恒重，即可使用。

MnO_4^- 与 $C_2O_4^{2-}$ 的标定反应在 H_2SO_4 介质中进行，其反应如下：

$$2MnO_4^- + 5C_2O_4^{2-} + 16H^+ \longrightarrow 2Mn^{2+} + 10CO_2\uparrow + 8H_2O$$

为了使标定反应能定量地较快进行，标定时应注意以下滴定条件：

（1）温度：$Na_2C_2O_4$ 溶液加热至 $70 \sim 85\ ℃$ 再进行滴定。不能使温度超过 $90\ ℃$，否则 $H_2C_2O_4$ 分解，导致标定结果偏高。

$$H_2C_2O_4 \xrightarrow{\geqslant 90\ ℃} H_2O + CO_2\uparrow + CO\uparrow$$

（2）酸度：溶液应保持足够大的酸度，一般控制酸度为 $0.5 \sim 1\ mol/L$。如果酸度不足，易生成 MnO_2 沉淀，酸度过高则又会使 $H_2C_2O_4$ 分解。

（3）滴定速度：MnO_4^- 与 $C_2O_4^{2-}$ 的反应开始时速度很慢，当有 Mn^{2+} 离子生成之后，反应速度逐渐加快。因此，开始滴定时，应该等第一滴 $KMnO_4$ 溶液退色后，再加第二滴。此后，

因反应生成的 Mn^{2+} 有自动催化作用而加快了反应速度,随之可加快滴定速度,但不能过快,否则加入的 $KMnO_4$ 溶液会因来不及与 $C_2O_4^{2-}$ 反应,就在热的酸性溶液中分解,导致标定结果偏低。

$$4MnO_4^- + 12H^+ \xrightarrow{\qquad} 4Mn^{2+} + 6H_2O + 5O_2\uparrow$$

若滴定前加入少量的 $MnSO_4$ 为催化剂,则在滴定的最初阶段就以较快的速度进行。

(4)滴定终点:用 $KMnO_4$ 溶液滴定至溶液呈淡粉红色 30 秒不褪色即为终点。放置时间过长,空气中还原性物质能使 $KMnO_4$ 还原而褪色。

标定好的 $KMnO_4$ 溶液在放置一段时间后,若发现有 $MnO(OH)_2$ 沉淀析出,应重新过滤并标定。

(三)$KMnO_4$ 法的应用示例

1. 直接滴定法测定 H_2O_2　在酸性溶液中 H_2O_2 被 MnO_4^- 定量氧化:

$$2MnO_4^- + 5H_2O_2 + 6H^+ \xrightarrow{\qquad} 2Mn^{2+} + 5O_2 + 8H_2O$$

此反应在室温下即可顺利进行。滴定开始时反应较慢,随着 Mn^{2+} 生成而加速,也可先加入少量 Mn^{2+} 为催化剂。因此,H_2O_2 可用 $KMnO_4$ 滴定液直接滴定。H_2O_2 含量按下式计算:

$$H_2O_2\% = \frac{\frac{5}{2} \times (C \cdot V)_{KMnO_4} \times M_{H_2O_2}}{V_{样}} \times 10^{-3} \times 100\%(g/ml)$$

2. 间接滴定法测定 Ca^{2+}　Ca^{2+}、Th^{4+} 等在溶液中没有可变价态,通过生成草酸盐沉淀,可用高锰酸钾法间接测定。

以 Ca^{2+} 的测定为例,先沉淀为 CaC_2O_4 再经过滤、洗涤后将沉淀溶于热的稀 H_2SO_4 溶液中,最后用 $KMnO_4$ 标准溶液滴定 $H_2C_2O_4$。根据所消耗的 $KMnO_4$ 的量,间接求得 Ca^{2+} 的含量。

为了保证 Ca^{2+} 与 $C_2O_4^{2-}$ 间的 1:1 的计量关系,以及获得颗粒较大的 CaC_2O_4 沉淀以便于过滤和洗涤,必须采取相应的措施:

(1)在酸性试液中先加入过量 $(NH_4)_2C_2O_4$,后用稀氨水慢慢中和试液至甲基橙显黄色,使沉淀缓慢地生成;

(2)沉淀完全后须放置陈化一段时间;

(3)用蒸馏水洗去沉淀表面吸附的 $C_2O_4^{2-}$。若在中性或弱碱性溶液中沉淀,会有部分 $Ca(OH)_2$ 或碱式草酸钙生成,使测定结果偏低。为减少沉淀溶解损失,应用尽可能少的冷水洗涤沉淀。

三、碘量法

(一)碘量法概述

碘量法是利用 I_2 的氧化性或 I^- 的还原性进行滴定的方法,其基本反应是:

$$I_2 + 2e^- \xrightarrow{\qquad} 2I^-$$

固体 I_2 在水中溶解度很小(298.15 K 时为 1.18×10^{-3} mol/L)且易于挥发,通常将 I_2 溶解于 KI 溶液中,此时它以 I_3^- 配离子形式存在,其半反应为:

$$I_3^- + 2e^- \xrightarrow{\qquad} 3I^- \qquad \varphi^\theta_{I_3^-/I^-} = 0.545\ V$$

从 φ^θ 值可以看出,I_2 是较弱的氧化剂,能与较强的还原剂作用;I^- 是中等强度的还原剂,能与许多氧化剂作用,因此碘量法可以用直接或间接的两种方式进行。

碘量法既可测定氧化剂,又可测定还原剂。I_3^-/I_2 电对反应的可逆性好,副反应少,又有很灵敏的淀粉指示剂指示终点,因此碘量法的应用范围很广。

1. **直接碘量法**　用 I_2 配成的标准溶液可以直接测定电位值比 $\varphi_{I_3^-/I^-}^{\theta}$ 小的还原性物质,如 S^{2-}、SO_3^{2-}、Sn^{2+}、$S_2O_3^{2-}$、As(Ⅲ)、维生素 C 等,这种碘量法称为直接碘量法,又叫碘滴定法。直接碘量法只能在酸性、中性或弱碱性溶液中进行,不能在 pH＞9 的碱性溶液中进行滴定,因为碘与碱发生歧化反应。

$$I_2 + 2OH^- \longrightarrow IO^- + I^- + H_2O$$
$$3IO^- \longrightarrow IO_3^- + 2I^-$$

会使结果产生误差,因此直接碘量法的应用受到一定限制。

2. **间接碘量法**　电位值比 $\varphi_{I_3^-/I^-}^{\theta}$ 高的氧化性物质,可在一定的条件下,用 I^- 还原,然后用 $Na_2S_2O_3$ 标准溶液滴定释放出的 I_2,这种方法称为间接碘量法,又称滴定碘法。

间接碘量法的基本反应为:

$$2I^- - 2e^- \longrightarrow I_2$$
$$I_2 + 2S_2O_3^{2-} \longrightarrow S_4O_6^{2-} + 2I^-$$

利用这一方法可以测定很多氧化性物质,如 Cu^{2+}、$Cr_2O_7^{2-}$、IO_3^-、BrO_3^-、AsO_4^{3-}、ClO^-、NO_2^-、H_2O_2、MnO_4^- 和 Fe^{3+} 等。

I_2 和 $Na_2S_2O_3$ 的反应需在中性或弱酸性溶液中进行。因为在碱性溶液中除 I_2 生成 IO_3^- 外,$S_2O_3^{2-}$ 和 I_2 还会发生下述副反应:

$$S_2O_3^{2-} + 4I_2 + 10OH^- \rightleftharpoons 2SO_4^{2-} + 8I^- + 5H_2O$$

如果在强酸性溶液中,I^- 容易被空气中的 O_2 氧化,$Na_2S_2O_3$ 溶液也会发生分解。

$$4I^- + O_2 + 4H^+ \rightleftharpoons 2I_2 + 2H_2O$$
$$S_2O_3^{2-} + 2H^+ \rightleftharpoons SO_2\uparrow + S\downarrow + H_2O$$

在中性或弱酸性溶液中 $Na_2S_2O_3$ 和 I_2 反应如下:

$$2Na_2S_2O_3 + I_2 \rightleftharpoons Na_2S_4O_6 + 2NaI$$

(二)碘量法的终点指示—淀粉指示剂法

I_2 与淀粉呈现蓝色,其显色灵敏度除与 I_2 的浓度有关以外,还与淀粉的性质、加入的时间、温度及反应介质等条件有关。因此在使用淀粉指示液指示终点时要注意以下几点:

1. 所用的淀粉必须是可溶性淀粉。

2. I_3^- 与淀粉的蓝色在热溶液中会消失,因此,不能在热溶液中进行滴定。

3. 要注意反应介质的条件,淀粉在弱酸性溶液中灵敏度很高,显蓝色;当 pH＜2 时,淀粉会水解成糊精,与 I_2 作用显红色;若 pH＞9 时,I_2 转变为 IO^- 离子与淀粉不显色。

4. 直接碘量法用淀粉指示液指示终点时,应在滴定开始时加入,终点时,溶液由无色突变为蓝色。间接碘量法用淀粉指示液指示终点时,应等滴至 I_2 的黄色很浅时再加入淀粉指示液(若过早加入淀粉,它与 I_2 形成的蓝色配合物会吸留部分 I_2,往往易使终点提前且不明显),终点时,溶液由蓝色转无色。

5. 淀粉指示液的用量一般为 2~5 ml(5 g/L 淀粉指示液)。

测　一　测

比较直接碘量法和间接碘量法分析条件和指示剂的加入不同点。

（三）碘量法的误差来源和防止措施

碘量法的误差来源于两个方面：一是 I_2 易挥发；二是在酸性溶液中 I^- 易被空气中的 O_2 氧化。

为了防止 I_2 挥发和空气中氧氧化成 I^-，测定时要加入过量的 KI，使 I_2 生成 I_3^- 离子，并使用碘瓶，滴定时不要剧烈摇动，以减少 I_2 的挥发。由于 I^- 被空气中氧氧化的反应，随光照及酸度增高而加快，因此在反应时，应将碘瓶置于暗处；滴定前调节好酸度，析出 I_2 后立即进行滴定。此外，Cu^{2+}、NO_3^- 等离子催化空气对 I^- 离子的氧化，应设法消除干扰。

（四）碘量法标准溶液的配制及标定

碘量法中需要配制和标定 I_2 和 $Na_2S_2O_3$ 两种标准溶液。

1. $Na_2S_2O_3$ 标准溶液的配制及标定

（1）$Na_2S_2O_3$ 标准溶液的配制：市售硫代硫酸钠（$Na_2S_2O_3 \cdot 5H_2O$）一般都含有少量杂质，因此配制 $Na_2S_2O_3$ 标准溶液不能用直接法，只能用间接法。

配制好的 $Na_2S_2O_3$ 溶液在空气中不稳定，容易分解，这是由于在水中的微生物、CO_2、空气中 O_2 作用下，发生下列反应：

$$Na_2S_2O_3 \xrightarrow{微生物} Na_2SO_3 + S\downarrow$$

$$Na_2S_2O_3 + CO_2 + H_2O \longrightarrow NaHSO_4 + NaHCO_3 + S\downarrow$$

$$2Na_2S_2O_3 + O_2 \longrightarrow 2Na_2SO_4 + 2S\downarrow$$

此外，水中微量的 Cu^{2+} 或 Fe^{3+} 等也能促进 $Na_2S_2O_3$ 溶液分解，因此配制 $Na_2S_2O_3$ 溶液时，应当用新煮沸并冷却的蒸馏水，并加入少量 Na_2CO_3，使溶液呈弱碱性，以抑制细菌生长。配制好的 $Na_2S_2O_3$ 溶液应贮于棕色瓶中，于暗处放置 2 周后，过滤去沉淀，然后再标定；标定后的 $Na_2S_2O_3$ 溶液在贮存过程中如发现溶液变混浊，应重新标定或弃去重配。

（2）$Na_2S_2O_3$ 标准溶液的标定：标定 $Na_2S_2O_3$ 溶液的基准物质有 $K_2Cr_2O_7$、KIO_3、$KBrO_3$ 及升华 I_2 等。除 I_2 外，其他物质都需在酸性溶液中与 KI 作用析出 I_2 后，再用配制的 $Na_2S_2O_3$ 溶液滴定。若以 $K_2Cr_2O_7$ 作基准物为例，则 $K_2Cr_2O_7$ 在酸性溶液中与 I^- 发生如下反应：

$$Cr_2O_7^{2-} + 6I^- + 14H^+ \longrightarrow 2Cr^{3+} + 3I_2 + 7H_2O$$

反应析出的 I_2 以淀粉为指示剂用待标定的 $Na_2S_2O_3$ 溶液滴定。

$$I_2 + 2S_2O_3^{2-} \longrightarrow 2I^- + S_4O_6^{2-}$$

用 $K_2Cr_2O_7$ 标定 $Na_2S_2O_3$ 溶液时应注意：$Cr_2O_7^{2-}$ 与 I^- 反应较慢，为加速反应，须加入过量的 KI 并提高酸度，不过酸度过高会加速空气氧化 I^-。

因此，一般应控制酸度为 $0.2 \sim 0.4$ mol/L，并在暗处放置 10 分钟，以保证反应顺利完成。

根据称取 $K_2Cr_2O_7$ 的质量和滴定时消耗 $Na_2S_2O_3$ 标准溶液的体积，可计算出 $Na_2S_2O_3$ 标准溶液的浓度。

2. I_2 标准溶液的配制及标定

（1）I_2 标准溶液配制：用升华法制得的纯碘，可直接配制成标准溶液。但通常是用市售的碘先配成近似浓度的碘溶液，然后用基准试剂或已知准确浓度的 $Na_2S_2O_3$ 标准溶液来标定碘溶液的准确浓度。由于 I_2 难溶于水，易溶于 KI 溶液，故配制时应将 I_2、KI 与少量水一起研磨后再用水稀释，并保存在棕色试剂瓶中待标定。

（2）I_2 标准溶液的标定：I_2 溶液可用 As_2O_3 基准物标定。As_2O_3 难溶于水，多用 NaOH 溶解，使之生成亚砷酸钠，再用 I_2 溶液滴定 AsO_3^{3-}。

$$As_2O_3 + 6NaOH \longrightarrow 2Na_3AsO_3 + 3H_2O$$

$$AsO_3^{3-} + I_2 + H_2O \longrightarrow AsO_4^{3-} + 2I^- + 2H^+$$

此反应为可逆反应，为使反应快速定量地向右进行，可加 $NaHCO_3$，以保持溶液 pH≈8。根据称取的 As_2O_3 质量和滴定时消耗 I_2 溶液的体积，可计算出 I_2 标准溶液的浓度。

由于 As_2O_3 为剧毒物，一般常用已知浓度的 $Na_2S_2O_3$ 标准溶液标定 I_2 溶液。

（五）碘量法应用实例

1. 水中溶解氧的测定　溶解于水中的氧称为溶解氧，常以 DO 表示。水中溶解氧的含量与大气压力、水的温度有密切关系，大气压力减小，溶解氧含量也减小。温度升高，溶解氧含量将显著下降。溶解氧的含量用 1 L 水中溶解的氧气量（O_2，mg/L）表示。

清洁的水样一般采用碘量法测定。若水样有色或含有氧化性或还原性物质、藻类、悬浮物时将干扰测定，则须采用叠氮化钠修正的碘量法或膜电极法等其他方法测定。

碘量法测定溶解氧的原理是：往水样中加入硫酸锰和碱性碘化钾溶液，使生成氢氧化亚锰沉淀。氢氧化亚锰性质极不稳定，迅速与水中溶解氧化合生成棕色锰酸锰沉淀。

$$MnSO_4 + 2NaOH \longrightarrow Mn(OH)_2 \downarrow + Na_2SO_4$$
白色沉淀

$$2Mn(OH)_2 + O_2 \longrightarrow 2H_2MnO_3 \downarrow$$
棕色沉淀

$$Mn(OH)_2 + H_2MnO_3 \longrightarrow MnMnO_3 \downarrow + 2H_2O$$
棕色沉淀

加入硫酸酸化，使已经化合的溶解氧与溶液中所加入的 I^- 起氧化还原反应，析出与溶解氧相当量的 I_2。溶解氧越多，析出的碘也越多，溶液的颜色也就越深。

$$MnMnO_3 + 3H_2SO_4 + 2KI \longrightarrow 2MnSO_4 + K_2SO_4 + I_2 + 3H_2O$$

最后取出一定量反应完毕的水样，以淀粉为指示剂，用 $Na_2S_2O_3$ 标准溶液滴定至终点。滴定反应为：

$$2Na_2S_2O_3 + I_2 \longrightarrow Na_2S_4O_6 + 2NaI$$

测定结果按下式计算：

$$DO = \frac{(V_0 - V_1) \cdot c(Na_2S_2O_3) \times 8.000 \times 1\,000}{V_水}$$

式中，DO——水中溶解氧，mg/L；

V_1——滴定水样时消耗硫代硫酸钠标准溶液体积，ml；

$V_水$——水样体积，ml；

$c(Na_2S_2O_3)$——硫代硫酸钠标准溶液浓度，mol/L；

8.000——氧 $\left(\dfrac{1}{2}O\right)$ 摩尔质量，g/mol。

2. 维生素 C(Vc) 的测定　维生素 C 又称抗坏血酸（$C_6H_8O_6$，摩尔质量为 171.62 g/mol）。由于维生素 C 分子中的烯二醇基具有还原性，所以它能被 I_2 定量地氧化成二酮基，其反应为：

$$\begin{array}{c}\text{O} \quad \text{H OH}\\ \text{C—C}\!=\!\text{C—C—C—CH} + \text{I}_2 \Longleftrightarrow \text{C—C—C—C—C—CH} + 2\text{HI}\\ \text{O OH OHH H H} \qquad\qquad \text{O O O H OHH}\end{array}$$

维生素 C 的半反应式为：

$$C_6H_6O_6 + 2H^+ + 2e^- \longrightarrow C_6H_8O_6 \qquad \varphi^\theta_{C_6H_6O_6/C_6H_8O_6} = +0.18\ V$$

由于维生素 C 的还原性很强，在空气中极易被氧化，尤其在碱性介质中更甚，测定时应加入 HAc 使溶液呈现弱酸性，以减少维生素 C 的副反应。

维生素 C 含量的测定方法是：准确称取维生素 C 试样，溶解在新煮沸且冷却的蒸馏水中，以 HAc 酸化，加入淀粉指示剂，迅速用 I_2 标准溶液滴定至终点(呈现稳定的蓝色)。

维生素 C 在空气中易被氧化，所以在 HAc 酸化后应立即滴定。由于蒸馏水中溶解有氧，因此蒸馏水必须事先煮沸，否则会使测定结果偏低。如果试液中有能被 I_2 直接氧化的物质存在，则对测定有干扰。

3. 直接碘量法测定海波($Na_2S_2O_3$)的含量　$Na_2S_2O_3$ 俗称大苏打或海波，是无色透明的单斜晶体，易溶于水，水溶液呈弱碱性反应，有还原作用，可用作定影剂、去氯剂和分析试剂。$Na_2S_2O_3$ 的含量可在 pH=5 的 HAc-NaAc 缓冲溶液存在下，用 I_2 标准溶液直接滴定测得。样品中可能存在的杂质(亚硫酸钠)的干扰，可借加入甲醛来消除。

分析结果按下式计算：

$$w_{Na_2S_2O_3\cdot5H_2O} = \frac{c\left(\frac{1}{2}I_2\right)\cdot V_{I_2}\cdot M(Na_2S_2O_3\cdot 5H_2O)}{m_s \times 1\,000}\times 100$$

式中，$c(1/2I_2)$——以$(1/2I_2)$为基本单元时 I_2 标准溶液的浓度，mol/L；

V_{I_2}——滴定时消耗 I_2 标准溶液的体积，ml；

$M(Na_2S_2O_3\cdot5H_2O)$——以$(Na_2S_2O_3\cdot5H_2O)$为基本单元时 $Na_2S_2O_3\cdot5H_2O$ 的摩尔质量，g/mol；

m_s——样品的质量，g。

除上述方法外，氧化还原滴定法还有铈量法和溴酸钾法等，硫酸铈是强氧化剂，其氧化性与 $KMnO_4$ 差不多，凡 $KMnO_4$ 能够测定的物质几乎都能用铈量法测定。如 $Fe(CN_6)^{4-}$、NO_2^-、Sn^{2+} 等离子。由于铈盐价格高，实际工作中应用不多。溴酸钾法常与碘量法配合使用，用于测量试样中苯酚、甲酚、间苯二酚及苯胺等含量。

四、亚硝酸钠法

(一)基本原理

亚硝酸钠法是以 $NaNO_2$ 为滴定液，在盐酸酸性条件下测定芳香族伯胺和芳香族仲胺类化合物的氧化还原滴定法。

其中与芳香族伯胺反应的方法称为重氮化滴定法，与芳香族仲氨反应的方法称为亚硝基化法。

重氮化反应

反应式：$ArNH_2 + NaNO_2 + 2HCl \longrightarrow [Ar\!-\!N^+\!\equiv\!N]Cl^- + NaCl + 2H_2O$

亚硝基化反应

反应式：$ArNHR + NO_2^- + H^+ \longrightarrow ArN\!-\!R + H_2O$

滴定条件

(1) 酸的种类及浓度:重氮化反应的速度与酸的种类有关,在 HBr 中比在 HCl 中为快,在 HNO_3 或 H_2SO_4 中则较慢,但因 HBr 的价格较贵,故仍以 HCl 最为常用。此外,芳香伯胺类盐酸盐的溶解度也较大。

重氮化反应的速度与酸的浓度有关,一般常在 1~2 mol/L 酸度下滴定,这是因为酸度高时反应速度快,容易进行完全,且可增加重氮盐的稳定性。如果酸度不足,则已生成的重氮盐能与尚未反应的芳伯胺偶合,生成重氮氨基化合物,使测定结果偏低。

$$[Ar-N^+\equiv N]Cl^- + ArNH_2 \longrightarrow Ar-N=N-NH-Ar+HCl$$

当然,酸的浓度也不可过高,否则将阻碍芳伯胺的游离,反而影响重氮化反应的速度。

(2) 反应温度:重氮化反应的速度随温度的升高而加快,但生成的重氮盐也能随温度的升高而加速分解。

$$[Ar-N^+\equiv N]Cl^- + H_2O \longrightarrow Ar-OH+N_2\uparrow+HCl$$

另外,温度高时 HNO_2 易分解逸失,导致测定结果偏高。实践证明,温度在 15 ℃ 以下,虽然反应速度稍慢,但测定结果却较准确。如果采用"快速滴定"法,则在 30 ℃ 以下均能得到满意结果。

(3) 滴定速度

快速滴定法:将滴定管的尖端插入液面下约 $\frac{2}{3}$ 处,用亚硝酸钠滴定液迅速滴定,边滴边搅拌,至近终点时,将滴定管的尖端提出液面,用少量水淋洗尖端,洗液并入溶液中,继续缓缓滴定,至永停仪的电流计指针突然偏转,并持续 1 分钟不再回复,即为滴定终点。

(4) 苯环上取代基团的影响:苯胺环上,特别是在对位上,有其他取代基团存在时,能影响重氮化反应的速度。

亲电子基团,如—NO_2、—SO_3H、—COOH、X 等,使反应加速。

斥电子基团,如—CH_3、—OH、—OR 等,使反应减慢。

对于慢的重氮化反应常加入适量 KBr 加以催化。

(二) 指示终点方法

《中国药典》采用永停滴定法指示终点。终点前,溶液中无亚硝酸,线路无电流通过,化学计量点后,溶液中有微量亚硝酸存在,电极即起氧化还原反应,电路中有电流通过,使电流计指针突然偏转,不再回复,即为终点。

还可以使用外指示剂法指示终点。常用碘化钾—淀粉糊剂或试纸。使用时将糊剂在白瓷板上铺为薄层,用细玻璃棒蘸取少许测定液划过,若已到终点,溶液中有亚硝酸存在,亚硝酸可氧化 I^- 成 I_2,与淀粉作用显蓝色。若划过后立即显蓝色即为终点。

(三) 滴定液的配制与标定

1. 亚硝酸钠滴定液配制　亚硝酸钠滴定液用间接法配制,其水溶液不稳定,久置时会显著下降。但若溶液呈微碱性(pH=10)可提高其稳定性,三个月内浓度仍可保持稳定,故配制时常加入少量碳酸钠作稳定剂。

2. 亚硝酸钠滴定液标定　标定亚硝酸钠常用对氨基苯磺酸为基准物质。对氨基苯磺酸为分子内盐,在水中溶解缓慢,需加入氨试液使其溶解,再加盐酸,使其成为对氨基苯磺酸盐。用此溶液滴定,反应生成重氮盐。

3. 亚硝酸钠滴定液贮藏　置玻璃塞的棕色玻瓶中,密闭保存。

岗 位 应 用

在临床药物分析时二巯丙醇、苯酚、依他尼酸的含量测定使用碘量法,对氨基水杨酸、对氨基苯甲酸酯类药物、磺胺类的药物的含量测定使用亚硝酸钠法。

(四)应用实例

盐酸普鲁卡因溶液的含量测定

盐酸普鲁卡因具有芳香伯胺结构,在酸性条件下可与亚硝酸钠发生重氮化反应,滴定前加入溴化钾,以促进重氮化反应迅速进行。用永停滴定法确定终点。

要 点 凝 练

氧化数就是元素的一个原子的形式荷电数,按照一定的规则进行计算;氧化还原反应的实质是物质元素间有电子的转移或共用电子对的偏移,外在表现是元素原子的氧化数发生升降,氧化数降低的反应物为氧化剂,氧化数升高的反应物为还原剂;氧化还原反应的配平可以依据氧化数法或离子一电子法。

氧化还原反应中有电子的转移,用一组特殊装置将氧化还原反应的电子的转移转变为电子的定向转移,形成电流,就是原电池。电极电势是指氧化还原电对得失电子的能力强弱。人为规定标准氢电极的电极电势为 0.000 0 V。在标准氢电极的基础上测出各种不同电极的标准电极电势,绘制成标准电极电势表。应用能斯特方程计算非标准状态的电极电势。应用电极电势可以判断氧化剂和还原剂的相对强弱;判断氧化还原反应的自发进行的方向;计算反应的平衡常数。

氧化还原滴定分析常用的有高锰酸钾法、碘量法和亚硝酸钠法。每种方法都有其测定条件和使用注意事项。

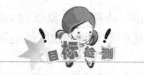

一、填空题

1. 氧化还原反应的实质是_____,氧化剂的氧化数_____,还原剂的氧化数_____。

2. 铜锌原电池工作时,电子从_____流向_____,正极发生_____反应,负极发生_____反应。

3. 电极电势的数值越大,其氧化态_____越强,电极电势的数值越小,其还原态_____越强。

4. $KMnO_4$ 在_____溶液中氧化性最强,其氧化有机物的反应大都在_____条件下进行,因为_____。

5. 碘量法测定可用直接和间接两种方式。直接碘量法以_____为标准溶液,测定_____物质;间接碘量法以_____为标准溶液,测定_____物质;_____方式的应用更广一些。

6. 用淀粉作指示剂,当 I_2 被还原成 I^- 时,溶液呈_____色;当 I^- 被氧化成 I_2 时,溶液呈_____色。

7. 采用间接碘量法测定某铜盐的含量,淀粉指示剂应_____加入,这是为了_____。

8. 引起 $Na_2S_2O_3$ 标准溶液浓度改变的主要原因有_____、_____和_____。

二、单选题

1. 下列物质在氧化还原反应中只能做氧化剂的是　　　　　　　　　　　　（　　）

A. Na　　　　　B. Fe^{2+}　　　　　C. H_2O_2　　　　　D. Fe^{3+}

2. 已知 $\varphi(Sn^{4+}/Sn^{2+})=0.151$ V、$\varphi(Hg^{2+}/Hg)=0.851$ V,在标准状态下,$Sn^{2+}+Hg^{2+}\rightleftharpoons Sn^{4+}+Hg$,进行的方向是　　　　　　　　　　　　　　　　　　　　　　　　　　　　（　　）

A. 正向　　　　　B. 逆向　　　　　C. 处于平衡状态　　　　　D. 无法判断

3. 298.15 K,pH=7 的溶液中,$\varphi(H^+/H_2)=$　　　　　　　　　　　　（　　）

A. 0 V　　　　　B. -0.826 V　　　　　C. -0.686 V　　　　　D. -0.413 V

4. 下列关于原电池的叙述错误的是　　　　　　　　　　　　　　　　　　（　　）

A. 原电池是由两个半电池组成的　　　　B. 原电池的正极发生还原反应

C. 原电池的电动势 $E=\varphi_{(-)}-\varphi_{(+)}$　　　　D. 原电池的负极发生氧化反应

5. 已知 $\varphi(Cu^{2+}/Cu)=0.340\ 2$ V、$\varphi(Zn^{2+}/Zn)=-0.762\ 8$ V、$\varphi(Fe^{2+}/Fe)=-0.44$ V 在标准状态下,下列判断正确的是　　　　　　　　　　　　　　　　　　　　（　　）

A. 氧化能力 $Cu^{2+}>Zn^{2+}>Fe^{2+}$　　　　B. 还原能力 $Zn>Fe>Cu$

C. 氧化能力 $Zn^{2+}>Fe^{2+}>Cu^{2+}$　　　　D. 还原能力 $Cu>Zn>Fe$

6. 利用标准电极电势判断氧化还原反应进行的方向,正确说法是　　　　　（　　）

A. 电极电势较大电对中的氧化型物质与电极电势较小电对中的还原型物质起反应

B. 标准电极电势较大电对中的氧化型物质与标准电极电势较小电对中的还原型物质起反应

C. 氧化性强的物质与氧化性弱的物质起反应

D. 还原性强的物质与还原性弱的物质起反应

7. 用草酸钠作基准物标定高锰酸钾标准溶液时,开始反应速度慢,稍后,反应速度明显加快,这是（　　）起催化作用。　　　　　　　　　　　　　　　　　　　　　　（　　）

A. 氢离子　　　　　B. MnO_4^-　　　　　C. Mn^{2+}　　　　　D. CO_2

8. $KMnO_4$ 法滴定所需的介质是　　　　　　　　　　　　　　　　　　（　　）

A. 硫酸　　　　　B. 盐酸　　　　　C. 磷酸　　　　　D. 硝酸

9. 在间接碘量法测定中,下列操作正确的是　　　　　　　　　　　　　　（　　）

A. 边滴定边快速摇动

B. 加入过量 KI,并在室温和避免阳光直射的条件下滴定

C. 在 70~80 ℃恒温条件下滴定

D. 滴定一开始就加入淀粉指示剂

10. 碘量法中使用碘量瓶的目的是　　　　　　　　　　　　　　　　　　（　　）

A. 防止碘的挥发　　　　　B. 防止溶液与空气接触

C. 防止溶液溅出　　　　　D. A+B

11. 为了使 $Na_2S_2O_3$ 滴定液稳定,准确的配制方法是　　　　　　　　（　　）

A. 将 $Na_2S_2O_3$ 溶液煮沸 1 小时,过滤,冷却后再标定

B. 将 $Na_2S_2O_3$ 溶液煮沸 1 小时,放置 7 天,过滤后再标定

C. 用煮沸冷却后的纯化水配制 $Na_2S_2O_3$ 溶液后,加入少量 Na_2CO_3,放置 7 天后过滤再标定

D. 用煮沸冷却后的纯化水配制 $Na_2S_2O_3$ 溶液后,放置 7 天后再标定

12. 直接碘量法应控制的条件是　　　　　　　　　　　　　　　　　　　（　　）

A. 强酸性条件　　　　　B. 强碱性条件

C. 中性或弱酸性条件　　　　　D. 什么条件都可以

三、多选题

1. 应用能斯特方程计算 $Cr_2O_7^{2-}/Cr^{3+}$ 的电极电势（$Cr_2O_7^{2-}/Cr^{3+}$）,下列说法不正确的是　（　　）

A. $\varphi(Cr_2O_7^{2-}/Cr^{3+})$ 与温度无关

B. $\varphi(Cr_2O_7^{2-}/Cr^{3+})$ 与得失电子数有关

C. $Cr_2O_7^{2-}$ 浓度增大，$\varphi(Cr_2O_7^{2-}/Cr^{3+})$ 增大

D. H^+ 浓度变化对 $\varphi(Cr_2O_7^{2-}/Cr^{3+})$ 的影响比 Cr^{3+} 浓度变化影响小

2. 下列电对书写正确的是 （　　）

A. Zn^{2+}/Zn 　　　 B. Mn^{2+}/MnO_4^- 　　　 C. H^+/H_2 　　　 D. Fe/Fe^{2+}

3. 直接碘量法与间接碘量法的相同之处有 （　　）

A. 指示剂相同 　　　　　　　　 B. 反应的机制相同

C. 滴定液相同 　　　　　　　　 D. 加入指示剂的时间相同

4. 间接碘量法中，需加入 2～3 倍于计算量的 KI，其作用是 （　　）

A. 防止 $Na_2S_2O_3$ 分解 　　　　 B. 防止微生物作用

C. 防止 I_2 挥发 　　　　　　　 D. 加快反应速率

5. 用 $Na_2C_2O_4$ 为基准物质标定 $KMnO_4$ 溶液的浓度实验中，若在终点前出现了褐色沉淀，造成该现象的原因有 （　　）

B. 未加 H_2SO_4 　　 B. 加了 HCl 　　 C. 温度低于 65 ℃ 　　 D. 滴定速度太快

四、简答题

1. 解释下列现象：

(1) 碘化钾、硫酸亚铁在空气中久置会变黄。

(2) 配制 $SnCl_2$ 溶液需要加锡粒。

2. 在标准状态下用 MnO_4^-/Mn^{2+} 和 Fe^{3+}/Fe^{2+} 电对组成原电池，写出电极和电池反应，并写出电池表示式。

3. 判断下列反应自发进行的方向：

(1) $Sn+Pb^{2+}(0.1\ mol/L)\rightleftharpoons Sn^{2+}(1.0\ mol/L)+Pb$

(2) $MnO_2(固)+2Fe^{2+}(0.05\ mol/L)+4H^+(0.10\ mol/L)\rightleftharpoons Mn^{2+}(0.01\ mol/L)+2Fe^{3+}(0.50\ mol/L)+2H_2O$

4. 用基准物质 $Na_2C_2O_4$ 溶液标定 $KMnO_4$ 溶液应该注意些什么？

5. 试述间接碘量法误差的来源及减免的方法。

五、计算题

1. 计算配制 0.02 mol/L $KMnO_4$ 溶液 1.5 L，需称取 $KMnO_4$ 多少克？

2. 精密称取基准物质 $K_2Cr_2O_7$ 0.116 5 g 溶于水，加酸酸化后，加入足量碘化钾，然后用 $Na_2S_2O_3$ 溶液滴定至终点，消耗 24.86 ml，求 $Na_2S_2O_3$ 溶液的浓度。

3. 准确移取 H_2O_2 供试品 1.00 ml，置于 250 ml 容量瓶中，加水稀释至刻度，充分摇匀后，移取 25.00 ml，置于 250 ml 锥形瓶中，加 5 ml 3 mol/L H_2SO_4 及 1 mol/L $MnSO_4$ 溶液 2～3 滴，用 0.020 06 mol/L $KMnO_4$ 滴定至溶液出现淡红色，30 秒不褪色，消耗 $KMnO_4$ 滴定液 20.05 ml。试计算供试品 100 ml 中 H_2O_2 的质量。($M_{H_2O_2}=34.02$ g/mol)

参考答案：

一、填空题

1. 电子的得失或偏移　降低　升高 2. 负极　正极　还原　氧化 3. 氧化性　还原性 4. 强酸性　强碱性　高锰酸钾在强碱性条件下氧化有机物反应更快 5. 碘滴定液　强还原性　硫代硫酸钠滴定液　氧化性　间接碘量法 6. 无　蓝色 7. 接近终点时　避免碘被吸附使滴定终点延迟出现 8. 水中的微生物　CO_2　空气中 O_2

二、单选题

1～5 DADCB　6～10 ACABD　11～12 CC

三、多选题

1. ABD 2. AC 3. AB 4. CD 5. ACD

四、简答题

1. （1）Fe^{2+} 和 I^- 还原性强被氧气氧化，生成 Fe^{3+} 和 I_2。

（2）因为亚锡离子容易被空气氧化，所以要加入锡粒。

2. 正极反应：$MnO_4^- + 8H^+ + 5e \rightleftharpoons Mn^{2+} + 4H_2O$

负极反应：$Fe^{2+} - e \rightleftharpoons Fe^{3+}$

电池反应：$MnO_4^- + 8H^+ + 5Fe^{2+} \rightleftharpoons 5Fe^{3+} + Mn^{2+} + 4H_2O$

电池表示式：$(-)pt|Fe^{3+}(c_1), Fe^{2+}(c_2)||MnO_4^-(c_3), H^+(c_4), Mn^{2+}(c_5)|pt(+)$

3. （1）逆向　（2）正向

4. MnO_4^- 与 $C_2O_4^{2-}$ 的标定反应在 H_2SO_4 介质中进行；为了使标定反应能定量地较快进行，标定时应注意以下滴定条件：

（1）温度：$Na_2C_2O_4$ 溶液加热至 70~85 ℃再进行滴定。不能使温度超过 90 ℃，否则 $H_2C_2O_4$ 分解，导致标定结果偏高。

$$H_2C_2O_4 \xrightarrow{\geqslant 90\ ℃} H_2O + CO_2 \uparrow + CO \uparrow$$

（2）酸度：溶液应保持足够大的酸度，一般控制酸度为 0.5~1 mol/L。如果酸度不足，易生成 MnO_2 沉淀，酸度过高则又会使 $H_2C_2O_4$ 分解。

（3）滴定速度：MnO_4^- 与 $C_2O_4^{2-}$ 的反应开始时速度很慢，当有 Mn^{2+} 离子生成之后，反应速度逐渐加快。因此，开始滴定时，应该等第一滴 $KMnO_4$ 溶液退色后，再加第二滴。此后，因反应生成的 Mn^{2+} 有自动催化作用而加快了反应速度，随之可加快滴定速度，但不能过快，否则加入的 $KMnO_4$ 溶液会因来不及与 $C_2O_4^{2-}$ 反应，就在热的酸性溶液中分解导致标定结果偏低。

$$4MnO_4^- + 12H^+ \rightleftharpoons 4Mn^{2+} + 6H_2O + 5O_2 \uparrow$$

若滴定前加入少量的 $MnSO_4$ 为催化剂，则在滴定的最初阶段就以较快的速度进行。

5. 碘量法的误差来源于两个方面：一是 I_2 易挥发；二是在酸性溶液中 I^- 易被空气中的 O_2 氧化。

为了防止 I_2 挥发和空气中氧氧化 I^-，测定时要加入过量的 KI，使 I_2 生成 I_3^- 离子，并使用碘瓶，滴定时不要剧烈摇动，以减少 I_2 的挥发。由于 I^- 被空气中氧氧化的反应，随光照及酸度增高而加快，因此在反应时，应将碘瓶置于暗处；滴定前调节好酸度，析出 I_2 后立即进行滴定。此外，Cu^{2+}、NO_2^- 等离子催化空气对 I^- 离子的氧化，应设法消除干扰。

五、计算题

1. 4.74 g　2. 0.095 64 mol/l　3. 34.21 g/100 ml

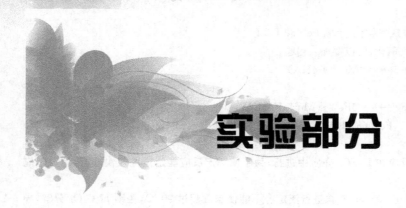

实验部分

实验一　化学实验基本知识介绍

【实验目的】

1. 熟悉化学实验的基本知识,培养学生良好的实验习惯、实事求是的科学态度、严谨细致的实验作风。

2. 逐步学会准确地观察和分析化学反应现象以及处理数据的方法,树立"量"的概念,提高分析问题和解决问题的能力,提高综合素质。

3. 掌握无机及分析化学的基本概念和基本理论、实验室安全知识,逐步掌握各种基本操作技能,为学生进一步学习后续化学课程和实验,培养初步的科研能力打下基础。

【实验仪器】

试管、试管夹、酒精灯、滴瓶(附胶头滴管)、烧杯、量筒、集气瓶、铁架台、玻璃棒、分析天平、容量瓶、酸(碱)式滴定管、移液管、锥形瓶、洗瓶、称量瓶等。

【实验内容】

一、常见的仪器及操作方法

实验表 1－1　常见的仪器及操作方法

仪器图形与名称	主要用途	常用规格
试管	①常温或加热条件下,用作少量试剂的反应容器。②收集少量气体和气体验纯。③盛放少量药品。加热时,试管口不应对着任何人	10 mm×100 mm,12 mm×100 mm,15 mm×150 mm,18 mm×180 mm,20 mm×200 mm 和 32 mm×200 mm 等
表面皿、蒸发皿	①溶液的蒸发、浓缩、结晶②干燥固体物质	玻璃制和瓷制

仪器图形与名称	主要用途	常用规格
坩埚	用于固体物质的高温灼烧	铁制、石英制、铂制和瓷制
酒精灯	化学实验室中的常用热源。需要获得更高的温度,可使用酒精喷灯(1 000 ℃)	150 ml、250 ml 等
胶头滴管	胶头滴管:吸取和滴加少量液体	
滴瓶	用于存放少量液体,使用方便。盛碱性溶液时改用软木塞或橡胶塞	30 ml、60 ml、150 ml 等。无色、棕色两种颜色
烧杯	①用作固体物质溶解、液体稀释的容器。②用作较大量试剂发生反应的容器。③用于过滤、渗析、喷泉等实验,用于气密性检验、尾气吸收装置、水浴加热等。④冷的干燥的烧杯可用来检验气体燃烧有无水生成;涂有澄清石灰水的烧杯可用来检验 CO_2 气体	50 ml、100 ml、150 ml、250 ml 和 500 ml 等
烧瓶	①可用作试剂量较大而有液体参加的反应容器,常用于各种气体的发生装置中。②蒸馏烧瓶用于分离互溶的、沸点相差较大的液体。③圆底烧瓶还可用于喷泉实验。④应放在石棉网上加热,使其受热均匀	150 ml、250 ml 和 500 ml 等
锥形瓶	①可用作滴定反应的反应器。滴定时,只振荡不搅拌。②代替试管、烧瓶等作气体发生的反应器。加热时,需垫石棉网。③在蒸馏实验中,用作液体接受器,接受馏分	150 ml、250 ml 等

仪器图形与名称	主要用途	常用规格
量筒	①粗略量取液体的体积(其精度可达到 0.1 ml)。②通过量取液体的体积测量固体、气体的体积	10 ml、25 ml、50 ml、100 ml、200 ml、500 ml 等
集气瓶(瓶口边缘磨砂)	①与毛玻璃片配合,可用于收集和暂时储存少量气体。②用作物质与气体间反应的反应容器	
广口瓶、细口瓶(瓶颈内侧磨砂) 广口瓶　细口瓶	①广口瓶用于存放固体药品,也可用来装配气体发生器(不需要加热) ②细口瓶用于存放液体药品	
称量瓶	用于差减法称量试样的容器。因有磨口塞,可以防止瓶中的试样吸收空气中的水分和 CO_2 等,适用于称量易吸潮的试样	高、低型称量瓶: 25 mm×25 mm, 25 mm×25 mm, 40 mm×25 mm, 50 mm×30 mm, 60 mm×30 mm, 70 mm×35 mm, 25 mm×40 mm, 30 mm×50 mm, 30 mm×60 mm, 35 mm×70 mm
塑料洗瓶	用于装纯水的一种容器,并配有发射细液流的装置。洗瓶用于溶液的定量转移和沉淀的洗涤和转移	250 ml、500 ml
铁架台	固定、支持各种仪器(附蝴蝶夹)	

仪器图形与名称	主要用途	常用规格
玻璃棒 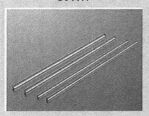	常用于搅拌、引流,在溶解、稀释、过滤、蒸发、转移药品、物质的量浓度溶液配制等实验中应用广泛	
滴定管 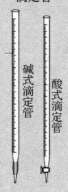 碱式滴定管 酸式滴定管	①准确量取一定体积的液体(可精确到 0.01 ml)。②滴定时计量溶液的体积。使用前要检验是否漏水	25 ml、50 ml 等。无色、棕色两种颜色
容量瓶 	配制一定体积浓度准确的溶液(如物质的量浓度溶液)。使用前要检验是否漏水	50 ml、100 ml、250 ml、500 ml 等。无色、棕色两种颜色
移液管、吸量管 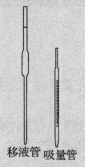 移液管 吸量管	移液管:移取确定体积的溶液。放液要挨着瓶壁,液体放完 15 秒后才拿出 吸量管:移取准确体积的溶液,供量取 10 ml 以下任意体积的液体之用	1 ml、2 ml、3 ml、5 ml、10 ml、15 ml、20 ml、25 ml、50 ml 等。 0.1 ml、0.2 ml、0.5 ml、1 ml、2 ml、5 ml 及 10 ml 等
托盘天平 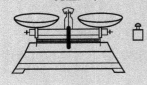	用于粗略称量物质的质量,称量时,两盘垫纸,左物右码	精确度可达到 0.1 g

仪器图形与名称	主要用途	常用规格
电子分析天平	用于准确称量物质的质量,其精确度可达到 0.000 01 g	JA1003 100 g/0.001 g, JA2003 200 g/0.001 g, FA1004 100 g/0.000 1 g, FA2004 200 g/0.000 1 g 等 常用感量:1 mg、0.1 mg、0.01 mg 等
干燥器	用于存放干燥的物质,或使潮湿的物质干燥。一般用无水氯化钙或硅胶等	2 200/18、3 000/18 等
漏斗	(1)普通漏斗:①向小口容器中注入液体。②用于过滤装置中。③用于防倒吸装置中 (2)长颈漏斗:①向反应器中注入液体。②组装气体发生装置 (3)分液漏斗:①分离互不相溶的液体。②向反应器中滴加液体。③组装气体发生装置	

二、实验室一般安全守则

(一)实验室常规安全问题

1. 实验室严禁吸烟及食用食物以及饮料,实验室严禁嬉闹喧哗,禁止使用手机(手机请开至静音或震动,如有紧急联络事项,请至实验室外接听)。

2. 实验时需穿着工作服,包覆式鞋子(严禁穿拖鞋、凉鞋)。实验过程中(特别是用火时),蓄长发的同学应将长发扎起于脑后。实验开始前,应先检查仪器、药品是否齐全,如有缺少或破损,就报告老师补领或调换。

3. 个人物品请勿放置于实验桌上。实验期间请随时保持桌面整洁,废纸、火柴梗等杂物应投入废物桶内,水槽应保持清洁、畅通。

4. 实验药品按规定量取用,如果书上未规定用量,宜采用少量取用以免浪费。

5. 使用药品时,应确实了解药品之物性、化性、毒性及正确使用方法,并且对实验过程中可能发生的危险,采取适当的防护措施。

6. 使用强酸、强碱、挥发性、危害性的化学物质,或进行有害气体产生的实验时,务必使用通风橱在密闭或半密闭环境中操作,以减少人体对化学药剂之暴露。

7. 万一发生大量高浓度酸、碱或危害性之化学物质倾倒或泄露时,应先用毛巾擦拭吸收,再用大量清水洗涤。

8. 如不慎将腐蚀性药剂喷溅至脸、眼或身体时,应尽快以清水冲洗5分钟以上(高浓度酸液切不可直接以水清洗,需用干净毛巾将酸液擦干净后方能用清水冲洗),较重者处理后即时送医院处理。

9. 不可擅自携带实验仪器或药剂离开实验室,以免发生爆炸、自燃或误食等情况。

10. 实验室用火时,实验人员不可随意离开实验室,加热结束应立即熄火。如不慎发生火灾,视具体情况,适时选用湿布、干沙或灭火器将之扑灭。

11. 损毁无法使用的玻璃器皿,应丢弃于废弃玻璃搜集箱内,不可随意丢入垃圾桶。取用药品试剂若是不慎采取过量,应倒入特定回收容器,切勿倒回原来容器或随意丢弃水槽中。

12. 实验产生的高浓度酸、碱、含重金属或有机等废液,应分别回收于废液回收桶中等待处理,以免造成环境污染。

13. 注意并熟悉医药箱、灭火器存放位置,并熟知其使用方法。

14. 实验结束后应清洗桌面、实验仪器以及水槽。检查关闭非必要之电源、水源和其他开关,以避免危险发生。

15. 记录实验数据和现象应及时,认真书写实验报告,按时交给老师审阅。

（二）化学实验室事故的预防

1. 一切能产生有毒或恶臭气体的实验都应在通风橱内或室外进行。

2. 药品试剂使用完毕应随手盖上瓶盖。对于有毒、有腐蚀性药品及试剂使用时应十分小心,要严格按照操作规程使用药品及试剂,尽量降低化学药品对水道及空气的污染。严格防止化学药品对肌肤、衣物、实验台和地面的腐蚀。

3. 谨慎处理易燃烧和剧毒的物质。易燃品的实验应在离火源较远处进行。

4. 稀释浓酸(特别是硫酸)时,应将酸缓缓注入水中,切勿将水注入酸内。

5. 试管加热时,管口不要对准自己或他人。

6. 打开氨水、过氧化氢药品的瓶塞时,小心气体骤然冲出。

7. 使用洗液(重铬酸钾浓硫酸溶液)时要防止液滴溅到皮肤或衣服上。

8. 使用吸管、刻度吸管或移液管时,严禁用口直接吸取洗液或溶液。

9. 切断玻璃管或将玻璃管向橡皮塞孔内插入时,小心玻璃管破裂折断划破手指。

10. 利用酒精灯或电炉加热时,器皿外壁应干燥;操作者应守护在旁至加热完毕,及时切断电炉电源。

11. 进行仪器操作时,要严格按操作规程进行。在使用过程中遇仪器突然发生故障或其他异常情况,应马上报告指导老师,由指导老师安排修理。实验学生未经许可一律不得擅自拆卸装置、仪器、电器,以防意外事故发生。

12. 根据实验室需要,配置相应的防护用具和急救药品,如防护眼镜、橡胶手套、防毒口罩等;常用的汞溴红溶液、甲紫溶液、碘酊、创可贴、稀小苏打溶液、硼酸溶液、消毒纱布、药棉、医用镊子、剪刀等。同时必须配置适用的灭火器材,就近放在便于取用的地方定期检查;如失效要及时更换。

（三）化学试剂管理办法

化验室的化学药品及试剂溶液品种很多,化学药品大多具有一定的毒性及危险性,对其加强管理不仅是保证分析数据质量的需要,也是确保安全的需要。

化验室只宜存放少量短期内需用的药品。化学药品按无机物、有机物、生物培养剂分类存放,无机物按酸、碱、盐分类存放,盐类中按金属活泼性顺序分类存放,生物培养剂按培养菌群不同分类存放,其中属于危险化学药品中的剧毒品及易制毒试剂应锁在专门的毒品柜中,由专门人员加锁保管、实行领用经申请、审批、双人登记签字的制度。

1. 属于危险品的化学药品

(1)易爆和不稳定物质。如浓过氧化氢、有机过氧化物等。

(2)氧化性物质。如氧化性酸,过氧化氢也属此类。

(3)可燃性物质。除易燃的气体、液体、固体外,还包括在潮气中会产生可燃物的物质。如碱金属的氢化物、碳化钙及接触空气自燃的物质如白磷等。

(4)有毒物质。

(5)腐蚀性物质。如:酸、碱等。

(6)放射性物质。

2. 化验室试剂存放、使用要求

(1)易燃易爆试剂应贮于铁柜(壁厚1 mm以上)中,柜子的顶部都有通风口。严禁在化验室存放大于20 L的瓶装易燃液体。易燃易爆药品不要放在冰箱内(防爆冰箱除外)。

(2)相互混合或接触后可以产生激烈反应、燃烧、爆炸、放出有毒气体的两种或两种以上的化合物称为不相容化合物,不能混放。这种化合物多为强氧化物质与还原性物质。

(3)腐蚀性试剂宜放在塑料或搪瓷的盘或桶中,以防因瓶子破裂造成事故。

(4)要注意化学药品的存放的期限,一些试剂在存放过程中会逐渐变质,甚至形成危害。

(5)药品柜和试剂溶液均应避免阳光直晒及靠近暖气等热源。要求避光的试剂应装于棕色瓶中或用黑纸或黑布包好存放于暗柜中。

(6)发现试剂瓶上标签掉落或者将要模糊时应立即贴好标签。无标签或标签无法辨认的试剂都要当成危险物品重新鉴别后小心处理,不可随便乱扔,以免引起严重后果。

(7)化学试剂应定位放置、用后复位、节约使用,但多余的化学试剂不准倒回原瓶。

(四)剧毒品的保管、发放、使用、处理管理制度

为了严格剧毒品的储存、保管和使用、防止意外流失,造成不良后果和危害,特制定本管理制度如下:

1. 剧毒品仓库和保存箱必须由两人同时管理。双锁,两人同时到场才能打开锁。

2. 剧毒品保管人员必须熟悉剧毒品的有关物理化学性质,以便做好仓库温度控制与通风调节。

3. 严格执行化学试剂在库检查制度,对库存试剂必须进行定期检查,发现有变质或有异常现象要进行原因分析,提出改进储存条件和保护措施,并及时通知有关部门处理。

4. 对剧毒品发放本着先入先出的原则,发放时有准确详细的登记(试剂的计量、发放时间和经手人)。

5. 凡是领用单位必须是双人领取,双人送还,否则剧毒品仓库保管员有权不予发放。

6. 领用剧毒品试剂时必须提前申请上报,做到用多少领多少,并一次配制成使用试剂。

7. 使用剧毒试剂时一定要严格遵守分析操作规程。

8. 使用剧毒试剂的人员必须穿好工作服,戴好防护眼镜、手套等劳动保护用具。

9. 对使用后产生的废液不准随便倒入水池内,应倒入指定的废液桶或瓶内。废液必须

当天处理不得存放。

10. 产生的废液要在指定的安全地方用化学方法处理,要建立废液处理记录。记录内容包括:废液量、处理方法、处理时间、地点、处理人。

（五）气瓶的安全使用

实验室常用的瓶装气有氢气 H_2、氮气 N_2、氧气 O_2、乙炔 C_2H_2、氩气 Ar 等。为了安全使用气瓶,气瓶本身必须是安全的。钢瓶生产、检验的标记必须明确、合格。不论盛装哪种气体的气瓶,在其肩部都有喷以白色薄漆的钢印标记,记有该瓶生产、检验及有关使用的一些基本数据,必须与实际相符。降压或报废的钢瓶,除在检验单位的后面打上相应标志外,还应在气瓶制造厂打的工作压力标志前面,打上降压或报废标志。

气瓶的安全使用规则如下:

1. 气瓶的存放位置应符合阴凉、干燥、严禁明火、远离热源、不受日光曝晒、室内通风良好等条件。除不燃气体外,一律不得进入实验楼内。

2. 存放和使用中的气瓶,一般都应直立,并有固定支架,防止倒下。存放的气瓶安全帽必须旋紧。

3. 剧毒气体或相互混合能引起燃烧爆炸气体的钢瓶,必须单独放置在单间内。并在该室附近设置防毒、消防器材。

4. 搬运气瓶时严禁摔掷、敲击、剧烈震动。瓶外必须有两个橡胶防震圈。戴上并旋紧安全帽。乙炔瓶严禁滚动。

5. 使用时必须安装减压表。减压表按气体性质分类。如氧气表可用于 O_2、N_2、Ar、H_2、空气等,螺纹是右旋的(俗称正扣);氢气表可用于 H_2、CO 等可燃气体,螺纹是左旋的(俗称反扣)。乙炔表则为乙炔气瓶专用。

6. 安装减压表时,应先用手旋进,证明确已入扣后,再用扳手旋进,一般旋进 6～7 扣。用皂液检查,应严密不漏气。

7. 开启钢瓶前,应先关闭分压表。开启动作要轻,用力要匀。当总表已显示瓶内压力后,再开启分表,调节输出压力至所需值。

8. 瓶内气体不得全部用尽,剩余压力一般不得小于 0.2 MPa,已备充气单位检验取样,也可防止空气反渗入瓶内。

三、实验室常见紧急情况的处理

1. 浓酸、浓碱不慎溅到衣服或皮肤上,应立即用大量的水冲洗,沾酸时再用碳酸氢钠溶液冲洗,沾碱时在沾碱的皮肤处涂上硼酸溶液。当酸液溅入眼内时,用大量自来水冲洗,再用 2% 碳酸氢钠淋洗。当碱液溅入眼内时,用饱和硼酸水溶液处理后再用大量自来水冲洗。

2. 如遇烫伤未破皮,可采用大量自来水洗伤处,用饱和碳酸钠涂搽或用碳酸钠粉调成糊状敷于伤处;如伤口已破,可涂上紫药水。

3. 如遇触电事故,应首先切断电源(注意绝缘操作)。

4. 如遇乙醇、苯、乙醚等易燃物起火,应立刻用沙土或湿布等扑灭。如火势较大可用灭火器;如火源危及通电线路应首先切断电源,再予灭火;如因钾、钠等起火,应用沙土灭火,严禁用水灭火。

5. 学生实验结束时,应检查门窗、水电开关,拔下烘箱、电炉等用电插头,务必切断所有电源,并经实验室老师复查通过后,才得离开实验室。

在实验过程中,不论遇到哪种事故发生,均应立即报告指导实验老师,并迅速告知校医务室。

四、分析化学实验常用的化学试剂和水

(一)分析化学实验用水

分析化学实验应使用纯水,一般是蒸馏水或去离子水。纯水并非绝对不含杂质,只是杂质含量极微而已。分析化学实验用水的级别及主要技术指标,见实验表1-2。

实验表1-2 分析化学实验室用水的级别及主要技术指标(GB 6682—2008)

指标名称	一级	二级	三级
pH 范围(25 ℃)	—	—	5.0~7.5
电导率(25 ℃)/mS·m^{-1}(≤)	0.01	0.10	0.50
可氧化物质(以(O)计)/mg·L^{-1}(≤)	—	0.08	0.4
蒸发残渣(105±2 ℃)/mg·L^{-1}(≤)	—	1.0	2.0
吸光度(254 nm,1 cm 光程)(≤)	0.001	0.01	—
可溶性硅(以(SiO₂)计)/mg·L^{-1}(≤)	0.01	0.02	—

注:由于在一级、二级纯度的水中,难于测定真实的pH,因此,对一级水、二级水的pH范围不作规定;由于在一级水的纯度下,难于测定可氧化物质和蒸发残渣,对其限量不作规定,可用其他条件和制备方法来保证一级水的质量。

1. 蒸馏水 通过蒸馏方法、除去水中非挥发性杂质而得到的纯水称为蒸馏水。同是蒸馏所得纯水,其中含有的杂质种类和含量也不同。用玻璃蒸馏器蒸馏所得的水含有 Na^+ 和 SiO_3^{2-} 等离子;而用铜蒸馏器所制得的纯水则可能含有 Cu^{2+} 离子。

2. 去离子水 利用离子交换剂去除水中的阳离子和阴离子杂质所得的纯水,称之为离子交换水或"去离子水"。未进行处理的去离子水可能含有微生物和有机物杂质,使用时应注意。

化学分析法中,除络合滴定必须用去离子水外,其他方法均可采用蒸馏水。分析实验用的纯水必须注意保持纯净、避免污染。通常采用以聚乙烯为材料制成的容器盛载实验用纯水。

(二)化学试剂的分类

化学试剂产品已有数千种,而且随着科学技术和生产的发展,新的试剂种类还将不断产生,现在还没有统一的分类标准,本书只简单介绍一般试剂。

一般试剂是实验室最普遍使用的试剂,其规格是以其中所含杂质的多少来划分,包括通用的一、二、三、四级试剂和生化试剂等。一般试剂的分级、标志、标签颜色和主要用途列于实验表1-3。

实验表1-3 一般化学试剂的规格及选用

级别	中文名称	英文符号	适用范围	标签颜色
一级	优级纯(保证试剂)	G R	精密分析实验	绿色
二级	分析纯(分析试剂)	A R	一般分析实验	红色
三级	化学纯	C P	一般化学实验	蓝色
四级	实验试剂	L R	一般化学实验辅助试剂	棕色或其他颜色
生化试剂	生化试剂、生物染色剂	B R	生物化学及医用化学实验	咖啡色、玫瑰色

常用试剂的规格及试剂的使用和保存：

分析化学实验中所用试剂的质量，直接影响分析结果的准确性，因此应根据所做试验的具体情况，如分析方法的灵敏度与选择性，分析对象的含量及对分析结果准确度的要求等，合理选择相应级别的试剂，在既能保证实验正常进行的同时，又可避免不必要的浪费。另外，试剂应合理保存，避免沾污和变质。

五、实验数据的记录、处理和实践报告的要求

在分析化学实验中，若要有准确的测量结果，则既要准确地测量各种数据，又要正确地记录和计算。因此需及时记录实验数据和实践现象，正确认真书写实验报告。这也是分析工作者应具备的基本能力。

1. 实验数据记录　必须做到及时、准确、清楚、实事求是。不仅要检验所记数据与实验测定的结果是否一致，还要注意数据的准确度与分析和准确度是否一致（有效数字的位数）。记录内容尽量简明，尽可能用列表法记录，严禁随意记录数据于其他地方，严禁伪造和拼凑数据。

2. 实验报告　必须做到及时整理实验数据、计算和分析，写出实验报告。一般包括以下内容：实验名称和日期、实验目的、实验方法概述、实验步骤、实验数据记录与计算、问题与讨论等。一份完整的实验报告，能使分析工作者得到准确的分析结果，并能通过实验过程中出现的现象和问题讨论，总结经验教训，提高分析问题和解决问题的能力。

实验二　化学实验基本技能

一、化学试剂的保存

（一）试剂存放的总原则

药品状态定口径，瓶塞取决酸碱性；见光受热易分解，存放低温棕色瓶；特殊药品特殊放，互不反应要记清。

（二）保存方法

1. 固体药品因方便取用，应盛放在广口瓶中。液体试剂为防取用时泼溅，一般盛放在细口瓶中。

2. 常见的易发生光化学反应的物质，例如 HNO_3、$AgNO_3$、$AgCl$、$AgBr$、AgI、氯水、溴水等，要盛放在棕色瓶中。

3. 碱性溶液 $NaOH$、Na_2CO_3、Na_2SiO_3、Na_2S 等，应用橡皮塞。碱性溶液能与玻璃中的 SiO_2 反应，如用磨口玻璃塞，则易生成黏性的硅酸盐，致使瓶塞粘连无法打开。长期存放碱性溶液最好用耐腐蚀的塑料试剂瓶盛装。

4. 强酸、强氧化性试剂（HNO_3、浓 H_2SO_4、$KMnO_4$、$K_2Cr_2O_7$、氯水、溴水等）、有机溶剂（汽油、四氯化碳、乙醇、苯、氯仿等），不能用橡皮塞。橡皮是含有不饱和键的高分子聚合物，易被强酸、强碱腐蚀，橡皮的构成分子的极性很低，能溶于有机溶剂。

5. 特殊的化学试剂要有特殊的保存措施。氢氟酸易腐蚀玻璃，不能存放在玻璃瓶中。少量白磷要保存在水中。液溴要在容器中加入少量水形成水封。锂常保存在液体石蜡中，钠、钾保存在煤油中。

二、药品的取用

固体试剂一般放在广口瓶中,液体试剂盛放于细口瓶或滴瓶中,见光易分解的试剂盛入棕色瓶中。取用时,应先看标签明确是所取试剂,不手拿、不口尝、不直闻,严控用量、不改变纯度(用后多余药品不能放回原瓶,但多余的钠、钾、白磷要放回原瓶)。取完试剂后应立即盖上塞子,并放回原处。

(一)固体试剂的取用

1. 取粉末或小颗粒的药品,要用洁净的药匙。往试管里装粉末药品时,可将装有药剂的药匙或纸槽平放入试管底部,然后竖直,让药品落入试管。

2. 取块状或颗粒状药品时要用洁净的镊子夹取,轻取轻放。装入试管时,应先把试管平放,把药品放在试管口内沿,再把试管慢慢竖直,使药品颗粒缓缓滑入试管底部。

(二)液体试剂的取用

1. 从滴瓶中取少量试剂时用滴管取用。先提起滴管至滴瓶口以上,再按捏胶头排气,然后迅速将滴管伸入滴瓶液体中,放松胶头吸入试剂,再提起滴管,轻轻按捏胶头将试剂滴入容器中。

取用试剂时滴管不能横置或倒置,以免药品进入滴管的胶头里,引起胶头老化并污染药品,也不能伸入接受容器中,以免污染药品。滴瓶上的滴管应专瓶专配,不能混用。

2. 从细口瓶中取用试剂时,先将瓶盖取下倒置在实验台面上,然后标签对着手心握住试剂瓶,缓慢地倾斜试剂瓶并将瓶口紧贴盛接容器的边缘,慢慢倾倒至所需量,最后瓶口接住的一滴试剂要靠到容器中。

(三)试纸的使用

取一小片 pH 试纸放在表面皿或玻璃片上,用干燥洁净的玻璃棒蘸取待测溶液,点在 pH 试纸的中部,试纸变色,立即与标准比色卡相对照,确定溶液的 pH。

淀粉碘化钾试纸是用来检验氧化性的气体,碘化钾与氯气、O_3、NO_2、溴蒸气等反应生成碘,碘遇淀粉显蓝色。检验时应先用蒸馏水润湿淀粉碘化钾试纸,置于待测气体源处。如用干燥的淀粉碘化钾试纸,氧化性气体与碘化钾反应生成碘的速度缓慢,且无法生成水合 I_3^- 离子,不易遇淀粉显蓝色。

三、物质的溶解

(一)固体物质的溶解

一般将溶剂加入溶质中,另外配制氯化铁、硫酸铝等一些易水解的盐溶液时,要首先将这些物质用少量对应酸溶解,再向溶液中加入蒸馏水,以得到澄清溶液。

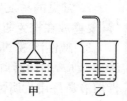

甲　　　乙

实验图 2-1

(二)气体的溶解

极易溶于水的气体如 NH_3、HCl 等,用图甲装置导入水中溶解。对溶解度不大的气体如 CO_2、Cl_2、H_2S 等,用图乙装置导入水中溶解。

(三)液体物质的溶解(稀释)

一般把密度较大的液体加入到密度较小的液体中。稀释浓硫酸时,则一定要把浓硫酸沿着器壁慢慢注入水中,并不断搅拌,使产生的热量迅速扩散,且不可把水倒入浓硫酸中。

浓硫酸与硝酸的混合等都应是浓硫酸倒入其他液体。

四、玻璃仪器的洗涤和干燥

(一)玻璃仪器的一般洗涤步骤

实验中要使用各种玻璃仪器,在实验前必须将玻璃仪器清洗干净,否则会影响实验结果的准确性。

一般的玻璃仪器,如烧杯、烧瓶、锥形瓶、试管和量筒等,可以用毛刷从外到里用水刷洗,这样可刷洗掉水可溶性物质、部分不溶性物质和灰尘;若有油污等有机物,可用去污粉、肥皂粉或洗涤剂进行洗涤。用蘸有去污粉或洗涤剂的毛刷擦洗,然后用自来水冲洗干净,最后用蒸馏水或去离子水润洗内壁 2～3 次。洗净的玻璃仪器其内壁应能被水均匀地润湿而无水的条纹,且不挂水珠。对于磨口的玻璃仪器,洗刷时应注意保护磨口,不宜使用去污剂,而改用洗涤剂。对不易用毛刷刷洗的或用毛刷刷洗不干净的玻璃仪器,如滴定管、容量瓶、移液管等,通常将洗涤剂倒入或吸入容器内浸泡一段时间后,把容器内的洗涤剂倒入贮存瓶中备用,再用自来水冲洗和去离子水润洗。砂芯玻璃滤器在使用后须立即清洗,针对滤器砂芯中残留的不同沉淀物,采用适当的洗涤剂先溶解砂芯表面沉淀的固体,然后用减压抽洗法反复用洗涤剂把砂芯中残存的沉淀物全部抽洗掉,再用蒸馏水冲洗干净。

(二)难洗污物的洗涤方法

结晶和沉淀物的洗涤:如氢氧化钠或氢氧化钾因吸收空气中的二氧化碳而形成碳酸盐以及存在氢氧化铜或氢氧化铁沉淀时,可用水浸泡数日,然后用稀酸洗涤,使之生成能溶于水的物质,再用水冲洗。如存有有机物沉淀,则可用煮沸的有机溶剂或氢氧化钠溶液进行洗涤。残留汞齐的洗涤:汞与一些金属形成金属合金(汞齐),附着在玻璃壁上形成深色斑痕,可用体积分数为 10％ 的硝酸溶液将汞齐溶解,再用水洗净。

干性油、油脂、油漆的洗涤:可用氨水或氯仿进行洗涤,未变硬的油脂可用有机溶剂洗涤;煤油可用热肥皂水洗涤;黏性油可用热氢氧化钠溶液浸泡洗涤。污斑的洗涤:玻璃上的白色污斑,是长期贮碱而被碱腐蚀形成的;玻璃上吸附着的黄褐色的铁锈斑点,可用盐酸溶液洗涤;电解乙酸铅时生成的混浊物,可用乙酸洗涤;褐色的二氧化锰斑点可用硫酸亚铁、盐酸或草酸溶液洗涤;玻璃上的墨水污斑可用苏打或氢氧化钠溶液洗涤。

银盐污迹的洗涤:氯化银、溴化银污迹可用硫代硫酸钠溶液,银镜可用热的稀硝酸溶液使之生成易溶于水的硝酸银加以洗除。

(三)玻璃仪器的干燥

做实验经常用到的玻璃仪器应在实验完毕后清洗干净备用,根据不同的实验,对玻璃仪器的干燥有不同的要求,通常实验中用的烧杯、锥形瓶等洗净后即可使用,而用于有机化学实验或有机分析的玻璃仪器,则要求在洗净后必须进行干燥。常见的干燥方式有以下几种:

1. 晾干　不急等用的玻璃仪器,可在纯水刷洗后倒置在无尘处,然后自然干燥。一般把玻璃仪器倒放在玻璃柜中。

2. 烘干　洗净的玻璃仪器尽量倒净其中的纯水,放在带鼓风机的电烘箱中烘干。烘箱温度在 105～120 ℃保温约 1 小时。称量瓶等烘干后要放在干燥器中冷却保存。组合玻璃仪器需要分开后烘干,以免因膨胀系数不同而烘裂。砂芯玻璃滤器及厚壁玻璃仪器烘干时须慢慢升温且温度不可过高,以免烘裂。玻璃量器的烘干温度也不宜过高,以免引起体积变化。

3. 吹干 体积小又急需干燥的玻璃仪器，可用电吹风机吹干。先用少量乙醇、丙酮（或乙醚）倒入仪器中将其润湿，倒出并流净溶剂后，再用电吹风机吹，开始用冷风，然后用热风把玻璃仪器吹干。

（四）玻璃仪器的存放

玻璃仪器的存放要分门别类，便于取用。移液管洗净后应置于防尘的盒中。滴定管用毕洗去内存的溶液，用纯水刷洗后注满纯水，上盖玻璃短试管或塑料套管，夹于滴定管夹上。比色皿用后洗净，在小瓷盘或塑料盘中垫上滤纸，倒置其上晾干后收放于比色皿盒或洁净的器皿中。

带磨口塞的玻璃仪器如容量瓶、比色管等最好在清洗前就用线绳或塑料细丝把塞和瓶口拴好，以免打破塞子或弄混。需长期保存的磨口仪器要在塞子和磨口间垫一纸片，以免日久粘住。长期不用的滴定管应去除凡士林后，垫上纸并用皮筋拴好活塞保存。磨口塞间有砂粒不要用力转动，也不要用去污粉擦洗磨口，以免降低其精度。成套仪器如索氏萃取器、气体分析器等用毕要立即洗净，放在专用的盒子里保存。

五、仪器的装配与气密性检查

（一）仪器装配

1. 装配原则 先按照装置图取出所用的仪器及附件，然后按从下向上、从左到右、先加塞后接管的顺序连接，需要固定的仪器要注意铁夹的位置及仪器的方向和高低（如加热仪器的高低应由酒精灯的外焰来决定）。

2. 连接手法 右手持需要插入的仪器，左手持被插入的仪器。注意用水湿润，对准插入的部位轻轻旋转。

3. 复杂的装置装配 一般先分别组装好各部分，然后用塞、管连接。

安装完毕后，需检查仪器是否放置平稳，夹持部分是否牢固，气密性是否良好。

（二）检查气密性

把导管一端浸入水中，用双手捂住烧瓶或试管，借用手的热量使容器内的空气膨胀，容器内的空气则从导管口形成气泡冒出，把手松开，过一会儿，水沿导管上升，形成一段稳定的水柱，说明装置不漏气。

六、溶液的配制和稀释

【实验目的】

1. 学会一定浓度溶液的配制和溶液稀释。
2. 学会固体试剂的正确取用和液体试剂的正确倾倒。
3. 学会正确使用托盘天平和量筒等仪器。

【实验原理】

1. 一定质量浓度溶液的配制 根据公式 $\rho_B = \dfrac{m_B}{V}$ 及所配溶液质量浓度及体积，计算出所需溶质的质量。用天平称取所需质量的溶质，转移至烧杯中加入少量纯化水使其充分溶解，转移至定容容器中，再加纯化水到需要的体积，混合均匀即得所需浓度溶液。

---

2. 一定物质的量浓度溶液的配制 根据公式 $c_B = \dfrac{\dfrac{m_B}{M_B}}{V}$ 及所配制溶液的物质的量浓度、溶质的摩尔质量、体积,计算出所需溶质的质量。用天平称量所需量固体溶质(或用量筒量取一定量的液体溶质,溶质为液态可由其质量及密度计算出其体积)。将所取溶质放入烧杯中,加入少量的纯化水搅动使其完全溶解后,转移至定容容器中,用纯化水稀释至所需体积,混合均匀即得所需浓度溶液。

3. 溶液的稀释 根据溶液稀释前后溶质的量不变有:$c_1V_1 = c_2V_2$,计算出所需浓溶液的体积,然后用量筒量取一定体积的浓溶液,再加纯化水到需要配制的稀溶液的体积,混合均匀即得。

【实验用品】

仪器:托盘天平、量筒(100 ml、10 ml)、烧杯(200 ml、100 ml)、试剂瓶(200 ml)、玻璃棒、药匙、100 ml 容量瓶、10 ml 移液管。

药品:固体 NaCl、固体 Na_2CO_3、0.95 的乙醇、1.000 mol/L 醋酸溶液。

【实验内容】

(一)溶液的配制

1. 配制 100 ml 生理盐水(9 g/L NaCl 溶液)

(1)计算:计算出配制 100 ml 9 g/L 生理盐水所需 NaCl 的质量。

(2)称量:在托盘天平上称出所需质量的 NaCl。

(3)溶解:将称得的 NaCl 放入 100 ml 烧杯中,加入少量纯化水将其溶解。

(4)转移:将烧杯中溶液倒入 100 ml 量筒中,再加少量纯化水冲洗烧杯 2～3 次,洗液也倒入量筒中。

(5)定容:在量筒中,加水稀释到 100 ml 刻度线,搅匀,即得 9 g/L 生理盐水 100 ml。

将配制好的溶液倒入试剂瓶中,贴上标签。

2. 100 ml 0.1 mol/L Na_2CO_3 溶液的配制

(1)计算:计算出配制 100 ml 0.1 mol/L Na_2CO_3 溶液所需 Na_2CO_3 的质量。

(2)称量:在托盘天平上称出所需质量的 Na_2CO_3。

(3)溶解:将称得的 Na_2CO_3 放入 100 ml 烧杯中,加入少量纯化水将其溶解。

(4)转移:将烧杯中溶液倒入 100 ml 量筒中,再加少量纯化水冲洗烧杯 2～3 次,洗液也倒入量筒中。

(5)定容:在量筒中加纯化水使溶液的总体积为 100 ml,混合均匀。

将配制好的溶液倒入试剂瓶中,贴上标签。

(二)溶液的稀释

1. $\varphi_B = 0.75$ 的乙醇(50 ml)的配制

(1)计算:计算配制 50 ml $\varphi_B = 0.75$ 乙醇需要 $\varphi_B = 0.95$ 医用乙醇的体积。

(2)量取:用 50 ml 量筒量取所需体积的医用乙醇。

(3)定容:在量筒中加纯化水使溶液的总体积为 50 ml,搅拌均匀,将配置好的溶液倒入试剂瓶中,贴上标签。

2. 100 ml 0.1000 mol/L 醋酸溶液的配制

(1)计算:计算出配制 100 ml 0.1000 mol/L 醋酸溶液需要 1.000 mol/L 醋酸溶液的

体积。

（2）量取：用移液管吸取所需体积的 1.000 mol/L 醋酸溶液，置于 100 ml 容量瓶中。

（3）定容：加纯化水至容量瓶刻度线，盖上塞子，振摇。

将配制好的溶液倒入试剂瓶中，贴上标签。

【思考题】

1. 怎么判断玻璃仪器洗涤干净？

2. 在用固体试剂配制溶液时，为什么要将烧杯的洗涤液也倒入定容容器？

3. 为什么配制硫酸溶液时要将浓硫酸慢慢加入到水中并不断搅拌，而不能将水倒入浓硫酸中？

实验三　药用氯化钠的制备

【实验目的】

1. 学会溶解、沉淀、过滤、蒸发、浓缩和干燥等基本操作。

2. 学会蒸发皿、酒精灯、布氏漏斗、真空泵、烘箱等仪器的使用方法。

3. 掌握氯化钠提纯的原理和方法。

4. 了解药物提纯工艺设计思路和流程。

【实验原理】

制备药用氯化钠的原料粗食盐中含有不溶性杂质和可溶性杂质，不溶性杂质（如泥沙等）可以直接过滤除去，可溶性杂质（如 SO_4^{2-}、Ca^{2+}、Mg^{2+}、K^+ 等）可用以下方法除去。

1. 在粗食盐溶液中加入稍过量的 $BaCl_2$ 溶液，SO_4^{2-} 生成 $BaSO_4$ 沉淀，过滤除去。

$$Ba^{2+} + SO_4^{2-} == BaSO_4 \downarrow$$

2. 向过滤后的溶液中加入 $NaOH$-Na_2CO_3 混合溶液，Mg^{2+}、Ca^{2+} 以及过量 Ba^{2+} 杂质生成 $Mg(OH)_2$、$CaCO_3$、$BaCO_3$ 沉淀，过滤除去。

$$Ca^{2+} + CO_3^{2-} == CaCO_3 \downarrow$$
$$Mg^{2+} + 2OH^- == Mg(OH)_2 \downarrow$$
$$Ba^{2+} + CO_3^{2-} == BaCO_3 \downarrow$$

在滤液中加 HCl 中和过量的混合碱并使之呈弱酸性，可除去上步引入的 OH^-、CO_3^{2-}。

$$H^+ + OH^- == H_2O$$
$$2H^+ + CO_3^{2-} == H_2O + CO_2 \uparrow$$

3. 少量可溶性杂质（如 K^+）由于含量很少，在最后的蒸发浓缩和结晶过程中仍留在母液中，而与 $NaCl$ 分离。

【实验试剂和仪器】

1. 试剂　$BaCl_2$(1 mol/L)、Na_2CO_3(1 mol/L)、HCl(2 mol/L)、HAc(2 mol/L)、$NaOH$(2 mol/L)、$(NH_4)_2C_2O_4$（饱和溶液）、乙醇(95%)、镁试剂（对硝基苯偶氮间苯二酚）。

2. 仪器　托盘天平、布氏漏斗、抽滤瓶、真空泵、烘箱。

3. 其他　pH 试纸、药匙、洗瓶、玻璃棒、石棉网、酒精灯、蒸发皿、铁架台、铁圈（泥三角）、滤纸、烧杯(50 ml)、量筒(50 ml)。

【实验内容】

（一）实验操作

1. 粗食盐的称量和溶解　用托盘天平称取 8.0 g 粗食盐放入干净的烧杯中，加水35 ml，用玻璃棒搅拌至粗食盐全部溶解。

2. 除去 SO_4^{2-}　①沉淀 SO_4^{2-}。加热粗食盐溶液至近沸，在不断搅拌下加入 1 mol/L 的 $BaCl_2$ 数 10 滴，静置几分钟，沿烧杯壁加 1~2 滴 1 mol/L 的 $BaCl_2$，至上层清液无沉淀，表示沉淀完全。继续加热几分钟，使颗粒长大易于过滤。②减压过滤。过滤前应检查泵是否完好。检查方法：通电前表指针为零，通电后用手压住真空泵的抽真空橡皮管，指针不为零表明可用。

将真空泵橡皮管与洁净的抽滤瓶相连（实验图 3-1），布氏漏斗的尖嘴远离抽滤瓶口（实验图 3-2），并用力按压几下布氏漏斗，在布氏漏斗底部铺垫滤纸，滤纸直径略小于漏斗内径，并用蒸馏水湿润，使滤纸紧靠漏斗底部。先接通电源再抽滤，完成后先拔去橡皮管，再关闭电源。弃去布氏漏斗中的沉淀物，保留滤液。将抽滤瓶中的滤液倒入干净的烧杯中。

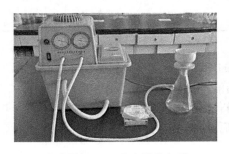

实验图 3-1　真空抽滤组装

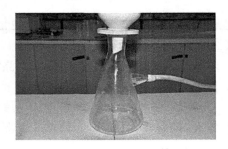

实验图 3-2　布氏漏斗尖嘴位置

3. 除去 Ca^{2+}、Mg^{2+} 和过量的 Ba^{2+}　在滤液中加 1 ml 的 2 mol/L NaOH 和 3 ml 的 1 mol/L 的 Na_2CO_3，待沉淀沉降后，沿烧杯壁再补加 1~2 滴 Na_2CO_3 溶液，若浑浊可继续补加，直至沉淀完全。减压过滤。

4. 除去 CO_3^{2-}　滴加 2 mol/L 的 HCl，边加边用 pH 试纸测试溶液的酸性，至溶液 pH 为 4~5 为止。

5. 蒸发和浓缩　将调好 pH 的溶液倒入洁净的蒸发皿中，边搅拌边加热蒸发（实验图 3-3），当有颗粒物出现，搅拌速度加快，来回移动酒精灯至稠糊状。切勿烧干！

6. 过滤、烘干、称重　将稠糊状结晶溶液减压过滤，过滤中用少量 95% 乙醇溶液淋洗结晶，保留布氏漏斗中结晶，控制在 105 ℃±3 ℃烘 5 分钟左右，称重、记录、计算结果。

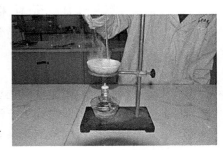

实验图 3-3　蒸发浓缩操作

7. 产品纯度检查　称取粗食盐和提纯食盐各 1 g，分别溶于 5 ml 蒸馏水中，然后将两种溶液分别分成三等份于 6 支试管中，组成三组对比实验。

（1）SO_4^{2-} 的检查：在第一组溶液中，分别加入 2 滴 2 mol/L 的 HCl 和 2 滴 1 mol/L 的 $BaCl_2$，比较两个试管中沉淀产生的情况。

（2）Ca^{2+} 的检查：在第二组溶液中，分别加 2 滴 2 mol/L 的 HAc 和 3～4 滴饱和 $(NH_4)_2C_2O_4$，比较两个试管中沉淀产生的情况。

（3）Mg^{2+} 的检查：在第三组溶液中，分别加 2 滴 2 mol/L 的 NaOH 和 3～4 滴镁试剂，若有天蓝色沉淀生成，表示有 Mg^{2+} 存在，比较两个试管中沉淀产生的情况。

（二）实验结果

实验表 3-1　产品的产率

粗食盐的质量(g)	提纯后食盐的质量(g)	产率(%)

实验表 3-2　产品的纯度检验

待检离子	检验方法	粗食盐溶液	提纯食盐溶液
SO_4^{2-}	$BaCl_2$ 溶液		
Ca^{2+}	$(NH_4)_2C_2O_4$		
Mg^{2+}	NaOH 和镁试剂		

（三）注意事项

1. 在除去杂质的沉淀过滤步骤中，洗涤沉淀的溶液不得太多，否则后面浓缩困难。
2. 除杂质时，溶液要保持在热的情况下，最后滴加沉淀剂时不要搅拌。
3. 如果过滤后的滤液浑浊，可增加一层滤纸再重新过滤。
4. 烧杯、抽滤瓶、蒸发皿、布氏漏斗要洗干净后使用。

【思考题】

1. 真空过滤比普通过滤具有怎样的优势？什么情况下使用较好？
2. 真空过滤结束时，为什么要先拔橡皮管再关机？
3. 浓缩时如果不够稠厚会有什么影响？如果太干会发生什么情况？
4. 粗盐中的 K^+ 是怎样除去的？泥沙是在哪步中被除去？

实验四　无机化合物的反应及已知离子鉴别

【实验目的】

1. 掌握无机化学的四大反应类型及应用。
2. 掌握典型离子的常用鉴别方法和基本操作。
3. 培养对化学反应现象的观察能力，以及分析和鉴别能力。

【实验原理】

无机化合物的反应均为无机化学反应，无机化学的大多数反应是在溶液中进行的，典型的反应类型有：酸碱反应、沉淀反应、配位反应和氧化还原反应。其中：

酸碱反应的实质是 H^+ 与 OH^- 结合生成水的过程,酸碱反应又称中和反应。

$$OH^- + H^+ =\!=\!= H_2O$$

沉淀反应是在反应过程中生成难溶性物质,难溶性物质通常也称为沉淀。沉淀有时是所需要的产品,有时是欲除去的杂质。在化学分析中,可利用沉淀反应进行定量测量。典型反应为:

$$Ag^+ + Cl^- =\!=\!= AgCl\downarrow$$

配位反应是在反应过程中有配位化合物生成的反应。配位化合物中以简单的阳离子或原子作为中心离子或原子。在中心离子周围结合有一些中性分子或阴离子,称为配位体。配位化合物通常都具有特定的颜色,可在定性鉴定中应用;另外在配合滴定和比色分析中也常用于定量分析。典型反应为:

$$Fe^{2+} + SO_4^{2-} + NO =\!=\!= [Fe(NO)]SO_4$$

氧化还原反应在反应过程中有电子的转移或偏移,某些元素的氧化数(化合价)发生变化。典型的反应为:

$$MnO_4^- + 5Fe^{2+} + 8H^+ =\!=\!= Mn^{2+} + 5Fe^{3+} + 4H_2O$$

【实验试剂和仪器】

(1) 仪器:试管、试管夹、试管架、离心机。

(2) 试剂:氯化钠溶液、氨水(3 mol/L)、镁试剂(对硝基苯偶氮间苯二酚)、NaOH、KI (3 mol/L)、Na_2SO_4(3 mol/L)、H_2S(1 mol/L)、$K_4[Fe(CN)_6]$(1 mol/L)、$FeSO_4$、HCl (3 mol/L)、H_2SO_4(3 mol/L)、$AgNO_3$、$Ba(NO_3)_2$。

【实验内容】

1. 已知阳离子鉴别

(1) 分离鉴定 Cu^{2+}、Ag^+、Zn^{2+}、Ba^{2+}、Mg^{2+} 的鉴定流程图。

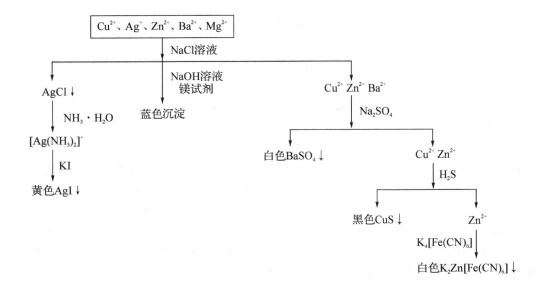

（2）操作步骤

1）取原液 20 滴置于离心管中，加入 10 滴 3 mol/L NaCl，振荡后离心分离。（实验图 4-1）

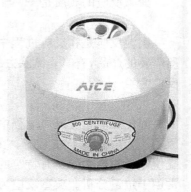

2）底部有白色沉淀，将上层清液吸出。试管中加过量氨水，白色沉淀消失，再加入 KI 溶液，产生黄色絮状沉淀，证明有 Ag^+ 存在。

3）将上层清液分成三份，向第一份中加入 Na_2SO_4 溶液，产生白色沉淀。证明有 Ba^{2+} 存在，在离心机中离心分离，取上层清液。

4）向第二份清液中加入适量 NaOH 使呈碱性，有白色紫色沉淀生成。再加入镁试剂，则生成蓝色沉淀，证明有 Mg^{2+} 存在。

实验图 4-1　离心分离机

5）再向第三份清液中加 H_2S 酸液，产生黑色沉淀。证明有 Cu^{2+} 存在，在离心机中离心分离，再取上层清液。向上层清液中加入 $K_4[Fe(CN)_6]$ 试剂，有白色沉淀生成，表示有 Zn^{2+} 存在。

2. 已知阴离子鉴别

（1）分离鉴定 NO_3^-、SO_4^{2-}、CO_3^{2-}、Cl^- 的鉴定流程图。

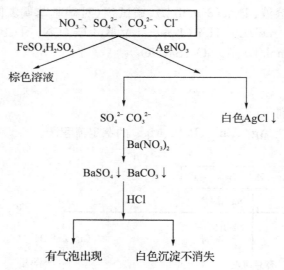

（2）操作步骤

1）将原溶液分成两份。向第一份溶液中加入过量的 $FeSO_4$ 溶液，并加入两滴硫酸使溶液呈酸性。反应之后溶液呈现棕色，证明原溶液中有 NO_3^- 存在。原理为棕色环实验，

$$3Fe^{2+}+NO_3^-+4H^+ \!=\!\!= 3Fe^{3+}+NO+2H_2O$$

$$Fe^{2+}+SO_4^{2-}+NO \!=\!\!= [Fe(NO)]SO_4 \ 棕色$$

2）在第二份溶液中加入 $AgNO_3$ 溶液，产生白色沉淀，证明原溶液中有 Cl^- 存在。

3）取上层清液，加 $Ba(NO_3)_2$ 溶液，反应后出现沉淀。在沉淀中滴加盐酸，有气泡出现，表示有 CO_3^{2-} 存在。同时白色沉淀不消失，表示有 SO_4^{2-} 存在。

3. 实验结果

实验表 4-1　阳离子鉴别

离子	操作						现象
	NaCl	氨水	镁试剂	Na_2SO_4	H_2S	$K_4[Fe(CN)_6]$	
Cu^{2+}					稍过量		
Ag^+	适量	过量					
Zn^{2+}						稍过量	
Ba^{2+}				稍过量			
Mg^{2+}			适量（碱性）				

实验表 4-2　阴离子鉴别

离子	操作				现象
	$FeSO_4 + H_2SO_4$	$AgNO_3$	$Ba(NO_3)_2$	盐酸	
SO_4^{2-}			稍过量		
CO_3^{2-}			适量	稍过量	
NO_3^-	过量				
Cl^-		适量			

【思考题】

1. 使用离心机的操作步骤是什么？能否不关盖板启动？
2. 离心分离后能否倾斜试管倒出离心液？怎样取出离心液？
3. 棕色环实验的反应中 H_2SO_4 是否参与氧化还原反应？不加 H_2SO_4 行不行？

（刘晨光）

实验五　缓冲溶液的性质及 pH 测定

【实验目的】

1. 掌握缓冲溶液的性质和原理。
2. 学会使用 pH 计测定溶液的 pH。
3. 熟悉缓冲溶液的配置方法。

【实验原理】

当往某些溶液中加入少量的酸或碱时,有阻碍溶液 pH 变化的作用,称为缓冲作用,这样的溶液叫缓冲溶液。弱酸及其盐的混合溶液(如 HAc 与 NaAc),弱碱及其盐的混合溶液(如 $NH_3 \cdot H_2O$ 与 NH_4Cl)等都是缓冲溶液。

由弱酸 HA 及其盐 NaA 所组成的缓冲溶液对酸的缓冲作用,是由于溶液中存在足够量

的碱 A^- 的缘故。当向这种溶液中加入一定量的强酸时,H^+ 基本上被 A^- 消耗,所以溶液的 pH 几乎不变;当加入一定量强碱时,溶液中存在的弱酸 HA 消耗 OH^- 而阻碍 pH 的变化。

【实验试剂和仪器】

(1) 试剂:HAc(0.100 mol/L)、NaAc(0.100 mol/L)、NaH_2PO_4(0.100 mol/L)、Na_2HPO_4(0.100 mol/L)、$NH_3 \cdot H_2O$(0.100 mol/L)、NH_4Cl(0.100 mol/L)、NaOH(0.100 mol/L)、HCl(0.100 mol/L)。

(2) 仪器:玻璃棒、50 ml 烧杯、500 ml 烧杯、50 ml 量筒。

(3) 其他仪器:pH 计。

【实验内容】

(一)实验操作

1. 缓冲溶液配制

(1) HAc-NaAc 缓冲溶液的配制,用量筒量取 0.100 mol/L HAc 和 0.100 mol/L NaAc 各 200 ml 倒入烧杯中,搅匀后备用。

(2) NaH_2PO_4-Na_2HPO_4 缓冲溶液的配制,用量筒量取 0.100 mol/L NaH_2PO_4 和 0.100 mol/L Na_2HPO_4 各 200 ml 倒入烧杯中,搅匀后备用。

(3) $NH_3 \cdot H_2O$-NH_4Cl 缓冲溶液的配制,用量筒量取 0.100 mol/L $NH_3 \cdot H_2O$ 和 0.100 mol/L NH_4Cl 各 200 ml 倒入烧杯中,搅匀后备用。

2. 缓冲溶液 pH 的测定

(1) 取 50 ml 的干燥烧杯 3 个,分别加入所配制的缓冲溶液适量,用 pH 计测定溶液的 pH。

(2) 待上述缓冲溶液测定完毕,再于三个小烧杯中分别滴入浓度为 0.100 mol/L NaOH 溶液 1~2 滴,搅拌均匀,测定此时溶液的 pH。

(3) 另取 50 ml 的干燥烧杯 3 个,分别加入所配制的缓冲溶液适量,滴入浓度为 0.100 mol/L HCl 溶液 1~2 滴,搅拌均匀,测定此时溶液的 pH。

(4) 另取 50 ml 的干燥烧杯 3 个,分别加入所配制的缓冲溶液 20 ml,再加入蒸馏水 20 ml 稀释,搅拌均匀,测定此时溶液的 pH。

(二)实验结果

实验表 5-1 缓冲溶液 pH 测定结果

缓冲溶液	pH			
	配制浓度	0.100 mol/L NaOH(滴)	0.100 mol/L HCl(滴)	蒸馏水稀释
HAc-NaAc 溶液				
NaH_2PO_4-Na_2HPO_4 溶液				
$NH_3 \cdot H_2O$-NH_4Cl 溶液				

通过以上实验数据可以得出的结论是:_____

(三)注意事项

1. 实验室安全问题。

2. 缓冲溶液的配制要注意精确度。

3. 了解 pH 计的正确使用方法,注意电极的保护。

【思考题】

1. 缓冲溶液的缓冲作用由哪些因素决定?

2. 用 pH 计测定溶液 pH 时,已经标定的仪器,"定位"调节是否可以改变位置,为什么?

3. 为什么正常人体血液的 pH 总能保持在一定范围内而几乎不变? 简要说明其作用原理,并写出有关抗酸、抗碱的离子方程式。

实验六　化学分析基本操作训练

【实验目的】

1. 掌握移液管、刻度吸管的基本操作。

2. 掌握容量瓶的基本操作。

3. 掌握酸式滴定管、碱式滴定管的基本操作。

4. 熟悉玻璃仪器的分类。

【实验原理】

实验室的玻璃器皿是化学分析工作的必备工具。根据用途分为容器类、量器类和其他器皿类。

容器类包括试剂瓶、烧杯、烧瓶等,它们有的可以加热,有的不能加热。量器类包括移液管、容量瓶、滴定管、量筒等,它们一律不能加热。其他器皿包括具有特殊用途的玻璃器皿,如冷凝管、干燥器、分液漏斗等。

移液管是用于精确量取一定体积液体的容量器具。容量瓶主要用于配制准确体积的溶液。滴定管用于容量分析滴定操作,分酸式滴定管和碱式滴定管。

【实验试剂和仪器】

试剂:凡士林、0.100 0 mol/L HCl 滴定液、0.100 0 mol/L NaOH 滴定液、酚酞指示剂。

仪器:20 ml 移液管、5 ml 刻度吸管、250 ml 容量瓶、25 ml 酸式滴定管、25 ml 碱式滴定管、100 ml 锥形瓶、50 ml 烧杯、250 ml 烧杯、玻璃棒。

其他仪器:洗耳球、滤纸、胶头滴管、铁架台、蝴蝶夹、洗瓶。

【实验内容】

(一) 实验操作

1. 移液管、刻度吸管的操作

(1) 润洗。以拇指和中指捏住管上端,将管尖插入液面下方 1～2 cm 处,另一只手拿洗耳球,先将空气压出,然后把球尖端紧按到管口,慢慢松开握球的手指,吸取管容量的 1/3,移去洗耳球,立即用食指按住管口,取出,放平,转动管体使内壁完全浸润,当液体流至距移液管口 2～3 cm 时,将管直立,自然放出液体,弃去,重复上述操作 2～3 次。

（2）吸液。用滤纸将润洗过的管尖端外的残留液体吸干,将管尖插入液面下方1～2 cm处,用洗耳球按润洗操作方法吸液(注意管要边吸边往下插入,防止吸入空气),当管内液面上升至刻度线(刻度吸管则吸至零刻度线)上1～2 cm处时,移去洗耳球,立即用食指按住管口,取出,用滤纸自上而下快速擦干管尖外的残留液体。

（3）调节液面。另取一洁净的烧杯,将管尖垂直紧贴于已倾斜的烧杯内壁,微微松动食指,并用拇指和中指轻轻捻转吸管,将液面缓慢平稳下降,直至溶液弯月面与刻度线相切,立即用食指按紧管口,使液滴不再流出。

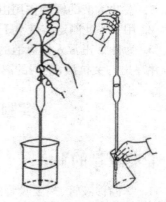

（4）放液。换拿容量瓶,略倾斜约30°,将管尖紧贴容量瓶内壁,松开食指,使溶液自然流出,待液面下降到管尖后,再等待15秒取出(刻度吸管放液至弯月面与所需体积刻度线相切,等待3秒取出)。残留在管尖内壁处的少量液体,不可强行排出,因在校准时已经考虑了该部分溶液的体积。(若管壁标有"吹"字,则须将剩余溶液吹出。)

2. 容量瓶的操作

实验图 6-1　移液管吸液、放液操作

（1）试漏。在瓶内倒入$\frac{1}{2}$瓶水,塞紧瓶塞,用食指顶住瓶塞,另一只手托住瓶底,将瓶口朝下倒置2分钟,观察瓶口是否漏水。若不漏水,将瓶正立后将瓶塞旋转180°,再次倒置,检查是否漏水。两次操作均不漏水的容量瓶才能使用。

（2）移液。将玻璃棒悬空伸入容量瓶口,棒的下端靠在容量瓶颈内壁,另一只手握住烧杯将水沿玻璃棒和内壁流入容量瓶,直至液面至刻度线以下约1 cm,将烧杯轻轻上提、直立,倾倒的过程中,注意溶液不要洒落。

（3）定容。用胶头滴管吸取液体,小心逐滴加入,直至溶液弯月面与刻度线相切,盖紧塞子,用食指顶住瓶塞,拇指和中指夹住瓶颈刻度线以上部分,另一只手托住瓶底,将容量瓶倒置,再正立,如此反复10～15次,即可。

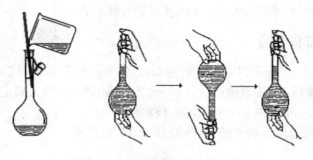

实验图 6-2　容量瓶移液、定容操作

3. 滴定管的操作

（1）试漏。

1）酸式滴定管:把酸式滴定管的旋塞芯取出,用滤纸将旋塞芯和旋塞槽擦干,然后分别在旋塞芯的粗头表面和旋塞槽细口内壁沿圆周均匀地涂一层薄薄的凡士林,然后塞入旋塞芯,旋转,使凡士林在旋塞内均匀透明,旋塞转动灵活。关闭活塞,倒入适量水,直立滴定管约2分钟,仔细观察液面是否下降,滴定管下端有无水滴滴下,活塞缝隙有无水渗出。然后将活塞转动180°后等待2分钟再观察,两次操作均不漏水的滴定管才能使用。若有漏水现象,应擦干凡士林重新涂抹后再试漏。

2) 碱式滴定管:倒入适量水,直立滴定管约2分钟,仔细观察液面是否下降,滴定管下端有无水滴滴下。若有漏水现象,应更换稍大一点、比较圆滑的玻璃珠。

(2) 装液。先倒入少量滴定液,润洗内壁三次后弃去,每次10~15 ml。再倒入滴定液直至零刻度以上。

(3) 排气。

1) 酸式滴定管:迅速旋开活塞使水急速流出以排除气泡,然后缓慢旋开活塞,调节液面在零刻度线。若排气后,水面低于零刻度线,可加水补充后再调零。

2) 碱式滴定管:将胶管向上弯曲,用力捏挤玻璃珠,使水从尖嘴喷出,以排除气泡。碱式滴定管的气泡一般是藏在玻璃珠附近,必须对光检查胶管内气泡是否完全赶尽。

(4) 滴定。用蝴蝶夹夹住滴定管,在滴定管正下方放置锥形瓶,调整滴定管高度,使管尖略高于锥形瓶瓶口。

1) 酸式滴定管:左手拇指在管前,食指和中指在管后,手指略微弯曲,轻轻向内扣住活塞。手心空握,以免活塞松动或可能顶出活塞导致渗漏。

2) 碱式滴定管:左手拇指在前,食指在后,捏住胶管中玻璃珠上端,捏挤胶管使其与玻璃珠形成缝隙,滴出液体。注意不要捏玻璃珠下端,否则会有空气进入形成气泡。

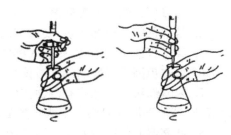

实验图6-3　酸式、碱式滴定管滴定操作

滴定时要控制滴速,先快后慢。快滴时要求逐滴放出,切勿使液滴呈液柱流出。右手拿起锥形瓶,使管尖插入锥形瓶口下1~2 cm处,沿同一方向边滴边旋摇。旋摇时锥形瓶内壁不要碰到管尖。待液面下降至约20 ml时,开始1滴或半滴加入,并用洗瓶吹入少量水冲洗锥形瓶内壁,使附着的水全部流下。

(5) 读数。等待30秒~1分钟后,用拇指和食指捏住滴定管上端无刻度处,使管身自然垂直。视线与管内弯月面下缘在同一平面读数,读数至0.01 ml。实验图6-4所示滴定体积应为多少?

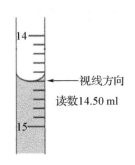

←视线方向
读数14.50 ml

实验图6-4　滴定管读数

4. 0.1000 mol/L HCl滴定液滴定0.1000 mol/L NaOH滴定液　用20 ml移液管精密量取0.1000 mol/L NaOH滴定液20.00 ml,置100 ml锥形瓶中,加酚酞指示剂1滴,摇匀。在25 ml酸式滴定管中加入0.1000 mol/L HCl滴定液并调节液面至零刻度,开始滴定,滴至约20 ml开始逐滴加入,直至溶液由红色变为无色,记录0.1000 mol/L HCl滴定液消耗的体积。用同样方法再重复两次,相对平均偏差应在0.2%以内。

(二) 实验结果

正确熟练使用移液管、刻度吸管、容量瓶、酸式滴定管、碱式滴定管。

实验表 6 - 1 0.100 0 mol/L HCl 滴定液滴定 0.100 0 mol/L NaOH 滴定液结果记录

记录项目	实验序列 1	2	3
NaOH 滴定液体积(ml)			
滴定管初读数(ml)			
滴定管终读数(ml)			
HCl 滴定液消耗体积(ml)			
相对偏差			
相对平均偏差			

（三）注意事项

1. 在移动移液管、刻度吸管时，应避免抖动，并保持管体自然垂直。

2. 移液管、刻度吸管不能在烘箱中烘干，不能吸太热或太冷的溶液。

3. 容量瓶只能用于配制溶液，不能储存溶液，不能加热。

4. 若容量瓶中液体放热，要待溶液冷却后再定容。

5. 滴定管连续使用时，每一次都要重新装液至零刻度线。

6. 为避免因手温影响滴定液体积，不要用手握住滴定管刻度线以下部分。

7. 因酸性液体对橡胶有侵蚀作用，碱性液体对玻璃有侵蚀作用，所以除强碱溶液使用滴定管外，其他溶液一般均采用酸式滴定管。

8. 玻璃器皿用完后要及时清洗，倒置晾干，要轻拿轻放，防止破碎。

【思考题】

1. 为什么量器类玻璃器皿不能加热？

2. 滴定管连续使用时，为什么要重新装液至零刻度线？

3. 滴定管读数时，若视线方向如实验图 6 - 5 所示，会导致读数偏大还是偏小？

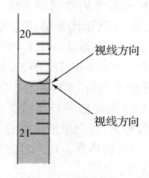

实验图 6 - 5 滴定管读数俯视

实验七　酸碱标准溶液的配制与标定

【实验目的】

1. 掌握盐酸和氢氧化钠滴定液配制与标定的原理和方法。
2. 掌握正确判断指示剂滴定终点的方法。
3. 学会使用酸式、碱式滴定管。

【实验原理】

　　盐酸和氢氧化钠是常用的酸碱滴定用试剂,因为它们均不满足基准物质的要求,它们的滴定液均需要采用间接法配制。盐酸滴定液的配制时,先将市售浓盐酸(质量分数约为37%,物质的量的浓度约为 12 mol/L)稀释到所需浓度的近似值,然后再通过标定得到准确浓度。标定时,药典中用无水碳酸钠作基准物质,用甲基红-溴甲酚绿混合为指示剂,终点颜色是由绿色转变为暗紫色,也可以采用甲基橙作为指示剂,终点颜色是由黄色变为橙色。

　　氢氧化钠滴定液的配制时,除了采用直接称量适量的氢氧化钠固体再加水溶解的方法之外,还常通过稀释饱和氢氧化钠溶液的方法配制,因为氢氧化钠很容易吸收空气中的二氧化碳从而形成碳酸钠杂质,但是碳酸钠在饱和的氢氧化钠溶液中不溶解,形成沉淀,此方法可以有效地减少所配制的氢氧化钠溶液中的碳酸钠的含量。标定时,药典中用邻苯二甲酸氢钾作为基准物质。通常也可用盐酸标准溶液来标定,选用甲基橙或酚酞作指示剂均可。本实验用待测的氢氧化钠溶液滴定盐酸标准溶液,以酚酞为指示剂,终点颜色为溶液由无色变为粉红色。

【实验仪器和试剂】

　　(1)试剂:浓 HCl(A.R.)、NaOH(A.R.)或 NaOH 饱和溶液、基准 Na_2CO_3、甲基橙指示剂、酚酞指示剂。

　　(2)仪器:试剂瓶(500 ml)、酸式滴定管(50 ml)、碱式滴定管(50 ml)、锥形瓶(250 ml)、量筒(100 ml)、容量瓶(250 ml)、移液管(25 ml)等。

【实验内容】

　　(一)实验操作

　　1.酸碱滴定液的配制

　　(1)0.1 mol/L 盐酸溶液的配制:用量筒量取浓盐酸 4.5 ml,倒入事先已加入少量蒸馏水的 500 ml 的试剂瓶中,再用蒸馏水稀释至 500 ml,盖上玻璃塞,摇匀,贴好标签。

　　(2)0.1 mol/L 氢氧化钠溶液的配制:用量筒量取 2.5 ml 饱和氢氧化钠溶液的上清液,倒入 500 ml 的试剂瓶中,再用蒸馏水稀释至 500 ml,盖上橡胶塞,摇匀,贴好标签。

　　2.酸碱滴定液的标定

　　(1)盐酸滴定液的标定:准确称取已干燥至恒重的基准碳酸钠约 1.2 g。加适量蒸馏水溶解后,定容于 250 ml 容量瓶中。用移液管量取上述 25 ml 至 250 ml 锥形瓶中,向锥形瓶中加入甲基橙指示剂 2~3 滴,用待标定的盐酸滴定液滴定至溶液由黄色变为橙色即为终点。

记录消耗掉的盐酸溶液的体积。平行测定 3 次。根据盐酸与碳酸钠反应方程式,计算出盐酸溶液的平均浓度,即为所配制的盐酸溶液的准确浓度。

(2)氢氧化钠滴定液的标定:用移液管量取已标定的盐酸溶液 25 ml 至 250 ml 锥形瓶中,也可以通过从滴定管中直接准确地放出 25.00 ml 上述盐酸溶液至锥形瓶中,然后向锥形瓶中加入 1~2 滴酚酞溶液,用待标定的氢氧化钠溶液滴定至粉红色,30 秒内不褪色即为终点,记录消耗掉的氢氧化钠溶液的体积。平行测定三次。根据盐酸与氢氧化钠反应方程式,计算出氢氧化钠溶液的平均浓度,即为所配制的氢氧化钠溶液的准确浓度。

(二)实验结果

实验表 7-1　盐酸滴定液(0.1 mol/L)的标定

记录项目 \ 实验序列	1	2	3
基准碳酸钠质量(g)			
基准碳酸钠浓度(ml)			
滴定管初读数(ml)			
滴定管终读数(ml)			
消耗盐酸溶液体积(ml)			
盐酸溶液浓度(mol/L)			
盐酸溶液平均浓度(mol/L)			
相对标准偏差			
相对平均偏差			

实验表 7-2　氢氧化钠滴定液(0.1 mol/L)的标定

记录项目 \ 实验序列	1	2	3
滴定管初读数(ml)			
滴定管终读数(ml)			
消耗氢氧化钠溶液体积(ml)			
氢氧化钠溶液浓度(mol/L)			
氢氧化钠溶液平均浓度(mol/L)			
相对偏差			
相对平均偏差			

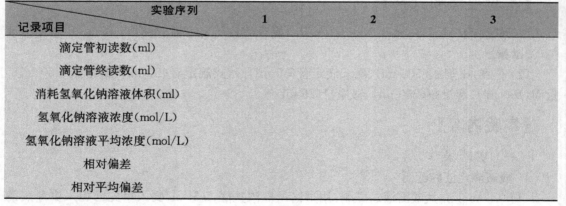

(三)注意事项

1. 称量基准碳酸钠时,应用小烧杯或称量纸称量,不要使用滤纸,并且快速称量,以免其吸水。

2. 使用滴定管滴定时,每次装液必须在零刻度线附近,并记录好初始刻度读数。

3. 滴定管在使用之前要检漏,在滴定之前需要排除气泡。

【思考题】

1. 盐酸和氢氧化钠滴定液为什么要采用标定法配制而不用直接法配制？

2. 在标定操作过程中，哪些仪器需要用待装入的溶液润洗，哪些仪器不能用待装入的溶液润洗？

3. 滴定管内气泡未除尽，对滴定结果有没有影响？

（张宝成）

实验八 药用氯化钠含量的测定

【实验目的】

1. 熟悉法扬斯法测定氯化钠含量的基本原理。
2. 学会以荧光黄为指示剂确定终点的方法。
3. 掌握沉淀滴定法的基本实验操作。

【实验原理】

吸附指示剂是一类用于沉淀滴定法的有机染料。当吸附指示剂被胶核表面吸附后，生成新的化合物而改变结构，从而改变颜色，指示终点。吸附指示剂可分为两大类。一类是酸性染料，如荧光黄及其衍生物，是能够解离出指示剂阴离子的有机弱酸；一类是碱性染料，如甲基紫等，是能够解离出指示剂阳离子的有机弱酸。

一般以硝酸银作为滴定剂，在终点时，稍过量的 Ag^+ 被卤化银胶核吸附，带正电荷的胶粒吸附指示剂阴离子，使指示剂的分子结构发生变化，生成不同于指示剂本身颜色的化合物，颜色改变指示终点。以 $AgNO_3$ 标准溶液滴定 Cl^- 时，可用荧光黄吸附指示剂来指示滴定终点。荧光黄指示剂是一种有机弱酸，用 HFIn 表示，它在溶液中解离出黄绿色的 FIn^- 阴离子：

$$HFIn \rightleftharpoons H^+ + FIn^-（黄绿色）$$

终点前：$(AgCl) \cdot Cl^- + FIn^-（黄绿色）$

终点时：$(AgCl) \cdot Ag^+ + FIn^-（黄绿色）\rightleftharpoons (AgCl) \cdot Ag^+ \cdot FIn^-（粉红色）$

【实验试剂和仪器】

试剂：NaCl 样品、$AgNO_3$ 标准溶液、2% 糊精溶液、荧光黄指示剂。

仪器：100 ml 烧杯、10 ml 量筒、250 ml 锥形瓶、250 ml 容量瓶、25 ml 移液管、称量瓶、酸式滴定管、玻璃棒、分析天平。

【实验内容】

（一）实验操作

1. NaCl 样品溶液的配制 在分析天平上精密称取 NaCl 样品约 1.4 g 置于 100 ml 小烧杯中，加适量蒸馏水，用玻璃棒搅拌溶解，定量转移至 250 ml 容量瓶中，定容、摇匀、待用。

2. NaCl 样品溶液含量的测定　用液管移取上述 NaCl 样品溶液 25.00 ml 于 250 ml 锥形瓶中，加 25 ml 蒸馏水稀释，再加 5 ml 2‰糊精溶液和 5～8 滴荧光黄指示剂，充分振摇后 AgNO₃ 标准溶液滴定至溶液由黄绿色变为粉红色即为终点。停止滴定，记录消耗的 AgNO₃ 溶液体积。平行测定 3 次。

3. 计算样品中含有的 NaCl 质量分数、相对平均偏差和相对标准偏差。

（二）实验结果

1. NaCl 含量测定的数据记录

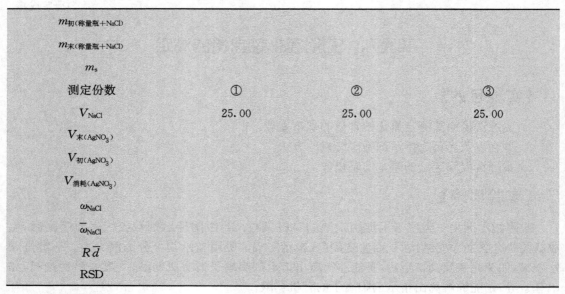

		①	②	③
$m_{初（称量瓶+NaCl）}$				
$m_{末（称量瓶+NaCl）}$				
m_s				
测定份数		①	②	③
V_{NaCl}		25.00	25.00	25.00
$V_{末（AgNO_3）}$				
$V_{初（AgNO_3）}$				
$V_{消耗（AgNO_3）}$				
ω_{NaCl}				
$\overline{\omega}_{NaCl}$				
$R\overline{d}$				
RSD				

2. 数据处理

NaCl 含量的计算公式：$\omega_{NaCl} = \dfrac{c_{AgNO_3} \cdot V_{AgNO_3} \cdot M_{NaCl} \times 10^{-3}}{m_s \times \dfrac{25}{250}} \times 100\%$

（三）注意事项

1. 滴定前应调节溶液酸度为中性或者弱碱性，否则容易生成氧化银沉淀。

2. 滴定前应加入糊精溶液，保持 AgCl 为溶胶状态，不聚沉。

3. AgNO₃ 遇光易分解，析出的单质银会使沉淀变成灰黑色，从而影响终点的判断，因此滴定过程应注意避光。

4. 锥形瓶中生成的 AgCl 沉淀和剩余的 AgNO₃ 溶液应回收处理，不能直接倒入水槽。

5. 实验结束后，凡是盛装过 AgNO₃ 溶液的玻璃仪器都应先用蒸馏水淋洗，再用自来水清洗备用，以免形成 AgCl 沉淀附着于仪器内壁。

【思考题】

1. 在测定前为什么要加入糊精溶液？

2. 采用吸附指示剂法时，为什么要控制溶液为中性或弱碱性？

实验九　葡萄糖酸钙含量的测定

【实验目的】

1. 熟悉 EDTA 标准溶液的配制和标定方法。
2. 熟悉配位滴定法测定葡萄糖酸钙含量的原理。
3. 学会用配位滴定法测定葡萄糖酸钙含量的实验方法。
4. 掌握滴定操作的方法。
5. 掌握分析天平的使用和减差称量法。

【实验原理】

（一）实验操作　EDTA 标准溶液的配制与标定

EDTA 标准溶液的配制一般用间接法先配成近似浓度的溶液，再用基准物质标定。标定 EDTA 溶液的基准物质有 Zn、Cu、ZnO、$CaCO_3$、$MgSO_4 \cdot 7H_2O$、$ZnSO_4 \cdot 7H_2O$ 等。本实验采用 $CaCO_3$ 作基准物质标定 EDTA 溶液的浓度，同时调节溶液 pH≥12.0，采用钙指示剂，滴定到溶液由酒红色变为纯蓝色为终点（如有 Mg^{2+} 共存，变色更敏锐）。

（二）葡萄糖酸钙含量测定

葡萄糖酸钙含有钙元素，可凭借配位滴定法测定钙元素含量来间接测定葡萄糖酸钙含量。取适量样品溶解，加适量钙指示剂，用 EDTA 滴定液滴定至溶液由紫红色转变为纯蓝色。此时读出 EDTA 滴定液使用量，计算可得样品中钙元素的含量，由此则可以计算出葡萄糖酸钙的质量，与取用样品质量对比，则可得出样品的葡萄糖酸钙含量。

反应式如下：

$$Ca^{2+} + H_2In^- \longrightarrow CaIn^-（红色）+ 2H^+$$
$$Ca^{2+} + H_2Y^{2-} \longrightarrow CaY^{2-} + 2H^+$$
$$H_2Y^{2-} + CaIn^- \longrightarrow H_2In^-（蓝色）+ CaY^{2-}$$

【试剂与仪器】

（1）试剂：蒸馏水、EDTA（0.05 mol/L 左右，待标定），NaOH（2 mol/L），HCl 溶液（1：1），$CaCO_3$（固体，AR），钙指示剂、葡萄糖酸钙样品。

（2）仪器：50 ml 烧杯、250 ml 容量瓶、250 ml 锥形瓶、25 ml 吸量管、酸碱两用滴定管、100 ml 量筒、称量瓶。

（3）其他仪器：三脚架、石棉网、酒精灯、电子天平。

【实验内容】

（一）实验操作

1. EDTA 标准溶液的配制　在台秤上称取 9.5 g 左右乙二胺四乙酸钠，溶于 300～400 ml 温水中后稀释至 500 ml。

2. 标准溶液的配制　准确称取在 110 ℃干燥至恒重的基准物质 $CaCO_3$ 0.2～0.3 g 于烧

杯中,加水数滴润湿,盖以表面皿,从烧杯嘴慢慢加入 1:1 HCl 至 $CaCO_3$ 完全溶解,加热至沸,用蒸馏水把可能溅到表面皿上的溶液洗入杯中,待冷却后移入 250 ml 容量瓶中,用蒸馏水稀释至刻度后摇匀。

3. 溶液的标定　吸取 25.00 ml 试样溶液于锥形瓶中,加水 25 ml 稀释,10%NaOH 溶液 5 ml 调节溶液 pH 为 12,加入米粒大小(0.01 g)的钙指示剂,用 EDTA 标准溶液滴定,溶液由酒红色转变为纯蓝色即为终点。平行测定三次。

4. 使用电子天平称取葡萄糖酸钙样品约 1 g,并记录准确称量数据为 M。

5. 然后将称量的样品转移到烧杯中,同时加适量蒸馏水至 100.0 ml,进行搅拌溶解,如果需要可以适当微温,轻摇,使之溶解;将所得溶液再转移到容量瓶中进行定容。

6. 取出 25 ml 的所配试样溶液,示数记为 V,放入锥形瓶中并加 0.100 mol/L 氢氧化钠试液 15 ml 与钙指示剂约 0.1 g。

7. 取装有 0.05 mol/L EDTA 滴定液,滴定至溶液由紫色转变为纯蓝色,记录消耗 EDTA 滴定液的体积 V_1(ml)。

计算 Ca^{2+} 含量公式为:$c(Ca^{2+}) = c(EDTA) \times V_1(EDTA)/V(试样) \times 1\,000$

8. 计算得样品中 Ca^{2+} 含量后可计算样品中的葡萄糖酸钙含量,记为 m,计算百分含量,即 $\dfrac{m}{M}$。

9. 重复上述操作,测定 3 次,求均值。

(二)实验结果

实验表 9-1　钙标准溶液的配制

称取基准物的质量/g	标准溶液的体积/ml	钙标准溶液的浓度/(mol/L)

实验表 9-2　EDTA 标准溶液的标定

滴定序号	1	2	3
钙标准溶液的浓度/(mol/L)			
滴定前滴定管内液面读数/ml			
滴定后滴定管内液面读数/ml			
标准 EDTA 溶液的用量/ml			
EDTA 溶液的浓度/(mol/L)　测定值			
EDTA 溶液的浓度/(mol/L)　平均值			

实验表 9-3　葡萄糖酸钙含量测定

实验次数	0.100 mol/L NaOH/ml	0.05 mol/L EDTA 用量/ml	葡萄糖酸钙/g	百分含量(m/M)	含量平均值

（三）注意事项

上述操作过程中需要注意的问题是：

1. 规范的滴定操作。
2. 滴定终点的判断(纯蓝色)。
3. 样品(钙片)的前处理。
4. 准确、细致、整洁的良好习惯。

【思考题】

1. 通常使用乙二胺四乙酸二钠盐配制 EDTA 标准溶液,为什么不用乙二胺四乙酸?
2. 在配位滴定中,指示剂应具备什么条件?
3. 配位滴定法与酸碱滴定法相比,有哪些不同点? 操作当中应注意哪些问题?

实验十 高锰酸钾标准溶液的配制与标定

【实验目的】

1. 高锰酸钾标准溶液的配制方法和保存条件。
2. 掌握采用 $Na_2C_2O_4$ 作基准物标定高锰酸钾标准溶液的操作方法。
3. 进一步学会分析天平、酸式滴定管的使用方法。
4. 掌握有色溶液在酸式滴定管中的读数技巧。

【实验原理】

市售的 $KMnO_4$ 试剂常含有少量 MnO_2 和其他杂质,如硫酸盐、氯化物及硝酸盐等;另外,蒸馏水中常含有少量的有机物质,能使 $KMnO_4$ 还原,且还原产物能促进 $KMnO_4$ 自身分解,分解方程式如下：

$$4MnO_4^- + 2H_2O \!=\!=\! 4MnO_2 + 3O_2\uparrow + 4OH^-$$

见光使分解更快。因此,$KMnO_4$ 的浓度容易改变,不能用直接法配制准确浓度的高锰酸钾标准溶液,必须正确配制和保存,如果长期使用必须定期进行标定。

标定 $KMnO_4$ 的基准物质较多,有 As_2O_3、$H_2C_2O_4 \cdot 2H_2O$、$Na_2C_2O_4$ 和纯铁丝等。其中以 $Na_2C_2O_4$ 最常用,$Na_2C_2O_4$ 不含结晶水,不宜吸湿,宜纯制,性质稳定。用 $Na_2C_2O_4$ 标定 $KMnO_4$ 的反应为：

$$2MnO_4^- + 5C_2O_4^{2-} + 16H^+ \!=\!=\! 2Mn^{2+} + 10CO_2\uparrow + 8H_2O$$

滴定时利用 MnO_4^- 本身的紫红色指示终点,称为自身指示剂。

【实验试剂和仪器】

（1）试剂:$KMnO_4$(A.R.)、$Na_2C_2O_4$(A.R.)、3 mol/L H_2SO_4。

（2）仪器:台秤(公用)、分析天平(公用)、100 ml 小烧杯、1 000 ml 大烧杯、酒精灯、棕色细口瓶、称量瓶、250 ml 锥形瓶、25 ml 酸式滴定管、50 ml 量筒、微孔玻璃漏斗、石棉网。

（3）其他:药匙、洗瓶、玻璃棒。

【实验内容】

高锰酸钾标准溶液的配制。

（一）实验操作

1. 高锰酸钾标准溶液的配制　在托盘天平上称取高锰酸钾约 1.7 g 于烧杯中，加入适量蒸馏水煮沸加热溶解后倒入洁净的 500 ml 棕色试剂瓶中，用水稀释至 500 ml，摇匀，塞好，静置 7～10 天后将上层清液用玻璃砂芯漏斗过滤，残余溶液和沉淀倒掉，把试剂瓶洗净，将滤液倒回试剂瓶，摇匀，待标定。如果将称取的高锰酸钾溶于大烧杯中，加 500 ml 水，盖上表面皿，加热至沸，保持微沸状态 1 小时，则不必长期放置，冷却后用玻璃砂芯漏斗过滤除去二氧化锰的杂质后，将溶液储于 500 ml 棕色试剂瓶可直接用于标定。

2. 高锰酸钾标准溶液的标定　准确称取 0.13～0.16 g 基准物质 $Na_2C_2O_4$ 三份，分别置于 250 ml 的锥形瓶中，加约 30 ml 蒸馏水和 3 mol/L H_2SO_4 10 ml，盖上表面皿，在石棉铁丝网上慢慢加热到 70～80 ℃（刚开始冒蒸气的温度），趁热用高锰酸钾溶液滴定。开始滴定时反应速度慢，待溶液中产生了 Mn^{2+} 后，滴定速度可适当加快，直到溶液呈现微红色并持续半分钟不褪色即终点。根据 $Na_2C_2O_4$ 的质量和消耗 $KMnO_4$ 溶液的体积计算 $KMnO_4$ 浓度。用同样方法滴定其他两份 $Na_2C_2O_4$ 溶液，相对平均偏差应在 0.2% 以内。

（二）实验结果记录及计算

实验表 10-1　高锰酸钾标准溶液的标定结果记录及计算

记录项目 ＼ 实验序列	1	2	3
NaC_2O_4 质量（g）			
滴定管终读数（ml）			
滴定管初读数（ml）			
$KMnO_4$ 标准溶液消耗体积（ml）			
$KMnO_4$ 标准溶液浓度（mol/L）			
$KMnO_4$ 标准溶液平均浓度（mol/L）			
相对偏差			
相对平均偏差			

（三）注意事项

1. 蒸馏水中常含有少量的还原性物质，使 $KMnO_4$ 还原为 $MnO_2 \cdot nH_2O$。市售高锰酸钾内含的细粉状的 $MnO_2 \cdot nH_2O$ 能加速 $KMnO_4$ 的分解，故通常将 $KMnO_4$ 溶液煮沸一段时间，冷却后，还需放置 7 天，使之充分作用，然后将沉淀物过滤除去。

2. 在室温条件下，$KMnO_4$ 与 $C_2O_4^{2-}$ 之间的反应速度缓慢，故加热提高反应速度。但温度又不能太高，如温度超过 85 ℃ 则有部分 $H_2C_2O_4$ 分解，反应式如下：

$$H_2C_2O_4 == CO_2 \uparrow + CO \uparrow + H_2O$$

3. 草酸钠溶液的酸度在开始滴定时约为 1 mol/L；滴定终了时约为 0.5 mol/L，这样能促使反应正常进行，并且防止 MnO_2 的形成。滴定过程如果发生棕色浑浊（MnO_2），应立即加入 H_2SO_4 补救，使棕色浑浊消失。

4. 开始滴定时,反应很慢,在第一滴 KMnO₄ 还没有完全褪色以前,不可加入第二滴。当反应生成能使反应加速进行的 Mn^{2+} 后,可以适当加快滴定速度,但过快则局部 KMnO₄ 过浓而分解,放出 O_2 或引起杂质的氧化,都可造成误差。如果滴定速度过快,部分 KMnO₄ 将来不及与 $Na_2C_2O_4$ 反应,而会按下式分解:

$$4MnO_4^- + 4H^+ === 4MnO_2 + 3O_2 \uparrow + 2H_2O$$

5. KMnO₄ 标准溶液滴定时的终点较不稳定,当溶液出现微红色,在 30 秒钟内不褪时,滴定就可认为已经完成,如对终点有疑问时,可先将滴定管读数记下,再加入 1 滴 KMnO₄ 标准溶液,发生紫红色即证实终点已到,滴定时不要超过计量点。

6. KMnO₄ 标准溶液应放在酸式滴定管中,由于 KMnO₄ 溶液颜色很深,液面凹下弧线不易看出,因此,应该从液面最高边上读数。

【思考题】

1. 配制 KMnO₄ 标准溶液为什么要煮沸,并放置一周后过滤? 能否用滤纸过滤?

2. 滴定 KMnO₄ 标准溶液时,为什么第一滴 KMnO₄ 溶液加入后红色褪去很慢,以后褪色较快?

实验思考题参考答案:

实验一 无

实验二

1. 怎么判断玻璃仪器洗涤干净?

答:用洁净的水润湿玻璃仪器内壁,再将水倒出,如内壁形成一层均匀的水膜而无水的条纹,且不挂水珠,则说明仪器洗涤干净。

2. 在用固体试剂配制溶液时,为什么要将烧杯的洗涤液也倒入定容容器?

答:将烧杯的洗涤液倒回容量瓶中,是为了使残留在烧杯中的少量溶质也转移到容量瓶中。否则会引起溶液的实际浓度小于配制要求的浓度。

3. 为什么配制硫酸溶液要将浓硫酸慢慢加入到水中并不断搅拌,而不能将水倒入浓硫酸中?

答:浓硫酸稀释会放出大量的热。将浓硫酸慢慢加入到水中,并边加边搅拌,是为了使浓硫酸稀释产生的热量缓慢放出,并及时散开,以免局部暴沸引起液体飞溅酿成安全事故。

实验三

1. 真空过滤比普通过滤具有怎样的优势? 什么情况下使用较好?

答:真空过滤的主要优势是快速。对于容易形成胶体的沉淀和短时间要完成的过滤,可采用真空过滤。

2. 真空过滤结束时,为什么要先拔橡皮管再关机?

答:防止真空泵中的液态倒吸。

3. 浓缩时如果不够稠厚会有什么影响? 如果太干会发生什么情况?

答:浓缩不够稠厚会使溶解在溶液的氯化钠过滤掉,降低产品得率。浓缩太干会发生固体飞溅的现象,灼伤皮肤,影响产率;同时一些未除净的杂质也会析出,影响产品质量。

4. 粗盐中的 K^+ 是怎样除去的? 泥沙是在哪步中被除去?

答:KCl 的溶解度随着温度的升高而增加,NaCl 的溶解度随着温度的升高变化不大,在 NaCl 饱和溶液不断蒸发的过程中,NaCl 会随着水分的减少而结晶析出,KCl 则仍在溶液中,通过过滤可以将其与 NaCl 分离。泥沙是在过滤 $BaSO_4$ 沉淀的同时,一起被分离除去。

实验四

1. 实验室离心机操作使用步骤,能否不关盖板启动?

答:(1) 离心前调整离心机水平,离心管分布均匀。

（2）打开电源开关，离心机自检后，开启盖门。

（3）选择所需转头，用扳手安装转头，松紧适当。

（4）装载离心管后，拧好转头盖，按下离心机门盖。

（5）设定好转速、时间和温度后，按下启动按钮开始离心。

（6）离心结束后，开启门盖，拧开转头盖。

（7）取出离心管后，卸下转头，关闭电源开关。

（8）在离心机内仓恢复室温后，擦干内壁。

2. 离心分离后能否倾斜试管倒出离心液？怎样取出离心液？

答：离心分离后，沉淀紧密地聚集于离心试管的底部，上层为澄清的溶液。为防止沉淀物在倾斜试管时被倒出，应用胶头滴管小心地吸出上层清液。

3. 棕色环实验的反应中 H_2SO_4 是否参与氧化还原反应？不加 H_2SO_4 行不行？

答：反应中 H_2SO_4 没参与氧化还原反应。不行，因为加入 H_2SO_4 可提供 H^+，使溶液呈酸性；另外 SO_4^{2-} 参与形成 $[Fe(NO)]SO_4$ 棕色配合物为典型的棕色环实验。

实验五

1. 缓冲溶液的缓冲作用由哪些因素决定？

答：首先缓冲溶液的缓冲能力与缓冲溶液的浓度有关，在一定范围内，浓度大的比浓度小的缓冲能力要大。但缓冲溶液组分的浓度是不能无限大的，需要根据实际需要来确定。

溶液的浓度确定后，影响缓冲能力最主要的就是共轭酸碱的浓度比。

2. 用 pH 计测定溶液 pH 时，已经标定的仪器，"定位"调节是否可以改变位置，为什么？

答：不能。因为定位就是用标准溶液对仪器的测量值进行标定，如果"定位"调节器改变了，则标准也就变了，导致实验结果错误。

3. 为什么正常人体血液的 pH 总能保持在一定范围内而几乎不变？简要说明其作用原理，并写出有关抗酸、抗碱的离子方程式。

答：血液所以具有缓冲作用，是因为血液是一种很好的缓冲溶液。血液中存在很多缓冲系，在这些缓冲系中，碳酸氢盐缓冲系（HCO_3^-/H_2CO_3）在血液中浓度很高，对维持血液正常 pH 的作用很重要。其次红细胞中的血红蛋白和氧合血红蛋白缓冲系也很重要。这些缓冲系中的共轭酸（如 H_2CO_3）起抗碱作用，共轭碱（如 HCO_3^-）起抗酸作用，使 pH 保持正常。

实验六

1. 为什么量器类玻璃器皿不能加热？

答：玻璃器皿热胀冷缩过程中会发生微量变形，影响器皿的精密度。

2. 滴定管连续使用时，为什么要重新装液至零刻度线？

答：因为滴定管的每一段刻线读数所表示的体积都有一定的差异，连续使用滴定管时，重新装液至零刻度线可以减少由此带来的误差，使滴定结果平行性较好。

3. 滴定管读数时，若视线方向如实验图 6-5 所示，会导致读数偏大还是偏小？

答：视线方向为俯视，读数偏大。视线方向为仰视，读数偏小。

实验七

1. 盐酸和氢氧化钠滴定液为什么要采用标定法配制而不用直接法配制？

答：因为盐酸和氢氧化钠都不是基准物质，它们的滴定液只能采取标定法配制。

2. 在标定时操作过程中，哪些仪器需要用待装入的溶液润洗，哪些仪器不能用待装入的溶液润洗？

答：移液管、滴定管等需要用待装入的溶液润洗；容量瓶、锥形瓶不需要用待装入的溶液润洗。

3. 滴定管内气泡未除尽，对滴定结果有没有影响？

答：有影响。因为气泡未除尽，气泡所占的体积被计入滴定体积，结果滴定体积偏大。

实验八

1. 在测定前为什么要加入糊精溶液？

答：滴定前应加入糊精溶液，保持 AgCl 为溶胶状态，不聚沉。

2. 采用吸附指示剂法时，为什么要控制溶液为中性或弱碱性？

答：滴定前应调节溶液酸度为中性或者弱碱性，否则容易生成氧化银沉淀。

$$Ag^+(aq) + OH^-(aq) \Longrightarrow AgOH(s)$$
$$2AgOH(s) \Longrightarrow Ag_2O(s) + H_2O(l)$$

实验九

1. 通常使用乙二胺四乙酸二钠盐配制 EDTA 标准溶液，为什么不用乙二胺四乙酸？

答：主要是为了增大溶解度。乙二胺四乙酸 H_4Y（本身是四元酸），由于在水中的溶解度很小，通常把它制成二钠盐（$Na_2H_2Y \cdot 2H_2O$），也称为 EDTA 或 EDTA 二钠盐。EDTA 相当于六元酸，在水中有六级离解平衡。因此，使其在水中的溶解度较大，便于配制溶液。

2. 在配位滴定中，指示剂应具备什么条件？

答：①在滴定的 pH 范围内，游离指示剂与其金属配合物之间应有明显的颜色差别。

②指示剂与金属离子生成的配合物应有适当的稳定性。

③指示剂与金属离子生成的配合物应易溶于水，比较稳定，以便贮存和使用。

④MIn 与 EDTA 的交换反应应迅速，这样才能比较准确地判断终点。

⑤指示剂应具有一定的选择性。

3. 配位滴定法与酸碱滴定法相比，有哪些不同点？操作当中应注意哪些问题？

答：不同点与注意的问题如下：

(1) 络合滴定反应速度较慢，故滴定速度不宜太快。

(2) 络合滴定法干扰大（在络合滴定中 M 有络合效应和水解效应，EDTA 有酸效应和共存离子效应），滴定时应注意消除各种干扰。

(3) 络合滴定通常在一定的酸度下进行，故滴定时应严格控制溶液的酸度。

实验十

1. 配制 $KMnO_4$ 标准溶液为什么要煮沸，并放置一周后过滤？能否用滤纸过滤？

答：蒸馏水中常含有少量的还原性物质，使 $KMnO_4$ 还原为 $MnO_2 \cdot nH_2O$。市售高锰酸钾内含的细粉状的 $MnO_2 \cdot nH_2O$ 能加速 $KMnO_4$ 的分解，故通常将 $KMnO_4$ 溶液煮沸一段时间，冷却后，还需放置 7 天，使之充分作用，然后将沉淀物过滤除去。高锰酸钾有强氧化性，可以腐蚀滤纸，必须用砂芯漏斗。

2. 滴定 $KMnO_4$ 标准溶液时，为什么第一滴 $KMnO_4$ 溶液加入后红色褪去很慢，以后褪色较快？

答：开始滴定时，反应很慢，在第一滴 $KMnO_4$ 还没有完全褪色以前，不可加入第二滴。当反应生成能使反应加速进行的 Mn^{2+} 后，可以适当加快滴定速度。

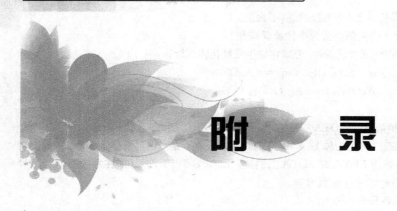

附　录

附录一　计量单位和常用单位换算

附表 1-1　国际单位制的基本单位

量的名称	单位名称	单位符号
长度	米(meter)	m
质量	千克(kilogram)	kg
时间	秒(second)	s
电流	安[培](Ampere)	A
热力学温度	开[尔文](Kelvin)	K
物质的量	摩[尔](mole)	mol
发光强度	坎[德拉](candela)	cd

注:[ ]内的字,是在不致混淆的情况下,可以省略的字。下同。

附表 1-2　用于构成十进倍数和分数单位的词头

倍数	中文名称(符号)	分数	中文名称(符号)
10^1	十(da)	10^{-1}	分(d)
10^2	百(h)	10^{-2}	厘(c)
10^3	千(k)	10^{-3}	毫(m)
10^6	兆(M)	10^{-6}	微(μ)
10^9	吉[咖](G)	10^{-9}	纳[诺](n)
10^{12}	太[拉](T)	10^{-12}	皮[可](p)
10^{15}	拍[它](P)	10^{-15}	飞[姆托](f)
10^{18}	艾[克萨](E)	10^{-18}	阿[托](a)
10^{21}	泽[它](Z)	10^{-21}	仄[普托](z)
10^{24}	尧[它](Y)	10^{-24}	[科托](y)

1 米(m)=10^2 厘米(cm)=10^3 毫米(mm)=10^6 微米(μm)=10^9 纳米(nm)=10^{12} 皮米(pm)

1 吨(t)=10^3 千克(kg)=10^6 毫克(mg)=10^9 微克(μm)

1 大气压(atm)=1.013 25 巴(Bars)=1.013 25×10^5 帕(Pa)=760 毫米汞柱(mmHg)(0 ℃)

1 大气压・升=1.013 3 焦耳(J)=24.202 卡(cal)

1 卡(cal)=4.184 0 焦耳(J)=4.184 0×10^7 尔格(erg)

1 电子伏特(eV)=1.602×10^{-19} 焦耳(J)=23.06 千卡・摩$^{-1}$(kcal・mol^{-1})

1 立方米(m^3)=10^3 升(L)=10^6 毫升(ml)

0 ℃=273.15 K

附录二　部分弱酸弱碱在水中的解离常数(273 K)

附表 2-1　部分弱酸弱碱在水中的解离常数

弱酸	分子式	K	pK
砷酸	H_3AsO_4	$K_{a_1}=6.3×10^{-3}$	2.20
		$K_{a_2}=1.05×10^{-7}$	7.00
		$K_{a_3}=3.2×10^{-12}$	11.50
亚砷酸	$HAsO_2$	$6.0×10^{-10}$	9.22
硼酸	H_3BO_3	$5.8×10^{-10}$	9.24
碳酸	H_2CO_3	$K_{a_1}=4.2×10^{-7}$	6.38
		$K_{a_2}=5.61×10^{-11}$	10.25
氢氰酸	HCN	$6.2×10^{-10}$	9.21
铬酸	H_2CrO_4	$K_{a_1}=1.8×10^{-1}$	0.74
		$K_{a_2}=3.2×10^{-7}$	6.50
氢氟酸	HF	$6.6×10^{-4}$	3.18
亚硝酸	HNO_2	$5.1×10^{-4}$	3.29
过氧化氢	H_2O_2	$1.8×10^{-12}$	11.75
磷酸	H_3PO_4	$K_{a_1}=7.6×10^{-3}$	2.12
		$K_{a_2}=6.3×10^{-3}$	7.2
		$K_{a_3}=4.4×10^{-13}$	12.36
亚磷酸	H_3PO_3	$K_{a_1}=5.0×10^{-2}$	1.30
		$K_{a_2}=2.5×10^{-7}$	6.60
氢硫酸	H_2S	$K_{a_1}=9.5×10^{-8}$	7.02
		$K_{a_2}=1.3×10^{-14}$	13.9
硫酸	HSO_4^-	$K_{a_1}=1.0×10^{-2}$	1.99

弱酸	分子式	K	pK
亚硫酸	$H_3SO_3(SO_2+H_2O)$	$K_{a_1}=1.3\times10^{-2}$	1.90
		$K_{a_2}=6.3\times10^{-8}$	7.20
甲酸	HCOOH	1.8×10^{-4}	3.74
乙酸	CH_3COOH	1.8×10^{-5}	4.74
抗坏血酸	—CHOH—CH_2OH	$K_{a_1}=5.0\times10^{-5}$	4.30
		$K_{a_2}=1.5\times10^{-10}$	9.82
乳酸	$CH_3CHOHCOOH$	1.4×10^{-4}	3.86
苯甲酸	C_6H_5COOH	6.3×10^{-5}	4.20
草酸	$H_2C_2O_4$	$K_{a_1}=5.9\times10^{-2}$	1.22
		$K_{a_2}=6.4\times10^{-5}$	4.19
酒石酸	$H_2C_4HO_6$	$K_{a_1}=9.1\times10^{-4}$	3.04
		$K_{a_2}=4.31\times10^{-5}$	4.37
邻-苯二甲酸	C_6H_5COOH	$K_{a_1}=1.1\times10^{-3}$	2.95
		$K_{a_2}=3.9\times10^{-6}$	5.41
柠檬酸	$H_3C_6H_5O_7$	$K_{a_1}=7.4\times10^{-4}$	3.13
		$K_{a_2}=1.7\times10^{-5}$	4.76
		$K_{a_3}=4.0\times10^{-7}$	6.40
苯酚	C_6H_5OH	1.1×10^{-10}	9.95
乙二胺四乙酸	$H_6\text{-EDTA}^{2+}$	$K_{a_1}=0.1$	0.9
	$H_5\text{-EDTA}^{+}$	$K_{a_2}=3\times10^{-2}$	1.6
	$H_4\text{-EDTA}$	$K_{a_3}=1\times10^{-2}$	2.0
	$H_3\text{-EDTA}^{-}$	$K_{a_4}=2.1\times10^{-3}$	2.67
	$H_2\text{-EDTA}^{2-}$	$K_{a_5}=6.9\times10^{-7}$	6.17
	$H\text{-EDTA}^{3-}$	$K_{a_6}=5.5\times10^{-11}$	10.26
氨水	NH_3	1.8×10^{-5}	4.74
乙胺	$C_2H_5NH_2$	5.6×10^{-4}	3.25
二甲胺	$(CH_3)_2NH$	1.2×10^{-4}	3.93
二乙胺	$(C_2H_5)_2NH$	1.3×10^{-3}	2.89
乙醇胺	$HOCH_2CH_2NH_2$	3.2×10^{-5}	4.50
乙二胺	$H_2NHC_2CH_2NH_2$	$K_{b_1}=8.5\times10^{-5}$	4.07
		$K_{b_2}=7.1\times10^{-8}$	7.15
吡啶		1.7×10^{-5}	8.77

附录三　常用缓冲溶液的配制

附表 3-1　常用缓冲溶液的配制

组成	pH	缓冲溶液的配制
氨基乙酸-盐酸	2.3	称取 150 g 氨基乙酸溶于水中,加 480 ml 浓盐酸,加水稀释至 1 L
一氯乙酸-氢氧化钠	2.8	称取 2 g 一氯乙酸溶于水中,加 40 g 氢氧化钠并溶解后加水稀释至 1 L
邻苯二甲酸氢钾-盐酸	3.6	0.2 mol/L 的邻苯二甲酸氢钾 25.0 ml 与 0.1 mol/L 的盐酸 6.0 ml 混匀,加水稀释至 100 ml
邻苯二甲酸氢钾-氢氧化钠	4.8	0.2 mol/L 的邻苯二甲酸氢钾 25.0 ml 与 0.1 mol/L 的氢氧化钠 17.5 ml 混匀,加水稀释至 100 ml
醋酸钠-醋酸	4.7	称取 83 g 无水醋酸钠溶于水中,加 60 ml 冰醋酸,加水稀释至 1 L
醋酸钠-醋酸	5.0	称取 160 g 无水醋酸钠溶于水中,加 60 ml 冰醋酸,加水稀释至 1 L
六亚甲基四胺-盐酸	5.4	称取 400 g 六亚甲基四胺溶于 200 ml 水中,加 100 ml 盐酸,加水稀释至 1 L
磷酸二氢钾-氢氧化钠	6.8	0.2 mol/L 的磷酸二氢钾 25.0 ml 与 0.1 mol/L 的氢氧化钠 23.6 ml 混匀,加水稀释至 100 ml
醋酸钠-磷酸氢二钠	8.0	称取 50 g 醋酸钠和 50 g 磷酸氢二钠溶于水中,加水稀释至 1 L
氨水-氯化铵	9.2	称取 54 g 氯化铵溶于水中,加入 63 ml 浓氨水,加水稀释至 1 L
氨水-氯化铵	10.0	称取 54 g 氯化铵溶于水中,加入 350 ml 浓氨水,加水稀释至 1 L
磷酸氢二钠-氢氧化钠	12.0	0.05 mol/L 的磷酸氢二钠 50.0 ml 与 0.1 mol/L 的氢氧化钠 26.9 ml 混匀,加水稀释至 100 ml

附录四　常见难溶电解质的溶度积 K_{sp}(298 K)

附表 4-1　常见难溶电解质的溶度积

难溶电解质	溶度积 K_{sp}	难溶电解质	溶度积 K_{sp}
AgBr	5.4×10^{-13}	CuS	6.3×10^{-36}
AgCl	1.8×10^{-10}	Cu_2S	2.5×10^{-48}
Ag_2CO_3	8.46×10^{-12}	$Fe(OH)_2$	4.87×10^{-17}
Ag_2CrO_4	1.1×10^{-12}	$Fe(OH)_2$	2.79×10^{-39}
AgI	8.5×10^{-17}	FeS	5.0×10^{-18}
AgOH	2.0×10^{-8}	Hg_2Cl_2	1.43×10^{-18}
$BaCO_3$	2.58×10^{-9}	Hg_2I_2	5.2×10^{-29}
$BaCrO_4$	1.17×10^{-10}	$MgCO_3$	6.82×10^{-6}
$BaSO_4$	1.1×10^{-10}	$Mg(OH)_2$	5.61×10^{-12}
$CaCO_3$	8.7×10^{-9}	$Ni(OH)_2$	5.48×10^{-16}

续附表 4-1

难溶电解质	溶度积 K_{sp}	难溶电解质	溶度积 K_{sp}
$CaC_2O_4 \cdot H_2O$	2.32×10^{-9}	$PbCO_3$	7.4×10^{-14}
CaF_2	3.45×10^{-11}	$PbCrO_4$	2.8×10^{-13}
$Ca(OH)_2$	5.5×10^{-6}	PbI	9.8×10^{-9}
$CaSO_4$	4.93×10^{-5}	$PbSO_4$	1.6×10^{-8}
$CuBr$	6.27×10^{-9}	$SrCO_3$	5.6×10^{-10}
$CuCl$	1.72×10^{-7}	$SrSO_4$	3.44×10^{-7}
CuI	1.27×10^{-12}	$ZnCO_3$	1.5×10^{-11}

附录五　配离子的稳定常数和部分稳定常数的对数

附表 5-1　常见配离子的稳定常数（298.15 K）

配离子	$K_稳$	配离子	$K_稳$
$[CdCl_4]^{2-}$	6.33×10^2	$[Ag(SCN)_2]^-$	3.7×10^7
$[CuCl_3]^{2-}$	5.0×10^5	$[Ag(S_2O_3)_2]^{3-}$	2.9×10^{13}
$[CuCl_4]^{2-}$	3.1×10^5	$[Al(C_2O_4)_3]^{3-}$	2.0×10^{16}
$[HgCl_4]^{2-}$	1.17×10^{15}	$[Cd(SCN)_4]^{2-}$	4.0×10^3
$[PtCl_4]^{2-}$	1.0×10^{16}	$[Co(NCS)_4]^{2-}$	1.0×10^3
$[AlF_6]^{3-}$	6.94×10^{19}	$[Fe(C_2O_4)_3]^{3-}$	2.0×10^{20}
$[FeF_6]^{3-}$	1.0×10^{16}	$[Fe(NCS)_2]^+$	2.3×10^3
$[AgI_2]^-$	5.94×10^{11}	$[Pb(CH_3COO)_4]^{2-}$	3.0×10^8
$[CdI_4]^{2-}$	2.57×10^5	$[Zn(C_2O_4)_2]^{2-}$	4.0×10^7
$[CuI_2]^-$	7.09×10^8	$[Zn(OH)_4]^{2-}$	4.6×10^{17}
$[PbI_4]^-$	2.95×10^4	$[Ag(CN)_2]^-$	1.3×10^{21}
$[HgI_4]^{2-}$	6.76×10^{29}	$[Au(CN)_2]^-$	2.0×10^{38}
$[Ag(NH_3)_2]^+$	1.12×10^7	$[Cd(CN)_4]^{2-}$	6.02×10^{18}
$[Cd(NH_3)_4]^{2+}$	1.32×10^7	$[Cu(CN)_4]^{3-}$	2.00×10^{30}
$[Co(NH_3)_6]^{3+}$	1.58×10^{35}	$[Fe(CN)_6]^{4-}$	1.0×10^{35}
$[Cu(NH_3)_4]^{2+}$	2.09×10^{13}	$[Fe(CN)_6]^{3-}$	1.0×10^{42}
$[Hg(NH_3)_4]^{2+}$	1.90×10^{19}	$[Hg(CN)_4]^{2-}$	2.5×10^{41}
$[Ni(NH_3)_4]^{2+}$	9.09×10^7	$[Ni(CN)_4]^{2-}$	2.0×10^{31}
$[Zn(NH_3)_4]^{2+}$	2.88×10^9	$[Zn(CN)_4]^{2-}$	5.0×10^{16}
$[Ag(edta)]^{3-}$	2.09×10^7	$[Ag(en)]^+$	5.00×10^7
$[Al(edta)]^-$	1.29×10^{16}	$[Cd(en)_3]^{2+}$	1.2×10^{12}

配离子	$K_稳$	配离子	$K_稳$
$[Ca(edta)]^{2-}$	1.0×10^{11}	$[Co(en)_3]^{2+}$	8.69×10^{13}
$[Cd(edta)]^{2-}$	2.5×10^{16}	$[Co(en)_3]^{3+}$	4.90×10^{48}
$[Co(edta)]^{2-}$	2.04×10^{16}	$[Cr(en)_2]^{2+}$	1.55×10^{9}
$[Co(edta)]^{-}$	1.0×10^{36}	$[Cu(en)_2]^{+}$	6.33×10^{10}
$[Cu(edta)]^{2-}$	5.0×10^{18}	$[Cu(en)_3]^{2+}$	1.0×10^{21}
$[Fe(edta)]^{2-}$	2.14×10^{14}	$[Fe(en)_3]^{2+}$	5.00×10^{9}
$[Fe(edta)]^{-}$	1.70×10^{24}	$[Hg(en)_2]^{2+}$	2.00×10^{23}
$[Hg(edta)]^{2-}$	6.33×10^{21}	$[Mn(en)_3]^{2+}$	4.67×10^{5}
$[Mg(edta)]^{2-}$	4.37×10^{8}	$[Ni(en)3]^{2+}$	2.14×10^{18}
$[Mn(edta)]^{2-}$	6.3×10^{13}	$[Zn(en)3]^{2+}$	1.29×10^{14}
$[Ni(edta)]^{2-}$	3.64×10^{18}		
$[Zn(edta)]^{2-}$	2.5×10^{16}		

附表 5-2　部分金属—无机配位体配合物的稳定常数(298.15 K)

序号	配位体	金属离子	配位体数目 n	$\lg\beta_n$
1	NH_3	Ag^{+}	1,2	3.24, 7.05
		Cu^{2+}	1,2,3,4,5	4.31, 7.98, 11.02, 13.32, 12.86
		Zn^{2+}	1,2,3,4	2.37, 4.81, 7.31, 9.46
2	Br^{-}	Ag^{+}	1,2,3,4	4.38, 7.33, 8.00, 8.73
		Hg^{2+}	1,2,3,4	9.05, 17.32, 19.74, 21.00
3	Cl^{-}	Ag^{+}	1,2,4	3.04, 5.04, 5.30
		Hg^{2+}	1,2,3,4	6.74, 13.22, 14.07, 15.07
4	CN^{-}	Ag^{+}	2,3,4	21.1, 21.7, 20.6
		Cu^{2+}	2,3,4	24.0, 28.59, 30.30
		Fe^{2+}	6	35.0
		Fe^{3+}	6	42.0
		Hg^{2+}	1,2,3,4	18.0 34.7 38.5 41.4
		Ni^{2+}	4	31.3
		Zn^{2+}	1,2,3,4	5.3, 11.70, 16.70, 21.60
5	F^{-}	Al^{3+}	1,2,3,4,5,6	6.11, 11.12, 15.00, 18.00, 19.40, 19.80
		Fe^{3+}	1,2,3,5	5.28, 9.30, 12.06, 15.77
6	I^{-}	Cd^{2+}	1,2,3,4	2.10, 3.43, 4.49, 5.41
		Hg^{2+}	1,2,3,4	12.87, 23.82, 27.60, 29.83

序号	配位体	金属离子	配位体数目 n	$\lg\beta_n$
7	SCN^-	Fe^{3+}	1,2,3,4,5,6	2.21, 3.64, 5.00, 6.30, 6.20, 6.10
		Hg^{2+}	1,2,3,4	9.08, 16.86, 19.70, 21.70
8	$S_2O_3^{2-}$	Ag^+	1,2	8.82, 13.46
		Fe^{3+}	1,2	4.04, 5.38

附表 5-3　部分金属—有机配位体配合物的稳定常数（298.15 K）

序号	配位体	金属离子	配位体数目 n	$\lg\beta_n$
1	乙二胺四乙酸 （EDTA） $[(HOOCCH_2)_2NCH_2]_2$	Ag^+	1	7.32
		Cd^{2+}	1	16.4
		Co^{2+}	1	16.31
		Cu^{2+}	1	18.7
2	乙酰丙酮 $CH_3COCH_2CH_3$	Cu^{2+}	1,2	8.27, 16.34
		Fe^{3+}	1,2,3	11.4, 22.1, 26.7
3	草酸 $HOOCCOOH$	Ag^+	1	2.41
		Al^{3+}	1,2,3	7.26, 13.0, 16.3
4	乙二胺 $H_2NCH_2CH_2NH_2$	Ag^+	1,2	4.70, 7.70
		Cd^{2+}(20 ℃)	1,2,3	5.47, 10.09, 12.09
		Co^{2+}	1,2,3	5.91, 10.64, 13.94
		Cu^{2+}	1,2,3	10.67, 20.0, 21.0
		Ni^{2+}	1,2,3	7.52, 13.84, 18.33
		Zn^{2+}	1,2,3	5.77, 10.83, 14.11

注：表中离子强度都是在有限的范围内，$I \approx 0$。

附录六　部分电对的标准电极电势（298.15 K，101.325 kPa）

附表 6-1　酸性溶液中的标准电极电势

元素	电极反应	φ^θ/V
Li	$Li^+ + e^- \rightleftharpoons Li$	−3.040
K	$K^+ + e^- \rightleftharpoons K$	−2.931
Ba	$Ba^{2+} + 2e^- \rightleftharpoons Ba$	−2.912
Ca	$Ca^{2+} + 2e^- \rightleftharpoons Ca$	−2.868
Na	$Na^+ + e^- \rightleftharpoons Na$	−2.710
Mg	$Mg^{2+} + 2e^- \rightleftharpoons Mg$	−2.372
Al	$Al^{3+} + 3e^- \rightleftharpoons Al$	−1.662

元素	电极反应	φ^{θ}/V
Zn	$Zn^{2+} + 2e^- \rightleftharpoons Zn$	-0.762
Ag	$AgBr + e^- \rightleftharpoons Ag + Br^-$	$+0.071\ 3$
	$AgCl + e^- \rightleftharpoons Ag + Cl^-$	$+0.222\ 3$
	$Ag_2CrO_4 + 2e^- \rightleftharpoons 2Ag^+$	$+0.447\ 0$
	$Ag^+ + e^- \rightleftharpoons Ag$	$+0.799\ 6$
As	$HAsO_2 + 3H^+ + 3e^- \rightleftharpoons As + 2H_2O$	$+0.248$
	$H_3AsO_4 + 2H^+ + 2e^- \rightleftharpoons HAsO_2 + 2H_2O$	$+0.560$
Bi	$BiOCl + 2H^+ + 3e^- \rightleftharpoons Bi + H_2O + Cl^-$	$+0.158\ 3$
	$BiO^+ + 2H^+ + 3e^- \rightleftharpoons Bi + H_2O$	$+0.320$
Br	$Br_2 + 2e^- \rightleftharpoons 2Br^-$	$+1.066$
	$Br + 6H^+ + 5e^- \rightleftharpoons \frac{1}{2}Br + H_2O$	$+1.482$
	$Cl + 2H^+ + 2e^- \rightleftharpoons Cl + H_2O$	$+1.189$
	$Cl + 6H^+ + 6e^- \rightleftharpoons Cl^- + 3H_2O$	$+1.451$
	$Cl + 6H^+ + 5e^- \rightleftharpoons \frac{1}{2}Cl_2 + 3H_2O$	$+1.47$
Cl	$HClO + H^+ + e^- \rightleftharpoons \frac{1}{2}Cl_2 + H_2O$	$+1.611$
	$Cl + 3H^+ + 2e^- \rightleftharpoons HClO_2 + H_2O$	$+1.211\ 4$
	$ClO_2 + H^+ + e^- \rightleftharpoons HClO_2$	$+1.277$
	$HClO_2 + 2H^+ + 2e^- \rightleftharpoons HClO + H_2O$	$+1.645$
Co	$Co^{2+} + 2e^- \rightleftharpoons Co$	-0.280
	$Co^{3+} + e^- \rightleftharpoons Co^{2+}$	$+1.920$
Cr	$Cr^{3+} + 3e^- \rightleftharpoons Cr$	-0.744
	$Cr_2 + 14H^+ + 6e^- \rightleftharpoons 2Cr^{3+} + 7H_2O$	$+1.232$
Cu	$Cu^{2+} + e^- \rightleftharpoons Cu^+$	$+0.153$
	$Cu^{2+} + 2e^- \rightleftharpoons Cu$	$+0.342$
	$Cu^+ + e^- \rightleftharpoons Cu$	$+0.521$
Fe	$Fe^{2+} + 2e^- \rightleftharpoons Fe$	-0.447
	$Fe + e^- \rightleftharpoons Fe$	$+0.358$
	$Fe^{3+} + e^- \rightleftharpoons Fe^{2+}$	$+0.771$
H	$2H^+ + 2e^- \rightleftharpoons H_2$	$0.000\ 0$
Hg	$Hg_2Cl_2 + 2e^- \rightleftharpoons 2Hg + 2Cl^-$	$+0.268\ 1$
	$2H + 2e^- \rightleftharpoons 2Hg$	$+0.797\ 3$
	$Hg^{2+} + 2e^- \rightleftharpoons Hg$	$+0.851$
	$2Hg^{2+} + 2e^- \rightleftharpoons H$	$+0.920$

元素	电极反应	φ^θ/V
I	$I_2 + 2e^- \rightleftharpoons 2I^-$	$+0.535\ 5$
	$I_3 + 2e^- \rightleftharpoons 3I^-$	$+0.536$
	$I + 6H^+ + 5e^- \rightleftharpoons \frac{1}{2}I_2 + 3H_2O$	$+1.195$
	$HIO + H^+ + e^- \rightleftharpoons \frac{1}{2}I_2 + H_2O$	$+1.439$
Mn	$Mn^{2+} + 2e^- \rightleftharpoons Mn$	-1.185
	$Mn + e^- \rightleftharpoons Mn$	$+0.558$
	$MnO_2 + 4H^+ + 2e^- \rightleftharpoons Mn^{2+} + 2H_2O$	$+1.224$
	$Mn + 8H^+ + 5e^- \rightleftharpoons Mn^{2+} + 4H_2O$	$+1.507$
	$Mn + 4H^+ + 3e^- \rightleftharpoons MnO_2 + 2H_2O$	$+1.679$
N	$N + 4H^+ + 3e^- \rightleftharpoons NO + 2H_2O$	$+0.957$
	$2N + 4H^+ + 2e^- \rightleftharpoons N_2O_4 + 2H_2O$	$+0.803$
	$HNO_3 + H^+ + e^- \rightleftharpoons NO + H_2O$	$+0.983$
	$N_2O_4 + 4H^+ + 4e^- \rightleftharpoons 2NO + 2H_2O$	$+1.035$
	$N + 3H^+ + 2e^- \rightleftharpoons HNO_2 + H_2O$	$+0.934$
	$N_2O_4 + 2H^+ + 2e^- \rightleftharpoons HNO_2$	$+1.065$
O	$O_2 + 2H^+ + 2e^- \rightleftharpoons H_2O_2$	$+0.695$
	$H_2O_2 + 2H^+ + 2e^- \rightleftharpoons 2H_2O$	$+1.776$
	$O_2 + 4H^+ + 4e^- \rightleftharpoons 2H_2O$	$+1.229$
P	$H_3PO_4 + 2H^+ + 2e^- \rightleftharpoons H_3PO_3 + H_2O$	-0.276
Pb	$PbI_2 + 2e^- \rightleftharpoons Pb + 2I^-$	-0.365
	$PbSO_4 + 2e^- \rightleftharpoons Pb + S$	$-0.358\ 8$
	$PbCl_2 + 2e^- \rightleftharpoons Pb + 2Cl^-$	$-0.267\ 5$
	$Pb + 2e^- \rightleftharpoons Pb$	$-0.126\ 2$
	$PbO_2 + 4H^+ + 2e^- \rightleftharpoons Pb^{2+} + 2H_2O$	$+1.455$
	$PbO_2 + S + 4H^+ + 2e^- \rightleftharpoons PbSO_4 + 2H_2O$	$+1.691\ 3$
S	$H_2SO_3 + 4H^+ + 4e^- \rightleftharpoons S + 3H_2O$	$+0.449$
	$S + 2H^+ + 2e^- \rightleftharpoons H_2S$	$+0.142$
	$S + 4H^+ + 2e^- \rightleftharpoons H_2SO_3 + H_2O$	$+0.172$
	$S_4 + 2e^- \rightleftharpoons 2S_2$	$+0.08$
	$S_4 + 2e^- \rightleftharpoons 2S$	$+2.010$
Sb	$Sb_2O_3 + 6H^+ + 6e^- \rightleftharpoons 2Sb + 3H_2O$	$+0.152$
	$Sb_2O_5 + 6H^+ + 4e^- \rightleftharpoons 2SbO+ + 3H_2O$	$+0.581$

元素	电极反应	φ^θ/V
Sn	$Sn^{4+}+2e^-\Longrightarrow Sn^{2+}$	0.151
V	$V(OH)+4H^++5e^-\Longrightarrow V+4H_2O$	-0.254
	$VO^{2+}+2H^++e^-\Longrightarrow V^{3-}+H_2O$	$+0.337$
	$V(OH)+2H^++e^-\Longrightarrow VO^{2+}+3H_2O$	$+1.00$

附表 6 - 2　碱性溶液中的标准电极电势

元素	电极反应	φ^θ/V
Ag	$[Ag(CN)_2]^-+e^-\Longrightarrow Ag+2CN^-$	-0.30
	$Ag_2S+2e^-\Longrightarrow 2Ag+S^{2-}$	-0.691
	$Ag_2O+H_2O+2e^-\Longrightarrow 2Ag+2OH^-$	$+0.342$
Al	$H_2Al+H_2O+3e^-\Longrightarrow Al+4OH^-$	-2.33
As	$As+2H_2O+3e^-\Longrightarrow As+4OH^-$	-0.68
	$As+2H_2O+e^-\Longrightarrow As+4OH^-$	-0.71
Br	$Br+3H_2O+6e^-\Longrightarrow Br^-+6OH^-$	$+0.61$
	$BO^-+H_2O+2e^-\Longrightarrow Br^-+2OH^-$	$+0.761$
Cl	$Cl+H_2O+2e^-\Longrightarrow Cl+2OH^-$	$+0.33$
	$Cl+H_2O+2e^-\Longrightarrow Cl+2OH^-$	$+0.36$
	$Cl+H_2O+2e^-\Longrightarrow ClO^-+2OH^-$	$+0.66$
	$ClO^-+H_2O+2e^-\Longrightarrow Cl^-+2OH^-$	$+0.81$
Co	$Co(OH)_2+2e^-\Longrightarrow Co+2OH^-$	-0.73
	$Co(NH)_3+e^-\Longrightarrow Co(NH_3$	$+0.108$
	$Co(OH)_3+e^-\Longrightarrow Co(OH)_2+OH^-$	$+0.17$
Cr	$Cr(OH)_3+3e^-\Longrightarrow Cr+3OH_-$	-1.48
	$Co+2H^++3e^-\Longrightarrow Cr+4OH^-$	-1.2
	$Co+4H_2O+3e^-\Longrightarrow CrO(OH)_3+5OH^-$	-0.13
Cu	$Cu_2O+H_2O+2e^-\Longrightarrow 2Cu+2OH^-$	-0.36
Fe	$Fe(OH)_3+e^-\Longrightarrow Fe(OH)_2+OH^-$	-0.56
H	$H_2O+2e^-\Longrightarrow H_2+2OH^-$	-0.828
Hg	$[Hg(CN)_4]^{2-}+2e^-\Longrightarrow Hg+4CN^-$	-0.37
	$HgO+H_2O+2e^-\Longrightarrow Hg+2OH^-$	$+0.0977$
I	$I+3H_2O+6e^-\Longrightarrow I^-+6OH^-$	$+0.26$
	$IO^-+H_2O+2e^-\Longrightarrow I^-+2OH^-$	$+0.485$
Mg	$Mg(OH)_2+2e^-\Longrightarrow Mg+2OH^-$	-2.690

元素	电极反应	φ^{θ}/V
Mn	$Mn(OH)_2 + 2e^- \rightleftharpoons Mn + 2OH^-$	-1.56
	$Mn + 2H_2O + 3e^- \rightleftharpoons Mn_2O + 4OH^-$	+0.595
	$Mn + 2H_2O + 2e^- \rightleftharpoons Mn_2O + 4OH^-$	+0.60
N	$N + H_2O + 2e^- \rightleftharpoons N + 2OH^-$	+0.01
O	$O_2 + H_2O + 2e^- \rightleftharpoons H + OH^-$	-0.076
	$O_2 + 2H_2O + 4e^- \rightleftharpoons 4OH^-$	+0.401
S	$S + 2e^- \rightleftharpoons S^{2-}$	-0.476
	$S + H_2O + 2e^- \rightleftharpoons S + 2OH^-$	-0.93
	$2S + 3H_2O + 4e^- \rightleftharpoons S_2 + 6OH^-$	-0.57
	$2S + 3H_2O + 6e^- \rightleftharpoons S^{2-} + 6OH^-$	-0.61
	$S^{4+} + 2e^- \rightleftharpoons 2S_2$	+0.08
P	$P + 2H_2O + 2e^- \rightleftharpoons HP + 3OH^-$	-1.05
	$P + 3H_2O + 3e^- \rightleftharpoons PH_3 + 3OH^-$	-0.87
Sb	$Sb + 2H_2O + 3e^- \rightleftharpoons Sb + 4OH^-$	-0.66
Sn	$Sn(OH) + 2e^- \rightleftharpoons HSn + H_2O + 3OH^-$	-0.93
	$HSn + H_2O + 2e^- \rightleftharpoons Sn + 3OH^-$	-0.909

附录七　常用指示剂及其配制

附表 7-1　常用酸碱指示剂

指示剂	pH 变色范围	颜色变化	配制方法
百里酚蓝 （第一变色范围）	1.2~2.8	红~黄	0.1 g 指示剂溶于 100 ml 20％的乙醇
百里酚蓝 （第二变色范围）	8.0~9.0	黄~蓝	0.1 g 指示剂溶于 100 ml 20％的乙醇
甲基红	4.4~6.2	红~黄	0.1 g 或 0.2 g 指示剂溶于 100 ml 60％的乙醇
甲基橙	3.1~4.4	红~橙黄	0.1％水溶液
溴甲酚绿	3.8~5.4	黄~蓝	0.1 g 指示剂溶于 100 ml 20％的乙醇中
溴百里酚蓝	6.0~7.6	黄~蓝	0.05 g 指示剂溶于 100 ml 20％的乙醇中
酚酞	8.2~10.0	无色~紫	0.1 g 指示剂溶于 100 ml 60％的乙醇中

附表 7-2　常用沉淀滴定指示剂

指示剂	滴定条件	颜色变化	配制方法
铬酸钾	中性或弱碱性	黄色～砖红色	5%水溶液
铁铵矾	酸性	无色～红色	8%水溶液
荧光黄	中性	黄绿色～玫瑰红	0.1%乙醇溶液

附表 7-3　常用金属指示剂

指示剂	滴定条件	颜色变化	配制方法
铬黑 T(EBT)	8～10	酒红～蓝色	0.1 g 铬黑 T 和 10 g 氯化钠研磨均匀
钙指示剂	12～12.5	酒红～蓝色	0.05 g 钙指示剂和 10 g 氯化钠研磨均匀
K-B 指示剂	8～13	红色～蓝色	0.2 g 酸性铬蓝 K 和 0.4 g 萘酚绿 B 溶于 100 ml 水中

附录八　化学试剂等级对照表和危险品分类

附表 8-1　化学试剂等级对照表

我国化学试剂等级和符号	等级序号	一级品	二级品	三级品	四级品
	纯度级别	优级纯	分析纯	纯	实验试剂
	符号标识	GR	AR	CP,P	LR
	标签颜色	绿色	红色	蓝色	棕色等
	使用要求	保证试剂	分析试剂	化学纯	医用
德、美、英等国通用等级和符号		GR	AR	CP	

附表 8-2　危险品分类

类别		举例	性质	注意事项
	爆炸品	硝酸铵,三硝基甲苯	遇到高热摩擦等,剧烈反应,爆炸	存于阴凉低处,轻拿轻放
易燃品	易燃液体	苯、丙酮、乙醚等有机溶剂	沸点低,易挥发,遇火则燃	存入阴凉处,远离热源,使用时注意通风,不得有明火
	易燃固体	赤磷、硫、萘、硝化纤维	燃点低,受热、摩擦、撞击会发生爆炸	同上
	易燃气体	氢气、乙炔、甲烷等	因撞击、受热引起燃烧,与空气按一定比例混合会爆炸	使用时注意通风,不得有明火,钢瓶气不利在实验室存放
	遇水易燃品	钠、钾等	遇水剧烈反应,大量放热	保存于煤油中
	自燃物品	黄磷等	适当温度下,空气中自燃	保存于水中

类别	举例	性质	注意事项
氧化剂	硝酸钾、高锰酸钾等	遇到酸、有机物、还原剂、易燃物、受热等会引起燃烧或爆炸	不得与易燃物、还原剂、爆炸品一起存放
剧毒品	氰化钾、三氧化二砷、升汞	少量侵入人体引起中毒,甚至死亡	专人专柜保管,现领现用
腐蚀性药品	强酸、强碱、氟化氢等	强腐蚀性	不得与氧化剂、易燃品、爆炸品存放在一起

主要参考文献

[1] 冯务群. 无机化学. 第 3 版. 北京：人民卫生出版社，2014.6

[2] 北京大学《大学基础化学》编写组. 大学基础化学. 北京：高等教育出版社，2003.6

[3] 刘斌. 无机及分析化学. 第 2 版. 北京：高等教育出版社，2013.2

[4] 傅春华，黄月君. 基础化学. 第 2 版. 北京：人民卫生出版社，2013.8

[5] 北京师范大学，等. 无机化学. 第 4 版. 北京：高等教育出版社，2002.8

[6] 曹素忱. 无机化学. 北京：高等教育出版社，1993.6

[7] 刘新锦，朱亚先，高飞. 无机元素化学. 第 2 版. 北京：科学出版社，2010.1

[8] 吴英绵. 基础化学. 北京：高等教育出版社，2006.7

[9] 牛秀明，吴瑛. 无机化学. 北京：人民卫生出版社，2010.6

[10] 王世渝. 分析化学. 北京：中国医药科技出版社，2000.5

[11] 谢庆娟，杨其绛. 分析化学. 第 2 版. 北京：人民卫生出版社，2013.8

[12] 国家药典委员会. 中国药典. 2010 年版二部. 北京：中国医药科技出版社，2010.1

[13] 中国药品生物制品检定所，中国药品检验总所. 中国药品检验标准操作规范. 2010 年版. 北京：中国医药科技出版社，2010.9

[14] 中国药品生物制品检定所，中国药品检验总所. 药品检验仪器操作规程. 2010 年版. 北京：中国医药科技出版社，2010.9

[15] 潘国石，陈哲洪. 分析化学. 第 3 版. 北京：人民卫生出版社，2014.8

[16] 张宝成，訾少锋. 药品检验综合实训. 南京：东南大学出版社，2013.7

[17] 陆家政，傅春华. 基础化学. 北京：人民卫生出版社，2009.

[18] 徐春祥. 无机化学. 第 2 版. 北京：高等教育出版社，2008.6

[19] 马志领，李志林. 无机及分析化学. 北京：化学工业出版社，2007.7

[20] 童岩，李爱勤. 无机及分析化学. 北京：中国轻工业出版社，2012.9

[21] 大连理工大学无机化学教研室. 无机化学. 第 4 版. 北京：高等教育出版社，2001.6

[22] 高职高专化学教材编写组. 无机化学. 第 2 版. 北京：高等教育出版社，2000.8

[23] 黄方一. 无机及分析化学. 武汉：华中师范大学出版社，2005.7

[24] 于韶梅. 无机与分析化学. 天津：天津大学出版社，2007.10

[25] 揭念芹. 基础化学. 第 2 版. 北京：科学出版社，2007.7

[26] 姚素梅. 基础化学. 北京：海洋出版社，2006.9